Sybille Binder
Laura Koch
Louis Hutter
Fiorina Springhetti

Integrative TEN-Ernährung

Sybille Binder
Laura Koch
Louis Hutter
Fiorina Springhetti

Integrative TEN Ernährung

BACOPA VERLAG

Das Autorenteam ist sich bewusst, dass nicht alle Themen und Krankheitsbilder in diesem Buch abschliessend behandelt und vorgestellt sind. Säfte- und Stoffwechselentgleisungen wurden umfassend beschrieben, bei den Krankheitsbildern wurde bewusst eine Auswahl getroffen. Alle hier im Buch aufgeführten Inhalte dienen zur neutralen Information und allgemeinen Weiterbildung. Sie ersetzen keine individuelle Beratung und dienen nicht zur Selbstdiagnose. Die Inhalte basieren auf dem aktuellen Wissensstand zum Zeitpunkt des Erscheinens des Buches.

Das Autorenteam versucht in diesem Buch wann immer möglich, beide Geschlechterformen zu verwenden. Aus Gründen der besseren Lesbarkeit kann es an verschiedenen Stellen vorkommen, dass das generische Maskulin verwendet wird. Dies dient in diesen Fällen der besseren Lesbarkeit. Ist das generische Maskulin verwendet, werden weibliche und anderweitige Geschlechteridentitäten ausdrücklich mitgemeint.

Link zur Lebensmitteltabelle

4521 Schiedlberg/Austria
Telefon: +43 (0)7251 22235
E-Mail: office@bacopa.at, verlag@bacopa.at
www.bacopa-verlag.at

2. korrigierte Auflage, 2024

AutorInnen: Sybille Binder, Laura Koch, Louis Hutter, Fiorina Springhetti
Lektorat: Fiorina Springhetti
Grafiken: Valerie Umbricht, Janina Kämper, Pixabay, iStock, IMD-Labor Berlin, WWF, IG TEN, TEN-Institut, FiBL, Laura Koch, Kea Blum, EduChem
Layout: Birgit Kempke

Printed in the European Union

ISBN 978-3-99114-011-5

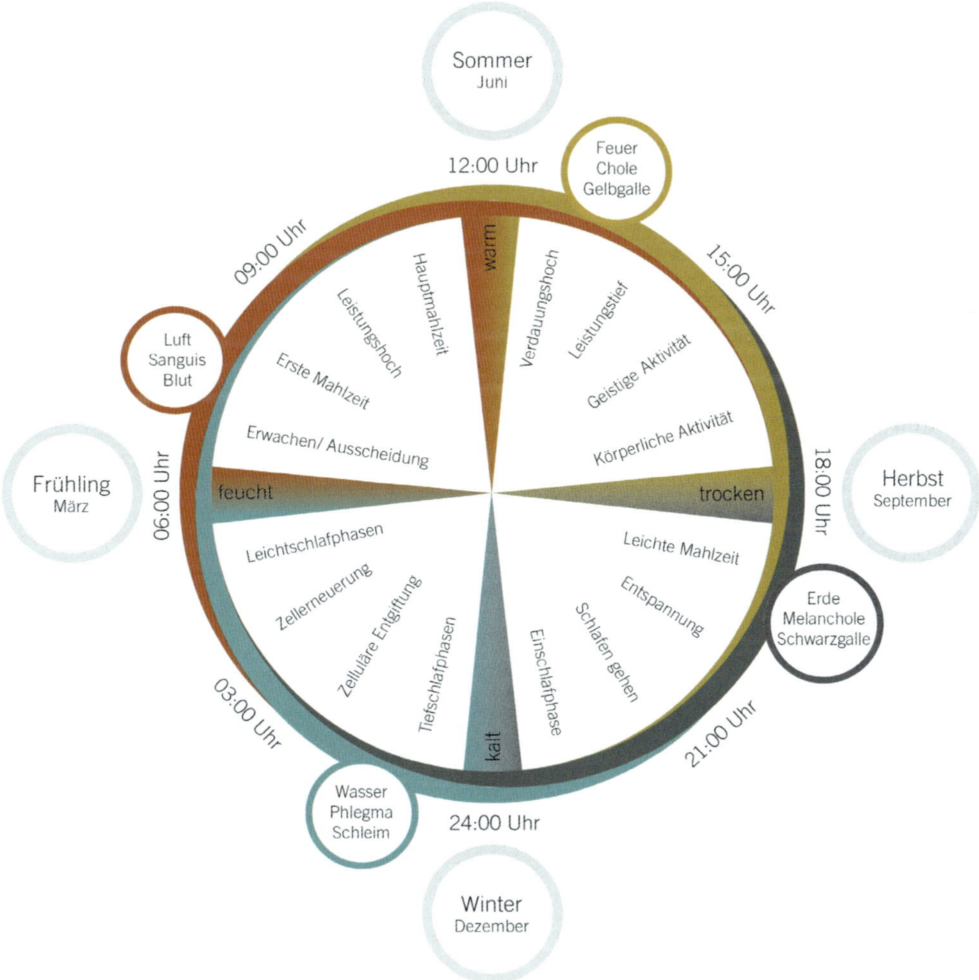

Sommer
Juni
Feuer
Chole
Gelbgalle
12:00 Uhr
09:00 Uhr
15:00 Uhr
Luft
Sanguis
Blut
warm
Hauptmahlzeit
Leistungshoch
Erste Mahlzeit
Erwachen/ Ausscheidung
Verdauungshoch
Leistungstief
Geistige Aktivität
Körperliche Aktivität
Frühling
März
06:00 Uhr
feucht
trocken
18:00 Uhr
Herbst
September
Leichtschlafphasen
Zellerneuerung
Zelluläre Entgiftung
Tiefschlafphasen
kalt
Einschlafphase
Schlafen gehen
Entspannung
Leichte Mahlzeit
Erde
Melancholie
Schwarzgalle
03:00 Uhr
21:00 Uhr
Wasser
Phlegma
Schleim
24:00 Uhr
Winter
Dezember

INHALT

Rezepte

EINLEITUNG

Ernährung hat etwas Magisches. Unser Leben und Befinden hängen elementar davon ab, was wir uns an Nahrung zuführen, sie mittels eigener Kräfte umwandeln und uns zu Nutzen machen können. Dies zeigt sich in vielen unterschiedlichen Gebräuchen und Ritualen, die mit der Nahrungsaufnahme assoziiert sind. Lebensmittel begleiten den Menschen tagtäglich und berühren nicht nur Stoffwechselvorgänge in unserem Körper, sondern auch unsere Emotionen und unser Bewusstsein. Darum erstaunt es nicht, dass alle Medizinsysteme der Welt sich die Frage nach der Gesundheit unterstützenden Ernährung gestellt haben.

In diesem Buch werden die LeserInnen zu einer ganzheitlichen und individualisierten Ernährungsheilkunde hingeführt, indem Erkenntnisse der Traditionellen Europäischen Naturheilkunde (TEN) mit neuestem ernährungsmedizinischem Wissen verknüpft werden. Im Zentrum werden dabei immer das vier Elemente Modell und die daraus ableitbaren Grundprinzipien der TEN stehen. Vieles was die Wissenschaft heute als neue Erkenntnisse ans Licht bringt, war den traditionellen Heilern, die immer auch Diätetiker waren, bewusst. Das Verständnis des menschlichen Stoffwechsels an sich, in Verknüpfung mit allen Lebensfeldern, war bereits vorhanden. Dieses diätetische Wissen gehört zu unserem Kulturerbe und soll auch zukünftigen Generationen Gesundheit und Wohlbefinden bringen. Mit Hilfe der modernen Wissenschaft ist es möglich geworden, erfahrungsmedizinische Beobachtungen in die Sprache der heutigen, rational ausgerichteten Medizinwelt zu bringen. Eine rein evidenzbasierte Sichtweise birgt jedoch die Gefahr, zu verallgemeinern und den individuellen Ernährungsbedürfnissen nicht gerecht zu werden. Die ganzheitliche, naturheilkundliche Betrachtung hilft dabei spezifische wissenschaftliche Erkenntnisse in den Kontext des grossen Ganzen zu bringen, ohne dabei die Einzigartigkeit jedes Individuums zu vernachlässigen.

Das Autorenteam bringt deswegen erstmalig nutrisophische Gedanken ins Gespräch, will Nutrisophie und deren Aspekte fördern und möchte anregen, sich über die Ernährung mit all ihren sicht- und unsichtbaren Aspekten und Weisheiten Gedanken zu machen. Es bedarf der Anerkennung, dass Ernährung weit mehr ist als das, was sicht- und fassbar ist. So spielen die Herkunft und die Herstellung des Lebensmittels sowie die Stimmung während dessen Zubereitung und Verzehr eine bedeutende Rolle. Die Art der Zubereitung und die Atmosphäre, während dem Genuss sind ausschlaggebend, wie ein Lebensmittel oder ein Gericht auf uns wirkt. All dies und weitere Aspekte sollen

Platz haben in der Auseinandersetzung mit der Nahrung und unserer Ernährungsweise. Viele KonsumentInnen sind heute durch die Vielfalt an Wissen und Sichtweisen verunsichert. Die Wissenschaft bringt nebst sehr verständlichen, eben auch sich widersprechende Empfehlungen mit sich. Je mehr im Detail geforscht wird, desto häufiger entstehen Unsicherheiten. Viele Menschen haben darum verlernt, den individuellen Bedarf des Körpers zu erkennen und nehmen Nahrung mehr bedürfnis- anstatt bedarfsorientiert zu sich. Der Mensch kommt nicht darum herum, sich persönlich mit seiner Ernährung auseinanderzusetzen und sich dieser nicht nur mit Wissen, sondern auch mit Intuition zu begegnen. Das bedeutet am eigenen Körper zu erfahren, was wohltuend und nährend und was störend oder krankmachend wirkt. Traditionelle Ernährungskonzepte sind im Vergleich zu den neusten Ernährungswissenschaften häufig einfacher bzw. intuitiv verständlich. Sie bauen auf unmittelbar wahrnehmbaren Ereignissen auf, die alle Sinne des Menschen einbeziehen und auf mehrtausendjähriger Erfahrung basieren. In der modernen quantifizierten Sichtweise der Ernährungswissenschaft fehlen Aspekte der Qualitäten, die in allen alten Systemen als wichtig erachtet wurden. Unser Anliegen ist es, in diesem Buch diese beiden Sichtweisen miteinander zu verbinden. Berücksichtigt werden qualitative Aspekte wie Wärme und Trockenheit, Kälte und Feuchtigkeit sowie die Geschmäcke und ihre Wirkungen. Ebenso miteinbezogen werden Wirkweisen von Lebensmitteln und das Prinzip der Kochungen, welches aufzeigt, wie stark persönliche Kräfte an der Umwandlung der Nahrung beteiligt sind und wie diese unterstützt werden können. Zudem werden auch moderne Ansätze der orthomolekularen Medizin und der Nutrigenetik erläutert und in Kontext gesetzt. Durch das Vernetzen dieser verschiedenen Aspekte möchte das Autorenteam die Ernährung im Sinne der Nutrisophie in ihrer Ganzheit erfassen.
Bewusst wird in diesem Buch auf konkrete Mengenangaben im Sinne von pauschalen Empfehlungen verzichtet. Empfehlungen von Nähr- und Wirkstoffen in fixierten Zahlen wiederzugeben, würde der Komplexität der Natur und des Individuums nicht gerecht werden und somit der Nutrisophie widersprechen. In einigen Kapiteln sind dennoch einige Zahlen als grobe Orientierungswerte angegeben.

Viel Freude beim Lesen und Erkennen.
Das Autorenteam

1 WECHSELWIRKUNG MENSCH UND NAHRUNG

Die Geschichte und historischen Funde zeigen, dass sich die immer wieder ändernde Umwelt und ihre Nahrungsquellen stark auf die Entwicklung des Menschen ausgewirkt haben. Die menschliche Ernährung bestand in der frühen Steinzeit vor allem aus pflanzlicher Nahrung die Wurzeln, Gräser, Pilze, Samen, Nüsse, wenig süsses Obst, Honig, wildes Gemüse und Kräuter sowie von Zeit zu Zeit tierische Nahrung wie Fleisch, Fisch oder Eier beinhaltete. Das Gebiss des modernen Menschen hat sich dahingehend entwickelt, dass er sowohl rohe pflanzliche Fasern kauen als auch Fleisch reissen kann. Der Homo Sapiens, im Lateinischen «vernünftiger und weiser Mensch», geht als Omnivore, was so viel wie Allesfresser bedeutet, aus der Evolutionsgeschichte hervor.

Durch die immerwährenden Anpassungsfähigkeiten konnte sich der Mensch auch an entlegensten Orten der Welt niederlassen und überleben. Geprägt war diese Zeit vom täglichen Sammeln und Jagen sowie dem ständigen Ortswechsel. Mit der Entdeckung und Nutzbarmachung des Feuers kam ein neues Element in die Lebenswelt des Menschen, nämlich die warme und gekochte Nahrung. Das führte dazu, dass sich das menschliche Verdauungssystem enorm veränderte. Es war nun möglich, ansonsten schwer Verdauliches aufzunehmen, was die Energie- und Nährstoffversorgung stark vereinfachte. Als Folge daraus verkürzte sich der Darm, die Verdauungssäfte passten sich an und damit auch das Darmmikrobiom. Dank der effizienteren Nahrungsverwertung musste der Mensch weniger Zeit mit der Suche und Verdauung der Nahrung verbringen und konnte sich anderen Dingen wie etwa der Produktion von Werkzeug widmen. Das Feuer brachte zudem einen weiteren zentralen Faktor mit sich, nämlich das gesellschaftliche Beisammensein. Die Nahrungsaufnahme wurde zu einem Moment des kulturellen Austausches am Lagerfeuer, was die Sprachentwicklung und auch die gesellschaftlichen Entwicklungen vorantrieb.

Einige universelle Ernährungsvorlieben sind im Stammhirn des Menschen bis heute verankert, beispielweise das Streben nach möglichst dichten und schnellverfügbaren Energiequellen wie Fett und Zucker. Das war möglicherweise auch der Antrieb des Menschen, sich immer neue Nahrungsquellen zu erschliessen, wie etwa vor 15 000 bis 20 000 Jahren das Getreide und später auch die Milch anderer Säugetiere.

Der sogenannte «fruchtbare Halbmond» mit den Hauptflüssen Euphrat und Tigris gilt als die Geburtsstätte der Sesshaftigkeit des Menschen. Es bot sich an, auf diesen fruchtbaren Böden Nahrung durch die Kultivierung von Gräsern hin zum Getreide sowie der Domestizierung von Tieren zu sich zu holen. So mussten zwar keine weiten Strecken mit Sammeln und Jagen von Nahrung zurückgelegt, dafür aber intensive Feldarbeit geleistet werden. Im Laufe der landwirtschaftlichen Evolution stellte sich heraus, dass sich unser Körper schlecht für die Feldarbeit eignet und durch die immer enger werdenden Siedlungen sowie die einseitigere Ernährung neue Krankheiten entstanden. Auch war die Verfügbarkeit von Nahrung sehr stark von der Witterung abhängig, was in Zeiten der Dürre zu Hungersnöten führen konnte, da es kaum Ausweichmöglichkeiten auf andere Lebensmittel gab. Der Mensch musste sich gezwungenermassen etwas einfallen lassen und so veränderte er die Nahrung erneut, indem er sie durch Erhitzen, Fermentation, Trocknen und später weiteren Konservierungsmethoden haltbar machte.

Mit jeder Veränderung der Umwelt und demzufolge der Nahrung kam es auch zu Veränderungen des Mikrobioms sowie des Gehirns und des Immunsystems. Die moderne Forschung hat erst jüngst den engen Zusammenhang zwischen Nahrung, Darmmikrobiom, der Wechselbeziehung zur Leber und dessen Auswirkung auf die zelluläre Ebene, wie etwa die Synapsenfunktion aufzeigen können. So wissen wir inzwischen, wie stark die Ernährung und das Darmmikrobiom unsere Gefühle, Gedanken, das Bewusstsein und die kognitiven Entwicklungen des Menschen stetig prägen und uns zu dem machen, was wir sind. Dass Lebensmittel und deren Verstoffwechselung einen Einfluss auf das biopsychosoziale Wesen des Menschen haben, ist der TEN bereits seit der Antike bekannt. Genauso trennt sie leibliche und seelisch-geistige Bedürfnisse nicht scharf voneinander, sondern betrachtet diese als ein fliessendes Kontinuum innerhalb einer universellen Einheit.

Im Zuge der kulturellen und sozialen Entwicklung des Menschen wurden vielzählige Kräuter, Gewürze, Gemüse, Kaffee, Kakao, Obstsorten und Nüsse weitergegeben sowie gehandelt und ergänzten somit das Nahrungsangebot unterschiedlicher Völker in den verschiedensten geografischen Gebieten. Die Anpassung im Sinne der immunologischen Akzeptanz an diese zunächst fremden Lebensmittel ist bis heute nicht abgeschlossen und wird im Kapitel «Ernährung der vier Bluttypen» detaillierter erläutert.

Während des «Jäger und Sammler» Zeitraums musste sich der Mensch stets aktiv um sein Essen bemühen und immer wieder lange Hungerperioden durchstehen. Das erklärt, warum sein Stoffwechsel am besten aktiv und vital gehalten wird, indem er sich regelmässig bewegt und Fastenzeiten einhält. Diese evolutionär verankerte Eigenschaft ist als Überlebensstrategie zu sehen und deswegen nicht auf langanhaltende Zeiten des ständig verfügbaren Überangebots, wie wir es heute in Industrieländern vorfinden, angepasst. Hinzu kommt, dass viele der heute aufwändig verarbeiteten Produkte zwar reich an Kalorien wie Fett und Zucker sind, jedoch nicht an überlebenswichtigen Mineralien, Vitaminen und sekundären Pflanzenstoffen. Diese Produkte sind das Resultat des menschlichen Strebens, sich und alles um sich herum stets zu optimieren und den finanziellen Gewinn daraus zu maximieren. Die sogenannte «Grüne Revolution» schreitet seit den 1960er Jahren mit Hilfe der modernen, landwirtschaftlichen Hochleistungs- und Hochertragssorten sowie monokultureller Anbauweisen immer weiter voran. Eine nie dagewesene Fülle an Massenprodukten überschwemmt seither den Lebensmittelmarkt als vermeintliche Lösung, den Welthunger zu besiegen. Heute wissen wir, dass die Veränderung vom Lebensmittel hin zum Fertigprodukt die Schere zwischen der einseitigen Überernährung und dem weiterhin bestehenden Hunger in vielen Weltregionen zunehmend geöffnet hat. So leben wir heute in einer Welt, in der immer noch ca. 800 Millionen Menschen an Hunger und dreimal so viele Menschen an Übergewicht und Adipositas leiden. Beobachtungen der letzten Jahrzehnte haben gezeigt, dass ursprünglich erst in Industrieländern, nun aber auch in Entwicklungs- und Schwellenländern, ernährungsbedingte Krankheiten wie Diabetes Typ 2 stark zugenommen haben. Zivilisationskrankheiten, zu denen auch der Diabetes Typ 2 gehört, machen heute ungefähr 80 % der Gesundheitskosten aus.

Die Lebensmittelindustrie lockt erfolgreich mit schnellen, günstigen und vermeintlich gesunden Fertig- oder Halbfertigprodukten, auch Convenience-Food genannt, für dessen Zubereiten kaum Zeit investiert werden muss. Diese Produkte können nicht nur innert Kürze ohne grossen Aufwand verspeist werden, sie sind sogar bequem nach Hause lieferbar, was evolutionär gesehen ein absolutes Novum ist und zur Weiterentwicklung von Übergewicht und den entsprechenden Zivilisationskrankheiten beiträgt. Dass diese Produkte sowohl auf stofflicher als auch energetischer Ebene nicht dieselbe Qualität aufweisen wie von Grund auf zubereitete Lebensmittel, dürfte inzwischen bekannt sein. Sie haben dazu geführt, dass unser Organismus zwar quantitativ, im Sinne von kalorisch, ernährt wird, es jedoch immer mehr an wichtigen Mikronährstoffen und vor allem sekundären Pflanzenstoffen fehlt. Insbesondere die für unsere Gesundheit entscheidenden sekundären Pflanzenstoffe gehen aufgrund fehlender Sonnenlichtexposition und starker Verarbeitung verloren. Die Entwicklung zurück zu einer naturbelassenen, vorwiegend pflanzenbasierten Ernährung, welche nicht nur die Gesundheit des Menschen, sondern auch die des Planeten verbessert und aufrechterhält, ist heute unumgänglich.

Im Zeitalter des integrativen Bewusstseins verbinden wir nun alle Aspekte der Nahrung und lassen den Raum offen für nutrisophische Gedanken zu diesem Thema. Auch zukünftig wird die Entwicklung so sein, dass sich der Mensch wohl nicht nur mit den stofflichen, sondern immer mehr auch mit den nichtstofflichen, energetischen Faktoren der Nahrung auseinandersetzen wird, denn die menschliche Ernährung beinhaltet beide Anteile. Einige Menschen haben sogar den Weg der Lichtnahrung, auch Breatharianismus genannt, eingeschlagen. Dies bedeutet ein kompletter Verzicht auf jegliche stoffliche Nahrung, da davon ausgegangen wird, dass der Körper fähig ist, ausschliesslich durch Licht seine lebenswichtigen Nährstoffe zu produzieren. Die erfolgreiche, längerfristige Umsetzung dieser Art der Energiegewinnung wurde bislang nur in Einzelfällen beobachtet und wird immer noch kontrovers diskutiert. Da jedes Lebensmittel aus der Sonnenenergie entspringt, ist diese Art der Ernährung aus ganzheitlicher und spiritueller Sicht nicht vollkommen abwegig. Das Autorenteam empfiehlt diese Art der Ernährung jedoch nicht. Die meisten Menschen sind durch ihre Lebensaufgabe aktuell an die Zufuhr stofflicher Nahrung angewiesen.

Aus den jüngsten Erkenntnissen der Epigenetik geht hervor, dass der Mensch durch sich selbst sein genetisches und gesundheitliches Schicksal mitbestimmt. Er lenkt die Genaktivität mit jeder Mahlzeit sowie mit seinem geistigen Bewusstsein und der Umwelt, in der er sich aufhält. Diese Verantwortung gilt es wahrzunehmen und den Menschen auf ein achtsames und aufmerksames Entscheidungsverhalten rund um das Thema Ernährung zu begleiten.

1.1 Entwicklungsgeschichte vom Mineral zum Lebensmittel

Als Bewohner des blauen Planeten wissen wir, dass das Leben und damit auch wir Menschen aus dem Wasser entsprungen sind. Der menschliche Körper besteht zu einem grossen Teil aus Wasser und unsere Zwischenzellflüssigkeit zeigt sogar ein ähnliches Elektrolytverhältnis wie jenes des Meerwassers auf. Ohne Wasser ist kein Leben möglich und auch für uns Menschen ist Wasser das nach wie vor zentralste Lebensmittel. Nicht umsonst sagt Thales von Milet (um 625 - 545 v. Chr.): «Das Prinzip aller Dinge ist Wasser; aus Wasser ist alles und ins Wasser kehrt alles zurück» und «Das Wasser ist das schönste Ding der Welt».
Im Laufe des Lebens verändert sich das Verhältnis von Wasser im menschlichen Körper. Ein Säugling kommt aus dem wässrigen Milieu des Fruchtwassers und bringt mit ca. 80 % einen grossen Wasseranteil mit sich. Im Laufe des Lebens geht der Wasseranteil stetig zurück, so dass Kinder ca. 75 %, erwachsene Männer ca. 65 %, erwachsene Frauen ca. 60 % und Menschen in der dritten Lebensphase nur noch ca. 50-55 % aus Wasser bestehen. Als feste Bestandteile des Körpers werden Muskeln, Knochen, Sehnen und Bänder bezeichnet. Diese Körperbestandteile setzten sich aus organischen Kohlenwasserstoffverbindungen und anorganischen Verbindungen, den Mineralien und Spurenelementen, zusammen. Den weitaus grösseren Anteil machen die organischen Verbindungen aus, welche sich vor allem aus den vier Grundelementen Wasserstoff, Kohlenstoff, Stickstoff und Sauerstoff zusammensetzen, die gleichzeitig die vier wichtigsten Grundelemente für das organische Leben sind. Diese vier Grundelemente können im übertragenen Sinne den vier Elementen der TEN zugeordnet werden.

Elemente der organischen Chemie	TEN Elemente
Kohlenstoff C	Erde
Sauerstoff O	Wasser
Stickstoff N	Luft
Wasserstoff H	Feuer

Kohlenstoff bildet das Gerüst von organischen Molekülen wie Kohlenhydraten, Proteinen, Lipiden und Nukleinsäuren. Von den vier wichtigsten Elementen des organischen Lebens ist Kohlenstoff das schwerste. Es bietet damit allen Lebewesen die Möglichkeit der Verfestigung und wird aus Sicht der TEN dem Element Erde zugeordnet.

Sauerstoff macht mit 88.8 % den grössten Gewichtsanteil von Wasser aus und ist dasjenige Element, das am meisten die lebensspendenden Eigenschaften des Wassers repräsentiert. Wasserstoff macht lediglich 11.2 % des Wassers aus. Sauerstoff wird daher dem TEN Element Wasser zugeordnet.

Stickstoff macht mit 75.5 % Gewichtsprozent den Hauptbestandteil der uns umgebenden Luft aus und ist ein essenzieller Bestandteil von Proteinen, Enzymen und der DNS. Es ist für das Wachstum und die Entwicklung von Organismus unerlässlich und wird dem Element Luft zugeordnet.

Wasserstoff ist von den vier wichtigsten Elementen des organischen Lebens und von allen Elementen des Periodensystems das leichteste. Es ist auch das häufigste chemische Element im Universum und ist der Stoff, aus dem durch Kernfusion unsere Sonne besteht und wird in der TEN dem Element Feuer zugeordnet.

Die 30 Elemente des Menschen

Elektrische Ladungskräfte binden Elemente und lassen Moleküle und chemische Verbindungen entstehen. So entstehen auch die Nährstoffe Fett, Kohlenhydrat und Protein. Insgesamt sind 30 Elemente des Periodensystems am Aufbau des Menschen beteiligt. Einige sind sichtbar, andere nicht von Auge erkennbar, so zum Beispiel die Gase. Sie haben alle ihre individuell zugeschriebenen Kräfte, welche durch physikalische und chemische Reaktionen Verbindungen untereinander eingehen (Grafik: Bausteine des Menschen siehe nächste Seite).

Die Mineralien

Die Mineralien, zu welchen Mengen- und Spurenelemente zählen, sind anorganische Substanzen. Sie werden nicht als lebendig definiert, dienen jedoch im Naturkreislauf der Lebensentwicklung für Pflanzen, Tiere und Menschen. Um Mineralien für unseren Organismus zugänglich zu machen, werden Kräfte benötigt, um sie von ihrem anorganischen Zustand in einen organischen umzuwandeln. Die Pflanze ist in der Lage, anorganische Mineralien aus dem Boden aufzunehmen und sie zu einem organischen Zustand zu verändern. Nachdem Durchlaufen des pflanzlichen Stoffwechsels, lagert die Pflanze die nun bioverfügbaren Mineralien in Blätter, Stängel, Wurzel und Früchten ein. Mineralien geben der Natur je nach Oxidationszustand die unterschiedlichsten Farben und Formen. Dies wird am Beispiel von Eisen (silbern bis orange/rot) und Kupfer (orange/braun bis blau/grün) eindrücklich sichtbar. Das Mineral verbindet uns mit der Erde und deren Magnetfeld, sodass wir uns besser und intuitiver orientieren können. Obwohl Mineralien keine Energie liefern, sind sie essenziell für unzählige Stoffwechselprozesse, da sie durch

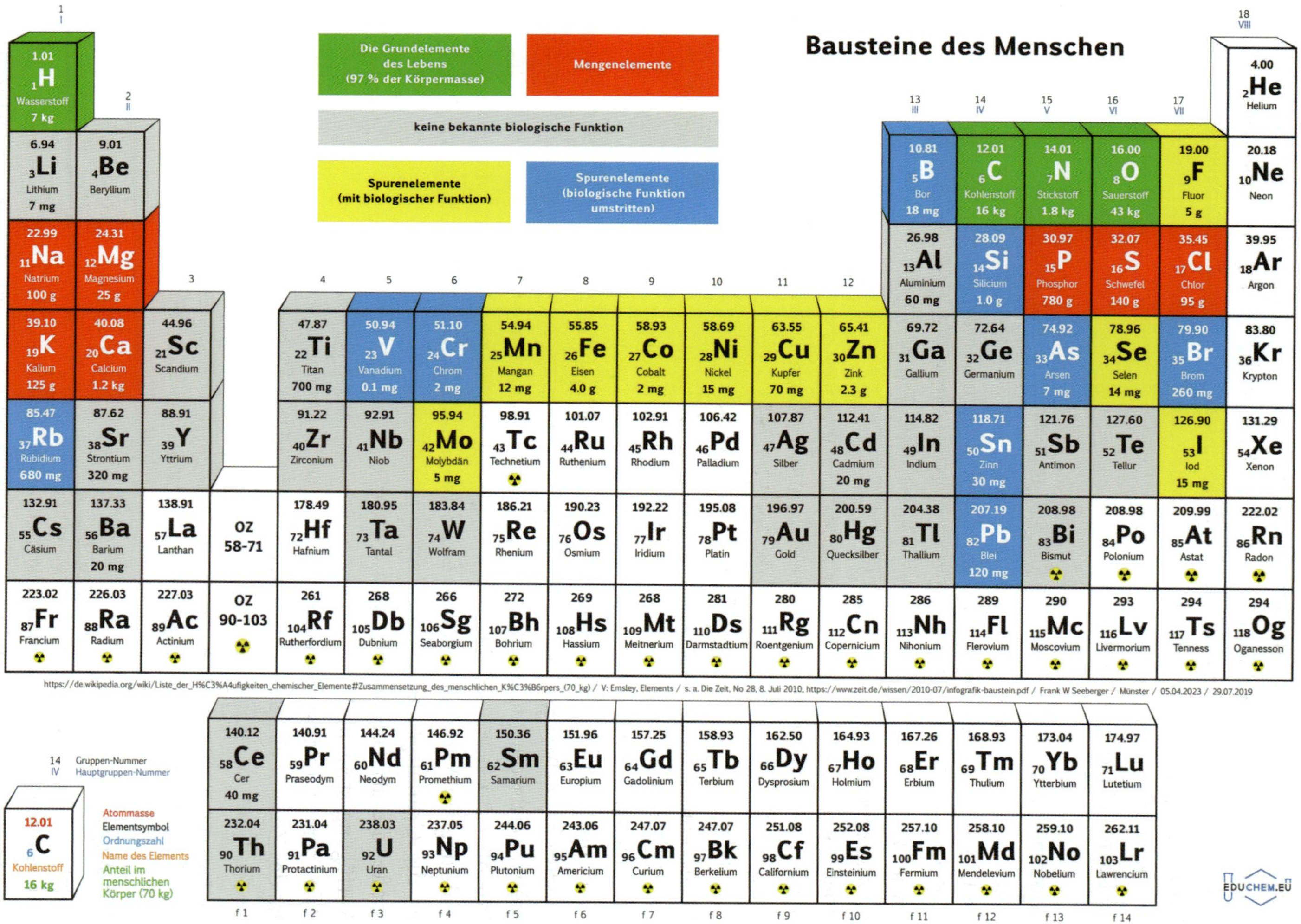

Quelle: EduChem – Lehrmittel Chemie: Periodensysteme, Chemie-Spiele. Chemische Elemente

ihre Kräfte Aktionen und Reaktionen anstossen. Sie dienen als Cofaktoren von Enzymen beim Auf- und Abbau von Zellen, beim Verdauen von Nahrung und Ausleiten von Giftstoffen. Insbesondere unterstützen sie die Kommunikation im Zwischenzellgewebe durch Übertragung elektrischer Reize von Zelle zu Zelle. So würde zum Beispiel ohne Kalium und Kalzium die Nervenreizleitung nicht funktionieren. Mehr zum Thema Mineralien im Kapitel «Mikronährstoffe».

Photosynthese – die Basis für die Bildung von Lebensmitteln

Algen und Pflanzen können durch die Kräfte der Sonnenwärme und der UV-Strahlung im Chlorophyll, dem Blattgrün, aus den organischen Substanzen Kohlenstoff, Wasserstoff, Stickstoff, Kohlendioxid (CO_2) und unter Mithilfe von anorganischen Mineralien sowie Bakterien die Nährstoffe Zucker, Protein und Fett bilden. Beim Photosyntheseprozess entstehen aber nicht nur primäre Nährstoffe, sondern auch sekundäre Pflanzenstoffe (SPS), die sich unter anderem in Farben und Aromen offenbaren. Nährstoffe werden vorwiegend im Blatt produziert und anschliessend an verschiedenen Stellen wie Stängel, Blüte, Frucht und Wurzel gespeichert. Chlorophyll bildet jedoch nicht nur den grünen Pflanzenfarbstoff, sondern ist auch die Basis weiterer Pflanzenfarben und kann als stoffliches Abbild der inneren Gesetzmässigkeiten des Sonnenlichts bezeichnet werden. Die Sonne als Energiequelle unseres Sonnensystems vermittelt die Kochungskräfte, welche die Pflanze zur Reifung bringen und Früchte entstehen lässt, die Tier und Mensch als Nahrung zur Verfügung stehen. Das Sonnenlicht ist die Grundlage der organisierenden Spirituskräfte, die als Lebenskraft allen Lebewesen zur Verfügung steht und alle Lebensprozesse anregt. Alle Formen, Farben und Geschmäcke sind Resultat des Zusammenspiels von Sonnen- und Erdenkraft. Chlorophyll als Lichtstoff nimmt dadurch einen weit höheren Stellenwert ein als von der Ernährungswissenschaft bisher angenommen.

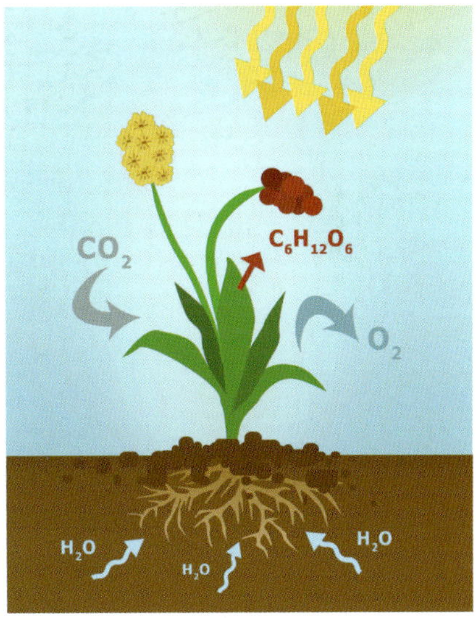

Quelle: Pixabay.com

Photosynthese: H_2O = Wasser, $C_6H_{12}O_6$ = Traubenzucker, CO_2 = Kohlendioxid, O_2= Sauerstoff

Die Algen

Algen, auch als Seetang oder Seegemüse bekannt, sind ein meist im Wasser und selten auf dem Land lebendes, pflanzenartiges Gewächs. Es ist ein Sammelbegriff für ähnliche Lebewesen, wobei die einen eher zu den Bakterien gehören und andere pflanzenähnlicher sind. Sie nehmen also eine Sonderstellung ein. Wie die Pflanze, enthalten auch Algen Chlorophyll und sind damit zur Photosynthese fähig. Die bei der Photosynthese gebundene Licht- und Wärmeenergie wird durch den Verzehr der Algen wieder frei.

Im Westen wurde ihnen in der Ernährung und Heilkunde lange Zeit kaum Beachtung geschenkt. Im Osten werden sie seit Jahrtausenden geschätzt und therapeutisch eingesetzt.
Dabei sind Algen durch ihren hohen Anteil an verschiedenen Mineralien, ihrem hochwertigen Protein und den qualitativen Fetten ein sehr interessantes Lebensmittel. Sie sind nahezu geschmacklos bis leicht salzig. Insbesondere bei einer veganen Ernährung nehmen sie einen wichtigen Stellenwert der Nährstoffzufuhr ein. Allerdings sind einige Meeresalgen auch sehr reich an Jod, weshalb keine grossen Mengen davon genossen werden sollten. Bekannt sind vor allem Kombu, Nori und Seetang aus Irland oder die AFA Algen. Algen werden therapeutisch entweder als frisches Lebensmittel oder getrocknet als Pulver oder Kapseln eingesetzt.

Die Pflanzen

Pflanzen sind wie bereits beschrieben, die einzigen Lebewesen, welche alle Nährstoffe selbst bilden können. So speichern sie unter anderem Mineralien und sind für die Vitaminbildung verantwortlich. Die Pflanze stellt die Nähr- und Wirkstoffe dem Tier und Menschen zur Verfügung und unterstützt so deren Entwicklung. Je nach Pflanzenart unterscheidet sich die Dichte der Nährstoffe, weswegen in diesem Abschnitt auf eine genaue Beschreibung der einzelnen Pflanzen verzichtet wird. Sie sind in der elektronischen Lebensmitteltabelle detailliert aufgeführt (siehe Link im Anhang). Pflanzen werden in der Ernährung in Form von Kräutern, Gewürzen, Obst, Samen, Nüssen und Gemüse genossen. Durch ihre verschiedenen Formen, Geschmäcke und Wärmequalitäten sind sie die Grundlage der Ernährungstherapie.

Die Pilze

Pilze sind, entwicklungsgeschichtlich betrachtet, uralte Lebewesen, welche weder ins Reich der Pflanzen noch ins Reich der Tiere gehören. Sie gelten als erste höhere Lebewesen auf der Erde und legen seit 800 bis 1 200 Millionen Jahren das Fundament für weiteres Leben, wie Pflanzen, Tiere oder Menschen. Ähnlich wie Tiere ernähren sich Pilze von organischem Material aus ihrer Umgebung, welches sie durch Abgabe von Enzymen aufschliessen und somit für sich und umliegende Pflanzen verfügbar machen. Diese Aufgabe übernimmt das Mycel, ein feines Wurzelgeflecht der Pilze, welches ungefähr ein Viertel der Biomasse der Erde ausmacht und auch als «Darm des Bodens» bezeichnet werden kann. Das Mycel macht den grössten Teil des Pilzes aus und sorgt durch das Verdauen, Recyceln und Verteilen von organischem Material für Homöostase. Gleichzeitig werden gespeicherte Nährstoffe wieder verfügbar gemacht. Bäume können dank des Pilzgeflechts ihre Nährstoffversorgung um das 25fache erhöhen und kommunizieren über diesen Kanal als sogenanntes «World-Wide-Wood» mit ihrer Umwelt. So stehen Pilze gewissermassen am Ende und am Anfang des Lebenszyklus und sind die unscheinbaren kleinen Helfer, welche diverse Kreisläufe aufrechterhalten. Mit ihrer unglaublich langen Lebenserfahrung auf der Erde sind sie richtige Überlebenskünstler. Sie mussten sich gegen diverse natürliche Feinde behaupten und haben dadurch antiparasitäre, antibiotische, antivirale und antimykotische Eigenschaften entwickelt, welche sich der Mensch ebenfalls zu Nutze machen kann.

Die Tiere

Tiere sind beseelte Lebewesen und besitzen Willenskräfte, die den Pflanzen aus bisheriger wissenschaftlicher Sicht nicht zugesprochen werden. Sie verfügen über eine individuelle Gruppenzugehörigkeit innerhalb Ihrer Art. Tiere entwickeln sich durch Wasser, Mineralien und Nährstoffen, die ihnen Pflanzen zur Verfügung stellen. Die meisten Tierarten sind Pflanzenfresser, es gibt aber auch Arten, welche sich als Fleischfresser von anderen Tieren ernähren. Tiere haben die Kraft, Nährstoffe der Pflanze umzuwandeln und sind ein wichtiger Teil des Naturgleichgewichtes. Im Zusammenhang mit der Ernährung liefern sie dem Menschen mit ihren Produkten wie Milch oder Eier sowie ihrem eigenen Fleisch wertvolle Nährstoffe. Leider hat der moderne Mensch es bisher wenig verstanden, die Natur im Gleichgewicht zu halten und achtet die Rechte von Pflanzen und Tieren oft nur unzureichend. Tiere werden heute für die Ernährung des Menschen in einer Menge gezüchtet und gehalten, die das natürliche Gleichgewicht empfindlich stört. Der direkte Bezug zum Tier ging in der industriellen Landwirtschaft immer mehr verloren, sodass aus beseelten Lebewesen Produkte wurden. In der vorindustriellen Zeit wurde das Tier im Verhältnis zum Bedarf erlegt und man war sich dem hohen Wert der tierischen Nahrung bewusst. Heute werden Tiere zur Ernährung des Menschen in der Massentierhaltung im Übermass gezüchtet, meist nicht artgerecht gefüttert und leidvoll geschlachtet. Dass tierische Lebensmittel aus der Massentierhaltung eine entsprechend andere Wirkung auf den menschlichen Stoffwechsel hat, ist wohl unbestritten. Hinzu kommt die grosse ökologische Belastung tierischer Lebensmittel, sodass heute immer mehr Menschen aus ethischen und ökologischen Beweggründen und/oder um Krankheiten vorzubeugen bewusst darauf verzichten (siehe Kapitel «Vegetarische und vegane Ernährung»).

Der Mensch

Was den Menschen von den anderen Lebewesen unterscheidet, ist die Fähigkeit reflektiert zu denken und sich sowie seine Umwelt bewusst wahrzunehmen und weiterzuentwickeln. Das Bewusstsein ist das wichtigste Werkzeug, dass dem Menschen zur Verfügung steht. Alles, was wir heute in den Händen halten, hat den Ursprung in der Fähigkeit einen Gedanken ins Bewusstsein zu bringen und ihn in die Tat umzusetzen. Das menschliche Gehirn benötigt für seine Denkvorgänge im Verhältnis zum Rest des Körpers relativ viel Energie, sodass die Evolution uns lehrte kalorienreich zu Essen, um zu überleben. Insbesondere Zucker, in Form von Glucose aber auch Galaktose, ist zentral für die Energiegewinnung im Gehirn. Genauso wichtig wie die kalorische Versorgung des Gehirns sind jedoch die Bau- und Wirkstoffe, welche der Mensch über die Nahrung aufnehmen muss. Vor allem pflanzliche Fettsäuren sowie Mineralien und

Spurenelemente sind essenziell für die Hirnfunktion. Zum Beispiel bedarf es für Gedankenprozesse Silicium, welches für geordnete und strukturierte Denkabläufe notwendig ist. Hinzu kommt die Wechselwirkung mit dem enteralen Nervensystem, dem sogenannten «Bauchhirn», welches unser Denken, Fühlen und Handeln entscheidend beeinflusst.
Welche Nahrung nun für den Menschen und seine Bewusstseinsentwicklung am besten geeignet ist, soll im Rahmen der Nutrisophie diskutiert werden. Klar ist, nicht nur messbare Makro- und Mikronährstoffe, sondern auch die Qualität des Lebensmittels, die Art der Zubereitung und die individuelle Konstitution, der Rhythmus sowie die innere Haltung während des Kochens und Essens muss beachtet werden.

Naturwissenschaftliche Betrachtung der Nahrung

In der naturwissenschaftlichen Betrachtung wird die Nahrung reduktionistisch aufgefasst und in kleinste Teile zerlegt. Die Wissenschaft setzt sich auseinander mit Nähr- und Wirkstoffen. Über Jahrzehnte wurde den Makronährstoffen die grösste Bedeutung zugeordnet, danach den Vitaminen und den, in grösseren Mengen im Körper vorkommenden Mineralstoffen. Es wurde davon ausgegangen, dass was in hohen Mengen im Körper vorkommt, auch die wichtigste Bedeutung für die Gesundheit hat. Zunehmend zeigen neuere Erkenntnisse und Erfahrungen, dass Elemente, die in geringen, zum Teil gasförmigen Mengen im Körper vorkommen, grosse Auswirkungen auf den gesamten Stoffwechsel haben können. Die moderne Ernährungswissenschaft hat vieles auf genaue Zahlen reduziert und liefert konkrete Mengenangaben zum Bedarf. Erfahrungen zeigen jedoch, dass dieses Denkmodell störungsanfällig sein kann. Wir berechnen auf Kommastellen genau wie viel wir von einzelnen Stoffen benötigen und übertragen dies auf einzelne Lebensmittel. So wissen wir heute, dass der Mensch täglich 0.8 g Protein pro kg Körpergewicht, 300 mg Magnesium und durchschnittlich 2 000 kcal zu sich nehmen sollte, um gesund zu bleiben. Aber ist dem auch wirklich so? Die verschiedenen Stoffe werden von WissenschaftlerInnen oft unterschiedlich bewertet und man ist sich nicht immer einig. So sagen die einen, dass wir 0.5 g Protein pro Kilogramm benötigen, andere setzen auf 0.8 g und wiederum andere auf 1 g. Dies bedeutet für eine 60 kg schwere Person, dass sie entweder 30 g, 48 g oder 60 g Protein pro Tag benötigt. Die daraus entstehende Verwirrung ist nachvollziehbar. Wenn wir heute versuchen, allen einzelnen Stoffen gerecht zu werden und sie täglich ausreichend zu uns zu nehmen, so lässt sich dies oft nicht mehr mit den üblichen Lebensmitteln decken. Obwohl wir heute schon viele Mikronährstoffe ergänzen, kommt es zu Störungen und Krankheiten. Eine rein quantitative Ernährung führt häufig nicht zum Ziel, dies kann anhand der klinischen Ernährungsmedizin immer wieder aufgezeigt werden. Auch hier zeigt sich die Bedeutung einer erweiterten Sichtweise im Sinne der nutritsophischen Gedanken.

1.2 Nahrung als Wärme- und Energiequelle

Die durchschnittliche Körpertemperatur eines Menschen beträgt ungefähr 37 °C. Sie ist die Grundlage für eine Vielzahl von Stoffwechselreaktionen. Wärme bewegt und stosst an und ist dadurch Basis für Ana- und Katabolismus. In der Wissenschaft wie auch in der TEN wird die Wärme als Grundlage für das menschliche Leben gesehen. Die Körpertemperatur hat sich in den letzten Jahrzehnten jedoch verändert. Viele Menschen weisen heute nicht mehr die als gesunde Temperatur bezeichnete 36.5 - 37.5 °C auf, häufig liegt sie unter 36.5 °C. Zunehmend können viele Menschen kein Fieber mehr produzieren, was massgebend für das Abtöten von Bakterien und Viren und wichtig für die Gesundheit ist. Jede noch so geringfügige Veränderung der Körpertemperatur hat einen Einfluss auf Stoffwechselprozesse.

Die Wissenschaft hat im Zusammenhang mit der Nahrung eine quantifizierte Form von Wärmeenergie mit dem Begriff «Kalorie» definiert, die sich aber nicht gleichsetzen lässt mit dem Wärmeverständnis der Lebensmittel der TEN. Die Kilokalorie (kcal) ist eine wissenschaftlich anerkannte Darlegung der Wärmeenergie, welche ein Lebensmittel abgeben kann und dem Körper als Energiequelle zur Verfügung steht. Um einen Liter Wasser um ein Grad zu erwärmen wird eine kcal benötigt. Die Kalorie wurde teilweise von Kilojoule (kJ) abgelöst. In der Fachwelt setzte sich die kJ durch, wo hingegen die meisten KonsumentInnen im europäischen Raum mit Kilokalorien rechnen. Damit der Körper die Grundtemperatur aufrechterhalten kann, benötigt er Brennstoff aus der Nahrung und aus Sicht der TEN optimalerweise auch Nahrung mit wärmenden Qualitäten.

Die Kalorienmessung ist jedoch ungenau. Jahrelange Praxiserfahrung lässt erkennen, dass eine Gewichtszunahme oder -abnahme häufig nur teilweise mit der aufgenommenen, berechneten Kalorienmenge erklärbar ist. Es gibt unzählige Menschen, die ihre Kalorien berechnen, deren Gewicht aber keinerlei Veränderungen zeigt. Es muss also noch weitere Zusammenhänge zwischen Gewichtsregulation und Ernährung geben. Die Ernährungswissenschaft bestätigt inzwischen auch, dass unsere Fettzellen sich je nach seelischem Befinden füllen oder leeren können. Damit wissen wir, dass unsere Gefühle und Gedanken unseren Stoffwechsel und somit auch die Verstoffwechselung der Nährstoffe beeinflussen können. Genaue Erklärungen aus wissenschaftlicher Sicht fehlen hierzu jedoch noch.

Interessant sind die Beobachtungen, dass Glücksgefühle gewichtsregulierend wirken können. Ebenso eindrücklich ist, dass in Hungersnöten nicht alle Menschen gleich viel und gleich schnell an Gewicht verlieren. Die Wissenschaft bestätigt, dass Gene an der Gewichtsregulation mitbeteiligt sind und dass bestimmte Bakterien im Darm dafür verantwortlich sind, ob Nahrungsenergie mehr oder weniger effizient verstoffwechselt werden kann. Auch die Wechselwirkung von Botenstoffen und die Lichtqualitäten in der Nahrung können nährend wirken, so dass je nach Gefühlszustand oder Qualität der Nahrung mehr oder weniger gegessen werden muss. Die humorale Sichtweise der Wärmewirkung ist im Kapitel «Qualitäten und Kochungen» beschrieben.

1.3 Atem-Spiritūs-Nahrung

Zum Leben benötigt der Mensch nicht nur feste und flüssige Nahrung, sondern auch gasförmige, die er durch den Atmungsprozess in sich aufnimmt und zu eigen macht. Die Atmung ist ein wichtiger Baustein der Ernährung. Aber nicht nur in Bezug auf die Ernährung, sondern generell für das Leben des Menschen. Fehlt die Atmung, ist das Leben eines Menschen in wenigen Minuten verwirkt. Die Luft enthält einen subtilen Stoff, den die TEN lateinisch Spiritus oder altgriechisch Pneuma nennt und ist zu vergleichen mit dem Prana im indischen Kulturkreis, dem Ruach im Hebräischen oder dem Odem im Altdeutschen. Spiritus stammt vom lateinischen spirare, was so viel wie hauchen oder atmen bedeutet. Der Begriff sollte nicht direkt mit Geist oder Gottesgeist übersetzt werden, da er, obwohl geistartig, eben doch stofflich bleibt. Diese gasförmige Substanz umgibt uns als **Spiritus externus** und ist die Quelle allen Lebens auf der Erde. Durch *Re-spiration* nehmen wir ihn in uns auf und kochen ihn zu **Spiritus internus**, die Grundlage unserer **Lebenskraft (vis vitalis).**
Die TEN sieht im Menschen einen sterblichen und einen unsterblichen Anteil. Der unsterbliche Anteil des Menschen nennt die TEN Anima. Sie wirkt über die verschiedenen Spiritūs auf die Physis des Menschen ein und kann als konzipierender Architekt des individuellen Lebens verstanden werden.

Die Kochung von Spiritus externus zu Spiritus internus

Spiritus externus wird zum grössten Teil über die Atemwege zu den Lungen geführt und zu einer gröberen Form von Spiritus internus gekocht, um dann zum Herzen und zur Thymusdrüse weitergeleitet zu werden. Dort entsteht wiederum durch Kochungsprozesse der **Spiritus vitalis** (Vitalenergie), der über die Arterien im ganzen Organismus verteilt wird und alle rhythmischen sowie verteilenden Funktionen anregt. Ein Teil des Spiritus vitalis wird der Leber zugeführt, von dieser zu **Spiritus naturalis** (Basalenergie) gekocht und über die Venen im Organismus verteilt, um alle ernährenden und fortpflanzungsdienlichen Funktionen zu unterhalten. Der andere Teil des Spiritus vitalis wird dem Gehirn zugeführt, dort zu **Spiritus animalis** (Geistenergie) gekocht und über die Nerven im Organismus verteilt, um alle Funktionen des zentralen und peripheren Nervensystems zu unterhalten. Bei jedem Kochungsschritt, der zu einer Spiritusvariante führt, entstehen eliminationspflichtige Abbaustoffe, die über die Abatmung der Lungen, die Ausdünstung der Haut und Schleimhäute sowie die Ausscheidungsfunktion der Nieren eliminiert werden. Die Summe der drei Spiritūs bildet die Lebenskraft (vis vitalis). Diese Lebenskraft ist von der Naturwissenschaft zwar nicht anerkannt, kann aber von jedem Menschen erlebt werden. Durch den Atem treten wir mit dieser Lebenskraft immer wieder in Verbindung.

Die Beeinflussung der Spiritūs innerhalb der Diätetik

Genauso wie bei der Gesunderhaltung der Säfte, ist auch bei der Gesunderhaltung der Spiritūs auf deren Bildung und Verteilung sowie der Ausscheidung ihrer eliminationspflichtigen Abbaustoffe zu achten. Dies kann durch Atemübungen, bewusstes Ein- und Ausatmen und kombinierten Dehnübungen erreicht werden. Regelmässiges Aufhalten in der Natur und das Lüften von Räumen wird ebenfalls empfohlen. Auch Atemgymnastik in freier Natur dient ganz besonders dazu, den Organismus mit frischem Spiritus zu versorgen, die Spiritusverteilung zu fördern und die eliminationspflichtigen Abbaustoffe vermehrt abzuatmen.

Im Bezug auf die Spiritūs ist nebst der Atemarbeit auch die Hautpflege ein besonderes Anliegen der TEN. Denn nur eine vitale Haut und intakte Schleimhäute können ihren Kommunikations- und Ausscheidungsfunktionen richtig nachgehen und den Kreislauf der Spiritusbildung mit der Ausscheidung der dabei entstehenden Abbaustoffe zu gewährleisten. Die TEN kennt verschiedene Massnahmen in den Bereichen Ernährung, Wasseranwendungen und Phytotherapie, um die Haut und Schleimhäute in ihrer Funktion zu unterstützen.

Literatur/Studien Wechselwirkung Mensch und Nahrung

Balthisberger M., Nyffeler R., Widmer A. (2013). Systematische Botanik, vdf Hochschulverlag AG, Zürich.

Carrera-Bastos, P., et al. (2011). The western diet and lifestyle and diseases of civilization. Research Reports in Clinical Cardiology, (2), 15–35. doi:10.2147/RRCC.S16919

Franchini, M., & Bonfanti, C. (2015). Evolutionary aspects of ABO blood group in humans. Clinica Chimica Acta, 444, 66–71. doi:10.1016/jcca.2015.02.016

Hauschka, R. (2009). Substanzlehre, Vittorio Klostermann

Hutter, L. (2020). Teerezepte für die humoralmedizinische Praxis, BACOPA Verlag

Mayer, A. (2013). Traditionelle europäische Medizin, Foitzick

Meyer-Steineg, K., Sudhof Th. (2017). Geschichte der Medizin im Überblick mit Abbildungen TP Verone Publishing

Müller, I. W. (1993). Humoralmedizin, Haug Verlag, Heidelberg

Röd, W. (2009). Geschichte der Philosophie, C.H.Beck

Steinmetz K., Webersberger (2019). Traditionelle Europäisch Medizin, Kneipp Verlag

Verginelli, F., Aru, F., Battista, P., & Mariani-Costantini, R. (2009). Nutrigenetics in the light of human evolution. Journal of Nutrigenetics and Nutrigenomics, 2(2), 91–102. doi:10.1159/000228251 Gebser, Jean (2015). Ursprung und Gegenwart. Chronos Verlag, 2. ergänzende Auflage 2021.

2 TEN QUALITÄTEN DER NAHRUNG

Die Ernährungslehre der TEN spricht den Lebensmitteln nicht nur einen materiellen und quantifizierbaren Wert wie die Kalorienmessung oder die Analyse spezifischer Makro- und Mikronährstoffe, sondern vor allem auch eine dynamische und qualitative Dimension zu. Diese Dimension erfasst und umschreibt die TEN mit der Lehre der Qualitäten, die ein fundamentales Werkzeug der TEN ist.
Die vier Qualitäten warm, kalt, feucht und trocken geben dabei an, wie ein Lebensmittel auf die substanzielle und dynamische Seite des Menschen wirkt. Die substanzielle Seite des Menschen wird mit dem Begriff Ur-Feuchtigkeit (Synonyme sind Mond und Ur-Wasser), die dynamisch-funktionelle Seite mit dem Begriff Ur-Wärme (Synonyme sind Sonne und Ur-Feuer) erfasst. Grundsätzlich wird ein Lebensmittel danach untersucht, wie es auf Ur-Feuchtigkeit und Ur-Wärme eines Organismus wirkt. Dabei kann es die Wirkung dieser beiden Ur-Prinzipien vermehren oder vermindern.

☀ Ur-Wärme = Ur-Feuer	☾ Ur-Feuchtigkeit = Ur-Wasser
dynamische Seite des Organismus	substanzielle Seite des Organismus
aktives Prinzip	passives Prinzip
Energie	Materie
Funktion	Substanz
Software	Hardware

Ur-Wärme: Lebensmittel wärmender Qualität mehren, Lebensmittel kalter Qualität mindern die Wirkung der Ur-Wärme im Organismus.

Ur-Feuchtigkeit: Lebensmittel feuchter Qualität mehren, Lebensmittel trockener Qualität mindern die Wirkung der Ur-Feuchtigkeit.

2.1 Primärqualitäten

Wirkung der Primärqualitäten im Organismus

Wärme	Kälte	Feuchtigkeit	Trockenheit
Dynamik vermehrend	Dynamik mindernd	Substanz vermehrend	Substanz verbrauchend
beschleunigend	verlangsamend	regenerierend	begrenzend
verbraucht Substanz	bewahrt Substanz	verdünnend	strukturierend
auflösend	verdichtend	erweichend	verhärtend
zentrifugal	zentripetal	elastisch	rigide

Die Qualitäten warm, kalt, feucht und trocken werden auch Primärqualitäten oder Urqualitäten genannt, weil ein jedes Ding schlussendlich auf zwei dieser vier Qualitäten reduziert werden kann. Dabei kann jeweils etwas warm oder kalt, feucht oder trocken sein. Zusätzlich wird eine neutrale Qualität angenommen, die aber mehr theoretischer Natur ist, da prinzipiell immer eine Richtungstendenz feststellbar ist. Regenwasser gilt in seiner Wärmequalität beispielsweise als neutral, kann aber jeden Wärmegrad von kühlend bis wärmend annehmen.

Merke: Jedes Lebensmittel wird auf seine Wärmequalität, reichend von warm bis kalt und auf seine Feuchtigkeitsqualität, reichend von feucht bis trocken untersucht.

Die Quantifizierung der Qualitäten

Die Primärqualitäten eines Lebensmittels wirken unterschiedlich stark in einem Organismus. Die Stärke (Quantität) ihrer Wirkung wird in fünf Intensitäten eingeteilt.

Neutral indifferent wirkend

1 unklar wirkend 2 klar erkennbar wirkend

3 stark wirkend 4 extrem stark bis verletzend wirkend

Somit entstehen neun Wirkintensitäten: neutral, neutral-1, 1, 1-2, 2, 2-3, 3, 3-4, 4.

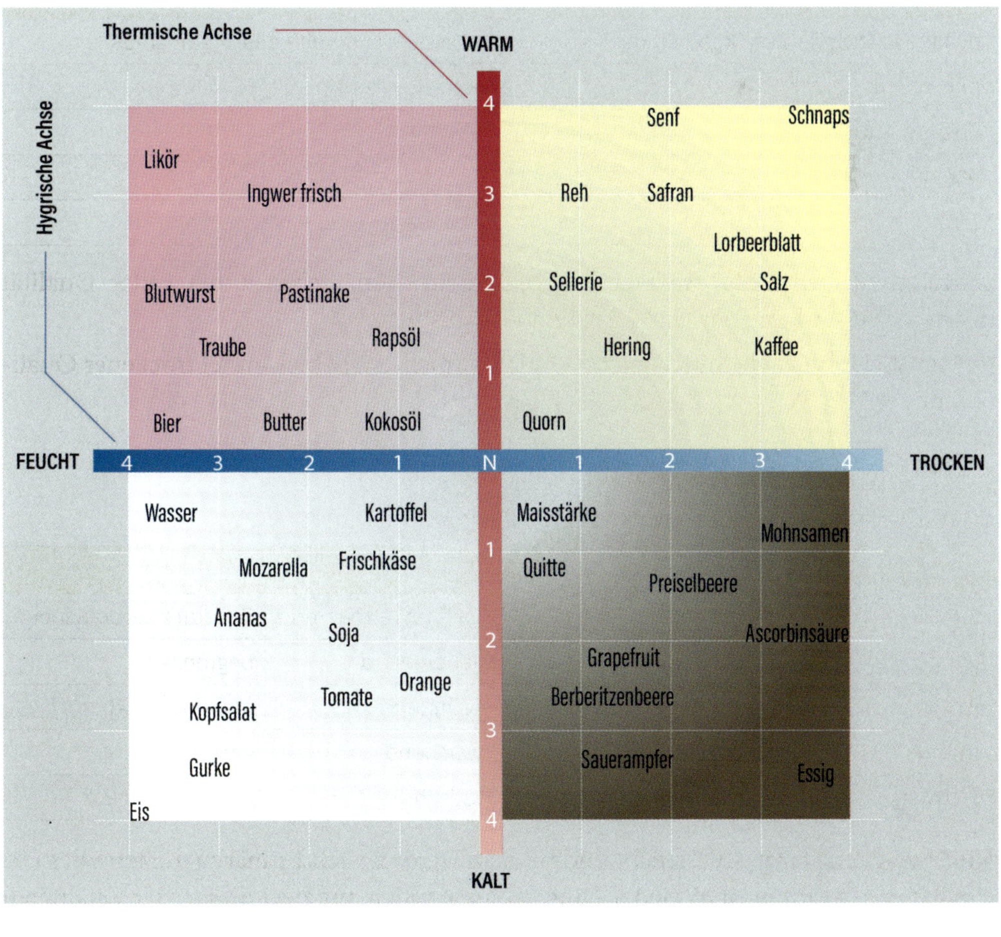

Die Primärqualitäten warm, kalt, feucht und trocken bilden das Fundament theoretischer Überlegungen der Ernährungslehre nach TEN. Ein Kernstück der Ernährungslehre nach TEN ist es, zu erkennen, welche Qualitäten bei einer Person dominieren, um diese durch eine angemessene Ernährungsweise zu harmonisieren.

Das Überwiegen der Primärqualitäten im Menschen

Die Dominanz einer der vier Qualitäten im Menschen zeigt in den allermeisten Fällen charakteristische Symptome, die die TEN-Fachperson erkennt und durch diätetische Empfehlungen auszugleichen sucht. Dabei geht sie fast ausschliesslich nach dem gegensteuernden Heilprinzip vor, das auch «contraria contrariis» genannt wird.

Kälte-Zustand	Wärme-Zustand	Feuchtigkeits-Zustand	Trockenheits-Zustand
Körperliche, geistige und seelische Funktionen verlangsamt	Körperliche, geistige und seelische Funktionen beschleunigt	Körperliche, geistige und seelische Funktionen tendenziell verlangsamt	Körperliche, geistige und seelische Funktionen verlangsamt oder starr
Gewebe- und Psychotonus vermindert	Gewebe- und Psychotonus erhöht	Gewebe- und Psychotonus vermindert	Gewebe- und Psychotonus verhärtet
		Körpersubstanzen sind vermehrt	Körpersubstanzen sind vermindert
Gewebe wenig durchblutet und kühl	Gewebe stark durchblutet und warm	Gewebe eher geschwollen und strukturarm	Gewebe verliert an Elastizität
Blasse Haut	Gerötete Haut	Fettige und grobporige Haut	Trockene und schuppige Haut
Puls verlangsamt	Puls beschleunigt	Puls weich	Puls schmal
Neigung zu chronisch-sklerotischen Erkrankungen	Neigung zu akutentzündlichen Erkrankungen	Neigung zu Schleimhautentzündungen (Katarrh)	Neigung zu chronisch-degenerativen Erkrankungen
Introvertiertes Verhalten	Extrovertiertes Verhalten	Introvertiertes Verhalten	Introvertiertes Verhalten
Wunsch nach Wärme	Wunsch nach Kühlung und Ruhe	Wunsch nach trocknenden Massnahmen	Wunsch nach befeuchtenden Massnahmen

Wenn sich ernährungstherapeutischen Massnahmen nach den Primärqualitäten im Menschen richten, dann sind bei Kälte-Zustände wärmende Lebensmittel und Zubereitungen einzusetzen, bei Hitze-Zuständen kühlende Lebensmittel und Zubereitungen, bei Feuchtigkeits-Zuständen demnach trocknende Lebensmittel und Zubereitungen und bei Trockenheits-Zuständen befeuchtende Lebensmittel und Zubereitungen. Selbstverständlich wird in der Praxis die individuelle Konstitution stets hinzugezogen und bringt zusätzliche ernährungstherapeutische Massnahmen mit sich.

Die Zubereitung eines Lebensmittels verändert sowohl die Wärme als auch die Feuchtigkeit eines Lebensmittels. Dies hat einen starken Einfluss auf die Kochungen (siehe Kapitel «Das Prinzip der Kochungen»). Das Verändern von Lebensmitteln durch Zubereitungen hat es dem Menschen ermöglicht, unverträgliche oder schwer verträgliche Nahrung den Kochungen zugänglich zu machen. Der Einfluss der Thermik betrifft aber nicht nur die Verträglichkeit von Nahrung, sondern auch deren Haltbarkeit. Dies wird beim Prozess des Verderbens von Lebensmitteln sichtbar. Bei kalten Temperaturen von 3-4 °C (Kühlschrank) oder -18 °C (Tiefkühler) verderben Lebensmittel weniger schnell und werden dadurch haltbarer. Bei Zimmertemperaturen kommt es rascher zum Verderben. Das hat damit zu tun, dass sich Bakterien in kalter Umgebung weniger schnell vermehren können. Die Wirkung von Kälte wird also eingesetzt, um Lebensmittel länger frisch zu halten.
Die menschliche Körpertemperatur liegt optimalerweise zwischen 36.5–37.5 °C. Warum ist das so? Viele Stoffwechselprozesse laufen unter Mithilfe von Enzymen ab. Die im Menschen aktiven Enzyme benötigen eine bestimmte Temperatur, um bestmöglich zu funktionieren. Je tiefer die Körpertemperatur, desto langsamer laufen Stoffwechselprozesse in uns ab. Auch Körpersäfte wie Lymphe und Blut werden kühler und damit langsamer. Es kommt zur Verlangsamung von Zellabläufen und der Energieverbrauch sinkt. Schlechtere Entgiftungsleistung und Ablagerungsprozesse, die zu Sklerosekrankheiten führen können, sind mögliche Folgen.
Fieber ist ein typisches Phänomen, bei dem Erreger und Giftstoffe unschädlich gemacht werden, damit sie aus dem Körper ausgeleitet werden können. Früher waren Hitzekrankheiten wie Entzündungen und fiebrige Zustände üblich. Heute erkranken weitaus mehr Menschen an sogenannten Kältekrankheiten, wozu fast alle modernen Zivilisationskrankheiten, vor allem auch Krebs (siehe Kapitel «Tumorerkrankungen»), gehören.
Der Mensch verdankt seine Entwicklung zu einem wesentlichen Teil der Zubereitung der Nahrung durch Wärmeeinfluss. Evolutionsforscher gehen davon aus, dass vor allem der Genuss von Fleisch und gekochter Nahrung, dem Menschen geholfen hat, einen aufrechten Gang zu entwickeln. Ebenfalls wird die Entwicklung eines grösseren Hirns und gleichzeitig die Verkürzung des Verdauungsapparates darauf zurückgeführt. Alle erfahrungsheilkundlichen Ernährungssysteme berücksichtigen die thermische Wirkung von Lebensmitteln und beeinflussen diese durch gezielte Zubereitungsformen. Die Beeinflussung der Thermik war und ist somit ein wichtiger Teil der Erfahrungs- und Ernährungsheilkunde und sollte auch in der modernen Ernährungsmedizin einen höheren Stellenwert erhalten.

2.2 Sekundärqualitäten

Die wichtigsten Sekundärqualitäten der Ernährungslehre nach TEN sind die Geschmäcke der Lebensmittel. Ebenfalls, aber von geringerer Bedeutung bezüglich ihrer Wirkung auf den Organismus, sind die Konsistenz, der Geruch, die Farbe und die Form eines Lebensmittels. Wirkungen der Geschmäcke und Konsistenzen werden im folgenden Abschnitt beschrieben. So ist beispielsweise der Geschmack bitter in seinen

Sekundärqualitäten warm und trocken, süss gilt als warm und feucht und die Konsistenz schleimig wird in kalt und feucht eingeteilt.

Merke: Sekundärqualitäten entstehen durch die Mischung zweier sich nicht entgegengesetzter Primärqualitäten.

Die wichtigsten Geschmäcke im Überblick:

Geschmäcke		**dominierende Qualitäten**
süss	→	warm + feucht
bitter	→	warm + trocken
sauer	→	kalt + trocken
salzig	→	warm + neutral*
scharf	→	warm + trocken

* der salzige Geschmack kann sowohl befeuchtend wie auch trocknend wirken. Ist der salzige Geschmack dominant, wirkt er trocknend, ist er hingegen mild ausgeprägt, wirkt er befeuchtend.

2.3 Geschmacksrichtungen

Die Auseinandersetzung mit den Geschmäcken ist in der TEN wie auch in allen anderen traditionellen Medizinsystemen von grosser Bedeutung. Der Geschmack und Geruch eines Lebensmittels lösen im menschlichen Organismus bereits mehrere vom Bewusstsein zunächst nicht wahrnehmbare Reaktionen aus. Diese beeinflussen nicht nur die Verdauungstätigkeit, sondern auch das Befinden im Ganzen. Dieser Faktor wird von der universitären Ernährungswissenschaft noch wenig berücksichtigt. Die Kenntnis der Wirkung der Geschmäcke und wie diese diätetisch genutzt werden können ist eine der Grundlagen der Diätetik der TEN. Der gekonnte Einsatz vermag Körper- und Säftefunktionen beispielsweise anzuregen oder zu drosseln und kann Blockaden der Spiritūs, der Organe, der Säfte und des Geistes lösen. Die Geschmäcke sind damit die Grundlage für einen ausgeglichenen Stoffwechsel und werden darum gezielt individuell diätetisch eingesetzt.
Die Art und Weise wie Primärqualitäten miteinander gemischt werden, machen die Spezifität der Geschmäcke aus. Wie genau die Mischung der Primärqualitäten erfolgt, entzieht sich dabei der menschlichen Beobachtung. Diesem bleibt lediglich die Ergründung der daraus hervorgehenden Wirkungen auf den menschlichen Organismus vorbehalten.
Es werden die Wirkungen von neun natürlichen Geschmäcken, wie sie in der TEN bekannt sind, vorgestellt. Dabei werden ausschliesslich die natürlich vorkommenden Geschmäcke berücksichtigt, ohne auf die Wirkung synthetisch erzeugter Geschmäcke einzugehen. Es sei hier aber deutlich hervorzuheben, dass die Wirkung synthetisch erzeugter Geschmäcke nicht mit der Wirkung von natürlichen Geschmäcken übereinstimmt. Die LeserInnen wird es erstaunen, dass die TEN nebst den derzeit von der Naturwissenschaft anerkannten, fünf Geschmäcken süss, sauer, salzig, bitter und umami (umami ist in der TEN ursprünglich nicht bekannt und wird in diesem Kapitel daher nicht beschrieben) vier weitere Geschmäcke kennt und verwendet.

Wir gehen im Folgenden auf die einzelnen neun Geschmäcke ein. Geschmackskombinationen werden nicht vertiefter behandelt.

Scharf

Element	Wird den Elementen Feuer und Luft zugeordnet.
Wirkung	Wirkt primär sthenisierend, bewegt nach aussen und oben. Wirkt wärmend, trocknend, durchdringend, öffnend, verdünnend, auflösend, schleimlösend und aktivierend. Stimuliert die Verdauung, fördert die Kochungen, öffnet die Poren, zerteilt und löst Stagnationen. Kann aber auch sekundär eine Detonisierung bewirken. Fördert die Krisis, bringt Spiritūs an die Oberfläche. Befreit den Brustraum von Schleim, stärkt das Immunsystem, fördert die Durchblutung, aktiviert kurzfristig die innere Wärme, verbraucht nährende Säfte. Fördert die Spiritusverteilung. Zerteilt und leitet Phlegma aus, verdünnt Schleim in der Nase, hilft beim Abbau von Ödemen und Fettleibigkeit, erleichtert die Ausscheidungen. Vermehrt Gelbgalle.
Geeignet	bei Kälte- und Feuchtigkeitsdominanz, die zu Immunschwäche führt. Im Anfangsstadium von Erkältungen, bei Säfte- und Spiritusstagnationen, Infekten, träger Verdauung, Rheuma, Adipositas, und Phlegmatismus.
Ungeeignet	bei Hitze- und Trockenheitsdominanz sowie starker Schwäche, Jucken der Haut, Syndrom der aufsteigenden Energie (roter Kopf, Hypertonie, pochende Kopfschmerzen, Hitzewallungen usw.), Schleimhautentzündungen und -läsionen, Impotenz, Epilepsie. Hitzestagnationen und Cholerismus.

Süss

Element	Wird den Elementen Wasser, Luft und Feuer zugeordnet.
Wirkung	Wirkt in alle Richtungen. Entspannt, harmonisiert, befeuchtet und aktiviert die Energie, richtet auf, beruhigt, glättet, wirkt lösend, reizmildernd und stabilisierend. Es fördert die Kochungen und mildert Schärfen. Lässt kostbares, nährendes Phlegma im Körper entstehen. Tonisiert den Körper und nährt die Säfte und Gewebe. Bei Übermass schwächt es die Kochungen und führt zu Verschleimungen (Phlegmastagnationen).
Geeignet	bei Trockenheit und Feuchtigkeitsmangel, Kälte, Substanzmangel, Schwäche, Hypersthenie, Rauigkeiten, Unruhe und Irritationen. Ist zu empfehlen bei Rekonvaleszenz, allen Schwächezuständen, Substanzmangel, Nervosität, Anspannung, Trockenheit der Gewebe (vor allem Haut und Schleimhaut), trockenem Husten und Krämpfen.
Ungeeignet	bei übermässiger Feuchtigkeit und Hitze, die zu Schärfenvikariationen auf Haut und Schleimhäuten führen, Phlegmatismus, Verschleimungen, gewissen Formen der Adipositas und echter Plethora.

Salzig

Element	Wird den Elementen Wasser und Erde zugeordnet.
Wirkung	Wirkrichtung nach unten. Salziges wirkt anregend, sthenisierend, leicht wärmend, anziehend, befeuchtend, bindet Toxine, ausleitend, strukturierend, erweichend, lösend und 1. Kochung fördernd. Geringe Salzmengen wirken aufweichend, stärkend, aufbauend, erfrischend, mild schleimlösend und halten die Flüssigkeiten im Körper. Grosse Salzmengen wirken abführend, austrocknend, verhärtend, schwächend, intensiv schleimlösend, reizend und reinigend.
Geeignet	bei Inflexibilität, Kontrakturen, Strukturmangel, aufsteigender Hitze, Verschleimungen, Obstipation, Trockenheit, Ödemen, atonischem Magen und Elektrolytmangel.
Ungeeignet	bei allen Zuständen, die durch ein Zuviel an Salz oder ungünstige Salzverbindungen entstanden sind. Arteriosklerose, Trockenheit, schwarz- und gelbgallige Schärfen, akute Entzündungen, Hypersthenie und bestimmte Formen degenerativer Erkrankungen.

Bitter

Element	Wird dem Element Feuer zugeordnet.
Wirkung	Die Wirkung geht in alle Richtungen. Nach oben, unten, aussen und innen und wirkt so zerteilend. Wärmend, trocknend, verdauungsfördernd, öffnend, Magen stärkend, appetitanregend, reinigend, krisenfördernd, harn- und schweisstreibend, abführend, drainierend, sthenisierend, lässt die Galle fliessen, stärkt den Gewebetonus, menstruationsfördernd, löst Verstopfungen, schützt den Körper vor Fäulnis, zerteilt groben Schleim, schützt gegen Gift und verbessert die Blutzirkulation.
Geeignet	bei Asthenie, phlegmatischer Konstitution, Appetitlosigkeit, Verschleimungen, Arteriosklerose, Libidoschwäche, Kochungsschwäche, Immunschwäche und zur Stoffwechselanregung.
Ungeeignet	bei Hypersthenie, Magenhitze, Magenulcus, Trockenheit, extremem Säftemangel, extremer Blutarmut und hohem Fieber.

Merke: Gegen *bitter* gibt es eine genetisch angelegte Abneigung, die dazu dient, sich vor Pflanzengiften, die oft bitter sind, zu schützen. *Bitter* ist ein Geschmack, der in der modernen Ernährung tendenziell selten auftritt oder gar fehlt, da er häufig aus dem Gemüse weggezüchtet wird. Er hat allerdings eine wichtige Aufgabe für den Stoffwechsel und daher ist diese Geschmacksrichtung therapeutisch oft wertvoll.

Sauer

Element	Wird den Elementen Wasser und Erde zugeordnet.
Wirkung	Zusammenziehend, nach innen und unten leitend. Sauer wirkt erfrischend, sammelnd, bewahrt die Säfte, zerteilend und kochungsfördernd. Unterstützt die Ausleitung ausscheidungspflichtiger Säfte über Leber, Milz und Lymphe. Sauer/kalt wirkt erfrischend bis kalt, hält die Säfte im Körper zusammen, baut Gewebe auf, wirkt aber auch verdünnend. Sauer/warm wirkt trocknend, durchdringend und einschneidend. Langer und intensiver Gebrauch verletzt die Säfte sowie Gewebe und führt zu Schärfenbildung.
Geeignet	bei Kochungsschwäche, Hitze, Asthenie, Verschleimungen, Schärfenvikariationen auf Haut und Schleimhäuten sowie Stagnationen. Bei Gelbgalligkeit ist sauer/kalt, bei Phlegmastagnationen sauer/warm angezeigt.
Ungeeignet	bei irritierter Haut und Schleimhaut sowie Hypersthenie. Bei Phlegmastagnationen ist sauer/kalt, bei Gelbgalligkeit sauer/warm ungünstig.

Herb

Element	Wird dem Element Erde zugeordnet.
Wirkung	Wirkt nach innen und unten. Verdichtend, zusammenziehend, strukturierend, reinigend, konsolidierend, kühlend, trocknend, bindet Schärfen und mildert dadurch ihre Wirkung.
Geeignet	bei Blutungen, Diarrhö, Wunden, übermässigem Schwitzen, Bettnässen und Tonusmangel.
Ungeeignet	bei Trockenheit, Hypersthenie, fortgeschrittenem Substanzmangel und Kristallosen.

Fade, geschmacklos

Element	Wird den Elementen Wasser und Erde zugeordnet.
Wirkung	Wirkrichtung leicht nach unten. Ausgleichend bis leicht kühlend, reizlindernd, leicht verdickend, verklebend, ausglättend, konsolidierend, tonusausgleichend und schärfenmildernd.
Geeignet	bei gereizten Oberflächen und Geweben, Rauigkeit der Gewebe und Schärfenbelastung.
Ungeeignet	bei Asthenie.

Fettig

Element	Wird dem Element Wasser zugeordnet.
Wirkung	Wirkt leicht nach unten. Nährend, befeuchtend, ausgleichend bis leicht wärmend, beruhigend, erweichend, bindend, reizlindernd, schmierend, gleitend, glättend und detonisierend. Fördert die Kochungen, stärkt die nährenden Säfte, nährt die Gewebe, mildert Schärfen und bindet toxische Substanzen.
Geeignet	bei Substanzmangel, Trockenheit, Schärfenbelastung, Hypersthenie, neurovegetativen Belastungen, Kältetendenz und langandauerndem Stress.
Ungeeignet	bei gewissen Formen der Asthenie wie der Magenschwäche, Überschuss nährender Säfte, echter Plethora und Phlegmatismus.

Aromatisch

Element	Wird dem Element Luft zugeordnet.
Wirkung	Wirkt in alle Richtungen. Säftebewegend, ausgleichend, leicht wärmend und öffnend, fördert die Spiritusverteilung und die Kochungen.
Geeignet	bei Kochungsschwäche der Säfte und des Spiritus, Schwäche der Säfte und der Spiritusverteilung, Asthenie und Melancholismus.
Ungeeignet	bei stark erhöhter Irritabilität.

Litertur/Studien TEN Qualitäten der Nahrung

Goehl K. (2014). Avicenna und seine Darstellung der Arzneiwirkungen, Deutsche Wissenschaftsverlag

Raimann C et al. (2012.). Grundlagen der Traditionellen Europäischen Naturheilkunde, Bacopa Verlag

Schöner, E. (1964). Das Viererschema in der antiken Humoralpathologie, Franz Steiner Verlag

3 DAS PRINZIP DER KOCHUNGEN

Alles, was der Mensch als Nahrung zu sich nimmt, muss er in einem aufwendigen Prozess umgestalten damit es ihn nähren kann. Diesen Prozess umfasst die TEN mit dem Begriff der Kochung. Der Begriff Kochung bedeutet, dass es sich um einen wärmeinduzierten, aktiven Prozess handelt. Die TEN unterscheidet unterschiedliche Formen der Nahrung. Dabei sind die flüssige, feste und gasförmige Nahrung die wichtigsten. Sie bauen den Körper auf, regenerieren und erhalten ihn. Alle drei Nahrungsformen müssen den Prozess der Kochungen durchlaufen. Je dichter und kälter der Nahrungsstoff ist, umso grösser ist der Kochungsaufwand, der prinzipiell aus Abbau, Umbau und Einbau des nährenden Stoffes besteht. Durch die Kochung kann neue, körpereigene Energie und Substanz entstehen.
Dieser Prozess erfolgt in drei grundsätzlichen Phasen. Phase eins wird 1. Kochung genannt. Die 1. Kochung findet aus klassischer Sicht hauptsächlich im Magen und Dünndarm statt. In diesem Buch werden, angelehnt an neuere Forschungsergebnisse bezüglich dem Mikrobiom, Teile des Dickdarms miteinbezogen. Ebenfalls sind die Verdauungsdrüsen Leber, Milz und Pankreas daran beteiligt. Aber auch der Mund spielt in dieser ersten Phase eine Rolle, da findet nämlich eine Vorkochung der 1. Kochung statt. Phase zwei ist dann die 2. Kochung, die in der Leber stattfindet sowie Phase drei, die die 3. Kochung im Gewebe beinhaltet. Bei der 3. Kochung ist die für die Gewebebildung nötige Zellteilung und das Zellwachstum inklusive Energiegewinnung gemeint. Jede Kochung besteht aus einer vorbereitenden Phase, einer Hauptphase und einer ausscheidenden und abgebenden Phase. Für die optimale Funktion der drei Kochungen ist es mitentscheidend, zu welcher Tageszeit gegessen und anschliessend verdaut wird. Die TEN beschreibt, wie wichtig die Umwandlung der Nahrung in Harmonie mit Tages- und Jahreszeitenrhythmus zu erfolgen hat (siehe Kapitel «Rhythmus»), was zu einem grossen Teil von der modernen Chronobiologie und Chronomedizin bestätigt wird. Schicht- oder Nachtarbeitende weisen überdurchschnittlich häufiger Verdauungsprobleme und Gesundheitsprobleme auf als Menschen mit einem an Tag- und Nachtrhythmus angepasste Arbeitszeit.

Merke: Über den Kochungsprozess wird ein Lebensmittel abgebaut, seinen eigenen Kräften entledigt, neu zusammengesetzt und zu individualisierter Energie und Körpergewebe aufgebaut.

Ist die Kochungskraft unzureichend, kann ein Lebensmittel nicht vollständig gekocht, sprich, verstoffwechselt werden. Es kommt zu Rohheiten, die sich nicht richtig ins Körpersystem integrieren können, dem Körper somit fremd bleiben. Die Folgen können Funktionsstörungen und Krankheiten sein.

An diesen Kochungsprozessen wesentlich beteiligt sind:

- Die emotionale Lage, welche mitentscheidet, was und wieviel an Nahrung aufgenommen und umgewandelt wird.
- Der Leberspiritus/Spiritus naturalis, der seine Wärme für den Kochungsprozess zur Verfügung stellt.
- Der Gehirnspiritus/Spiritus animalis, der über das Nervensystem einwirkt.
- Der Herzspiritus/Spiritus vitalis, der für eine rhythmische Anbindung des Verdauungssystems an den Gesamtorganismus sorgt.
- Die Gelbgalle (warm und trocken), die mit dem Leberspiritus/Spiritus naturalis eine Funktionseinheit bildet und durch ihre Wärmekräfte die Kochung fördern und unterhalten.
- Die Schwarzgalle (kalt und trocken), der es zwar an Wärmekräften mangelt, die aber dennoch durch ihre reizende Kraft die 1. Kochung unterstützt und generell zu eliminatorischer Tätigkeit reizt, um die bei jeder Kochung entstehenden Endprodukte auszuleiten.
- Wasser, das unabdingbar für das Lösen und den Transport der Nährstoffe und der Abbauprodukte mitverantwortlich ist.

Merke: Durch tiefe Bauchatmung kann der Leberspiritus/Spiritus naturalis unterstützt und somit die Kochungen gefördert werden. Massvolle Bewegung aktiviert die Kochungen ebenfalls.

3.1 Die 1. Kochung – die Magenkochung

Die 1. Kochung findet im Magen und Dünndarm statt und wird von den Säften der Verdauungsdrüsen Leber mit Gallenblase, Pankreas, Speicheldrüsen und Milz unterstützt. Ihr vorgeschaltet ist die Vorkochung im Mund, die eine mechanische Zerkleinerung der Nahrung durch die Zähne sowie die Durchmischung mit dem Speichel beinhaltet. Durch die Vorkochung erfolgt eine erste chemische Aufspaltung der Nahrung und sie ermöglicht eine leichter stattfindende Hauptkochung im Magen und Duodenum. Denn durch das Kauen und Einspeicheln werden Impulse an die Verdauungsorgane weitergeleitet und diese dadurch zur notwendigen Säfteproduktion angeregt. In der 1. Kochung entsteht zuerst der Nahrungsbrei (Chymus) durch Anwärmung und Durchmischung der angedauten Nahrungsstoffe mit den Verdauungssäften. Anschliessend wird dem Chymus im Dünndarm durch weitere Abbauprozesse der brauchbare Chylus abgetrennt, um diesen zu resorbieren. Dem unbrauchbaren Anteil (Chymus minus Chylus) werden im Darm weitere ausleitungspflichtige Stoffe zugefügt, bevor er als Fäzes ausgeschieden werden kann.

Chymus = Nahrungsbrei
Chylus = verwertbarer Teil, der aus dem Nahrungsbrei geschieden und der 2. Kochung zugeführt wird.

Die gestörte 1. Kochung

In der 1. Kochung werden nicht nur stoffliche Substanzen gekocht, sondern auch alle Gegebenheiten, die im Leben mehr oder weniger bewusst an und in uns gelangen. Wir reden umgangssprachlich davon «etwas noch nicht verdaut zu haben» oder dass «einem ein Stein im Magen liegt». Sinnverwandte Sprichwörter kennt der Volksmund zu Genüge und spielt damit auf den Einfluss des zentralen Nervensystems auf die Verdauung an. Angestrengte, unausgeglichene und einseitige Denkleistung kann sich nachweislich negativ auf die Verdauungstätigkeit auswirken. Dies kann mit den Anschauungen Paracelsus regelrecht zu einem Gift für die 1. Kochung werden. Auch eine mangelnde oder oberflächliche Atemtätigkeit kann durch fehlende Zwerchfellbewegung zu Motilitätsstörungen und somit zur Schwächung der 1. Kochung führen.

Der Volksmund kennt aber auch den umgekehrten Weg, nämlich dass sich das Verdauungssystem auch auf die Gehirntätigkeit auswirkt. «Ein voller Bauch studiert nicht gerne» ist eine altbekannte Aussage. Diese funktionelle Verbindung, in der TEN Konsensus genannt, zwischen Kopf und Bauch, hat die Wissenschaft in den letzten 20 Jahren stark beschäftigt. Es ist inzwischen wissenschaftlich bestätigt, dass die Art wie und was wir denken und fühlen sich nachweisbar auf die Zusammensetzung unserer Verdauungssäfte und unseres Mikrobioms sowie auch auf die Peristaltik unseres Verdauungssystems auswirkt. Ebenso helfen die Darmbakterien nicht nur zu verdauen, sie beeinflussen in bisher ungeahnter Weise auch unsere Stimmung, unser Denken, unser Fühlen und unser Verantwortungsbewusstsein. Über diese Verbindung zwischen Nerven und Bakterien ist aber noch relativ wenig bekannt. Gewiss ist, dass Kopf und Bauch sich gegenseitig positiv wie aber auch negativ beeinflussen.

Typische Zeichen einer Störung der 1. Kochung sind:

- Appetitmangel und -losigkeit
- Druck oder Völlegefühl im Magen nach dem Essen
- Steingefühl im Magen kurz nach dem Essen
- Magen- und Sodbrennen
- Aufstossen
- Leeregefühl im Kopf nach dem Essen
- Blähungen
- kühle oder kalte Haut der Bauchdecke, vor allem des Bauchnabels
- heller, schwimmender oder schäumender Stuhl
- unverdaute Nahrung im Stuhl
- Gewichtsprobleme
- Verstopfung oder Durchfall

Ebenfalls geben Puls-, Zungen-, Iris- und Antlitzdiagnose sowie Reflexzonen Hinweise auf den Zustand der 1. Kochung.

Um die 1. Kochung zu unterstützen ist es wichtig zu wissen, was ihr schadet und was ihr guttut.

Was die 1. Kochung schwächt:

- schnelles, schlingendes Essen
- hastiges Essen und ungenügendes Kauen
- ständiges Essen und Naschen
- unregelmässige Mahlzeitenverteilung
- grosse Mengen Rohkost und rohes Obst
- eisgekühlte Speisen und Getränke
- sehr heisse Speisen
- hochprozentige Alkoholika und andere stark magenschleimhautreizende Genuss- und Lebensmittel
- Nikotin und andere Drogen
- künstliche Nahrungsbestandteile
- Tiefkühlkost und Mikrowellennahrung
- Ablenkung während dem Essen
- unsachgemäss praktizierte Diäten
- abrupte, tiefgreifende Kostveränderungen
- Stress
- angespannte Stimmung während des Essens
- magenschleimhautschädigende Medikamente wie Säureblocker und Antirheumatika

Diätetische Massnahmen zur Unterstützung der 1. Kochung sind:

- rhythmische Mahlzeitenverteilung
- ausgewogenes Gleichgewicht von gekochten und rohen Lebensmitteln
- qualitativ hochwertige Grundprodukte verwenden
- saisonale Lebensmittel bevorzugen
- sich Zeit zum Essen nehmen und bewusst auf das Essen einlassen
- vor der einzunehmenden Mahlzeit Essensgerüche riechen, die zur Anregung der Verdauungsdrüsen führen
- langsam essen und gut kauen
- möglichst viele Geschmäcke innerhalb einer Mahlzeit vereinen
- mit Kräutern und Gewürzen Wärme und Dynamik der 1. Kochung unterstützen
- wenig, bis keine Flüssigkeit zum Essen trinken, da dies die Magensäfte verdünnt und die Chymusbereitung stören kann
- abwechslungsreiche Lebensmittelauswahl
- nicht über die Sättigung hinaus essen

3.2 Die 2. Kochung – die Leberkochung

Die Vorkochung der 2. Kochung umfasst den Übergang des durch die 1. Kochung gebildeten Chylus vom Darm ins Pfortader- und Lymphsystem und den Transport zur Leber hin. Der Chylus wird zuvor im Dünndarm vom Leberspiritus gründlich geprüft und nur ins Blut aufgenommen, wenn dieser als qualitativ ausreichend und bekömmlich erachtet wird. Dabei ist der Zustand der resorbierenden Darmschleimhaut von grosser Bedeutung. Sind die Substanzen der Chylusmasse nicht ausreichend gekocht und somit zerkleinert und verdünnt geworden, können sie die Dünndarmschranke nicht passieren und werden vom Dickdarmmikrobiom in mehr oder weniger toxische Substanzen umgewandelt und idealerweise ausgeschieden. Genauso wichtig ist auch der Tonus der

chylusaufnehmenden und bewegenden Lymph- und Pfortadergefässe. Ist deren Tonus vermindert, ist die Chylusbeförderung verlangsamt, kann unter Umständen sogar stagnieren und wird dadurch schadhaft. Ebenfalls wirken die Spiritūs rhythmusgebend und flussfördernd und beeinflussen damit die Zusammensetzung der Verdauungssäfte und des Mikrobioms.
In der Leber werden aus dem durch die Vorkochung bereits angewärmten Chylus, auch «Vor-Blut» genannt, die vier Nährsäfte herausgekocht: Nähr-Blut (Sanguis), Nähr-Schleim, Nähr-Gelbgalle und Nähr-Schwarzgalle. Zusammen bilden sie das Blut, das der 3. Kochung zugeleitet wird. Beim Prozess der 2. Kochung fallen ebenfalls wieder eliminationspflichtige Stoffe an, die ausgeschieden werden müssen. Einerseits die Ausscheidungs-Schwarzgalle, die hauptsächlich über Milz, Darm und Nieren, andererseits die Ausscheidungs-Gelbgalle, die hauptsächlich über Gallenblase, Darm und Nieren ausgeschieden werden.
Gleichzeitig findet mit dem enterohepatischen Kreislauf eine Stoffrückkoppelung zwischen Dünndarmende und Leber statt, man spricht dabei auch von der «Darm-Leberachse». In diesem Kreislauf wird Galle über die Gallengänge in den Darm entlassen, ein Grossteil jedoch wieder rezykliert und gemeinsam mit Vitamin B12 und weiteren, teilweise toxischen Substanzen aus dem Darm, zur Leber zurückgebracht. Hier soll erwähnt werden, dass eine länger andauernde Belastung mit endo- und exogenen Toxinen (Schärfen) die Leberfunktionen beeinflussen und diese früher oder später nicht mehr optimal ausgeführt werden können. Im Kapitel der gestörten 2. Kochung sind typische, für diese Entgleisung auftretende Symptome aufgeführt.
Von der «Darm-Leber-Hirnachse» wird gesprochen, wenn Metaboliten des Mikrobioms via Leber bis ins Gehirn gelangen und das Hormon- und Neurotransmittergleichgewicht beeinflussen. Humoralmedizinisch spricht man vom Konsensus zwischen Bauch und Hirn (Siehe Abbildung «Die drei Kochungen»).

Merke: Die direkte physiologische Verbindung zwischen Leber und Milz sowie zwischen Leber und Magen existiert in der klassischen Schulmedizin nicht. Die TEN aber sieht einen Konsens zwischen diesen Organen und deren Funktionen.

Die gestörte 2. Kochung

Die Leber vermittelt nicht nur in hohem Masse die für alle Kochungsprozesse notwendige Wärme, sondern nimmt auch die Funktion der Wärmeregulation im gesamten Organismus wahr. Neben der Wärmeregulationsfunktion ist die Leber das Organ, welches die Nährsäfte aus dem Chylus bildet und zu Blut vermischt. Störungen im Ablauf der 2. Kochung führen zu Mischungsstörungen der Säfte, die Dyskrasien (siehe Kapitel «Die vier Grundformen der Säfteentgleisungen») genannt werden. Die Leber bringt ein erhöhtes Mass an Stauungspotenzial mit sich und hat als «verstopfte Leber» weitreichende Beschwerdebilder zur Folge. Dieser potenziellen Verstopfung soll mit säftebewegenden, spiritusverteilenden und gallenwegentspannenden Massnahmen entgegengewirkt werden.

Typische Zeichen einer Störung der 2. Kochung sind:

- Blähbauch
- Verdauungsstörungen
- Stuhlunregelmässigkeiten
- Regulationsstörungen der Körpertemperatur
- ausgeprägte Stimmungswechsel
- Dyslipidämie
- ärgerliche Grundstimmung
- Druckgefühl hinter dem rechten Rippenbogen
- Hämorrhoiden
- Haarausfall kreisrund
- Hautkrankheiten
- gestörte Wärmeregulation (Kälte- oder Hitzegefühl)
- trockene Haut
- Immunschwächen, Autoimmunkrankheiten
- Juckreiz an Haut oder Schleimhäuten

Ebenfalls geben Puls-, Zungen-, Iris- und Antlitzdiagnose sowie Reflexzonen Hinweise auf den Zustand der 2. Kochung.

Was die 2. Kochung schwächt:

- arrhythmische Lebensweise
- eine geschwächte oder mangelhafte 1. Kochung
- nicht beachten der Sättigung
- Bewegungsmangel
- Alkohol, Kaffee, Zucker und andere Genussgifte
- Stress
- hepatotoxische Medikamente (z. B. Kontrazeptiva, Antirheumatika, Antidepressiva)
- stark erhitzte Fette und Proteine
- stark reizende Zubereitungsformen der Lebensmittel
- mangelnde Frischluft
- häufiges Naschen
- stark verarbeitete, denaturierte Lebensmittel
- spät abendliche, reichhaltige Mahlzeiten
- mangelnder Schlaf und zu wenig Erholungszeit (Regenerationsmangel)

Diätetische Massnahmen zur Unterstützung der 2. Kochung sind:

- in erster Linie alle Massnahmen die eine optimale Chylusbildung der 1. Kochung garantieren
- ausreichend Bewegung zwischen den Mahlzeiten
- ausreichende Frischluftversorgung
- ausreichend trinken zwischen den Mahlzeiten
- sanfte Zubereitungsformen wie Dünsten, Dämpfen und Niedergaren
- massvoller Einsatz der Geschmäcke bitter, sauer und süss
- folgende pflanzliche Lebensmittel sind besonders unterstützend: Artischocken, Chicoréearten, Rucola, Löwenzahn, Kresse, Spinat, Brokkoli, grüne Öle wie Hanf- und Olivenöl
- Gewürze und Kräuter wie Minze, Schafgarbe, Rosmarin, Kurkuma und wenig Ingwer
- Reizstoffe wie Salz, starke Schärfe, starke Säuren, Kaffee und hochprozentige Alkoholika zurückhaltend einsetzen
- konfliktlösungsorientierte Lebenshaltung pflegen

- darauf achten, täglich mindestens zweimal zu lachen
- den Blick mehrmals täglich nach oben, himmelwärts lenken
- Intermittierendes Fasten (siehe Kapitel «Fasten und Teilfasten»)

3.3 Die 3. Kochung – die Gewebekochung

Die Vorkochung der 3. Kochung geschieht auf dem Blutweg zu den Geweben hin und wird hauptsächlich durch die Wärme der umliegenden Organe induziert. Im interstitiellen Raum der Gewebe (siehe Kapitel «Säure-Basenhaushalt») werden die vier nährenden Säfte vereint und unter Einwirkung des Leberspiritus zu Gewebe und Energie gekocht. Bei der 3. Kochung finden also die Kochungsprozesse im stoffwechselaktiven Zwischenzellgewebe ihre Vollendung, indem aus den nährenden Säften funktionstüchtige Zellen und aus diesen wiederum Gewebe generiert wird. Jede Zelle wird über den Zwischenzellraum ernährt und kann dadurch die ihr entsprechenden Aufgaben erfüllen. Durch diesen letzten Kochungsschritt ist die Regeneration sowie die Neubildung der Gewebe mit der dafür benötigten Energie vervollständigt. Auch hier fallen wieder Stoffwechselendprodukte an. Dünnste Ausscheidungs-Schwarzgalle und dünnste Ausscheidungs-Gelbgalle, die als Ausscheidungsprodukte der 3. Kochung eliminiert werden müssen, werden hauptsächlich über Haut und Nieren ausgeschieden. Mit diesem letzten Kochungsschritt ist die Umwandlung der Säfte in Gewebe vollzogen und wiederholt so den elementaren Prozess der Festwerdung aus dem Flüssigen. Alles lebendige Gewebe wird aus dem Flüssigen herausbildend verdichtet. Das heisst, alles muss verdünnt und zerlegt werden, bevor es wieder verdichtet und zusammengesetzt werden kann. Dies wird durch die Kochungskraft, verbunden mit der Spiritustätigkeit, ermöglicht. Für den Erhalt und die Wiederherstellung von Gesundheit sind folgende zwei Grundlagen notwendig:

Primäre Grundlage: ausreichende Kraft für alle drei Kochungsschritte.
Sekundäre Grundlage: konstitutionell angepasste Nahrung, deren Nährstoffe durch den Kochungsprozess zu Sanguis und Gewebe gewandelt werden.

Ein Mensch mit gesunder Kochung kocht und assimiliert prinzipiell jede Nahrung, solange diese möglichst naturbelassen, regional und nicht oder nur wenig schadstoffbelastet ist. Kochungsunterstützend wirkt eine Speise, die mengenmässig mindestens zur Hälfte gegart ist und beim Verzehr gut und langsam gekaut wird. Des Weiteren sind das Masshalten und die Berücksichtigung der Sättigung wichtige Empfehlungen zur Unterstützung der Kochungen.

Die gestörte 3. Kochung

Störungen der 3. Kochung können einerseits auf der substanziellen Ebene durch Nährstoffmangel, nicht ausreichend gekochten Nährstoffen oder störenden Begleitstoffen (Schärfen) und andererseits durch Wärme- und Energiemangel auf der dynamischen Ebene entstehen. Ebenfalls können lokale Gewebetraumata zu Säftefluss- und Spiritusverteilungsstörungen führen mit daraus resultierenden lokalen Störungen der Geweberegeneration. Krankheiten entstehen dann, wenn eine oder mehrere der drei Kochungen nicht richtig ablaufen und Zwischenprodukte nicht ausgeschieden werden können. Chronischen Krankheiten sind Störungen der 3. Kochung, darunter auch die sogenannten Mitochondriopathien (siehe Kapitel «Zelluläre Energiegewinnung»), die sich durch Zellabbau in Verbindung mit chronisch stillen Entzündungen definieren.

Typische Zeichen einer Störung der 3. Kochung sind:

- strukturelle und funktionelle Gewebestörungen (trophische Störungen)
- verlängerte Blutungszeit
- Entwicklungs- und Gedeihstörungen bei Kindern
- Übergewicht trotz kalorienarmer Ernährung
- ständige Müdigkeit und Erschöpfung
- spröde Haut und Hautanhangsorgane
- Anämie
- Untergewicht trotz ausreichender Nahrungsaufnahme
- Wundheilungsstörungen
- verfrühter Alterungsprozess
- Bindegewebsschwäche
- schwacher Gewebeturgor
- Elastizitätsmangel der Gewebe
- Schwäche des Abwehrsystems
- diverse Hautkrankheiten

Ebenfalls geben Puls-, Zungen-, Iris- und Antlitzdiagnose sowie Reflexzonen Hinweise auf den Zustand der 3. Kochung.

Was die 3. Kochung schwächt:

- arrhythmische Lebensführung
- Schlaf- und Regenerationsmangel
- stoffwechselbelastende Medikamente (z. B. Cholesterinsenker, Antidiabetika, Zytostatika)
- Bewegungsmangel
- unausgeglichene Work-Life-Balance
- künstliche Zusatzstoffe und Pestizide
- chronischer Stress
- einseitige Ernährung

Diätetische Massnahmen zur Unterstützung der 3. Kochung sind:

- alles, was die 1. und 2. Kochung stärkt
- Massnahmen die zur Sanguisbildung beitragen (siehe Kapitel «Blutbildung»)
- ausreichend Schlaf für Gewebeaufbau, Regenerations- und Restaurationsprozesse
- rhythmische Lebensweise
- sinngebende Tätigkeiten
- Massnahmen zum Erhalt der Wärmeregulation
- konstitutionell angepasste Ernährung
- Lebensmittel mit hoher Qualität und in leicht verdaulicher Form
- spiritūsfördernde Massnahmen

Literatur/Studien Das Prinzip der Kochungen

Kapferer, r. (1995). Die Werke des Hippokrates, Verlag Eick
Mayer, A. (2013). Traditionelle europäische Medizin, Foitzick Verlag
Müller, I. W. (1993).Humoralmedizin, Haug Verlag,
Raimann C et al (2012). Grundlagen der Traditionellen Europäischen Naturheilkunde, Bacopa
Ryff Walther H. (1555). Spiegel der Gesundheit

Die 3 Kochungen

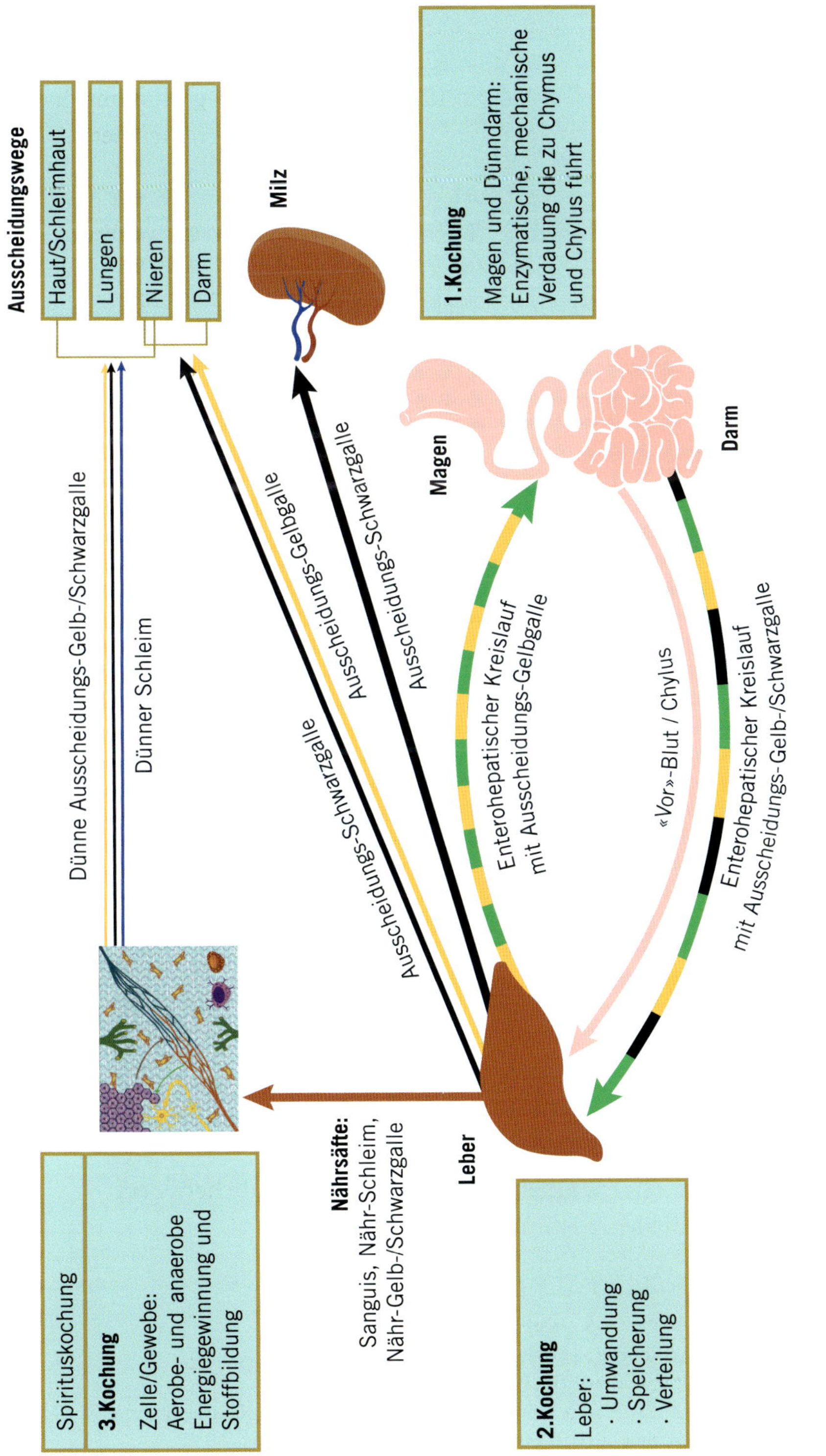

4 RHYTHMUS UND DIÄTETIK

Für den Menschen und andere Lebewesen ist die Stellung der Erde zur Sonne und der entsprechende Wechsel von Tag und Nacht sowie den Jahreszeiten der stärkste Rhythmusgeber innerer und äusserer Lebensvorgänge. Von Beginn des Lebens an und über die gesamte Evolution hinweg wurde dieser «Tanz der Erde um die Sonne» kontinuierlich in die Gene von Mensch, Tier und Pflanze eingraviert. Jede Zelle und somit der ganze Körper halten einen von aussen gegebenen lichtabhängigen Rhythmus ein, welcher für eine Balance zwischen Aktivität und Erholung sorgt. Der Mensch, der als eines der wenigen Lebewesen beinahe alle Lebensräume und Ökosysteme an Land dauerhaft besiedelt, muss sich zusätzlich den Naturrhythmen seines ihn umgebenden Lebensraums anpassen. Jedes Ökosystem ist Ausdruck des Zusammenspiels der vier Elemente Erde, Wasser, Luft und Feuer. Deren regionales Zusammenwirken wird hauptsächlich durch die Stellung der jeweiligen Erdoberfläche zum Kosmos, vor allem zur Sonne, dem Mond, den Planeten und den Sternbildern bestimmt. Die Stellung der entsprechenden Erdoberfläche zum Kosmos gibt vor, welche Elemente zu welcher Zeit die Führung im Tages- und Jahreszyklus übernehmen.
Die TEN erkennt, dass alle Abläufe der Natur in rhythmischer Gesetzmässigkeit erfolgen, die gleichermassen den Fluss des Lebens ausmachen. Ein Fluss, dessen Wellengang sich in ständiger Veränderung befindet und dennoch eine ordnende Kraft erkennen lässt. Rhythmen sind lebendig, fliessend und immer in Resonanz mit der Umgebung. Darum ist auch die vom Autorenteam vorgestellte «TEN Säfteuhr» in einem fliessenden Wechsel der vier Säfte dargestellt. Jahres- und Tageszeit bringen ihre Qualitäten an Temperatur und Feuchtigkeitsgehalt mit sich, welche sich in Form der Elemente und den entsprechenden Temperamenten sowie Körpersäften widerspiegeln. Die Natur bringt dem Menschen zu jeder Zeit die passenden Lebensmittel, weil auch diese die Qualitäten der Jahreszeiten aufnehmen und an den menschlichen Organismus weitergeben. Aus diesem Grund ist es aus Sicht der TEN von zentraler Bedeutung in Harmonie mit den Naturrhythmen zu leben sowie auch zu essen. Was die TEN bereits seit Jahrtausenden erkennt und integriert, bestätigt nun die Wissenschaft mit dem Forschungsfeld der Chronobiologie. Die Chronobiologie beschäftigt sich mit den zeitlichen Gesetzmässigkeiten im Ablauf von Lebensvorgängen und integriert diese Kenntnisse in der Chronomedizin.

4.1 Die TEN Säfteuhr

In diesem Kapitel sollen zwei Zyklen vorgestellt werden, der Tageszyklus (Circadian-Rhythmus) und der Jahreszyklus (Circannual-Rhythmus). Beide Zyklen werden mit den Prinzipien der TEN und den Erkenntnissen der Chronobiologie verknüpft. Es gilt dabei zu beachten, dass sich beide Zyklen in ihren Manifestationen von Ökosystem zu Ökosystem stark unterscheiden können. Diesem Umstand muss jeweils Rechnung getragen werden. In diesem Buch wird vom zentral-europäischen Grossraum als Ökosystem ausgegangen. So sind Sommer und Mittag die wärmsten, Winter und Nacht die kältesten, Frühling und Morgen die feuchtesten, Herbst und Abend die trockensten Phasen im Zyklus.

Der Winter entspricht dem Wasserelement, somit dem Prinzip Phlegma und Schleim mit den Qualitäten feucht und kalt. Diese Qualitäten entsprechen im Tageslauf der Nacht und im weiblichen Zyklus der Menstruation, dem ersten Teil der Follikelphase. Die Natur ruht und sammelt die Kräfte in den Wurzeln der Pflanzen für den bald kommenden Frühling im Jahreszyklus oder dem Morgen im Tageszyklus. Auch der Mensch zieht sich zurück und beschäftigt sich vermehrt mit inneren Prozessen.

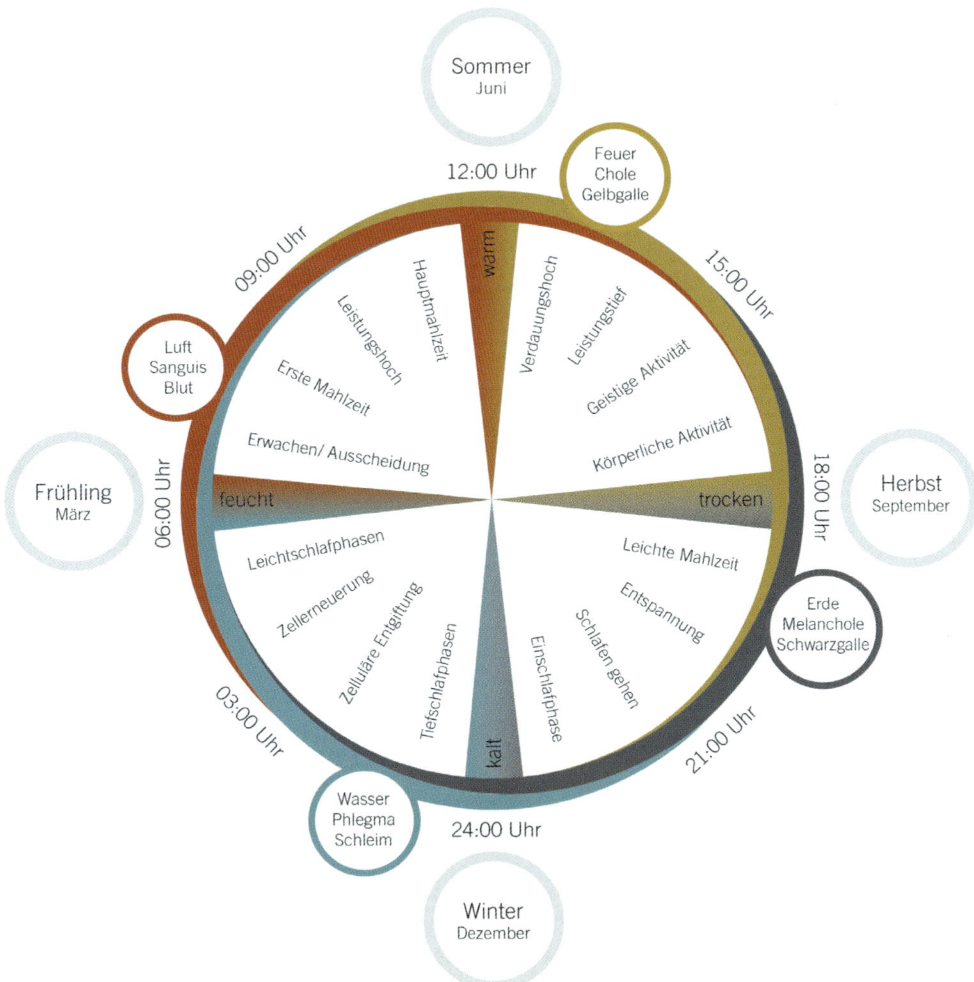

Die TEN Säfteuhr: Dynamik der Säfte innerhalb der Tages- und Jahresrhythmik

Die Nacht, die sich langsam zurückzieht lässt Kälte weniger werden, sodass mit der aufgehenden Sonne das Sanguisprinzip mit dem Element Luft und den Qualitäten feucht und warm übernimmt. Es ist die Jahreszeit des Frühlings und der Zeitpunkt des Erwachsens und der Fortpflanzung. Im weiblichen Zyklus entspricht der Frühling der fruchtbaren Follikelphase. Auch in der Natur spriessen nun die saftig grünen Pflanzen aus dem Erdreich der Sonne entgegen. Der hohe Feuchtigkeitsgehalt der Nahrung zeugt von der vorangegangenen Phase des Wasserelements.
Die aufsteigende licht- und wärmespendende Sonne mit dem Element Feuer vermehrt zunehmend die cholerischen Qualitäten, bis sie zur Mittagszeit im Zenit steht. Dies ist der Zeitpunkt des Hochsommers. Analog entspricht dies dem Eisprung im weiblichen Zyklus. Allgemein ist es die Zeit des nach aussen Tretens und des Austausches mit den äusseren Reizen. Die Natur zeigt sich auf ihrem Höhepunkt in voller Farbenpracht und spendet genährt vom vorangegangenen Sanguisprinzip befeuchtende und aromatische Lebensmittel. Die Wärmequalität erhöht sich noch bis in den Nachmittag oder eben Frühherbst hinein, wo Trockenheit und Wärme dominieren.
Der Herbst symbolisiert den Abend, wobei die Sonne und damit die Wärmqualität stetig abnehmen, bis schliesslich Trockenheit und Kälte dominieren und das Element Erde vorherrscht. Die Natur bringt entsprechend der vorangegangenen Feuer-Zeit nährstoffdichtere, weniger wässrige und damit wärmendere Lebensmittel hervor. Es ist Zeit, sich auf den kalt-feuchten Winter vorzubereiten und mit den süssen Früchten des Herbstes Reserven anzulegen. Im Zyklus der Frau entspricht diese Zeit der prämenstruellen Lutealphase, wo die Fruchtbarkeit genauso wie in der Natur versiegt.

Analogien zum Thema Rhythmus

Winter	Frühling	Sommer	Herbst
Nacht	Morgen	Mittag	Abend
feucht und kalt	feucht und warm	trocken und warm	trocken und kalt
Phlegma	Sanguis	Chole	Melanchole
Schleim	Blut	Gelbgalle	Schwarzgalle
Säuglinge	Kinder u. Jugendliche	Erwachsene	Senioren und Greise
schlafen	erwachen	wach sein	zur Ruhe kommen
Menstruation, Follikelphase	fruchtbare Follikelphase	Eisprung, Lutealphase	prämenstruelle Phase
Fasten	Fasten brechen	Hauptmahlzeit	kleine Abendmahlzeit
inneres Verdauen	Ausscheidung, Neuaufbau	Verdauen äusserer Reize	Entspannung
Melatonin, Human Growth Hormone	Cortison	Insulin, Noradrenalin	Melatonin
follikelstimulierendes Hormon	Testosteron, Östrogen	Östrogen	Progesteron

4.2 Tagesrhythmus

Ein Lifestyle im Einklang mit dem Tagesrhythmus und somit auch dem Körperrhythmus ist langfristig unabdingbar für die Gesunderhaltung und Genesung des Körpers sowie der Psyche. Der Stoffwechsel hält einen von aussen gegebenen lichtabhängigen Tages- und Nachtrhythmus ein und so folgen auch viele stoffwechselregulierenden Hormone diesem spezifischen Tages- und Nachtrhythmus. Durch künstliche Lichtquellen, Nachtarbeit und nächtliches oder ständiges Essen werden die physiologischen Abläufe gestört und es entstehen längerfristig gesundheitliche Probleme.
Tagsüber stehen aktive, nach aussen gerichteten Tätigkeiten im Vordergrund. Ziel ist es, Nahrung zu finden und zu verdauen, um genügend Energie für alle Aktivitäten zur Verfügung zu stellen. Aus diesem Grund sind die Kochungskräfte auf anabole Tätigkeiten gerichtet. Tagsüber werden auch Speicher für die nächtliche Fastenzeit angelegt. Diese Phase geht einher mit einem wachen und klaren Bewusstseinszustand, um mit dem Aussen in Kontakt zu treten. Nachts hingegen stehen passive, nach innen gerichtete und verborgene Prozesse im Zentrum. Im Fokus stehen Regeneration, Restauration und ausgleichende, katabole Stoffwechselvorgänge. Die Kochungskraft richtet sich nicht mehr auf das Verdauen und Speichern der von aussen zugeführter Nahrung, sondern fokussiert sich auf die innere Verdauung und das Fasten. Diese Phase der inneren Prozesse geht mit einem schlafenden oder träumenden Bewusstsein einher.

Mahlzeitenfrequenz

Für eine optimale Nahrungsverarbeitung ist beim gesunden Erwachsenen grundsätzlich die Nahrungsaufnahme auf zwei bis drei Malzeiten pro Tag aufzuteilen, wobei am Mittag die Hauptmahlzeit eingenommen werden soll. Dazwischen sollten drei bis fünf Stunden Pausen mit ausreichender Flüssigkeitszufuhr eingehalten werden. Für Kinder und Jugendliche im Wachstum können zusätzliche Zwischenmahlzeiten sinnvoll sein. Bei älteren Menschen reichen oft zwei Mahlzeiten pro Tag aus, diese sollten allerdings besonders nährstoffreich und leichtverdaulich gestaltet werden.

Merke: Es ist wichtig während den Mahlzeiten aus der tagsüber meist sympathikotonen in eine parasympathische Stoffwechsellage zu kommen. Die TEN empfiehlt daher, sich für jede Mahlzeit ausreichend Zeit zu nehmen, auf eine angenehme und freudvolle Atmosphäre zu achten und die Nahrung bewusst zu geniessen, damit die Kochungskräfte ihr ganzes Potenzial entfalten können.

Das Frühstück

In den frühen Morgenstunden steigt der Cortisolspiegel an und das Schlafhormon Melatonin wird abgebaut, was zum Aufwachen führt. Als Abschluss der nächtlichen Regeneration kommt es am Morgen idealerweise zur Ausscheidung der in der Nacht mobilisierten und gewandelten Schärfen über die Nieren und den Darm. Zwischen

7 bis 9 Uhr erreichen die Cortisolwerte einen Peak, sodass zu dieser Zeit erste leichte körperliche Aktivitäten wie Joggen oder Yoga sinnvoll sind. In dieser Zeit fährt der Magen seine Funktion langsam hoch, womit die 1. Kochung durch eine Erhöhung der Salzsäureproduktion nach der nächtlichen Regenerationsphase wieder aktiv wird. Der Körper ist nun bereit für die erste Nahrungsaufnahme nach einer 12- bis 14-stündigen nächtlichen Fastenphase. Die englische und französische Sprache bezeichnet das Frühstück daher folgerichtig als Fastenbrechen (Breakfast, Déjeuner).
Bleibt das morgendliche Hungergefühl jedoch aus, so ist das ein Zeichen dafür, dass die Leber noch immer mit der Verarbeitung der Abendmahlzeit beschäftigt ist. Dies kommt typischerweise nach einem späten und üppigen Abendessen vor, meist gefolgt von einer unruhigen Nacht. In diesem Fall sollte am Morgen der Fokus auf verdauungsfördernde, sanft wärmende Tees wie Ingwer-, Kurkuma- oder Schafgarbentee gelegt werden. Geeignet sind auch Teemischungen für das Verdauungs- und Leber-Gallensystem, wobei grundsätzlich darauf geachtet werden sollte, bis zum Mittagessen ausreichend zu trinken.
Frühstück und Mittagessen sind gemäss TEN die wichtigsten Mahlzeiten des Tages. Sie bringen sowohl aktive wie auch substanzielle Kräfte. Grundsätzlich sollte die erste Nahrung warm sein. Optimal in gekochter Form oder zumindest von warmer Grundqualität (siehe Link im Anhang zur Lebensmitteltabelle). Besonders kalte Temperamente und Menschen mit Kochungsschwäche profitieren von einer warmen, gekochten ersten Mahlzeit. Um die Kochungskräfte für die Aufgaben des Tages optimal vorzubereiten, sind leicht anregende Substanzen wie Salz, Ingwer und Zitrone hilfreich.

Als Getränk eignen sich wärmende und anregende Getränke wie:

Kaffee, Grün-, Schwarz-, Schafgarben- oder Rosmarintee, Gerstenwasser, Gewürz- und Kräuterwasser, ungesüsster Roh-Kakao, Zitronenwasser mit Ingwer oder Ingwerwasser.

Wärmende Beispiele:

- Rührei mit Kräutern, Champignons mit Linsen oder getoastetem Urgetreide-Brot
- gefüllte Omelette mit Pilzen, Gemüse, Wildkräuter oder Kompott
- warmer Getreidebrei salzig oder süss mit Nüssen und Beeren
- Linsen mit wenig Speck und Kräutern
- warme Suppen (Kraftbrühe oder Miso)
- Maisgriess als Polenta mit Parmesan und Kräuter

Kühlende Beispiele:

- Dinkelsauerteig- oder Roggenbrot mit Käse (Alpkäse), Kräuterquark oder Trockenfleisch
- Budwigcreme/müesli (Quark, Leinöl, Getreideflocken und Obst)
- Birchermüesli
- Obstsalat mit Naturjoghurt, Samen und Gewürzen

Das Mittagessen

Gemäss TEN ist zur Mittagszeit die innere Wärme voll entfaltet und die Kochungskraft erreicht ihren Höhepunkt. Daher eignet sich das Mittagessen als Hauptmahlzeit des Tages, bei der auch schwerverdauliches wie Rohkost und Fleisch vertragen wird. Gemüse, Protein- und Stärkebeilagen können in Kombination mit verdauungsfördernden Gewürzen im Menu vereint werden. Besonders in der Mitte des Tages ist es wichtig innezuhalten und Energie für die zweite Tageshälfte zu sammeln. Daher kann es hilfreich sein, bewusst die Atmung zu vertiefen und zu verlangsamen, um den Entspannungsstoffwechsel zu aktivieren. Die parasympathische Stoffwechsellage ist wichtige Voraussetzung, um die Produktion von Verdauungssäften zu ermöglichen. Bei ausgedehnteren Mahlzeiten findet ein bitterer Aperitif oder Bittertropfen ihren Einsatz als zusätzliche Unterstützung der Verdauung.
Grundsätzlich ist die «magenöffnende», warme, dünnflüssige Suppe als Vorspeise geeigneter als Rohkost. Bei warmen Konstitutionen stellt Rohkost allerdings weniger ein Problem dar, sodass auch ein Salat als Vorspeise eingenommen werden kann.

Beispiele für verschiedene Mahlzeiten:

- grüner Salat mit Saltimbocca und Risotto
- Gemüsequiche mit Eier-Kräuterguss
- gebratener Fisch mit Brokkoli und Salzkartoffeln
- gemischter Wildkräuter-Salat, Rösti mit Speck und Ei
- grüner Salat, Hirsotto mit Feta und Kräutern
- Salatteller mit geräucherter Forelle, Meerrettichschaum und Urdinkeltoast
- Salat-riche mit Quinoa, Jungspinat, Frühlingszwiebel, Nüssen und Feta
- Rote Beete Salat mit Äpfeln, Lammkotelett mit Safranreis
- grüner Salat mit Nüssen, Tofu- oder Pouletcurry mit Quinoa oder Reis
- gebratener Reis mit Gemüse, Ei und Nüssen
- Linsensalat mit Kräutern, Nüssen und Urdinkel- oder Roggenbrot

Mögliche Apéro und Dessert Varianten:

- selbstgemachtes Popcorn mit etwas Meersalz
- im Ofen leicht geröstete Federkohl- oder Brennnesselchips
- geröstete Nüsse mit Gewürzen
- Kompott mit Vanille, Zimt, Anis und Sternanis
- Hildegards-Nervenkekse mit Muskat und Zimt

Das Mittagessen sollte zwischen 11 Uhr bis spätestens 14 Uhr eingenommen werden, um danach genügend Zeit für die Verdauungstätigkeit zwischen Mittag und Abendessen einzuhalten.

Am Nachmittag

Eine zu grosse, kohlenhydratbetonte oder sehr fettreiche Mittagsmahlzeit kann zwischen 13 Uhr und 15 Uhr zu einem Energietief mit starker Müdigkeit führen. Dies ist oft Ausdruck der überlasteten Leber und Galle, welche in diesem Zeitraum ihr Leistungstief haben. Statt eines Kaffees würden leberanregende Tees mit Pfefferminze, Schafgarbe, Kurkuma oder Ingwer Abhilfe schaffen.
Am Nachmittag zwischen 15 Uhr bis 17 Uhr ist die Koordinations- und Reaktionsfähigkeit wieder besser, sodass zu dieser Zeit geistige Tätigkeiten leichter fallen als nach der Mittagszeit. Zwischenmahlzeiten sind grundsätzlich nicht nötig, da das Verdauungssystem bis ungefähr 17 Uhr mit der Verdauung des Mittagessens beschäftigt ist. Es ist jedoch wichtig zwischen den Mahlzeiten ausreichend zu trinken, um die geistige und körperliche Leistungsfähigkeit zu optimieren. Leichte abendliche Bewegung ist hilfreich Stress abzubauen. Von allzu intensiven Trainings ist abends jedoch abzuraten, da diese Reizung den Körper zu stark aktivieren kann. Wie bereits im Abschnitt «Frühstück» erwähnt, ist morgendlicher Sport sehr empfehlenswert.

Das Abendessen

Die Abendmahlzeit bildet Voraussetzung für die nächtliche Regeneration und den erholsamen Schlaf. Sie sollte leicht verdaulich sein und die Kochungskräfte nicht übermässig belasten.
Zwischen 18 Uhr und 19 Uhr ist der ideale Zeitpunkt, eine warme und gemüsebasierte Mahlzeit zu sich zu nehmen. Die 1. Kochung fährt ihre Funktion zwischen 19 Uhr bis 21 Uhr langsam runter, womit schwere Speisen zu dieser Uhrzeit nicht mehr ausreichend zersetzt und verdaut werden können. Die in der modernen Zeit üblich gewordene abendliche Hauptmahlzeit ist aus Sicht der TEN nicht empfehlenswert. Eine kleine und leichte Abendmahlzeit trägt längerfristig entscheidend zur Verhinderung von Verdauungs- und Schlafstörungen bei.
Die empfehlenswerte Abendmahlzeit setzt sich aus leichtverdaulichem pflanzlichem oder tierischem Protein, wenig Kohlenhydraten und etwas pflanzlichem Öl zusammen. Komplexe Kohlenhydrate aber auch Wurzelgemüse können nächtlichen Unterzuckerungen entgegen und beruhigend wirken. Hohe Zuckermengen hingegen sind ungünstig aufgrund der nachlassenden Insulinsensitivität am Abend. Bei intensivem Sport und Stresssituationen sowie im hohen Alter ist es wichtig, am Abend genügend leichtverdauliches Protein zu sich zu nehmen. Dies fördert die nächtliche Regeneration und Zellneubildung (3. Kochung).

Beispiele für verschiedene Abendmahlzeiten:

- diverse Gemüsesuppen falls erwünscht mit Stärkebeilagen wie Reis oder Urgetreide
- Hühner-Kraftsuppe mit Urdinkelbrot
- Gemüse-Urgetreide-Eintopf mit Kräutern und etwas Hüttenkäse
- Gemüse mit Kräutern und Nüssen aus dem Ofen dazu Joghurt-Kräuter-Dipp
- gefüllte Zucchetti mit Fisch und Kräutern aus dem Ofen

- gedämpftes Gemüse mit Kartoffeln oder Süsskartoffeln und Kräuter-Quark
- Fisch auf einem Gemüsebett aus dem Ofen
- Poulet- oder Tofu-Curry mit Gemüse und Samen
- Getreidebrei mit Nüssen und Kompott und evtl. Naturjoghurt dazu
- Dinkelbrot mit Bohnen-Humus und Rote Beete Aufstrich

Eher meiden am Abend:

- Anregende und wachmachende Nahrungs- und Genussmittel wie Alkohol, koffeinhaltige Getränke, Zucker und Süsswaren und sehr scharfe, bittere sowie saure Speisen.
- Rohkost und rotes Fleisch aufgrund der schlechteren Verdaulichkeit. Dies kann zu Blähungen führen, was die 2. Kochung und damit auch die Regeneration schwächt.
- Allgemein: Geschmacksverstärker in Fertigprodukten und Gewürzmischungen wie Aspartam (künstlicher Süssstoff) oder Glutamat (anregender Geschmacksverstärker) meiden.
- Nur bei empfindlichen Personen: histaminreiche Lebensmittel meiden. Sie können ähnlich anregend wirken wie Koffein und die Leber bei der nächtlichen Entgiftung stören. Zu beachten gilt Hartkäse, Alkohol, koffeinhaltige Getränke, Essig, Tomaten, Spinat, Pilze, Räucherfisch, Avocado, Banane, Zitrusfrüchte, Weizen, Meeresfrüchte und weitere (siehe Kapitel «Lebensmittelunverträglichkeiten»).

Das Bedürfnis abends zu entspannen, soll Spiritūs und Säfte ins Gleichgewicht bringen. Der moderne Mensch greift dazu häufig zu Medienkonsum, was aber Spiritūs und Säfte eher in Unruhe bringt und den Appetit nach süssen oder salzigen Snacks weckt. Dies ist ein klarer Hinweis dafür, dass die Entspannungsmethode nicht optimal ist. Eine leichte, entspannende Aktivität wie ein abendlicher Spaziergang verhindert nächtliche Blutzuckerspitzen und fördert die Ausschüttung von zellregenerierenden Wachstumshormonen. Ausserdem sind bewusste Entspannungstechniken wie Yin-Yoga, Yoga-Nidra, Meditation in Kombination mit beruhigenden Tees und Düften sehr wertvoll, um den Geist zu beruhigen und sich auf die nächtlichen, inneren Prozesse einzustimmen.

Geeignete Einschlafhilfen:

- Honigmilch
- goldene Milch mit Kurkuma, Safran und Honig
- Kakao mit Vanille, Lavendel und Honig
- wärmende und beruhigende Tees wie Lavendel, Weissdorn, Passionsblume, Lindenblüte, Orangenblüte, Kamille und Melisse

Die nächtliche Regenerationsphase

Ab 21 Uhr bis 23 Uhr erreichen die Verdauungsorgane ihr Leistungstief und gehen in die Erholungsphase über. Falls Speisen vom üppigen Abendessen nicht vollständig verdaut werden konnten, belastet dies Darm und Leber und stört deren nächtliche Regeneration. Ein typisches Zeichen für zu späte, zu grosse oder zu schwere Mahlzeiten ist das ausfallende Hungergefühl und die Müdigkeit am Morgen.

Abends sinkt die Ausschüttung des Stresshormons Cortisol und das Schlafhormon Melatonin steigt an, der Parasympathikus wird aktiv. Vor Mitternacht zu Bett gehen ist ideal für eine nachhaltige Regeneration. Um 23 bis 24 Uhr fahren alle Vitalfunktionen des Stoffwechsels wie Herzfrequenz und Blutdruck runter, die Körpertemperatur sinkt, der Körper wird träge und die Tiefschlafphasen setzen ein. Ab Mitternacht sollte die Verdauung des Abendessens abgeschlossen sein und es beginnt der Entgiftungs- und Zellerneuerungsprozess, begleitet von Traumphasen als emotionaler Kochungsprozess. Vom Abendessen bis zum Frühstück ist es empfehlenswert dem Körper für 12-14 Stunden keine Nahrung zuzuführen. Dadurch bleibt dem Stoffwechsel nach der Verdauung des Abendessens genügend Zeit zur Entgiftung und Erneuerung der Säfte und Gewebe. Aus Studien ist bekannt, dass dadurch auch Mitochondrien und die Neuroplastizität des Gehirns positiv beeinflusst werden.

4.3 Jahresrhythmus

Das grosse Angebot an ganzjährlich erhältlichen Produkten aus aller Welt macht es heute schwieriger, den natürlichen Saisonverlauf der Lebensmittel zu erkennen. Dabei unterstützt eine saisonale Küche den Stoffwechsel, die Kochungskraft und die ausgeglichene Säftebildung. Hinzu kommt, dass saisonale Lebensmittel im richtigen Reifezustand geerntet, mehr Vitalstoffe und weniger potenziell schädliche Lektine enthalten. Auch die Zubereitungsform spielt eine wichtige Rolle, um die Qualität der Speisen vor dem Verzehr entsprechend der Jahreszeit und des Temperaments zu beeinflussen. So ist es für einen Melancholiker auch im Sommer wichtig, warme und befeuchtende Nahrung zu essen. Ein Choleriker oder Sanguiniker mit starker 1. Kochung kann, im Gegensatz zum Phlegmatiker und Melancholiker, auch in der kalten Jahreszeit etwas Rohkost vertragen.

Jahreszeit	Frühling	Sommer	Herbst	Winter
Element	Luft	Feuer	Erde	Wasser
TEN Zuordnung	Sanguis, Blut	Chole, Gelbgalle	Melanchole, Schwarzgalle	Phlegma, Schleim
Primärqualität	warm-feucht	warm-trocken	kalt-trocken	kalt-feucht

Frühling

Der Frühling ist geprägt vom Element Luft und den Qualitäten warm und feucht. Im Winter angesammelte und verbrauchte Säfte müssen nun gekocht, bewegt und ausgeschieden werden, damit Aufbruch und Erneuerung möglich wird. Unterstützend wirken Lebensmittel mit wärmenden und öffnenden Qualitäten. Bittere, leicht saure und leichtverdauliche Lebensmittel und Gerichte sollten bevorzugt werden, um das im Winter angesammelte Phlegma und Gewicht abzubauen. Je nach Konstitution ist auch eine Fastenkur oder Teilfasten möglich. Auch ein Teilfasten wie intermittierendes Fasten hilft Phlegma umzuwandeln und auszuleiten. Mit dem Erwachen der Lebensgeister, sollte auch vermehrt Sport getrieben werden, um so den Säftefluss und die Entgiftung anzuregen und zu unterstützen. Aufgrund des ansteigenden Wärmeprinzips im Frühling, können je nach Konstitution auch wieder etwas Rohkost, Säfte und Smoothies eingebaut werden.

Lebensmittel im Frühling:

Wildkräuter wie Löwenzahn, Bärlauch, Brennnessel, Giersch, Knoblauchrauke und Spitzwegerich, Spargeln, Jungspinat, Portulak, Artischocken, Frühkartoffeln, Frühlingszwiebeln, Kohlrabi, Mangold, Chicorée, Ruccola, Rhabarber, Eier, fettarmer Fisch und helles Fleisch.

Sommer

Es herrscht das Element Feuer vor mit den Qualitäten warm und trocken. Ausgleich bringen entsprechend Lebensmittel mit den Qualtäten kalt und feucht. Es sollten leichte, süssliche und kühle Speisen bevorzugt werden. Salate, Obst, Joghurt, erfrischende Säfte, Smoothies, leicht gedünstete Gemüse und helles Fleisch bilden nun den Ausgleich zu den heissen Temperaturen. Auch im Sommer sollte jedoch regelmässig gekocht werden, um die Kochungskräfte nicht zu überfordern. Es ist zu beachten, dass im Sommer die Kräfte nach aussen und damit weniger nach innen auf die Kochungskraft gerichtet sind. Meist bevorzugt der Mensch daher in der Zeit allgemein kleine, leichte Mahlzeiten. Eine rohkostbetonte Ernährung sollte jedoch nur gewählt werden bei genügend Kraft in der 1. Kochung und wenn keine Kältesymptomatik wie Nebennierenschwäche oder Hypothyreose vorliegt. Als Zubereitungsformen bieten sich dünsten und dämpfen an. Ein Höhepunkt stellt der Spätsommer mit seinem hohen Ertrag an diversen landwirtschaftlichen Erzeugnissen dar. Sie sind nährender, wärmer und weniger wasserreich als die Produkte des Hochsommers, bei welchem ein Teil der Sanguisqualität noch mitwirkt. Diese Lebensmittel bereiten den Menschen auf die kühle Jahreszeit vor. Die Wärme des Hochsommers findet sich nun transformiert im süssen Geschmack der Kulturpflanzen.

Lebensmittel im Sommer:

Blattsalate, alle wasserreichen Gemüse wie Gurken, Tomaten, Zucchetti und Paprika (Peperoni), Bohnen, Auberginen, Brokkoli, Blumenkohl, Erbsen, Fenchel, Wirsing, Radicchio, Frühkartoffeln, frische Sommerkräuter wie Basilikum, Geflügel wie Hühner- und Trutenfleisch, Beeren, Kirschen, Aprikosen, Reis, Quinoa, Eier, fettarmer Fisch und helles Fleisch.

Lebensmittel im Spätsommer bis Herbst:

Kürbis, Esskastanien, Getreide wie Hafer, Urdinkel, Mais, Kartoffeln mit blauer oder roter Schale, Quitten, Kernobst wie Zwetschgen und Pflaumen und fruchtzuckerreiches Obst wie Trauben, Äpfel und Birnen.

Herbst

Das Element Erde überwiegt mit den Qualitäten kalt und trocken. Ausgleich bringen Lebensmittel die wärmend und befeuchtend wirken. Der Körper benötigt nun wieder wärmere Gerichte. Milchsauervergorenes beugt, durch die Unterstützung des Darmmilieus, Erkältungserkrankungen vor. Saisonal bieten sich fermentiertes Kohlgemüse sowie Kürbis und im Spätherbst vermehrt Wurzelgemüse an. Hauptsächlich haben lang lagerbare Kohl- und Wurzelgemüse Saison, welche eine höhere Anforderung an die Verdauungskraft stellen. Darum werden sie zusammen mit verdauungsunterstützenden und wärmenden Gewürzen sowie Kräutern wie Kümmel, Anis, Fenchel, Zimt, Ingwer, Galgant, Muskat oder Wacholderbeeren zubereitet. Allgemein beginnt im Herbst die Zeit der lang gekochten Suppen und Eintöpfe mit stark wärmenden Gewürzen. Früchte sollten vermehrt als gut gewürzte Kompotte, anstatt in roher Form verzehrt werden. Der Zuckeranteil der Lebensmittel verdichtet sich und wird bei einem Überkonsum bevorzugt in Fett umgewandelt. Was früher zu einem evolutionär sinnvollen Aufbau der Energiereserven für die bevorstehende kalte Jahreszeit führte, kann heute problematisch sein. Besonders Fruchtzuckerüberkonsum kann zu Phlegmatismus und Stoffwechselstörungen führen. Ab Spätherbst stellt der Stoffwechsel vermehrt auf eine Art «Speichermodus» um, was eine Gewichtsabnahme grundsätzlich erschwert, es ist also nicht die Zeit für Diäten oder Fastenkuren. Das Hungergefühl und die Lust auf deftigere Mahlzeiten nimmt mit den dunkleren und kühleren Tagen immer mehr zu.

Lebensmittel im Herbst:

Diverse Kohlsorten, Kürbisse, Wurzelgemüse wie Karotten, Rote Beete, Kartoffeln, Süsskartoffel, Pastinaken, Schwarzwurzel, Topinambur, Knollensellerie, Lauch, Rettich, Endiviensalat, Chicorée, Apfel, Birnen, Weintrauben, Quitten, Zwetschgen, Kiwi, Esskastanien, Nüsse, Wildfleisch und fetter Fisch.

Winter

Das Element Wasser dominiert mit den Qualitäten kalt und feucht. Die Natur kommt zur Ruhe, die Säfte und die Wärmekräfte konzentrieren sich in der Pflanzenwelt in den überdauernden Organen wie Wurzeln, Samen und Nüsse. In der Tier- und Menschwelt findet eine Entschleunigung und damit Verdichtung der Energie nach Innen statt. Das Konzentrieren der Säfte und der Kochungskräfte nach Innen ermöglicht es, schwerer verdauliche Speisen effizienter zu verwerten. Somit steht mehr Wärmeenergie auch als Speicherfett zur Verfügung. Instinktiv greift der Mensch in dieser Zeit zu warmen und herzhaften Speisen, welche ihm ein sicheres Überwintern ermöglichen. Geeignet sind Gerichte mit der Qualität warm sowie dem nährenden Prinzip. Es bieten sich lang gekochte Gerichte wie Eintöpfe, Schmorgerichte, Suppen oder Aufläufe an. Auch die Getränke sollten dem Organismus die nötige Wärme in Form von Gewürztees wie Ingwertee mit Zimt aber auch Glühwein zuführen. Kalte Temperamente sollten in dieser Zeit Früchte eher als Kompotte mit wärmenden Gewürzen verzehren. Rohe Salate sollten nur in kleinen Mengen, bei warmen Temperamenten und um die Mittagszeit eingesetzt werden. Alternativ können gekochte Salate aus Rote Beete oder lauwarme Wintersalate zubereitet werden.

Lebensmittel im Winter:

Eingemachtes, lauwarme Wintersalate, diverse Wurzelgemüse, Lagergemüse wie Karotten, Lauch und Pastinaken, Lagerfrüchte wie Äpfel und Trockenfrüchte, rotes Fleisch, lange gekochte Hühnersuppe, diverse Getreide, Nüsse und wärmende Gewürze wie Nelken, Muskat und Zimt.

4.4 Diätetik

In der TEN wird bereits seit der Antike grossen Wert auf eine gesundheitsfördernde Lebensweise gelegt. Die sogenannte «Diätetik» beinhaltet nebst den Ernährungsempfehlungen auch weitere wichtige Aspekte, die Voraussetzung für Gesundheit und Wohlbefinden sind. Die Grundlage der Diätetik nach den Lehren der TEN, legte der griechische Arzt Galen von Pergamon (um 129 – 200 v.Chr.) mit seiner Lehre der *sex res non naturales*. Dabei handelt es sich um sechs Lebensbereiche, die der Mensch beeinflussen kann, um ein ausgewogenes Mischungsverhältnis der vier Körpersäfte zu erhalten. Die sechs Lebensbereiche sind **Licht und Luft, Speis und Trank, Bewegung/Arbeit und Ruhe, Schlaf und Wachen, Absonderung und Ausscheidung** sowie **Anregung des Gemütes.** Diese Lehre wurde über viele Jahrhunderte und von vielen verschiedenen Kulturen aufgenommen und weiterentwickelt und fand in den sognannten Regimina sanitatis (Gesundheitsregeln) ihre weitverbreitete literarische Manifestation. In der TEN werden sie auch als Ordnungslehre bezeichnet. Sie bringen Ruhe und Ordnung in den Alltag und den Stoffwechsel. Durch neuere wissenschaftliche Erkenntnisse der Psycho-Neuro-Immunologie und der Chronomedizin wird die zentrale Bedeutung der diätetischen Aspekte im Rahmen einer ganzheitlichen, salutogenetischen Therapie untermauert.

Im Folgenden werden die sechs Lebensbereiche der Diätetik beschrieben. Aufgrund der weitreichenden Bedeutung und Vielfalt möglicher Auslegungen, werden die jeweiligen Aspekte schwerpunktmässig und nicht abschliessend besprochen. Im zweiten Teil des Buches sind diese jeweils ergänzend zu den ernährungsheilkundlichen Massnahmen als diätetische Massnahmen aufgeführt. Bei der Wahl diätetischer Massnahmen müssen individuelle bzw. konstitutionelle Faktoren stets beachtet werden.

Licht und Luft – die Atmung

Licht ist die Voraussetzung für Leben. Die Sonne schenkt nicht nur Licht, sondern auch Wärme und hat ordnende Eigenschaften. Licht ist der wichtigste, regulierende Faktor in Bezug auf den biologischen Rhythmus. Künstliche Lichtquellen können diesen jedoch auch stören, sodass man heute v. a. in Grossstädten von «Light Pollution» spricht. Der Kontakt mit Sonnenstrahlung wirkt sich positiv auf die Endorphin-Ausschüttung und

somit psychische Verfassung aus, was wiederum die Biochemie des Körpers verbessert. Zudem ist Sonnenlicht für die endogene Vitamin-D-Produktion notwendig. Untersuchungen konnten ausserdem zeigen, dass der Kontakt mit UVA und UVB-Strahlen immununterdrückend sowie regulierend wirkt und entsprechend Autoimmunprozessen entgegenwirken kann. Sonnenlicht kann sich sogar schützend auf die DNS auswirken. Übermässige UV-Strahlung wirkt wiederum krebserregend, sodass auch hier die Menge entscheidend ist. Ohne Sonnenlicht gibt es keine Nahrung. Man könnte sagen, dass Nahrung manifestierte Lichtenergie ist, welche der Mensch in fester und flüssiger Form aufnehmen kann, um sie dann auf 3. Kochungsebene wieder zu Energie zu wandeln. Entscheidend ist hier der Einsatz natürlicher, möglichst unverarbeiteter, sonnengereifter Bio-Lebensmittel für einen möglichst hohen Gehalt an Biophotonen.
Im Kapitel Atem-Spiritūs-Ernährung ist die Wichtigkeit des Atems für das Leben beschrieben. Der Atem wird unbewusst durch äussere und innere Reize beeinflusst und wirkt sich stark auf die auf- und abbauenden Stoffwechselprozesse aus. Die Lunge ist eines der wenigen inneren Organe, welches der Mensch bewusst steuern kann. Sich des Atems bewusst zu werden, ihn zu vertiefen und einen ruhigen Rhythmus unter Einhaltung von Pausen zwischen den Atemzügen einzuüben, ist eine unschätzbar wichtige Fähigkeit zum Erhalt der Gesundheit. Durch eine achtsame Atmung kann positiv auf die Regulierung von Sympathikus und Parasympathikus und damit auf den gesamten Stoffwechsel eingewirkt werden. Hilfreich sind Atemübungen sowie Meditationen und weitere Techniken, um das Alltagsbewusstsein für den Atem zu vertiefen.

Speise und Trank – die Ernährung

Diesem Kapitel ist das vorliegende Buch in Gänze gewidmet.

Bewegung/Arbeit und Ruhen

Das Einhalten eines Arbeits-Rhythmus mit Pausen ist Voraussetzung für eine gute und langanhaltende Leistungsfähigkeit. Das Ruhen sowie die Pausenorganisation sind heute im Arbeitsgesetzt sogar verankert. So weisen Untersuchungen darauf hin, dass sich stündliche 5 bis 10-minütige Pausen bei geistiger und leichter körperlicher Arbeit positiv auswirken und mit weniger mentaler und emotionaler Belastung, geringerer Ermüdung, weniger körperlicher Beschwerden sowie weniger Fehlern einhergehen. Zudem gibt es Hinweise, dass in der zweiten Tageshälfte längere Pausen sinnvoll sind. Um das Befinden am Nachmittag positiv zu beeinflussen, hatten gemäss Studien Entspannungstrainings während der Mittagspause einen nachhaltigen positiven Effekt. Die Art der Pausengestaltung hängt von der Art der Arbeit ab. So sollen der Arbeit entgegengesetzte Tätigkeiten besonders ausgleichend wirken z. B. Bewegungspausen zur Vitalisierung bei geistiger Arbeit, soziale Kontakte und Kommunikation bei Einzelarbeiten und Entspannungsübungen bei körperlicher Arbeit.
Die körperliche Tätigkeit in Form von aktiver Bewegung insbesondere an der frischen Luft liegt in der Natur des Menschen und ist eine wichtige Grundvoraussetzung für

viele Stoffwechselvorgänge. Die zelluläre Energiegewinnung, die Verdauungsaktivität, die Regulierung von Stressreaktionen, der Säure-Basenhaushalt und die Ausscheidung von Abbauprodukten sind unter anderem von regelmässiger Bewegung abhängig. Dabei steht nicht leistungsorientiertes Training, sondern die alltägliche Bewegung im Zentrum. Gemäss WHO liessen sich ca. fünf Millionen Todesfälle weltweit verhindern, wenn sich die Menschen mehr bewegen würden. Kinder und Jugendliche (5 bis 17 J.) sollten sich mindestens eine Stunde pro Tag im aeroben, moderaten Bereich bewegen. Dieses Ziel erreichen jedoch vier von fünf Jugendlichen nicht. Die übermässige im Sitzen verbrachte Zeit wie in der Schule, bei der Arbeit, am Computer und Smartphone seien gemäss WHO eines der grössten Gesundheitsrisiken und sollte durch entsprechend mehr körperliche Aktivität ausgeglichen werden. Erwachsenen wird empfohlen sich mindestens 150 bis 300 Minuten pro Woche moderaten bis intensiven, aeroben Bereich zu bewegen. Das macht ungefähr 30 Minuten pro Tag aus. Zusätzlich sollte zur Stärkung der Muskeln- und Knochenstruktur an zwei bis drei Tagen pro Woche eine intensiv, schweisstreibende, aerobe Aktivität durchgeführt werden z. B. wöchentlich ein Kraft- und ein Ausdauertraining. Weltweit erreicht jeder vierte Erwachsene dieses Ziel aktuell nicht.

Schlafen und Wachen – die Regeneration

Wissenschaftliche Erkenntnisse über den Einfluss des Schlafs auf das Appetitverhalten, das hormonelle Gleichgewicht und die Gewichtsregulation, bestätigen die in traditionellen Heilsystemen stets berücksichtigten Empfehlungen der Schlafhygiene. Schlaf und Regeneration sind wichtige Aspekte im rhythmischen Leben und unabdingbar für einen funktionierenden Organismus und die Aufrechterhaltung von Gesundheit. Folgende Empfehlungen sind im Allgemeinen zu berücksichtigen:

- 6-8 Stunden Schlaf einhalten.
- Regelmässige Schlaf- und Aufwachzeiten entsprechend der Säfteuhr einhalten.
- Letzte Mahlzeit mindestens zwei Stunden vor dem zu Bett gehen einnehmen.
- Abends auf schwerverdauliche Speisen und anregende Substanzen oder Tätigkeiten verzichten.
- Künstliches Licht von elektronischen Geräten 30-60 Minuten vor dem zu Bett gehen meiden. Gewisse Lichtfrequenzen verhindern die körpereigene Schlafhormon-Produktion, daher abends gedimmtes Licht bevorzugen.
- Der Schlafplatz soll eine angenehme und ruhige Atmosphäre haben. Zur Unterstützung der Regeneration und Entspannung können auch beruhigende Düfte eingesetzt werden.
- Tätigkeiten, die mit Anspannung verbunden sind, z. B. Arbeiten oder schwierige Gespräche, sollten in anderen Räumen stattfinden.
- Abends beruhigende Einschlafrituale einhalten.
- Bei nächtlichem Aufwachen auf Lichtquellen und das Betätigen von digitalen Geräten verzichten.

- Bei Bedarf während des Tages nur kurze Schlafzeiten von maximal 30-40 Minuten vor 15 Uhr einhalten.
- Auf eine gleichmässige, eher kühle Raumtemperatur von 18 bis 20°C achten.
- Überprüfen und eliminieren von Störfeldern z. B. WLAN-Router, Steckdosen, elektronische Geräte.

Zur Abklärung von Schlafstörungen kann der Fragebogen «Regensburger Insomnie Skala» ausgefüllt und/oder ein Schlaflabor besucht werden.

Absonderungen und Ausscheidungen – das Eliminieren

Dabei gilt es zu beachten, dass sich die Aufnahme der Speisen und die Elimination der Ausscheidungsstoffe die individualspezifische Waage innerhalb der grösseren und kleineren Lebenszyklen halten. Dazu gehört, dass einerseits auf eine moderate Aufnahme von Nahrung, Noxen und exogenen Belastungen geachtet wird und andererseits die Ausscheidungsorgane mittels naturheilkundlichen Massnahmen in ihrer Tätigkeit unterstützt und entlastet werden.

Anregung des Gemüts – die Sinnhaftigkeit und die Emotionen

Wer sich mit philosophischen, sinngebenden, spirituellen oder religiösen Fragen im Leben auseinandersetzt und seinem Leben einen tieferen Sinn geben kann, lebt nicht nur glücklicher, sondern erwiesenermassen auch länger. Die Auseinandersetzung mit der Sinnhaftigkeit, der Handhabbarkeit und der Verstehbarkeit des Lebens stärken das Kohärenzgefühl, was wiederum die Resilienz fördert und den menschlichen Organismus psychisch sowie physisch in seinem Dasein verankern und zentrieren. Die menschliche Gesundheit ist abhängig vom Physischen sowie vom Psychischen und kein Aspekt ist ohne Wirkung auf den anderen einzeln und abstrahiert zu betrachten.

In der heutigen Zeit sind folgende Einflüsse ergänzend zu beachten:

Umwelttoxine

Da externe toxische Einflüsse den Stoffwechsel stark beeinflussen und stören können, sollten sie bei Krankheiten mitberücksichtigt werden. Sie sind häufig Grundlage von stillen Entzündungen und können so zu Störungen der Gewichtsregulation, körperlichen und mentalen Leistungsschwächen sowie Therapieblockaden führen. Zu den Umwelttoxinen gehören z. B. toxische Metalle, Strahlenbelastungen, galvanische Störungen, Pestizide, Mikroplastik, etc. Als Teil der diätetischen Konzepte geht es darum, sie als mögliche Störfaktoren anzuerkennen und sie labordiagnostisch zu prüfen und zu minimieren oder eliminieren. Therapeutisch können Ausleitkuren mit Fasten, Phytotherapeutika und Mikronährstoffe in Form von Tinkturen, Tabletten oder Infusionen eingesetzt werden, was wiederum den diätetischen Aspekt der Elimination «Absonderungen und Ausscheidungen» unterstützt.

Manuelle Anwendungen

Manuelle Therapien wie verschiedene Massagen, die Lymphdrainage und Reflexzonentherapien gehören zur regelmässigen Praxis der TEN Diätetik. Sie gleichen Spannungszustände in Muskeln und Faszien aus, helfen zu entgiften und wirken durch den Einfluss auf Hormone und Neurotransmitter regulierend auf die Emotionen und unterstützen so ernährungstherapeutische Massnahmen.

Reiztherapie

In der Reiztherapie werden durch Wärme und Kälte in Form von den physikalischen Therapien unterschiedlich starke Impulse zur Regulation des Immunsystems und des Stoffwechsels eingesetzt. Sie helfen vor allem in Zuständen von Stagnationen, Blockaden und Erschöpfung. Anwendungen wie Trockenbürsten, Wechselduschen, Kneippen oder Sauna sind Möglichkeiten, welche selbständig durchgeführt werden können. Schröpfen, Baunscheidtieren oder Feueranwendungen sind mögliche Therapieformen, die durch eine geschulte Fachperson ausgeübt werden können.

Literatur/Studien Rhythmus und Diätetik

Bock, H. (1550). Teutsche Speisskammer, Wenderl Rihel

De Cabo, R., & Mattson, M. P. (2019). Effects of Intermittent Fasting on Health, Aging, and Disease. New England Journal of Medicine, 381(26), 2541–2551. doi:10.1056/nejmra1905136

Goehl, K. (2009). Regimen sanitatis salernitanum, DWV Verlag

Holzinger, B., Klösch, G. (2018). Regeln zur Schlafhygiene: Einfach, aber wirksam. In: Schlafstörungen. Psychotherapie: Praxis. Springer, Berlin, Heidelberg. https://doi.org/10.1007/978-3-662-54668-0_20

Kapferer, R. (1995). Die Werke des Hippokrates, Verlag Eick

Kneipp, S. (2023). So sollt ihr Leben, Culturea Verlag

Mead, M. N. (2008). Benefits of sunlight: a bright spot for human health. Environmental Health Perspectives, 116(4). doi:10.1289/ehp.116-a160

Nicoud, M. (2023). Governing Health: The Doctor's Authority, the Patient's Agency, and the Reading of Regimina sanitatis Literature. Early Science and Medicine, 28(1), 8-33. https://doi.org/10.1163/15733823-20230063

Oppolzer, A. (2006). Menschengerechte Gestaltung der Arbeit durch Erholzeiten. Studie im Auftrag der Hans-Böckler-Stiftung, Hamburg April 2006

Panda, S. (2019). Der Zirkadian-Code. 2. Auflage, VAK Verlag. ISBN: 978-3-86731-215-8

Proeller, C. (2019). Rhythmik und Heilkunst: Der Jahreskreis. Naturheilpraxis 06/2019, S. 58-64

Schneider, H. J., Jacobi, N., & Thyen, J. (2020). Hormone – ihr Einfluss auf mein Leben. doi:10.1007/978-3-662-58978-6

Siedentopp, U. (2015). Chronobiology of nutrition. Deutsche Zeitschrift Fur Akupunktur, 58(3), 38–41. doi:10.1016/S0415-6412(15)30046-1

Staatssekretariat für Wirtschaft SECO. (2016). Das Arbeitsgesetz: Die wichtigsten Arbeits- und Ruhezeitbestimmungen in Kürze. Eidg. Dept. Für Wirtschaft, Bildung Und Forschung WBF, 2011, 1–7.

Stolz, P., Wohlers, J., & Mende, G. (2019). Measuring delayed luminescence by FES to evaluate special quality aspects of food samples-an overview. Open Agriculture, 4(1), 410–417. doi:10.1515/opag-2019-0039

VanderWeele, T. J., Balboni, T. a., & Koh, H. K. (2017). Health and spirituality. JAMA - Journal of the American Medical Association, 318(6), 519–520. doi:10.1001/jama.2017.8136

WHO, (2018). Global Action Plan on Physical Activity 2018-2030, more active People for a healthier World.

5 KONSTITUTIONEN

Alle traditionellen Medizin- und Ernährungssysteme haben sich mit den Konstitutionen auseinandergesetzt. Man kennt sie in der ayurvedischen, der tibetischen, der chinesischen und auch der europäischen Medizin. Mit der Konstitutionslehre wird versucht, den Menschen über die Geschlechtszugehörigkeit und das Lebensalter hinaus zu typologisieren und, sofern es sich um ganzheitliche Systeme handelt, in einen Zusammenhang mit naturgesetzlichen Prinzipien zu stellen.
In Europa beinhaltet die Humoralmedizin, als ein in sich schlüssiges Diagnose- und Therapiesystem, ebenfalls Konstitutionen. Grundlage der Humoralmedizin bieten die vier Kardinalssäfte Blut, Schleim, Gelbgalle und Schwarzgalle, welche die vier Typen Sanguiniker, Phlegmatiker, Choleriker und Melancholiker ergeben:

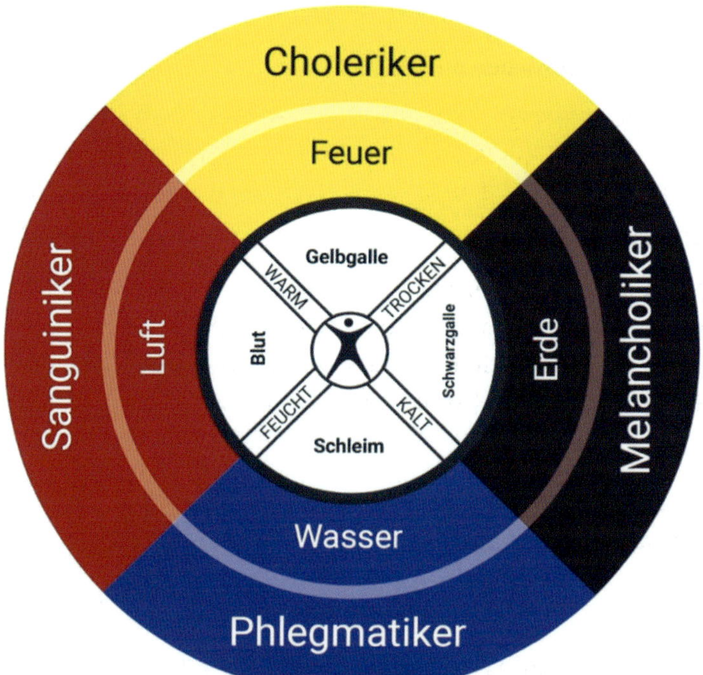

Übersicht Temperamente, Elemente, Säfte und Primärqualitäten

Element	Feuer	Luft	Wasser	Erde
Körpersaft	Gelbgalle	Blut	Schleim	Schwarzgalle
Temperament	Choleriker	Sanguiniker	Phlegmatiker	Melancholiker

In der TEN beginnt die Beschreibung von Konstitutionen mit der griechischen, humoralmedizinisch orientierten Temperamentenlehre. Erstmalig wird eine erworbene von einer anlagemässigen Säftemischung (Temperamentum = Mischung) unterschieden. Unter der anlagemässigen Säftemischung wird die angeborene, ein Leben lang die Gesundheit beeinflussende Grundmischung der vier Säfte verstanden, bei der ein oder auch zwei Säfte mehr oder weniger stark dominieren. Diese Auffassung beschäftigte sich zunächst mit der Erkundung und Beeinflussung des körperlichen Gleichgewichts, sozusagen mit dem «Körpertemperament». Mit Aristoteles (384 v.Chr. – 322 v.Chr.) dehnte sich die Lehre auf das psychische Gleichgewicht, das «Seelentemperament» aus und fand mit dem in Rom praktizierenden griechischen Arzt Galen (2. Jh. n. Chr.) seine erste Festlegung.

Merke: Das Temperament beschreibt die angeborene physische aber auch seelische Anlage des Menschen, innere und äussere Reize wahrzunehmen, zu verarbeiten und zu beantworten.

Die Konstitution eines Menschen entwickelt sich grundsätzlich aus zwei Gegebenheiten:

- Der **Vererbung**, also der Weitergabe von unveränderlichen Erbanlagen der Eltern an ihre Kinder wie Blutgruppe, Somatotyp nach Sheldon und Temperament der TEN (angeborene Säftemischung). Diese Einflussfaktoren bilden den Genotyp gemäss TEN sowie den genetischen und somit angeborenen Phänotyp gemäss universitärer Lehre.
- Der lebenslang einwirkenden **inneren und äusseren Einflussfaktoren**, die gemeinsam mit der Vererbungsanlage das morphologische und physiologische Erscheinungsbild des Menschen ausmachen. Diese Einflussfaktoren bilden den Phänotyp gemäss TEN sowie den epigenetischen und somit veränderlichen Phänotyp gemäss universitärer Lehre.

«Konstitution ist der aus den Erbanlagen hervorgegangene, aber durch Umwelteinflüsse veränderbare Zustand eines Individuums und seine Reaktionen auf äussere und innere Einflüsse.»

Dr. Bernhard Aschner (1883-1960)

Von der Antike bis und mit der beginnenden Neuzeit (ab 1500 n.Chr.) wird die Temperamentenlehre vertieft und erweitert. Ab dem 18. Jahrhundert schliesslich werden dem Zeitgeist entsprechende weitere Typologielehren des Menschen geschaffen, die nicht mehr auf der Säftelehre basieren. Dennoch bleibt die Temperamentenlehre immer mehr oder weniger stark im Hintergrund dieser Lehren spürbar. Zur Bestimmung des eigenen Temperaments kann der Fragebogen im Anhang genutzt werden (siehe Anhang «Temperamente-Fragebogen»).

5.1 Ernährung der vier Temperamente

Phlegmatiker – Wasser (kalt und feucht)

Vom Wesen her ist der Phlegmatiker auf das Nehmen eingestellt. Allgemein schätzt er Ruhe, ganz besonders während dem Zelebrieren einer ausgedehnten Mahlzeit. Nur so können seine Verdauungsdrüsen die erforderlichen Säfte in der benötigten Menge und Zusammensetzung produzieren und sezernieren. Seine Verdauungstätigkeit und sein ganzer Stoffwechsel arbeiten kältebedingt langsam und brauchen darum mehr Zeit, bis sie aktiviert sind. Er ist der klassische «Langsamverbrenner». Dadurch hat er, selbst nach üppigen Mahlzeiten, schnell wieder das Verlangen nach Essen, da sein Organismus durch mangelhafte Verwertung der Nährstoffe unausgeglichen genährt wird. Das Sättigungsgefühl tritt meist erst nach längerer Essensdauer auf. Die wenig effiziente Energiegewinnung aus der Nahrung machen ihn tendenziell träge und vermitteln ihm ein schweres Körpergefühl mit verminderter Spannkraft. Es gilt beim Phlegmatiker Wärmekräfte und Spannkraft zu fördern. Dabei gilt es zunächst aktive und passive Wärme zu differenzieren. Unter aktiver Wärme ist die Energie gemeint, die der Mensch aus sich heraus, durch Anstrengung generiert. Sie gilt innerhalb der TEN als die vollkommenere Wärmeform, die das Stoffwechselgeschehen umfassender anfeuert. Passive Wärme, wie beispielsweise durch einen Saunagang oder durch den Verzehr wärmender Speisen gewonnen, ist zwar wertvoll, jedoch weniger vollkommen als aktive Wärme. Der Phlegmatiker, der sich naturgemäss schwertut, aktive Wärme zu generieren, wird umso mehr Wärme von aussen benötigen. Jedoch gilt es unbedingt auch seine aktive Wärme zu fördern und ihn in die Aktivität zu bringen. Dem Phlegmatiker tut eine Kost gut, die seine Kochungsfunktionen gesamthaft anregen, um ihm die Nährstoffe besser verfügbar zu machen. Sein Speiseplan soll viele wärmende Küchenkräuter und Gewürze enthalten. Die Ingwergewächse Kurkuma, Galgant, Ingwer und Kardamom haben ihre ganz besondere Wichtigkeit für den Phlegmatiker. Gleichzeitig wird bei der Zubereitungsform Wert daraufgelegt, schwerverdauliche Speisen durch langanhaltendes Kochen leichter verwertbar zu machen, zum Beispiel durch langes Schmoren. Hingegen sollen leichtverdauliche Speisen so zubereitet werden, dass das Verdauungssystem des Phlegmatikers etwas herausgefordert wird. Also Pasta unbedingt «al dente» zubereitet. Alle Lebensmittel, die zu Verschleimungen tendieren wie beispielsweise Milchprodukte, Wurstwaren, Süssgetränke und industriell hergestellte Weizenprodukte, sollte der Phlegmatiker meiden oder mit Zurückhaltung einnehmen. Rohkost sollte er nur essen, wenn diese von der Qualität her warm ist wie beispielsweise Sellerie, Fenchel und Karotten. Durch entsprechende Zubereitung, ausreichende Kauleistung und Zusatz wärmender Gewürze kann er seiner Verdauung und seinem Stoffwechsel unterstützend entgegenkommen. Kühlschrank kalte Lebensmittel müssen vor dem Verzehr mindestens auf Zimmertemperatur temperiert werden. Ihm tut es gut, seinem Trinkwasser wärmende Gewürze beizumengen. Beispielsweise einem Liter Wasser ein bis zwei Scheibchen frischen Ingwer, einige getrocknete Wurzelstückchen Kalmus oder ein paar angestossenen Fenchelsamen hinzufügen und über den Tag verteilt trinken. Auch ein Zweig frische Pfefferminze oder Melisse oder ein paar wenige Safranfädchen wirken wärmeunterstützend. Der Phlegmatiker sollte möglich wenig «nacktes» Wasser trinken. Eine Nahrungsumstellung toleriert der Phlegmatiker gut, vorausgesetzt diese entspricht seinem Temperament und erfolgt nicht abrupt.

Empfehlenswert

- Gemischtkost
- generell warme Gerichte
- stärker gewürzte Nahrung
- lange Gegartes oder Gegrilltes
- tonisierende, anregende Nahrung
- Nahrung von neutral bis warm 3-4
- Nahrung von neutral bis trocken 3

Massvoll einsetzen

- eisgekühlte Nahrung
- wässrige und schleimige Nahrung
- detonisierende Nahrung
- Milchprodukte
- Nahrung von kalt 1 bis 4
- Nahrung von feucht 1 bis 4

Verstärkt sich das angeborene Temperament des Phlegmatikers übermässig, sind die im Kapitel «Vier Grundformen der Säfteentgleisungen» unter Phlegmatismus vorgeschlagenen Empfehlungen zu beachten.

Sanguiniker – Luft (warm und feucht)

Beim Sanguiniker ist die Redensart «das Auge isst mit» passend. Bei ihm sind üblicherweise alle Sinne beim Essen stark mitbeteiligt und er will stets Neues entdecken. Er ist den ausgewählten Tischfreuden sehr zugeneigt, ein Gourmet. Gleichzeitig trifft auch die Redensart «die Augen sind grösser als der Magen» auf ihn zu. Dies lässt ihn oft mehr schöpfen als er zu essen vermag. Es bereitet ihm wenig Mühe seinen geschöpften Teller, halbvoll stehen zu lassen, um wenig später sich wieder neuen Köstlichkeiten zuzuwenden. Meist verfügt er über einen warmen Magen und somit eine gute Verdauungsleistung. Er kennt zwar die Beschwerden eines überforderten Verdauungssystems, doch bleiben diese in der Regel nie lange bestehen und sind auch schnell wieder vergessen. Er neigt dazu, zumindest im jüngeren Erwachsenenalter, beim Essen nicht mengenmässig zu übertreiben, sondern zu viele unterschiedliche Nahrungs- und Genussmittel während einer Mahlzeit einzunehmen und so seinen Magen zu überreizen. Sein Stoffwechsel, vorausgesetzt dieser wird nicht zu stark vom Nervensystem eingenommen (z. B. nervöses Verdauungssystem), setzt die Nährstoffe leicht und schnell zu Blut um, was dem Sanguiniker eine hohe Regenerations- und Restaurationsfähigkeit gibt. Ernährt er sich allerdings in hohem Masse von tierischem Protein und trinkt viele kalorienreiche Getränke warmer Qualität (z. B. Rotwein), neigt er schneller als die anderen Temperamente zu Blutfülle (Plethora) und Blutandrang (Kongestion). Diese Situation rückt aber meist erst ab der Lebensmitte verstärkt in den Vordergrund. In jüngeren Jahren findet sich auch der Typus von Sanguiniker, der die Essenszeit als eine Zeitverschwendung empfindet, die ihn nur von seinem energieaufwendigen Lebensstil ablenkt. Er neigt dann zu Fastfood, das er zu jeder Tages- und Nachtzeit bekommt und seinem unsteten Lebensstil entspricht. Plötzlich auftretender Leistungsabfall im Wechsel mit erhöhtem Antrieb kennt er dabei sehr gut und sind Ausdruck eines schwankenden Zuckerhaushalts. Beim Sanguiniker gilt es grundsätzlich die Nahrungsaufnahme im Tagesrhythmus zu halten und Zwischenmahlzeiten zu meiden. Er soll Mass halten mit stark anregenden, blutbildenden, blutverdickenden und erhitzenden Speisen. Ebenfalls sind Speisen mit hohem Glykämischen Index vorsichtig einzusetzen, da sein Blutzuckerspiegel zu stärkeren Schwankungen tendiert. Eine pflanzenreiche Kost soll er bevorzugen, die im Vergleich zur fleischreichen Küche kühler und weniger blutbildend sowie blutverdickend ist. Dabei entspricht ihm im hohen Masse Blattgemüse. Allerdings darf Wurzelgemüse auch nicht fehlen. Dieses stärkt die Bodenhaftung und den Realitätssinn, die bei ihm öfters zu kurz kommen. Bei den Gewürzen sind die frischen einheimischen Küchenkräuter den exotischen und wesentlich reizenderen Gewürzen vorzuziehen. Auch die stark reizenden einheimischen Gewürze wie Meerrettich, Knoblauch, Zwiebel und Senf sollte er eher sparsam verwenden. Bei der Zubereitungsform gelten die gleichen Grundsätze. Scharf Angebratenes und Speisen, die langer und hoher Hitze ausgesetzt sind und vielleicht zusätzlich noch in Blut, Wein oder anderen alkoholhaltigen Flüssigkeiten gebeizt wurden, sollte er eher meiden. Täglich kleine Mengen leichtverdauliche Rohkost kühlt eine mögliche Überhitzung und kommt ihm, besonders in der warmen Jahreshälfte, sehr zugute. Er ist derjenige, der mittags auch einmal allein mit einem farbenfrohen Salat auskommt. Die Nachspeise soll der Sanguiniker möglichst klein halten. Eine kleine und überschaubare Portion nicht allzu süssen Obstes ist ausreichend. Stimulierende Genussmittel wie Kaffee, Schwarz- oder Grüntee, zu denen sich der Sanguiniker ganz besonders hingezogen fühlt, tun ihm nicht gut, da sie sein ohnehin reizbares Nervensystem zu stark anregen. Der Sanguiniker ist das Temperament, das am besten eine Nahrungsumstellung toleriert, doch fällt es ihm prinzipiell schwer, frisch gefasste Vorsätze über längere Zeit kontinuierlich einzuhalten.

Empfehlenswert

- Gemischtkost bevorzugen
- eher sanfte Zubereitungsformen wie Dünsten, Dämpfen und schonendes Braten
- Wurzelgemüse
- komplexe Kohlenhydrat
- Nahrung von kühl 1-2 bis warm 2
- Nahrung von trocken 2 bis feucht 2

Massvoll einsetzen

- stark reizende Nahrung
- Wein und andere Alkoholika
- Tierische Fette
- Fleisch
- geröstete, gegrillte und gebratene Nahrung
- einfache Kohlenhydrate
- Nahrung von warm 2-3 bis warm 4
- Nahrung von feucht 2-3 bis 4

Verstärkt sich das angeborene Temperament des Sanguinikers übermässig, sind die im Kapitel «Die vier Grundformen der Säfteentgleisung» unter Sanguinismus vorgeschlagenen Empfehlungen zu beachten.

Choleriker – Feuer (warm und trocken)

Die Verdauungstätigkeit sowie der Stoffwechsel des Cholerikers sind kräftig ausgeprägt, seine Kochungskraft überdurchschnittlich. Sein starkes, inneres Feuer zu unterhalten ist energieaufwändig, daher ist sein Stoffwechsel auf schnelle Energiegewinnung eingestellt und er ist ein typischer «Schnellverbrenner».

Oft fällt er durch den Verzehr grosser Mengen auf, die er häufig in kurzer Zeit verschlingt. Dabei bevorzugt er deftige, fleisch- und kohlenhydratreiche Speisen, die er vorzugsweise stark gewürzt und mit einem alkoholischen Getränk begleitet einnimmt. Seine anlagemässig robuste Verdauungsleistung wird dadurch stark angeregt und läuft Gefahr zu überhitzen, so dass der ausgleichende Feuchtigkeitsanteil droht Schaden zu nehmen. Übersäuerung, Entzündung und Gewebsdefekte der Schleimhäute im Verdauungssystem sind typische Auswirkungen davon. Bei ihm ist der Sympathikus, Teil des vegetativen Nervensystems, stark dominant wirksam.

Der heutige Lifestyle, sich tagsüber wenig Zeit zum Essen zu nehmen und abends dafür eine schwerverdauliche Hauptmahlzeit zu geniessen, ist bei ihm besonders problematisch. Anlagemässig neigt er zu Stauungszuständen im Leber-Galle-System, die auch mal zu Spannungen im Oberbauch führen. Ebenfalls begleiten ihn Reizzustände, die sich sowohl körperlich wie auch psychisch manifestieren können. Nicht selten steigern sich diese Zustände in eine generell hohe Spannung und es kostet den Choleriker grosse Mühe, wieder in seine Normalspannung zurückzukommen. Für den Choleriker ist es wichtig, dass er vor den Mahlzeiten zur Ruhe kommt und diese während dem Essen beibehält. Leichte Zwischenmahlzeiten dürfen eingebaut werden und sollten vor allem aus Obst und Gemüse zusammengesetzt sein, die erfrischenden Charakter haben. Stark anregende, reizende und erhitzende Speisen soll er allgemein meiden. Genauso Lebensmittel von stark trockener Qualität wie beispielsweise Trockenfleisch oder lang gereifter Käse. Sein Menüplan sollte eher wenig Fleisch enthalten, das heisst nicht mehr als dreimal pro Woche. Hierbei gilt vor allem das rote Fleisch sowie das sehr wärmende Wildfleisch nur massvoll einzusetzen. Als tierische Proteinquelle sind Süsswasserfische oder fermentierte Milchprodukte besonders geeignet.

Beim Choleriker gilt es, ähnlich dem Melancholiker, die innere Feuchtigkeit zu erhalten. So sind Zubereitungsformen, die den Wasseranteil der Speisen erhalten oder erhöhen speziell geeignet. Gedämpfte Speisen und Suppen tun ihm gut. Pflanzliche Kost ist insgesamt angebracht, speziell sollen wasserreiches Obst und Gemüse häufig auf seinem Speiseplan stehen. Besonders wenn die Umgebungstemperatur hoch ist, sollen kühlende und befeuchtende Speisen wie Wassermelonen, Birnen, Tomatensalat, kalte Gurkensuppe und säuerliche Getränke für schnelle und anhaltende Kühlung sorgen. Pflanzennahrung ist für ihn vor allem in der heissen Jahreszeit sehr wichtig.

Empfehlenswert

- Gemischtkost mit Betonung auf pflanzlichen Lebensmitteln
- Nahrung mit hohem Wasseranteil
- gedünstete und gedämpfte Nahrung
- Nahrung mit entspannender und erfrischender Wirkung
- leicht gallenflussfördernde und Stuhlgang erweichende Nahrung
- Nahrung von warm 1-2 bis kalt 3
- Nahrung von neutral bis feucht 3
- ausreichend Wasser, langsam und eingespeichelt trinken

Massvoll einsetzen

- Reizstoffe, besonders Alkohol
- Trockenobst und Geräuchertes
- scharf gebratene, gegrillte, geröstete und sautierte Nahrung
- rotes Fleisch
- verstopfende Nahrung
- zusammenziehende Nahrung
- warme Nahrung ab der Wirkintensität 2-3
- trockene Nahrung ab der Wirkintensität 2

Verstärkt sich das angeborene Temperament des Cholerikers übermässig, sind die im Kapitel «Die vier Grundformen der Säfteentgleisung» unter Cholerismus vorgeschlagenen Empfehlungen zu beachten.

Melancholiker – Erde (kalt und trocken)

Die Verdauungskraft und der Stoffwechsel des Melancholikers laufen auf Sparflamme, weshalb sein Appetit und sein Durstgefühl tendenziell schwach ausgebildet sind. Er nimmt pro Mahlzeit meist kleine Mengen ein. Allgemein ist er dem Essen weniger zugewandt als die anderen Konstitutionstypen. Bei ihm stellt sich beim Essen schnell ein Völlegefühl ein. Sein Verdauungssystem neigt zu Dysfunktionen wie beispielsweise Reflux und Dyspepsie. Durch den latenten Flüssigkeitsmangel kommt es zu Stockungen nicht nur im Verdauungssystem, sondern in allen Fliess- und Ausscheidungssystemen des Organismus, dem er dringend vorbeugen sollte. Die Wärmekräfte seines Verdauungssystems und des gesamten Stoffwechselsystems gilt es, unter Berücksichtigung seines Feuchtigkeitsprinzips, anzuregen, um übermässiger Trockenheit entgegenzuwirken. Er profitiert allgemein von mehreren kleinen Mahlzeiten über den Tag verteilt, üppige Mahlzeiten sind für ihn belastend. Damit wird seiner schwachen Verdauungsleistung Rechnung getragen und die Nährstoffe können langsam und gründlich assimiliert werden. Lang gelagerte Speisen wie beispielsweise gereifter Käse oder auch schwere, lange Jahre im Holzfass gereifte Weine oder Spirituosen sind für ihn wenig empfehlenswert. Ebenfalls soll er alle zusammenziehenden, schwer verdaulichen, sekretions- und ausscheidungsmindernden Speisen meiden. Wärmende und befeuchtende Mahlzeiten, die ihm bekommen, findet er bevorzugt in leicht verdaulichen, möglichst frischen Lebensmitteln und sanften Zubereitungsformen. Die ihm wohltuende Frische findet er in jungem, sich im Wachstum befindlichen pflanzlichen und tierischen Lebensmitteln wie bei Keimlingen, Knospen, Eiern und Jungfleisch. Das wärmende Prinzip wird in Form von Blütenorganen der Pflanze, in Früchten und Samen bevorzugt eingenommen. Eine warme und feuchte Basisnahrung mit aromatischen, leicht scharfen und leicht bitteren Gewürzen ist für den Melancholiker ideal. Frisches, süsses Obst, das leicht gedünstet wird, tut ihm sehr gut. Aber auch kleine, knackige Salate, die sein Essen begleiten sind empfehlenswert. Immer wieder soll er besonders schwer Verdauliches längere Zeit in Wasser kochen und schmoren. Damit unterstützt er die Wärme und Feuchtigkeit, die er benötigt. Er sollte zusätzlich zu stillem Wasser auch dünne Kräutertees aus Blütendrogen oder dünnes Zitronenwasser trinken. Hinzugeben kann der Melancholiker ein frisches Pfefferminz- oder Melissenblatt oder auch ein Safranfädchen, damit ein Hauch Wärme mitgetrunken wird. Stark verdünnter Obstsaft von Birne, Apfel oder Passionsfrucht ist auch angebracht. Der Melancholiker verträgt abrupte Nahrungsumstellungen meist schlecht, somit sollte eine Ernährungsumstellung bei ihm von allen vier Temperamenten am vorsichtigsten angegangen werden.

Empfehlenswert

- Gemischtkost
- frische Lebensmittel
- Nahrung mit entspannender Wirkung
- verdauungsfördernde und eröffnende* Nahrung
- gedünstete, gedämpfte, lang gekochte Nahrung
- Nahrung von neutral bis warm 2-3
- Nahrung von neutral bis feucht 2-3
- Wasser temperiert, langsam und eingespeichelt trinken

Massvoll einsetzen

- Reizstoffe, besonders Salziges
- Trockenobst, Geräuchertes
- blähende, zu Verstopfung neigende Lebensmittel
- zusammenziehende Nahrung
- schwer verdauliche Nahrung
- lang konservierte und gelagerte Nahrung
- kalte Nahrung von der Wirkintensität 1–2 bis 4
- trockene Nahrung von der Wirkintensität 1–2 bis 4

*Darmpassage beschleunigend

Verstärkt sich das angeborene Temperament des Melancholikers übermässig, sind die im Kapitel «Die vier Grundformen der Säfteentgleisung unter Melancholismus» vorgeschlagenen Empfehlungen zu beachten.

5.2 Ernährung der vier Bluttypen

Die «Blutgruppendiät» wurde von Dr. James D'Adamo und seinem Sohn Dr. Peter D'Adamo entwickelt und 1996 erstmals veröffentlicht. Ihre These beruhte zunächst auf langjährigen Beobachtungen ihrer PatientInnen. Sie erkannten einen Zusammenhang zwischen den verschiedenen Blutgruppen, der von ihnen verzehrten Kost und ihrem Gesundheitszustand. In der Zwischenzeit gibt es einige Studien, welche unter anderem den Zusammenhang zwischen der Blutgruppe und dem Mikrobiom aufzeigen konnten. Die Ernährung gemäss Blutgruppe ist nicht als «Diät» im üblichen Sinne zu verstehen. Der englische Begriff «diet» steht für eine bestimmte Ernährungsform, welche längerfristig verfolgt werden sollte aber keine strengen Verbote mit sich bringt. Die Blutgruppe ist ein konstitutioneller bzw. genetischer Marker, welcher nicht nur bezüglich Bluttransfusionen

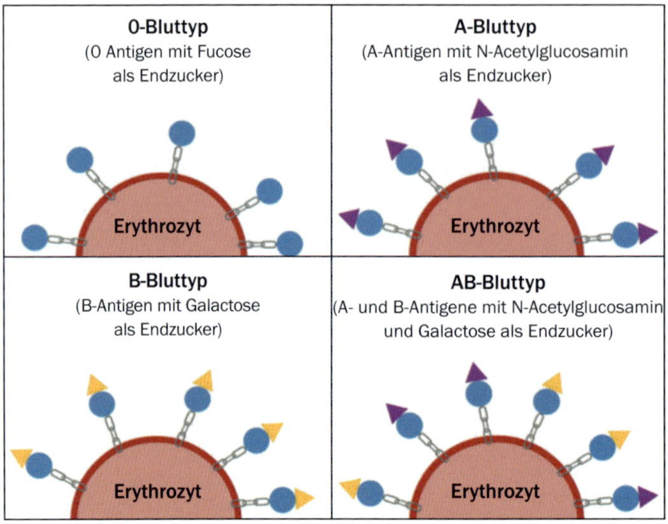

Quelle: The Tech Integrative. https://www.thetech.org/ask-a-geneticist/secretor-status-and-blood-type (30.04.22)

Die Bluttypen basieren auf unterschiedlichen Antigenen, welche auf der Oberfläche roter Blutkörperchen (Erythrozyten) gebunden sind.

relevant ist, sondern auch einiges über die Eigenschaften des Verdauungssystems, das Immunsystem sowie der Stressantwort eines Menschen verraten kann. Im Laufe der Evolution haben sich die verschiedenen Blutgruppen als ständige Anpassung an die Umwelt (Ernährungsangebot, geographische Lage, Krankheitserreger etc.) durch Mutationen (A und B) und Vermischung (A und B zu AB) entwickelt. Peter D'Adamo hat sich inzwischen intensiv mit dem Forschungsfeld der Genetik und Epigenetik beschäftigt und eine Software (SWAMI-GenoTyping) entwickelt, welche es erlaubt, neben der Blutgruppe auch weitere relevante genetische und epigenetische/phänotypische Informationen einfliessen zu lassen, um die Ernährung gemäss «Nutrigenetik» auf jedes Individuum zu personalisieren.

Merke: Der Begriff «Blutgruppe» oder «Bluttyp» ist gemäss heutigen Erkenntnissen nicht ganz korrekt, denn Blutgruppen-Antigene sind auf nahezu allen Organen- und Schleimhäuten zu finden (siehe Abschnitt «Sekretor-Status»). Vielmehr handelt es sich um einen angeborenen immunologischen Faktor, welcher sowohl in Bezug auf die Auswahl der Nahrung als auch die Zusammensetzung des intestinalen Mikrobioms und die Art der Stress- und Immunreaktion eine zentrale Rolle spielt.

Antigen-Antikörper-System

Antigene sind Markierungen oder Fühler aus Protein-Zuckerverbindungen, welche nicht nur unseren roten Blutkörperchen eigen sind, sondern auch auf Oberflächen aller möglichen Organzellen sowie Schleimhäute zu finden sind (sog. «Glykokalix»). Jede Substanz kann ein Antigen sein, also auch diejenigen auf Bakterien, Viren und Lebensmitteln. Entscheidend ist, ob sie mit unseren körpereignen Antikörpern interagieren, also eine immunologische Reaktion auslösen oder nicht. So können unzählige Substanzen in der Nahrung bei jeder Mahlzeit eine Immunantwort hervorrufen. Es spielt also nicht nur eine Rolle, was man isst, sondern auch, wer etwas isst und natürlich wie es zubereitet wird. Dringt ein fremdes Antigen ein, produziert das Immunsystem spezifische Antikörper. Blutgruppen-Antikörper erreichen bei einem Säugling bereits im Alter von ca. vier Monaten beinahe die Konzentration von Erwachsenen, da der Säugling mit Lebensmitteln oder Mikroorgansimen, die das Antigen anderer ABO-Blutgruppen in sich tragen, konfrontiert wird. Aufgrund der sternförmigen Anordnung der Blutgruppen-Antikörper führt die Antigen-Antikörper-Reaktion zu einer Verklumpung, einer sogenannten «Hämagglutination». Beim Kontakt mit verklumpenden Antigenen aus der Nahrung kommt es jedoch nicht, wie bei einer falschen Bluttransfusion, zum Tode, sondern lediglich zu einer eingeschränkten Fliesskraft des Blutes. Der regelmässige Kontakt mit immunologisch «unpassenden» Nahrungslektinen und Bakterien beeinträchtig nicht nur die Verdauung und Darmschleimhaut (1. Kochung), sondern in der Folge auch die Leber (2. Kochung) und nachfolgend den Nähr- und Sauerstofftransport. Dies hat langfristige Auswirkungen auf die Regenerationskraft einzelner Zellen und die Vitalität des gesamten Stoffwechsels (3. Kochung). Als Faustregel gilt das Einhalten der Blutgruppen-kompatiblen Lebensmittelempfehlungen zu 70-80 %. Damit können die anderen 20-30 % z. B. Ausnahmen am Wochenende, vom Körper ausgeglichen werden, sodass das Immunsystem längerfristig trainiert aber nicht überfordert wird.

Sekretor-Status

Die Gen-Kodierung für die Blutgruppe und die des sogenannten «Sekretor-Status» liegen auf verschiedenen Chromosomen. Durch das Sekretor-Gen (FUT2) entscheidet sich, ob AB0-Antigene in den verschiedenen Körperflüssigkeiten bzw. Sekreten vorhanden sind oder nicht. Eine Person kann somit entweder ein «Sekretor» oder ein «Non-Sekretor» sein, unabhängig von der AB0-Blutgruppe. Sekretoren haben die Fähigkeit ihre Blutgruppenantigene gebunden («sticky antigen») auf den roten Blutkörperchen sowie ungebunden («free antigen») in jeglichen Sekreten wie Tränen-, Schweiss-, Samen-, Vaginalflüssigkeit aber auch den Schleimsekreten des Darms und der Lungen zu präsentieren (siehe Abbildung). Non-Sekretoren hingegen präsentieren ihre Blutgruppen-Antigene nur gebunden auf der Oberfläche der roten Blutkörperchen.
Der Sekretor-Status bestimmt, ob die AB0-Kohlenhydratstruktur in den Körperflüssigkeiten vorhanden ist und damit die Schleimhäute immunologisch robuster macht.

Quelle: The Tech Integrative. https://www.thetech.org/ask-a-geneticist/secretor-status-and-blood-type (30.04.22)

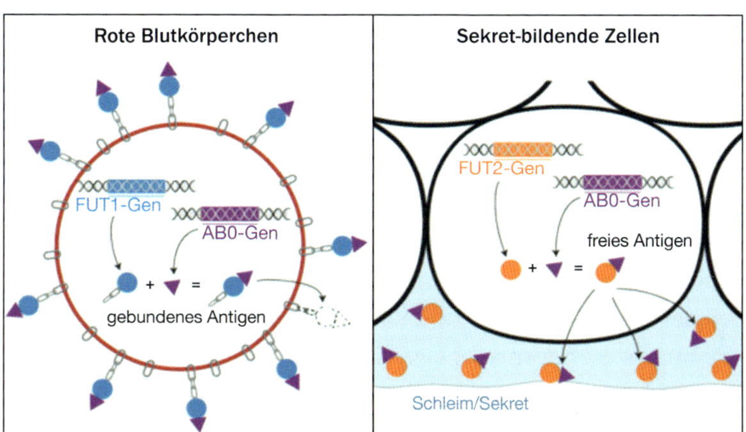

Bei roten Blutkörperchen (Erythrozyten) arbeiten das ABO-Gen und das FUT1-Gen zusammen, um gebundene Antigene zu produzieren. Bei Sekret-bildenden Zellen arbeitet das ABO-Gen mit dem FUT2-Gen zusammen, sodass freie bzw. ungebundene ABO-Antigene in Schleimhäuten und Sekreten zu finden sind.

So weisen «Sekretoren» ein geringeres Risiko für Autoimmunerkrankungen sowie bakterielle Infekte wie etwa Blasenentzündungen oder Asthma auf. 80 % der westlichen Bevölkerung gehört zu den allgemein immunologisch besser geschützten «Sekretoren» und ca. 20 % zu den «Non-Sekretoren».
Der Sekretorstatus lässt sich über eine Blutentnahme mit der Bestimmung der Lewis-Antigene feststellen. Wobei «Lewis a-b+» auf Sekretor und «Lewis a+b-» auf Non-Sekretor hinweist.

Folgende Vor- und Nachteile betreffen Non-Sekretoren

Non-Sekretoren...

- sind besser gegen den Norovirus geschützt.
- sind besser gegen Helicobacter-Pylori Infektionen geschützt, da sich das Bakterium weniger gut an die Schleimhaut heften kann. Menschen mit Blutgruppe 0 Sekretor sind eher von Helicobacter-Infektionen betroffen.
- haben ein kleineres Risiko für Vitamin B12 Mangel, womöglich aufgrund der höheren Magensäure im Vergleich zu Sekretoren (dadurch vermehrte Aktivierung des Intrinsic Factors und entsprechend höhere Absorptionsrate).
- weisen allgemein weniger Bifidobakterien im Darm auf, dadurch starke Assoziation zu chronisch entzündlichen Darmerkrankungen (CED) wie Morbus Crohn oder Colitis ulcerosa sowie Zöliakie.
- weisen allgemein mehr Magensäure auf, daher kommen Dyspepsien sowie Duodenalulcer (v. a. 0 Non-Sekretor) häufiger vor.
- sind häufiger von Entzündungen und Autoimmunkrankheiten betroffen z. B. Sjögren, Psoriasis-Arthritis, Spondyloarthritis, Diabetes Typ 1, Multiple Sklerose, Morbus Basedow (Graves disease).
- sind anfälliger für Karies, womöglich aufgrund der veränderten Bakterien-Diversität im Mund und Speichel.
- sezernieren weniger aktive intestinale Alkalische Phosphatase (IAP), was nicht nur mit Dysbiose und CED, sondern auch mit dem Metabolischen Syndrom in Zusammenhang steht.
- sind häufiger von Candidosen (speziell Blutgruppe 0) und wiederkehrenden Harnwegsinfekten sowie Asthma (in der Kindheit) betroffen.

Die vier Bluttypen

Im Folgenden werden die vier Bluttypen gemäss Dr. Peter D'Adamo zusammenfassend beschrieben. Dem Autorenteam ist bewusst, dass eine Einteilung in lediglich vier Gruppen bzw. ein genetisches Merkmal der Individualität des einzelnen Menschen nicht gerecht wird. Dennoch spielt diese angeborene immunologische Eigenschaft aufgrund der hohen Präsenz in diversen Geweben aber auch wegen der genübergreifenden Interaktionen eine wichtige Rolle bezüglich der individuellen Konstitution.

Der 0-Typ «Der Jäger und Sammler»

Prävalenz ca. 40 % der SchweizerInnen

Die Blutgruppe 0 gilt evolutionsbiologisch als älteste Blutgruppe (O steht für engl. old). Menschen mit Blutgruppe 0 besitzen kurze Zucker-Antennen (Antigene) auf ihren Zelloberflächen, weshalb sie als 0 bezeichnet werden. Diese Bluttypen können jeder anderen Blutgruppe Blut spenden, jedoch nur von anderen 0-Typen Blut empfangen. Ihr besonders reaktives Immunsystem lässt sich aus dem Vorhandensein von sowohl gegen Blutgruppe A als auch gegen Blutgruppe B gerichteten Antikörpern ableiten. Sobald ein Lebensmittelbestandteil oder Bakterium Ähnlichkeit mit dem A- oder B-Antigen aufweist, wird eine immunologische Abwehrreaktion in Gang gesetzt. Was sie zudem auszeichnet, ist ihre starke 1. Kochung mit hoher Magensäure und hohem Gehalt an IAP, der intestinalen alkalischen Phosphatase. Diese Verdauungsfaktoren verbessern nicht nur die Fähigkeit des Typs 0, das Cholesterin tierischer Produkte effizienter zu verstoffwechseln, sondern auch seine Fähigkeit, das Verdauungssystem zu optimieren und zu heilen sowie Kalzium besser zu assimilieren. Man könnte sagen, ihr Verdauungssystem ist auf die Ernährung vor Beginn der Landwirtschaft ausgerichtet. Das Erbe des 0-Typs führt bei Menschen mit dieser Blutgruppe zu einer sofortigen «Kampf- oder Fluchtreaktion». Diese Reaktion auf Stress, die bei den frühen 0-Typen so wichtig war, ist in der heutigen Zeit meist weniger vorteilhaft, da die darauffolgende Bewegung (Kampf oder Flucht) als Stressausgleich oft fehlt.

Weitere Eigenschaften des 0-Typen

- Allgemein robustes Verdauungssystem, der gut verdaut, aber auch lange Zeit benötigt. Wichtig: langsam essen, gut kauen und Pausen zwischen den Mahlzeiten einhalten sowie regelmässig intermittierend fasten. Nicht zum Essen trinken und kein Sport direkt nach der Mahlzeit.
- Reagiert eher überempfindlich auf Umstellungen in Ernährung und Umwelt. Es ist daher wichtig Ernährung und Lebensstil schrittweise zu ändern, anstatt alles auf einmal in Angriff zu nehmen. Idealerweise wenig verschiedene Lebensmittel zu einer Mahlzeit (reagieren gut auf Trennkost).
- Hohe Impulsivität und sollte daher klare Pläne für Ziele und Aufgaben entwickeln z. B. jährlich, monatlich, wöchentlich, täglich, um einer zu hohen Impulsivität entgegenzuwirken.
- Relativ starkes und hochaktives Immunsystem, daher neigt er bei Überforderung eher zu Entzündungen und Allergien bis hin zu Autoimmunerkrankungen.
- Im Stress reagiert der 0-Typ vermehrt über die Katecholamin-Achse: Noradrenalin und Adrenalin. Ausgleich von Stress und Ängsten idealerweise durch körperliche Aktivität und Bewegung zeitnah am Stressereignis. Empfehlung: 3-4x pro Woche mind. 30-50 min Joggen, Radfahren, Inline-Skaten, Tanzen, Spielsportarten oder Krafttraining.

- Wirkt allgemein stressresistent, erholt sich bei starken Erschöpfungszuständen jedoch eher langsam.
- Übermässiger Konsum von anregenden Lebensmitteln wie Alkohol, Zucker und Koffein, meiden, v. a. in Stresssituationen, um den ohnehin hohen Dopamin-, Adrenalin- und Noradrenalinspiegel nicht zu überreizen.
- Gewichtszunahmen v. a. durch übermässigen Konsum von Getreide bzw. Kohlenhydraten z. B. Mais, Weizen, Linsen aber auch Bier und Milchprodukte. Die Schilddrüsenfunktion sollte mit genügen natürlichen Jodquellen wie Algen aufrechterhalten und angeregt werden.

Persönlichkeitsmerkmale: «Ich-Durchsetzungskraft», «Freigeist» und «Visionär»

Gilt als stark, visionär, mit Führungsqualitäten, selbstsicher, pragmatisch, strategisch denkend, geduldig, logisch und ausdauernd. Ein Freigeist, dem seine eigenen Erfahrungen und Meinungen wichtig sind. Gleichzeitig neigt der 0-Typ zu destruktivem Verhalten, wenn er übermüdet, niedergeschlagen oder gelangweilt ist. Dies kann Spielsucht, Sensationslust, Risikobereitschaft, Missbrauch von Suchmitteln und Impulsivität miteinschliessen.

Credo für die 0-Typ Ernährung:

Fleisch- und FischesserIn kombiniert mit viel frischem, grünem Blattgemüse aber auch Wurzelgemüse und Obst als beste Kohlenhydratquellen. Zentral ist die Versorgung mit reichlich Nüssen, Samen, Kernen und hochwertigen Pflanzenölen. Ernährungsformen wie High-Protein, Paleo oder Ketogen sind passend. Getreide, Kuhmilchprodukte und die meisten Hülsenfrüchte sollten in kleinen Mengen und gezielt eher Schaf- und Ziegenmilchprodukte verzehrt werden. Je stärker die Belastung durch Beruf und Sport umso höher der Proteinbedarf.

Basierend auf der Arbeit von Dr. Peter J. DAdamo, «The Blood Type Diet» bzw. «4 Blutgruppen 4 Strategien für ein gesundes Leben» 4. Auflage 2020.

Der A-Typ «Der Landwirt»

Prävalenz ca. 45 % der SchweizerInnen

Der Beginn der Sesshaftigkeit und Landwirtschaft vor ca. 25 000 bis 15 000 Jahren gilt als Geburtsstunde des A-Typen (A steht für «agrarisch»). Damals liessen sich Menschen in der Region des fruchtbaren Halbmonds nieder und kultivierten die ersten Gräser hin zum Getreide. Diese veränderten Umweltbedingungen führten zu einer Mutation im Blutgruppen-Gen. Zum Endzucker der Blutgruppe 0 (Fukose) wurde N-Acetyl-Glucosamin als weitere Zuckerform angefügt. Diese veränderte Oberflächen-Immunität, welche sich in loser Form auch in allen Schleimhäuten repräsentiert, sorgte nicht nur für eine veränderte Anfälligkeit auf virale- und bakterielle Infekte, auch die Reaktion auf Nahrungsproteine (Lektine) veränderte sich. Dies wahrscheinlich als epigenetische Anpassung auf die neu verfügbaren Lebensmittel wie Getreide und Hülsenfrüchte. Diese Mutation hatte auf die Eigenschaften des Verdauungssystems weitreichende Folgen. So produzieren Menschen mit Blutgruppe A weniger Magensäure und intestinale alkalische Phosphatase (IAP), sodass sie bei übermässigem Konsum von rotem Fleisch und gesättigten Fettsäuren eher zu Verdauungsbeschwerden, Gewichtzunahme und überhöhten Cholesterinwerten neigen. Enzymhaltige Lebensmittel wie Ananas oder Zitronen- sowie Ingwerwasser können die schwächere 1. Kochung des A-Typen stärken. Schleimbildende Lebensmittel wie Milchprodukte und Weizen hingegen schwächen ihren Stoffwechsel und können längerfristig zu Phlegmatismus führen.

Weitere Eigenschaften des A-Typen

- Tendenziell empfindliches Verdauungssystem, daher nicht zu viel Rohkost, sondern eher wärmende und gekochte Nahrung (schwache 1. Kochung frühzeitig erkennen und ausgleichen z. B. durch langes Kauen und Essen in entspannter Atmosphäre).
- Fester Schlaf- und Ernährungsrhythmus entlasten das Stresssystem des A-Typen. Er sollte spätestens um 23:00 Uhr zu Bett gehen und mindestens acht Stunden schlafen. Wenn der Wecker zwischen sechs und acht Uhr klingelt (Cortisol-Peak des Tages), sollte sofort aufgestanden werden. Wenn er lange im Bett liegen bleibt, fällt der Start in den Tag schwer und er kommt aufgrund der wieder absinkenden Cortisol-Werte nicht richtig in die Gänge.
- Im Stress reagiert der A-Typ eher mit Cortisol. Bei langanhaltende Stressphasen fällt es dem A-Typen besonders schwer, wieder in eine entspannte Stoffwechsellage zu kommen. Daher sollte er im Alltag auf regelmässige Pausen achten, speziell wenn er viel und intensiv Sport treibt. Zu viel Sport kann ihn auf Dauer ebenfalls in der Stressachse halten, wohingegen 0-Typen durch intensiven Sport Stress gut abbauen und ihre mentale Leistungsfähigkeit stärken.
- Im Umgang mit Stress dienen dem A-Typen gemeinschaftliche Aktivitäten wie Singen, Tanzen, Yoga, Tai-Chi oder Atmen (Beruhigungstechniken), dies idealerweise an der frischen Luft und in der Natur.
- Allgemein eher tolerantes Immunsystem, neigen tendenziell weniger zu Entzündungen.
- Reagieren empfindlich auf Störfelder, Lärm und extreme Wetterbedingungen und -umschwünge.

Persönlichkeitsmerkmale: «Ich-Du-Beziehung», «Wir-Gefühl» und «Team-Player»

Findet Halt in der Familie, sieht viel Sinn in der Partnerschaft und leidet daher sehr unter Familien-/Partnerschaft-Konflikten. Zu Grossfamilie, Erde, Heimat und Tradition hat er einen starken Bezug. «Er erntet, was er sät», blüht auf im Lebensrhythmus und dem schöpferischen Selbstausdruck und trägt gerne Verantwortung. Er braucht den kommunikativen Austausch, das Gespräch und die zwischenmenschlichen

Begegnungen auf dem Weg zur Heilung. Beschreibt sich als sensibel und empfänglich für die Bedürfnisse anderer, kann gut zuhören, ist detailorientiert, analytisch, kreativ und erfinderisch.

Credo für die A-Typ Ernährung:

Gute «FlexitarierInnen» (mit Fisch, Geflügel) bis hin zur vegetarischen oder veganen Ernährung. Eher Low-Fat-Ernährung mit Nüssen und Samen wie Erdnüsse, Kürbiskerne und Mandeln. Verwertet pflanzliche Proteinquellen wie Hülsenfrüchte allgemein am besten. Milchprodukte nur in fermentierter und fettarmer Form, dabei Schaf- und Ziegenmilchprodukt bevorzugen. Die Alkaloide von Nachtschattengewächsen (Tomate, Aubergine, Paprika, Kartoffel etc.) wirken bei A-Typen besonders entzündungsfördernd und sollten daher durch andere Gemüse ersetzt werden. Der Tag sollte mit viel Protein gestartet und wenig Protein beendet werden. Stark anregende Substanzen wie Zucker, Alkohol, Nikotin und Koffein einschränken, um den Cortisolspiegel in Balance zu halten.

Basierend auf der Arbeit von Dr. Peter J. DAdamo, «The Blood Type Diet» bzw. «4 Blutgruppen 4 Strategien für ein gesundes Leben» 4. Auflage 2020.

Der B-Typ «Der Nomade»

Prävalenz ca. 8 % der SchweizerInnen

Das Vorkommen der Blutgruppe B stieg in der Zeit zwischen 10 000 bis 15 000 vor Christus vor allem im Gebiet des Himalaya-Hochlands, heute Indien und Pakistan an. Es ist davon auszugehen, dass die erneute Mutation des 0-Gens vor allem eine Anpassung an die neuen klimatischen Bedingungen und Höhenlagen war. Bis heute ist der B-Typ in den eurasischen Ebenen bis hinunter zum indischen Subkontinent, von Japan, der Mongolei und China bis zum Uralgebirge sehr häufig und zum Westen hin immer weniger vertreten. Es waren nomadische und später auch sesshaftere Völkergruppen, welche sich über Jahrtausende an den Verzehr von Fleisch, dabei vorwiegend Lammfleisch, und diversen Milchprodukten anpassten. Dort wo bei A-Typen das Zuckermolekül «N-Acetyl-Glucosamin» sitzt, hat sich durch eine andere Mutation beim B-Typen eine «Galactose» als Endzucker der Blutgruppen-Antigene gebildet. Obwohl auch bei Menschen mit Blutgruppe B Lactose-Intoleranz vorkommt, weisst die Galactose als Teil des Milchzuckers (Lactose) auf die grundsätzlich gute Verträglichkeit von Milchprodukten hin. Interessant ist auch das jüdische Gruppen unabhängig ihrer Nationalität einen überdurchschnittlich hohen Anteil an Blutgruppe B-Typen aufweisen. In Bezug auf die Ernährung steht das «B» für «Balance» zwischen der Blutgruppe 0 und A, obwohl sie, was die Beschaffenheit des Verdauungssystems angeht, dem 0-Typen näherkommt. Man könnte sagen, dass der B-Typ im Laufe der Evolution als eine verfeinerte Ausprägung des 0-Typen entstanden ist, mit einer höheren Toleranz vor allem gegenüber Milchprodukten.

Weitere Eigenschaften des B-Typen

- Tolerantes und eher starkes Verdauungssystem, ähnlich der Blutgruppe 0 mit relativ guter Anpassungsfähigkeit.
- B-Typen sollten Sportarten ausüben, welche geistige und körperliche Aktivitäten vereinen und andere Menschen einbeziehen z. B. Tennis, Klettern, Kampfsport, Radfahren, Wandern.
- In Stresssituationen steht der B-Typ dem A-Typ nahe (vermehrten Ausschüttung von Cortisol). Er neigt bei übermässigem Stress zu Lethargie und Schlafstörungen, leidet tagsüber an kognitiven Dysfunktionen und mangelnder Motivation und er wird phlegmatisch.
- Umgang mit Stress am besten mit Kreativität, Visualisierung und Meditation. Für B-Typen ist die Balance zwischen körperlicher und geistiger Aktivität sowie Ruhe besonders wichtig. Studien zeigen auf, dass Menschen mit Blutgruppe B den Neutransmitter NO (Stickstoffmonoxid) schneller abbauen als andere Blutgruppen, sodass sie die Fähigkeit besitzen, sich relativ schnell von Stress zu erholen.
- Neigt bei übermässigem Konsum insbesondere von Mais, Weizen, Buchweizen, Linsen, Hühnerfleisch, Tomaten, Erdnüsse und Sesam zu Entzündungen und Metabolischem Syndrom. Typische Symptome sind dann Müdigkeit, Flüssigkeitseinlagerungen und Hypoglykämie (starken Abfall des Blutzuckerspiegels nach einer Mahlzeit).
- Mit zunehmendem Alter neigen B-Typen zu Gedächtnisverlust und nachlassender geistiger Schärfe. B-Typen sollten ihren Geist trainieren, indem sie Aufgaben lösen welche Konzentration und ihre geistigen Fähigkeiten fordern, das kann das Erlernen einer neuen Sprache oder eines neuen Instrumentes sein.

Persönlichkeitsmerkmale: «Globetrotter», «Entdecker/Pionier» und «Netzwerker».

Vereinigung von Gegensätzen, verschiedene Sprachen, Wohnorte – können (fast) überall leben, passen sich schnell an aber lassen sich zu nichts zwingen. Einseitige Belastung erschöpft sie rasch. Sie gelten als besonders einfühlsam, mystisch, idealistisch, kreativ, intuitiv, global orientiert, menschenbezogen und gut in der Vorstellungskraft.

Credo für die B-Typ-Ernährung:

Eher High-Protein-Ernährung mit reichlich Gemüse jedoch wenig Hülsenfrüchte und Nüsse. Beste Proteinquellen sind Eier, gewisse Fleischarten wie Lamm, Wild, Kaninchen, Ziege und Trute, Milchprodukte sowie Paranüsse, Walnüsse und Mandeln. Eine vegetarische Ernährung ist durchaus möglich. Eine vegane Ernährung ist hingegen aufgrund der vielen schwerverdaulichen und teils entzündungsfördernden pflanzlichen Proteinquellen besonders für den B-Typen ungünstig.

Basierend auf der Arbeit von Dr. Peter J. DAdamo, «The Blood Type Diet» bzw. «4 Blutgruppen 4 Strategien für ein gesundes Leben» 4. Auflage 2020.

Der AB-Typ «Der Rätselhafte»

Prävalenz ca. 4 % der SchweizerInnen

Die Blutgruppen A und B Information wird dominant vererbt, 0 hingegen rezessiv. Die beiden sogenannten A- und B-Allele verhalten sich somit kodominant. Anders als bei den Blutgruppen A und B, welche aufgrund neuer Umweltbedingungen (Klima, Höhenlage, Ernährung und Krankheitserreger) aus dem Urtyp 0 mutierten, entstand der AB-Typ durch Verschmelzung von Kaukasiern (A) und Mongolen (B). Da diese beiden Bluttypen sich lange Zeit an unterschiedlichen Teilen der Erde aufhielten und sie erst vor ca. 1000 bis 2000 Jahren in Kontakt kamen, steht AB für «modern» und «Kollaboration» bzw. Globalisierung. Die seltene AB-Blutgruppe gilt damit als jüngste aller Blutgruppen. Ihre Stärke ist die Toleranz, da sie sowohl A- als auch B-Antigene aufweisen, jedoch keine Blutgruppen-Antikörper, sodass sie von allen anderen Typen Blut empfangen jedoch nur AB-Typen Blut spenden können. Daher teilen sie sowohl die Vorteile als auch die Herausforderungen der Blutgruppen A und B. Typ AB hat eine einzigartige chamäleonartige Eigenschaft. Je nachdem kann sich diese Blutgruppe die Eigenschaften jeder der anderen Blutgruppen aneignen. Typ AB ist manchmal A-ähnlich, manchmal B-ähnlich und manchmal eine Verschmelzung von beiden. Typ AB hat die geringe Magensäure des Typs A, aber auch die Anpassung an gewisse Fleischarten des Typs B. «Vielleicht ist Blutgruppe AB das perfekte Abbild des heutigen Lebens: komplex und unstet», so Dr. D'Adamo.

Weitere Eigenschaften des AB-Typen

- Empfindliches Verdauungssystem, daher ist eine leicht verdauliche, abwechslungsreiche Ernährung wichtig. Tierisches Protein nur wenig aber in hoher Qualität. AB-Typen verdauen und verstoffwechseln Lebensmittel besser, wenn sie Stärke und Protein nicht in der gleichen Mahlzeit essen.
- Die Energie aus Lebensmitteln ist tendenziell wichtiger als deren materieller Aspekte. Sehr individuell bezüglich Glaubenssätzen, Lebensumständen und Weltanschauungen.
- Dr. D'Adamo empfiehlt AB-Typen eine Kombination aus beruhigender und intensiverer körperlicher Betätigung, um ein optimales Gleichgewicht zu erhalten. Z. B. drei Tage aerobe Übungen wie Laufen oder Radfahren und zwei Tage beruhigende Übungen wie Yoga oder Tai-Chi.
- Sehr sensibles Nervensystem, reagiert auf feinste Schwingungen und Störfelder. AB-Typen sollten Situationen mit stark kompetitivem Wettbewerbscharakter meiden.
- Sehr tolerantes Immunsystem v. a. auch gegenüber exogenen Mikroorganismen, dadurch geringe Anfälligkeit für Allergien und Autoimmunerkrankungen. Stärkung des Immunsystems durch Schutz der Kontaktflächen zur Aussenwelt (Darmschleimhaut).
- Chamäleonartige Reaktion auf Veränderungen der Umwelt- und Ernährungsbedingungen, daher sehr adaptiv.

- Reagiert in Stresssituationen eher wie der 0-Typ (Adrenalin, Noradrenalin). Bei übermässigem und langandauerndem Stress neigen AB-Typen zu starker Introversion oder übersteigerte, emotionale Reaktionen. Der Umgang mit Stress ist idealerweise durch seelisch-geistige sowie körperliche Betätigung wie Yoga, Atemübungen, Mediation, Tai-Chi oder Qi Gong zu bewältigen. Den Arbeitstag mit körperlicher Betätigung zu beenden, wirkt besonders ausgleichend und energetisierend.

Persönlichkeitsmerkmale: «Das Chamäleon», «Der Sensible» und «Der Rätselhafte»

Gilt als emotional, leidenschaftlich, freundlich, vertrauensvoll, einfühlsam, vermittelnd, sensibel und anpassungsfähig. Während AB-Typen sich zu anderen Menschen hingezogen fühlen, freundlich und vertrauensvoll sind, gibt es eine Seite an ihnen, die sich von der grösseren Gemeinschaft entfremdet fühlt. Im besten Fall sind sie intuitiv und spirituell und haben die Fähigkeit über die starren Grenzen der Gesellschaft hinauszuschauen. Sie sind leidenschaftlich in ihren Überzeugungen, aber sie wollen auch von anderen gemocht werden, was zu Konflikten führen kann. Engagement für die Gemeinschaft, in der Nachbarschaft oder bei Gruppenaktivitäten kann für AB-Typen sehr wohltuend wirken.

Credo für die AB-Typ Ernährung:

Omnivore, (fast) Allesesser und eine vielseitige Ernährung, da er die meisten Lebensmittel verträgt. Rotes Fleisch wird jedoch schlecht verdaut und eher als Fett gespeichert. Tofu, Fisch, Meeresfrüchte, grünes Gemüse und fermentierte Milchprodukte hingegen fördern die Leistungsfähigkeit des AB-Stoffwechsels. Bestimme Hülsenfrüchte und Getreide wie Kidneybohnen, Weizen, Mais und Buchweizen hemmen die Wirksamkeit von Insulin, verursachen Hypoglykämie und verlangsamen ihren Stoffwechsel. Im Allgemeinen sollten geräucherte oder gepökelte Fleischsorten bei einem niedrigen Magensäurespiegel (wie auch bei Blutgruppe A) vermieden werden, um das Magenkrebsrisiko zu minimieren.

Basierend auf der Arbeit von Dr. Peter J. DAdamo, «The Blood Type Diet» bzw. «4 Blutgruppen 4 Strategien für ein gesundes Leben» 4. Auflage 2020.

Lebensmittel-Liste Blutgruppen

Die Lebensmittel-Liste wurde aus dem Originalwerk «4 Blutgruppen 4 Strategien für ein gesundes Leben» (4. Auflage 2020) und der Applikation «Blood Type Diet®» von Dr. Peter D'Adamo zusammengeführt und in eine Übersicht gebracht, sodass Familien mit unterschiedlichen Blutgruppen auf einen Blick sehen, welche Lebensmittel für alle bekömmlich sind. Die Lebensmittel-Kategorisierung berücksichtigt die Blutgruppe mit der Untergruppe Sekretor (80 % der Bevölkerung). Für Menschen mit «Non-Sekretor-Status» gelten leicht angepasste Lebensmittelempfehlungen. Diese können mit Hilfe der App *«Blood Type Diet» D'Adamo Personalized Nutrition®* abgerufen werden. Dafür einfach den «Non-Sekretor-Button» aktivieren. Die Liste ist ein Zusammenschnitt der Autoren und garantiert keine Vollständigkeit.
Ausführliche Lebensmittellisten zu den Blutgruppen sind im Anhang zu finden.

Literatur/Studien Konstitutionen

Ann L Coker. (2017). Blood Type Biochemistry and Human Disease. HHS Public Access. Physiology & Behavior, 176(5), 139–148.doi:10.1016/j.physbeh.2017.03.040

Anstee, D. J. (2010). The relationship between blood groups and disease. Blood, 115(23), 4635–4643. doi:10.1182/blood-2010-01-261859

Aschner, B. (1928). Die Krise der Medizin. Konstitutionstherapie als Ausweg, Hippokrates Verlag

Aschner, B. (1933). Lehrbuch der Konstitutionstherapie, Hippokrates Verlag

Bhalla, V. (2017). Revisiting D'Adamo's Blood Type Diet: The Critical Role of Secreted Antigens in Digesteve Health - An Evolutionary Perspective JMSCR Vol || 05 || Issue || 02 || Pages 17811-17820 || Febr, 05(02), 17811–17820.

Broy, J. (2016). Die Konstitution, Mediengruppe Oberfranken

D'Adamo, P., and Whitney C. (2016). 4 Blutgruppen Das Lexikon für ein gesundes Leben. Piper-Verlag GmbH, München/Berlin, 3. Auflage

D'Adamo, P., and Whitney C. (2020). „The Blood Type Diet" bzw. «4 Blutgruppen 4 Strategien für ein gesundes Leben». Piper-Verlag GmbH, München/Berlin, 4. Auflage (www.dadamo.com)

Dahash S. L., et al. (2018). Presence of ABO Antigens of Blood Types in Saliva of Women with Urinary Tract Infection. Indian Journal of Public Health Research & Development, November 2018, Vol. 9, No. 11. P. 468-474. doi: 10.5958/0976-5506.2018.01500.0

Edgren, G., et al. (2010). Risk of gastric cancer and peptic ulcers in relation to ABO blood type: A cohort study. American Journal of Epidemiology, 172(11), 1280–1285.

Forni, D., et al. (2014). ABO histo-blood group might modulate predisposition to Crohn's disease and affect disease behavior. Journal of Crohn's and Colitis, 8(6), 489–494. doi:10.1016/j.crohns.2013.10.014

Garvelmann, F. (2018). Konstitutionsmedizin, BACOPA Verlag

Giampaoli, O., et al. (2020). Can the FUT2 Non-secretor Phenotype Associated With Gut Microbiota Increase the Children Susceptibility for Type 1 Diabetes? A Mini Review. Frontiers in Nutrition, 7(December), 1–9. doi:10.3389/fnut.2020.606171

Goel, R., et al. (2021). ABO blood group and COVID-19: a review on behalf of the ISBT COVID-19 Working Group. Vox Sanguinis, 116(8), 849–861. doi:10.1111/vox.13076

Hazra, A., et al. (2008). Common variants of FUT2 are associated with plasma vitamin B 12 levels NIH Public Access Author Manuscript. Nat Genet, 40(10), 1160–1162.

Hufeland, C.W. (1984). Makrobiotik, insel Verlag

Jaff, M. S. (2011). Relation between ABO blood groups and Helicobacter pylori infection in symptomatic patients. Clinical and Experimental Gastroenterology, 4(1), 221–226. doi:10.2147/CEG.S23019

Lemery, L. (1705). Traité des aliments, chez Pierre Witte

Lipps, P. (1998). Temperamente und Pädagogik, Verlag Freies Geistesleben

Nachbar, M. S., & Oppenheim, J. D. (1980). Lectins in the United States diet: A survey of lectins in commonly consumed foods and a review of the literature. American Journal of Clinical Nutrition, 33(11), 2338–2345. doi:10.1093/ajcn/33.11.2338

Matsushita, M., et al. (1998). Changes in intestinal alkaline phosphatase isoforms in healthy subjects bearing the blood group secretor and nonsecretor. Clinica Chimica Acta, Volume 277, Issue 1, 14. Sep. 1998, Pages 13-24.

McGovern, D. P. B., et al. (2010). Fucosyltransferase 2 (FUT2) non-secretor status is associated with Crohn's disease. Human Molecular Genetics, 19(17), 3468–3476. doi:10.1093/hmg/ddq248

Pusztai, A., et al. (1993). Antinutritive effects of wheat-germ agglutinin and other N-acetylglucosamine-specific lectins. The British Journal of Nutrition, 70(1993), 313–321. doi:10.1079/BJN19930124

Ronchetti, F., et al. (2001). ABO/Secretor genetic complex and susceptibility to asthma in childhood. European Respiratory Journal, 17(6), 1236–1238. doi:10.1183/09031936.01.99109101

Rühlemann, M.C., Hermes, B.M., Bang, C. et al. (2021). Genome-wide association study in 8,956 German individuals identifies influence of ABO histo-blood groups on gut microbiome. Nat Genet 53, 147–155. https://doi.org/10.1038/s41588-020-00747-1

Salih, K. M., Abdullah, A. H., & Sheaheed, N. M. (2022). Assessment of Some Platelet Activating Markers and Secretory Status with Clinical Manifestations in Multiple Sclerosis Iraqi Patients, 33(3).

Shinebaum, R. (1989). ABO blood group and secretor status in the spondyloarthropathies. FEMS Microbiology Letters, 47(6-7), 389–395. doi:10.1016/0378-1097(89)90263-2

Smyth, D. J., et al. (2011). FUT2 nonsecretor status links type 1 diabetes susceptibility and resistance to infection. Diabetes, 60(11), 3081–3084. doi:10.2337/db11-0638

Stowell, S. R., et al. (2010). Innate immune lectins kill bacteria expressing blood group antigen. Nat. Med., 16(3), 295–301. doi:10.1038/nm.2103.Innate

Thorven, M., et al. (2005). A Homozygous Nonsense Mutation (428G->A) in the Human Secretor (FUT2) Gene Provides Resistance to Symptomatic Norovirus (GGII) Infections. Journal of Virology, 79(24), 15351–15355.

Toft, A. D. et al. (1990). Secretor Status and Infection in Patients with Graves' Disease, Autoimmunity, 7:4, 279-289, DOI: 10.3109/08916939009087587

Vandomois, J. (1571). Des Natures et Complexions des Hommes, par Francois le Preux

Vanopdenbusch, Y. (2020). Les Tempéraments, Edition Amyris

Venkata Raman, B., et al. (2012). Effect of plant lectins on human blood group antigens with special focus on plant foods and juices. International Journal of Research in Ayurveda and Pharmacy, 3(2), 255–263.

Wilson, a F., et al. (1988). Linkage of a gene regulating dopamine-beta-hydroxylase activity and the ABO blood group locus. Am J Hum Genet, 42(1), 160–166. Retrieved from http://www.ncbi.nlm.nih.gov/entrez/query.fcgi?cmd=Retrieve&db=PubMed&dopt=Citation&list_uids=3422127

6 ERNÄHRUNGSPSYCHOLOGIE – BEDARF UND BEDÜRFNIS

Viele Menschen moderner Zivilisationsländer wissen sich grundsätzlich kompetent in der Beurteilung gesundheitsfördernder Lebensmittel und versorgen sich intuitiv ganzjährig aus einer grossen Palette unterschiedlicher Lebensmittel. In dieser, manchmal auch als Überangebot erlebten Situation, erhalten Lebensmittel eine zusätzliche Dimension. Die primären lebens- und gesundheitserhaltenden Funktionen treten zunehmend in den Hintergrund, da andere Bedürfnisse über das Essen befriedigt werden wollen. Der Mensch aus der Wohlstandsgesellschaft isst heute zunehmend bedürfnis- und weit weniger bedarfsausgerichtet. Je grösser die Kluft zwischen dem tatsächlichen, körperlichen Bedarf und dem subjektiven Bedürfnis ist, desto mehr besteht die Gefahr, dass die Ernährungsgewohnheiten zu Stoffwechselentgleisungen und Krankheiten führen.
Die TEN unterscheidet grundsätzlich zwei Formen des Appetits, den animalischen und den natürlichen Appetit. Der animalische Appetit, der vom Nervensystem initiiert wird, sich vorwiegend als Gelüste bemerkbar macht und somit dem subjektiven Bedürfnis entspricht. Der natürliche Appetit, der von einem leeren Magen und von hungrigen Körperzellen initiiert wird und somit den tatsächlichen Bedarf des Organismus widerspiegelt und im wörtlichen Sinne dem entspricht, was die Wissenschaft als Hunger bezeichnet. Übernimmt der animalische Appetit das Zepter, verliert der Mensch meist das natürliche Hungergefühl und damit die Instinktsicherheit, die ihn zu dem Lebensmittel greifen lässt, das er tatsächlich benötigt. Daraus resultieren häufig Überfüllung des Magens und nachfolgende Schwächung der 1. Kochung mit gleichzeitiger Unterversorgung essenzieller Nährstoffe. Die Sanguisbildung und die 3. Kochung laufen nunmehr unvollständig ab, es entstehen mangelhaft gekochte Säfte als Rohheiten *(materia peccans)*, die sich zu gelb- und/oder schwarzgalligen Schärfen weiterentwickeln können.

Merke: Unter bedarfsorientierter Ernährung wird eine ernährungsphysiologisch ausgewogene Versorgung der individuellen Konstitution mit den lebensnotwendigen Nährstoffen, inklusive der energetischen Anteile gesehen, die innere und äussere Einflussfaktoren berücksichtigt.

Merke: Unter bedürfnisorientierter Ernährung wird die Aufnahme von Nahrung verstanden, die nicht aus einer ernährungsphysiologischen Notwendigkeit des Organismus entspringt, sondern andere Aspekte des Menschseins unterstützen wie etwa emotionale und seelische Bedürfnisse.

In der Diätetik ist es wichtig zu erkennen, ob der Appetit mehr bedürfnis- oder bedarfsausgerichtet ist. Beide Aspekte gehören zum gesunden Essverhalten und sollen berücksichtigt werden. Entgleisen diese Aspekte in die eine oder andere Richtung, ist es das Ziel der diätetischen Beratung, diese wieder in ein Gleichgewicht zu bringen.

Die Entwicklung der Primär- und Sekundärbedürfnisse

Die Verhaltenswissenschaft geht davon aus, dass die ursprüngliche Motivation (Primärbedürfnis) zur Nahrungsaufnahme beim Neugeborenen durch die intensiven Körpergefühle des Hungers und der Sättigung reguliert werden. So gilt die grundsätzliche Kompetenz zur günstigen bedarfsgerechten Steuerung der Nahrungsaufnahme als angeboren, nicht aber die Ausdifferenzierung in Form von Sekundärbedürfnissen (Appetit), die spätestens nach dem Abstillen einsetzten. Damit beginnt ein soziokultureller Lernprozess, der im Grunde dem Erlernen der Muttersprache sehr ähnlich ist und häufig ein lebenslanger Prozess ist. Das Bedürfnis, sich zu ernähren ist also tief verankert. Wie der Mensch die Nahrungssuche und -aufnahme löst und umsetzt, muss er mit Hilfe seiner Umgebung aber erst erlernen. Bereits in der ersten frühen Mutter-Kind-Interaktion werden grundlegende Erfahrungen mit der Nahrungsaufnahme gemacht und gefestigt. Im sozialen Austausch mit dem Umfeld entwickelt sich ein in Gewohnheiten übergehendes, hochspezialisiertes Ernährungsverhalten, das im Erwachsenenalter ganz selbstverständlich als das «normale Essverhalten» erlebt wird. Ob dies jedoch dem Bedarf des Körpers entspricht, ist nicht immer gegeben. Ohne das eigene Essverhalten zu reflektieren, kommen viele Menschen nicht dazu zu erkennen, dass ihr Ernährungsverhalten unter Umständen Grundlage für eine Säfteentgleisung und entsprechende Krankheitsbilder sein kann.

Säfteentgleisungen senden «dyskratische» Bedürfnisse

Je nachdem ob unsere Säftemischung salutogenetisch oder pathologisch ausgerichtet ist, entstehen Bedürfnisse, welche den jeweiligen Zustand aufrechterhalten. Immer mehr wissenschaftliche Daten zeigen, dass Ernährungsbedürfnisse auch krankmachend sein können, wenn der Organismus und sein Mikrobiom bereits das «kranke» Programm in sich trägt. Das heisst, Bedürfnisse nach Nahrungs- und Genussmitteln können so ausgerichtet sein, dass sie uns krank machen oder in einer Krankheit verharren lassen. Der Körper befindet sich in der Situation der Dyskrasie, der nicht abgeschlossenen Krisis, die möglicherweise immer wieder von vorne beginnt. Das ist häufig die Grundlage für eine Kakochymie mit Chronifizierung und zusätzlich auftretenden, meist aggressiveren Beschwerdebildern wie Autoimmunerkrankungen. Durch Reflektieren und einer bewussten Entscheidung zur Verbesserung der Situation, bei welcher Mass gehalten wird zwischen Bedarf und Bedürfnis, kann die entgleiste Situation verändert werden. Bereits durch das achtsame Berücksichtigen von Sättigung, Hunger und Gelüsten, werden die Kochungen und damit das Darmmikrobiom gestärkt. Dies ist die Grundlage für die optimale Säftebildung und das Vollenden der Krisis.

Die von Fachleuten aber auch Laien oft gemachte Aussage, dass jeder Mensch über das Gespür verfügt, das ihm bekömmliche Essen zu erkennen, kann nicht in jedem Fall bestätigt werden. Sehr oft ist es wichtig, zuerst den dyskratischen Säftezustand in die Eukrasie zu führen, um wieder gesunde Körpersignale zu erhalten.

Grundlage dafür ist die Regulierung der Kochungen im diätetischen Gesamtkonzept unter Berücksichtigung der individuellen Konstitution. Dies benötigt oft die Unterstützung einer aussenstehenden Fachperson, um eine Harmonisierung von Bedürfnis und Bedarf zu erlangen. Auf diesem Weg braucht es Geduld und Motivation da viele bedürfnisorientierte Ernährungsmuster über Jahre «trainiert» und somit umgelernt werden müssen. Auch sollte dabei ein besonderes Augenmerk auf die Thematik der Spirituskräfte gelegt werden (siehe Kapitel «Atem-Spiritūs-Nahrung»).

Wenn Essen zur Sucht wird

Viel häufiger als allgemein bekannt ist, zeigen viele Menschen in ihrem Essverhalten Ansätze von Suchtstörungen insbesondere in Zusammenhang mit Zucker- und Alkoholkonsum (siehe Kapitel «Genussmittel»). Die kompensatorisch eingesetzten Lebensmittel, die oft aus einem Mangel heraus gewählt werden, dienen der Befriedigung eines Bedürfnisses, dass eigentlich eine andere Bewältigungsstrategie bedürfte. Das menschliche Gehirn besitzt spezielle Belohnungszentren, die über unterschiedliche Neurotransmitter wie Dopamin oder Endorphin Bedürfnisse generieren, mit dem Ziel, wohltuende oder lustvolle Empfindungen auszulösen. Die belohnende Aktivität des Gehirns (Spiritus animalis) reagiert auf unterschiedliche Reize, die schon sehr früh, wahrscheinlich schon vorgeburtlich und danach durch Ernährungserziehung geprägt werden.

Folgende Faktoren können dazu beitragen, dass es zu einer Dysregualtion des bedarfsorientierten Appetits hin zu einer Sucht kommt:

- chronischer psychischer Stress
- gestörte Regeneration durch Schlafmangel oder schlechte Schlafqualität
- übermässiger Konsum hirnstimulierender Substanzen wie Kaffee, Alkohol, Zucker, Nikotin, Capsaicin aus Chilli, Casomorphin aus Milchprodukten oder Gliadorphin aus Weizen
- fehlende Mahlzeitenpausen
- sämtliche Faktoren, welche zu einer Darm-Dysbiose beitragen
- diverse Medikamente
- Neuroendokrine Dysbalance wie unter anderem Serotonin und/oder GABA-Mangel (siehe Kapitel «Neuro-Endokrinum»)

Entgleist der Mensch aus seinem diätetischen Gleichgewicht, greift er zunächst unbewusst zu Ersatzhandlungen und Substanzen, die kurzfristig beruhigen, nach längerer Anwendung jedoch zur Gewöhnung und Sucht führen können. Die Erkenntnis der dyskrasiefördernden Gewöhnung ist Vorrausetzung für die angestrebte Veränderung. Ziel der Umgewöhnung des Belohnungszentrums vom dyskratischen zum eukratischen Bedürfnis hin, ist die Einhaltung konstitutionell angepasster Ernährung und Diätetik.

Ebenfalls eine Gefahr für ungünstiges Essverhalten bergen heute die unterschiedlich, beinahe dogmatisch anmutenden Ernährungsempfehlungen, die nicht den individuellen Gegebenheiten gerecht werden, sondern aus einem Ideal heraus entstehen. Solche Ideale können in Form eines genormten Körperbildes, ökologischen Verhaltens, Ethik oder Spiritualität und so manch weiteren Idealen auftreten und den Menschen vom natürlichen bedarfsorientierten Ernährungsverhalten abhalten. Auch krankhaft korrektes Essverhalten (Orthorexie), welches vermeindlich rein bedarfsorientiert ist, kann zur Sucht werden. Dies gilt es zu vermeiden, indem eine gesunde Mischung an bedürfnis- und bedarfsorientierter Ernährungsentscheidungen gefällt werden und indem erkannt wird, in welchen Situationen vermehrt ein ungesundes, rein bedürfnisorientiertes Verhalten auftritt.

Wenn Bedürfnis und Bedarf sich entsprechen

Eine bedarfsausgerichtete Ernährung in der TEN orientiert sich an den Temperamenten- und Konstitutionslehren. Allerdings soll eine Ernährung nicht ausschliesslich bedarfs- sondern auch bedürfnisausgerichtet sein. Das heisst, dass Sekundärbedürfnisse auch beachtet werden und in der täglichen Ernährung Raum finden dürfen. Einer diätetisch sinnvollen und gesundheitsverträglichen Ernährung entspricht die Achtung auf 70-80 % bedarfsorientierter und 20-30 % bedürfnisorientierter Nahrungsaufnahme. Im Folgenden werden einige Empfehlungen gegeben, wie die persönliche Bedarfserkundung geübt werden kann.

Anleitungen zur eigenen Bedarfserkundung

Vorgeschlagene Aufzählungen können als Wahrnehmungsschulung zur Erkundung des natürlichen Appetits dienen. Voraussetzung ist ein leerer Magen, nach spätestens 5-6 Stunden erfolgter Hauptmahlzeit. Die Liste dient zur Auswahl, es müssen nicht alle Kriterien berücksichtigt werden. Zudem können weitere Kriterien dazu kommen oder einige im Moment nicht relevant sein.

Vor der Mahlzeit:

- Bin ich innerlich angespannt, atme ich oberflächlich?
- Soll es eher anregend oder beruhigend sein?
- Soll die Mahlzeit eher warm oder kalt sein?
- Soll es eher nährend/deftig oder trocken/leicht sein?
- Welche Geschmäcke wirken ansprechend?
- Welche Zubereitung und Konsistenz werden bevorzugt?
- Welche Farben sollen vorhanden sein?
- Bedarf es eher tierischer oder pflanzlicher Nahrung?
- Wo, mit wem und in welcher Atmosphäre soll die Nahrung aufgenommen werden?

Während der Mahlzeit

- bewusstes Riechen und Schmecken
- Speichel- und Verdauungssäfte wahrnehmen
- langsam essen und gut kauen
- Konsistenzen wahrnehmen
- Aufkommende Bedarfssättigung wahrnehmen und bewusst entscheiden, ob die Mahlzeit beendet oder fortgeführt wird.
- Bei Fortführung der Mahlzeit beobachten, welches Bedürfnis befriedigt wird.
- Welches Gefühl hinterlässt die Bedürfnissättigung auf körperlicher und emotionaler Ebene?

Nach der Mahlzeit

- 1-1½ Stunden nach dem Essen beobachten, welche körperlichen und emotionalen Reaktionen sich zeigen.
- Hat mir die Mahlzeit Energie gegeben oder geraubt?
- Hat eine Geschmacksrichtung oder Konsistenz gefehlt?
- Wie lange dauert es, bis sich wieder ein bedürfnis- oder ein bedarfsorientiertes Appetitgefühl bemerkbar macht?

Eine längere Mahlzeitenpause oder das Minimieren der Abendmahlzeit kann helfen, das eine vom anderen zu unterscheiden.

Literatur Ernährungspsychologie Bedarf und Bedürfnis

Diedrichsen, I. (1990). Ernährungspsychologie. Springer Link, ebook 2013

Pudel, V., Westernhöfer J. (Jahr). Ernährungspsychologie eine Einführung. 3. Auflage (ebook)

Klotter, J. C. (2020). Einführung in die Ernährungspsychologie. 4. Auflage, utb-Verlag

7 MAKRONÄHRSTOFFE

Im folgenden Kapitel werden anlehnend an die naturwissenschaftliche Lehre die Makro- und Mikronärhstoffe beschrieben. Es werden auch hier die Sicht der TEN sowie weiterc holistischer Betrachtungsweisen einfliessen. Alle Makronährstoffe (Kohlenhydrate, Fette und Protein) wirken gemäss TEN grundsätzlich wärmend und befeuchtend, fördern die nährenden Säfte und schlussendlich die Gewebsbildung. Sie sind deshalb die Basis für den menschlichen Stoffwechsel.

7.1 Kohlenhydrate

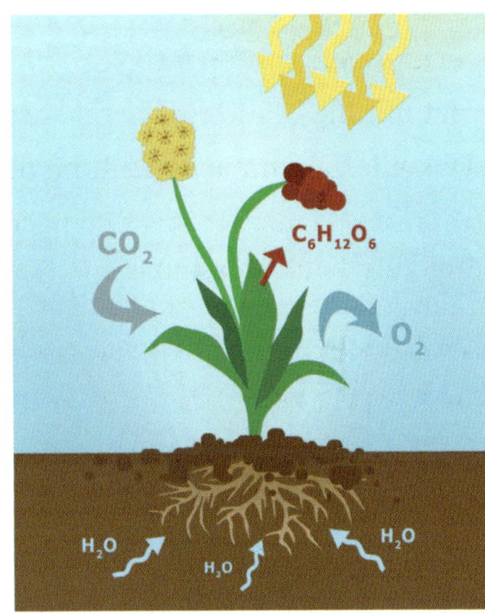

Photosynthese:
H_2O = Wasser,
$C_6H_{12}O_6$ = Traubenzucker,
CO_2 = Kohlendioxid,
O_2= Sauerstoff

Kohlenhydrate, auch Saccharide genannt (lat. Saccharum: Zucker), sind die am häufigsten vorkommenden organischen Moleküle. 80 % der Biomasse der Erde besteht aus Kohlenhydrat-Strukturen, wobei ein Grossteil davon sogenannte Nicht-Stärke-Polysaccharide z. B. Cellulose sind, welche vom Menschen nicht direkt als Nahrung verwertet werden können. Kohlenhydrate werden grundsätzlich nur in Pflanzen durch Photosynthese mit Hilfe von Sonnenlicht und Chlorophyll (Blattgrün) aufgebaut. Die Photosynthese (Assimilation von Kohlendioxid) ist der wichtigste uns bekannte Prozess, bei dem aus energiearmen, anorganischen Verbindungen Kohlendioxid aus der Luft (CO_2) und Wasser aus der Erde (H_2O) ein energiereicher, organischer Nährstoff «Glucose» ($C_6H_{12}0_6$) sowie Sauerstoff (O_2) entsteht. Die entstandene Glucose wird auch Traubenzucker genannt und kann weiter in komplexere Kohlenhydratstrukturen (Stärke) umgewandelt werden. Der entstandene Zucker bildet ausserdem das Ausgangssubstrat für die Synthese von Fetten und Proteinen.

$$6\ CO_2 + 6\ H_2O \xrightarrow[\text{BLATTGRÜN}]{\text{SONNENLICHT}} 6\ O_2 + C_6H_{12}0_6$$

Saccharide bestehen somit aus Kohlenstoff (C), Wasserstoff (H) und Sauerstoff (O) und sind mengenmässig die wichtigsten Nährstoffe für den menschlichen Organismus und erfüllen verschiedenste Funktionen.

Funktionen von Kohlenhydraten im Körper:

- Brennstoff bzw. Energiequelle (ca. 4 kcal pro Gramm)
- Energiespeicher (Glycogen in Leber- und Muskelzellen)
- Substrat zur Synthese von Nukleinsäuren der Erbsubstanz (Desoxyribose: DNS, Ribose: RNS)
- Substrat zur Synthese von Glyco-Proteinen und Glyco-Lipiden auf der Zellmembran für die Zell-Kommunikation (Glycokalix, Antigenstrukturen etc.)
- Substrat zur Synthese von Bindegewebssubstanz (Glykoprotein, Proteoglykane etc.)
- Präbiotische Wirkung von unverdaubaren Kohlehydraten z. B. resistente Stärke und wasserlöslichen Nahrungsfasern inklusive Schleimstoffe

Auch die Lebensmittelindustrie nutzt Kohlenhydrat-Verbindungen z. B. als Süssungsmittel, Füllstoffe, Stabilisatoren, Emulgatoren, Kristallisation-Regulierer, Bindemittel etc. Aus Glucose können weitere Zuckermoleküle entstehen, welche sich wiederum zu unterschiedlichen Kohlenhydrat-Strukturen verbinden. Im Folgenden werden verschiedene Kohlenhydratstrukturen beschrieben.

Kohlenhydratstruktur

Monosaccharide

In der Natur kommen neben Glucose auch andere sogenannte «einfache Zucker» (Monosaccharide) vor z. B. in Obst, im Nektar der Blüten, in Honig, in süsslich schmeckenden Wurzeln etc. Folgende drei Monosacharide (Einfachzucker: kleinster Baustein der Kohlenhydrate) gehören zu den ernährungsphysiologisch wichtigsten und bekanntesten Monosacchariden:

- Glucose «Traubenzucker»
- Fructose «Fruchtzucker»
- Galactose «Schleimzucker»

Merke: Galactose nimmt unter den Monosacchariden eine Sonderstellung ein, da sie nicht nur insulinunabhängig als Energiequelle in Notsituationen genutzt werden kann, sondern vor allem als Teil der Glycokalix z. B. von Nervenzellen vorkommt. Galactose findet heute therapeutischen Einsatz bei diversen neurologischen Erkrankungen z. B. Demenz, Parkinson, ADHS, Diabetes. Gleichzeitig wirkt Galactose positiv auf die Ammoniak-Verstoffwechselung.

Weniger bekannt aber ebenfalls zu den Monosacchariden gehören:

- Ribose (Teil der RNA), die Desoxyribose (Bestandteil der DNS)
- Mannose
- Xylose
- Fucose (Endzucker der Blutgruppen 0-Antigene)
- Amino-Zucker: N-Acetyl-Glucosamin, N-Acetyl-Galactosamin (Endzucker der Blutgruppen A-Antigene), N-Acetyl-Neuraminsäure

Diese Monosaccharide weisen eine andere räumliche Struktur als Glucose, Fructose und Galactose auf, sodass sie nicht direkt im Energiestoffwechsel verwertet werden. Sie spielen jedoch eine wichtige Rolle beim Aufbau der Glycokalix.

Merke: Bis auf die Aminozucker enden die Zuckerbezeichnungen stets mit «-ose». Aufgrund ihrer räumlichen Anordnung werden die in der menschlichen Ernährung verwertbaren Monosaccharide mit einem «D» bezeichnet z. B. D-Mannose, oder D-Glucose (Dextrose).

Disaccharide

Pflanzen können den Einfachzucker (Monosaccharid) zu «Zweifachzucker» bzw. Doppelzucker (Disaccharide) verknüpfen. Dabei wird jeweils ein Wasser-Molekül (H_2O) freigesetzt. Wenn im Alltag von Zucker gesprochen wird, ist gewöhnlich die aus Zuckerrüben oder Zuckerrohr gewonnene «Saccharose» gemeint, welche auch als Haushalts- oder Kristallzucker bezeichnet wird. Zu den Disacchariden gehören:

- Saccharose «Haushaltszucker» = Glucose + Fructose
- Maltose «Malzzucker» = Glucose + Glucose
- Lactose «Milchzucker» = Glucose + Galactose

Um Zweifachzucker verdauen zu können, müssen diese zuerst enzymatisch aufgebrochen werden z. B. Laktase zur Spaltung von Lactose (siehe Kapitel «Kohlenhydratverdauung»).

Oligosaccharide

Oligosaccharide sind «Mehrfachzucker» aus 3 bis 6 gleichen oder verschiedenen Monosacchariden. Sie kommen in unverzweigter bzw. geradliniger als auch in verzweigtkettiger Verbindung vor. In saurem Milieu lösen sich die Bindungen auf, in basischem Milieu bleiben sie hingegen stabil. Oligosaccharide kommen besonders häufig in Verbindung mit Proteinen (Proteinen) und Lipiden (Fetten) vor und bilden eine Art Glykoprotein/Glykolipid-Fühler auf den Zellmembranen (Glycokalix). Diese sind für die Zell-Kommunikation entscheidend. Als Bestandteil des Zucker-Fühlers kommen essenzielle Zucker vor. Dazu gehören die Monosaccharide: Mannose, Fucose, Ribose, Xylose sowie die Amino-Zucker.

Die Beschaffenheit dieser «Zucker-Fühler» bestimmt z. B. unsere Blutgruppe gemäss dem AB0-System. So befindet sich am Ende des Zuckerfühlers von Menschen mit Blutgruppe 0 eine Fucose, bei A ein N-Acetyl-Galactosamin und bei B eine Galactose (siehe auch Kapitel «Blutgruppen»). Die Oligosaccharide nehmen neben einigen Polysacchariden auch eine wichtige Stellung als Präbiotika ein. Das heisst sie sind wichtige Nahrungsgrundlage für Darmbakterien und helfen mit das Darmmikrobiom zu regulieren.

Beispiele für Oligosaccharide sind:

- Raffinose ein Dreifachzucker z. B. in Hülsenfrüchten, unverdaulich und kann zu Blähungen führen

- Galactooligosaccharide (GOS) aus sieben Galactosen und einer Glucose z. B. in Muttermilch vorkommend
- Fructooligosaccharide (FOS) auch Oligofructose aus drei bis zehn Fructosen z. B. in Banane, Zwiebel, Knoblauch, Weizen, Gerste oder enzymatisch hergestellt für die Lebensmittelindustrie z. B. in Joghurt (30 bis 50 % der Süsskraft von Saccharose).

Polysaccharide

Polysaccharide sind «Vielfachzucker» und werden aus über zehn Glucose-Molekülen (Traubenzucker) aufgebaut. Der Vielfachzucker der Pflanzen ist unter dem Begriff «Stärke» bekannt und macht den Hauptbestandteil der Kohlenhydrate in der Nahrung aus. Stärke gilt als Glucosespeicher der Pflanze und kommt vor allem in Getreidekörner (ca. 75 %) und Wurzeln wie Kartoffeln (ca. 65 %) vor. Innerhalb der Stärke werden die zwei grossen Zuckerketten «Amylose» und «Amylopektin» unterschieden. Amylose macht ca. 20 % und Amylopektin ca. 80 % der Stärke aus, wobei Amylopektin die Amylose umhüllt.

Amylose

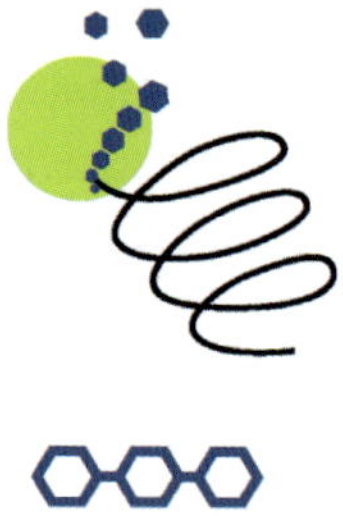

Kennzeichen der Amylose ist die spiralförmige Glucose-Kette aus 200 bis 1 000 Glucosemolekülen (siehe Abbildung). Diese räumliche Struktur bringt folgende Eigenschaften mit sich:

- in warmem Wasser (ab ca. 60 °C) löslich und verkleistert beim Rühren (wasserlöslich)
- wird durch Abkühlen zu resistenter Stärke

Merke: Resistente Stärke ist durch menschliche Enzyme praktisch nicht spaltbar, daher wirkt sie wie Nahrungsfasern und fördert vor allem die Bildung von Butyratbildenden Bifidobakterien.

Amylopektin

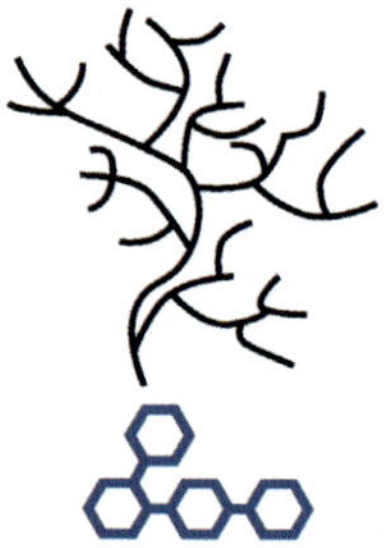

Im Gegensatz zu Amylose weist Amylopektin ein verzweigtkettiges Gebilde aus 600 bis 6 000 Glucosemolekülen auf (siehe Abbildung). Ihre Eigenschaften unterscheiden sich daher von der Amylose wie folgt:

- bindet durch die Verzweigungen deutlich mehr Glucose-Moleküle, daher auch eine grössere Glucosespeicher-Kapazität
- quellt in heissem Wasser und bildet kleisterartige, visköse Strukturen, ohne sich zu lösen (wasserunlöslich)
- keine Gelbildung und keine Bildung der resistenten Stärke

Merke: Die Verdauung von Amylose wird durch das Enzym Amylase beschleunigt, diejenige von Amylopektin durch das Enzym Isomaltase. Um Amylopektin von der Amylose zu lösen, muss Stärke zuerst erhitzt werden, damit die Verdauungsenzyme angreifen können.

Glycogen ist die tierische Stärke bzw. die Zuckerreserve in Leber und Muskulatur. Sie ist wie Amylopektin verzweigtkettig aufgebaut und kann dadurch enorme Mengen an Glucose speichern (ca. 50 000 Glucose-Moleküle = 450 g Glucose davon Leber ca. 150 g, Muskeln ca. 300 g). Bei Energiebedarf werden die Zuckerteile wieder herausgelöst (Glycolyse) und im Citratcyclus «verbrannt». Die Glucose-Energiereserven reichen bei völligem Fasten jedoch nur etwa 24 Stunden, danach ist Fett der Hauptenergielieferant (siehe Kapitel «Fasten»).

Nahrungsfasern

Zu den komplexen Kohlenhydraten gehören auch «Nicht-Stärke-Polysaccaride», welche als Nahrungsfasern bezeichnet werden. Dabei handelt es sich um unverdauliche Pflanzenbestandteile, die in grösseren Mengen in Vollkorngetreide, Obst, Gemüse, Hülsenfrüchten sowie Nüssen, Samen und Kernen vorkommen. Bestimmte Formen von halbverdaubaren Faserstoffen gibt es auch in Muttermilch und in tierischer Milch. Diese Stoffe wurden lange Zeit als «Ballaststoffe» bezeichnet, weil man davon ausging, dass sie aufgrund ihrer Unverdaulichkeit unseren Darm eher belasten. Heute wissen wir, wie wichtig Nahrungsfasern für die Gesundheit des Darms bzw. des Darmmikrobioms sind.

Nahrungsfasern übernehmen folgende wichtige Funktionen:

- Schnellere Ausscheidung von Abfallprodukten des Stoffwechsels aus dem Körper durch die Anregung der Darmtätigkeit (Peristaltik).
- Bestimmte Nahrungsfasern können den Cholesterinspiegel senken.
- Langsamerer Blutzuckeranstieg durch eine längere Magenverweildauer der Nahrung und folglich eine positive Beeinflussung bei Diabetes.
- Reduktion bestimmter Krebserkrankungen (v. a. im Dickdarm).

Es gibt aber auch Studien, die darauf hinweisen, dass gewisse unlöslichen Nahrungsfasern aus Getreide (v. a. Weizen) Basis für Entzündungen im Darm sein können und damit nicht für empfehlenswert sind. Grund dafür ist womöglich, dass sich auch «Antinährstoffe» in der Vollkornhülle befinden, welche die Verdaulichkeit herabsetzten und die Aufnahme von Mikronährstoffen stören können (z. B. Phytinsäure und Lektine). Es gilt darum als überholt, Vollkornprodukte pauschal als besonders günstig für die Verdauung zu bezeichnen. Ob und wie negativ sich Vollkornprodukte auf den Darm auswirken können, hängt vom Lebensmittel selbst, der Anbauweise, der Behandlung sowie der Verarbeitung und Zubereitung ab. Fakt ist, dass Vollkornprodukte nicht nur mehr Faserstoffe, sondern auch mehr Vitamine und Mineralien liefern als Weissmehlprodukte, was wiederum für den Verzehr von Vollkorn spricht. Die Verfügbarkeit verschiedener Mineralien kann aber auch vermindert sein, da diese an Fasern gebunden nicht aufgenommen werden können. Einweichen und Quellen, Keimen und Vergären (Sauerteig) sind neben einer starken 1. Kochung für die Verdaulichkeit von Vollkorn entscheidend.

Unlösliche Nahrungsfasern

Dazu gehören Cellulose, Hemicellulose und Lignin, welche v. a. in der Kleie von Getreide enthalten sind. Unlösliche Nahrungsfasern zeichnen sich dadurch aus, dass sie in Kontakt mit Wasser stark quellen und dadurch ihr Volumen vergrössern.

Unlösliche Nahrungsfasern übernehmen folgende wichtige Funktionen:

- Die gequollenen Fasern stimulieren die Magen- und Darmwände und ermöglichen eine schnellere Darmpassage, sofern ausreichend Wasser getrunken wird. Dadurch können Verstopfungen entgegengewirkt und Abfallstoffe schneller ausgeschieden werden.
- Unlösliche Fasern erhöhen das Stuhlvolumens durch die starke Bindung von Wasser und wirken daher auch positiv bei Durchfall.
- Unlösliche Fasern führen zu einer schnelleren und längeren Sättigung, da man sie länger kauen muss und sie aufgrund ihres hohen Quellvermögens als Magenfüllstoffe wirken.

Cellulose sind riesige Glucose-Verbindungen aus 8 000 bis 12 000 Glucose-Molekülen. Die einzelnen Glucose-Teilchen sind unverzweigt bzw. linear aneinandergeknüpft, dadurch sind sie weniger wasserlöslich als verzweigtkettige. Diese Art der Molekül-Verknüpfung unterscheidet sich von der Stärke. Der menschliche Organismus besitzt keine Enzyme, um die Zellulose-Verknüpfungen aufzubrechen. Deshalb gilt Cellulose als unverdaulich. In der Lebensmittelindustrie wird Cellulose (E 460) auch als Füllstoff, Verdickungsmittel, Stabilisator und Trennmittel verwendet. In den Zellen von Sträuchern und Bäumen ist die Zellulose der Faserbestandteil, welcher den Pflanzen die nötige Stabilität gibt. So besteht das Holz der Bäume etwa zur Hälfte aus Cellulose.

Hemicellulose ist gemeinsam mit Cellulose Bestandteil von Zellwänden z. B. in Kleie von Getreiden. Aus der fälschlichen Annahme, dass Hemizellulose eine Vorstufe von Cellulose sei, erhielt sie den Namen «Hemi» (griechisch für «Halb»). Anders als Cellulose besteht sie hauptsächlich aus Xylosen und Arabinosen und ist amorph, also unregelmässig aufgebaut. Gemeinsam mit dem Holzfaserstoff Lignin bildet sie neben Zellwänden auch feste und verholzte Strukturen. Man findet Hemicellulose mit einem Anteil von 30-40 % vor allem in der Kleie von Hafer, Roggen, Weizen, Gerste und mit kleinerem Anteil auch in Früchten und Gemüsen.

Lösliche Nahrungsfasern

Lösliche Nahrungsfasern bilden Gelee, wenn sie mit Wasser in Verbindung kommen, wodurch sie aufquellen, jedoch weniger voluminös werden als unlösliche Fasern. Zu den löslichen Nahrungsfasern gehören z. B. Pektine (E 440), Inulin und Beta-Glukane. Auch Schleimstoffe aus Leinsamen, Flohsamen, Chiasamen, Lindenblüten und Hafer etc. gehören dazu. Einige dieser Fasern z. B. Alginate (Polysaccharid in Braunalge) und Agartine («Agar» aus Blau- oder Rotalgen) werden auch als Geliermittel, Emulgatoren und Stabilisator eingesetzt (E 400 bis E 406). Inulin wird von der Lebensmittelindustrie unter anderem zur Verbesserung der Textur und als Fettersatz bei Light-Joghurts eingesetzt. Bekannt ist auch Guar oder Guarkernmehl (E 412) aus der Guarbohne, welches in gewissen verarbeiteten Produkten aber auch in Nahrungsergänzungen zu finden ist.

Lösliche Nahrungsfasern übernehmen folgende wichtige Funktionen:

- Leichte Erhöhung des Stuhlvolumens, durch Gelbildung, allerdings wirken sie im sauren Milieu weniger verstopfend. Sie fördern das Bakterienwachstum und bewirken auch damit einen Volumenzuwachs des Stuhles.
- Stark Präbiotische Wirkung (Fermentation im Dickdarm), was das Darmmilieu optimiert, da der PH-Wert durch Butyrat-Bildung sinkt und so weniger pathogene Keime entstehen. Die Darmschleimhaut wird dadurch intakt gehalten und Mineralien, welche an Fasern gebunden sind, besser freigesetzt.
- Ebenso wie die unlöslichen Fasern, verlängern sie die Magenverweildauer und flachen den Blutzuckeranstieg nach Mahlzeiten ab.
- Sie binden Gallensäure (v. a. Beta-Glucane) und können so indirekt Cholesterin- und Blutfettwerte positiv beeinflussen.

Pektine haben eine unterschiedliche Zusammensetzung je nach Pflanzenart und Alter und übernehmen wasserregulierende und festigende Funktionen in Stängeln, Blüten und Blätter. Pektinreich sind Früchte und Gemüse mit zähen und harten Pflanzenteilen wie Hagebutten, Äpfeln, Zitrusfrüchten, Quitten, Aprikosen, Kirschen und Karotten. Wenig Pektin findet sich etwa in Erdbeeren.

Inulin ist ein Verbund aus 100 Fructose-Molekülen, sogenannte «Fruktane», und ein Reservestoff von Pflanzen. Zu den besten Quellen von Inulin gehören Schwarzwurzel, Topinambur, Artischocke, Löwenzahn, Pastinake, Zichorienwurzel (geröstetes Inulin hat ein kaffeeähnliches Aroma).

Merke: Inulin gelangt in den Dickdarm, weil dem Menschen das Enzym «Inulinase» fehlt. Hier ist Inulin speziell für Bifidobakterien eine zentrale Nahrungsquelle, sodass mit dem vermehrten Konsum von inulinreichen Lebensmitteln das Darm-Mikrobiom positiv beeinflusst werden kann. Zu beachten ist, Inulin kann aber auch zu starken Blähungen führen, wenn das Darmmikrobiom noch nicht an eine Nahrungsfaserreiche Ernährung gewöhnt ist.

Beta-Glucan sind spezifische Polysaccharide aus Glucose und kommen vor allem in Zellwänden von Pilzen, Algen aber auch Getreide wie Gerste und Hafer vor. Andere Getreide wie Weizen und Roggen enthalten nur wenig Beta-Glucane. Beta-Glucane unterscheiden sich je nach Nahrungsquelle aufgrund der unterschiedlichen Länge und Verknüpfung der Glucose-Moleküle. Diese Polysaccharide haben spezielle gesundheitliche Vorteile. So können Beta-Glucane aus Gerste und Hafer dabei helfen den Cholesterinspiegel zu regulieren. Verschiedene Beta-Glucane aus Speisepilzen wie z. B. Shiitake und Maitake aber auch Baumpilze wie Reishi wirken besonders positiv aufs Immunsystem.

Kohlenhydratverdauung

Die verdaulichen Kohlenhydrate gehören zu den am häufigsten eingesetzten Energiespendern. Die Einfachzucker (Monosaccharide) gehen über die Dünndarmschleimhaut unmittelbar ins Blut über und lassen in isolierter Form den Insulinspiegel ansteigen. Von den drei Monosacchariden Glucose, Galactose und Fructose stimuliert jedoch nur Glucose (Traubenzucker) eine Insulinausschüttung. Daher dient v. a. Glucose in Erschöpfungszuständen als besonders schneller Energielieferant. Disaccharide und Stärke müssen mit Hilfe von Enzymen erst in ihre einzelnen Zucker-Moleküle zerlegt werden, bevor sie absorbiert werden können.

Die Kohlenhydratverdauung beginnt im Mund. Das im Speichel enthaltene Enzym «Ptyalin», eine alpha-Amylase, zerlegt Disaccharide und Teile von Polysachariden in erste kleinere Bruchstücke. Beim Kauen erfolgt ausserdem eine mechanische Zerkleinerung, sodass sich die Oberfläche und damit die Angriffsstelle für Ptyalin vergrössern. Bei längerem Kauen schmeckt Brot immer süsser, weil sich die darin enthaltene Stärke in kleinere Zuckerketten zerlegt, welche dann eine höhere Süsskraft haben. Im Magen ist die mechanische Zerkleinerung von Polysacchariden relevant. Je höher der Anteil an Nahrungsfasern, desto länger dauert dieser Vorgang. Die Magenverweildauer verlängert sich und man ist länger satt (siehe Nahrungsfasern). Eine Ausreichende Säurekonzentration im Magen (starke 1. Kochung) ist zentral, um die in Nahrungsfasern enthaltenen Mineralien zu lösen und auch damit lösliche Nahrungsfaser Gelee bilden und dadurch den Chymus geschmeidig machen. Im Dünndarm setzt das Pankreas (Bauchspeicheldrüse) wiederum Enzyme frei (Amylasen und Ribonukleasen), um die restlichen Bruchstücke in Einfachzucker zu spalten:

z. B. Stärke → Dextrine → höhere Zucker → Maltose → Glucose

Im Fall von Lactose, ein Disaccharid aus Glucose und Galactose, ist das Verdauungsenzym Laktase nötig, welches in der Dünndarmschleimhaut gebildet wird. Im erwachsenen Alter verliert der Mensch normalerweise die Fähigkeit Lactose (Milchzucker) zu spalten. Eine Genmutation, welche vor einigen tausend Jahren entstand, hat dazu geführt, dass Menschen im Norden bis ins Erwachsenenalter Laktase bilden und damit Milch von anderen Säugetieren als Energie und Vitamin D Quelle nutzen können. Bei gestörter Dünndarmschleimhaut und Mangel an Lactobazillen kann diese Fähigkeit jedoch verloren gehen, man spricht dann von einer sekundären Lactoseintoleranz (siehe Kapitel «Krankheiten des Verdauungssystems»).

Als Monosaccharide werden die Zuckermoleküle über die Dünndarmzotten in die Enterozyten (Darmzellen) aufgenommen, wobei Fructose nur über eine beschränkte Anzahl Transporter aufgenommen werden kann. Sind diese Transporter aufgrund

hoher Fruchtzuckermengen überlastet oder fehlt eine ausreichende Menge an Glucose als Transporthilfe, gelangt Fructose bis in den Dickdarm wo sie zu toxischem Fuselalkohol und Gasen vergärt wird. Auch hier kann eine gestörte Darmschleimhaut zu einer «Malabsorption» beitragen und den entsprechenden Folgen beitragen (siehe Kapitel «Krankheiten des Verdauungssystems»).
Ein kleiner Teil der Monosaccharide dient den Enterozyten als Energiequelle, der Grossteil hingegen wird ans sogenannte «Pfortaderblut» (als nährstoffreiches «Vor»-Blut) abgegeben und gelangt auf direktem Weg zur Leber. Dort werden die Monosaccharide entweder als Glycogen oder Fett gespeichert und bei Bedarf in den Blutkreislauf abgegeben. Auf diesem Weg hält die Leber einen konstanten Blutzuckerspiegel aufrecht, sodass alle Zellen mit dem zentralen Energiesubstrat Glucose versorgt werden können. Vor allem Nervenzellen, rote Blutkörperchen und das Nierenmark sind auf eine konstante Versorgung mit Glucose angewiesen. Das Nervensystem allein braucht bereits ungefähr 150 g Glucose pro Tag. Unverdaubare Kohlenhydrate bzw. «Nicht-Stärke-Polysaccharide» wie Cellulose, Hemicellulose, Pektin, Inulin und Beta-Glucane gelangen bis in den Dickdarm, wo sie bakteriell fermentiert werden oder Toxine binden und als «Faser-Bakterie-Toxin-Komplex» wieder ausgeschieden werden.

Kohlenhydrateigenschaften

Haushaltzucker ist geruchsfrei, von weisser Farbe und mehr oder weniger kristallin, weshalb er auch Kristallzucker genannt wird. Der noch ungereinigte Rohzucker ist jedoch gelbbraun, feucht, grobkristallin und enthält noch Nichtzuckerstoffe (u. a. Betain). Diese Stoffe setzen die Haltbarkeit herab, weshalb Zucker industriell raffiniert wird. Die Einfach- und Doppelzucker sind in Wasser gut löslich. Bei trockenem Erhitzen geht Zucker (Saccharose) in Karamell über und verkohlt schliesslich.
Durch Enzyme der Hefezellen werden Zucker (Glucose, Fructose, Saccharose, Maltose und in kleinem Umfang auch Rafinose und Galactose) anaerob zu Alkohol (Ethanol) und Kohlendioxid (CO_2) abgebaut. Dieser Prozess spielt unter anderem bei der Bier- und Weinherstellung eine zentrale Rolle. Die Hefen können Stärke (Polysaccharide) nur schwer vergären. Sie wird daher erst durch die Amylase (Enzym des Getreidekeimlings) zu einem Doppelzucker, dem Malzzucker, abgebaut, bevor die Hefen diesen zu Ethanol, CO_2 und Säuren verstoffwechseln. Neben der alkoholischen Gärung kann Zucker auch durch Milchsäure-Bakterien anaerob abgebaut werden. Sowohl die alkoholische Gärung als auch die Milchsäuregärung finden im Darm statt und beeinflussen dort das Milieu und in der Folge auch die 2. Kochung.
Kohlenhydrate wirken besonders auf den Blutzucker- und Insulinspiegel, weshalb sie in Fachkreisen auch als «Anabolika» (auf den Aufbauenden Stoffwechsel wirkend) bezeichnet werden könnten. Je nach Art und Menge wirken sie jedoch unterschiedlich stark auf den Zucker- und Insulinspiegel. Im Folgenden werden Möglichkeiten zu Beurteilung der Blutzuckerwirkung verschiedener Kohlenhydratquellen vorgestellt.

Glykämischer Index und Glykämische Last

Der Glykämische Index «GI» (auch Glyx genannt) gibt in Zahlen die blutzuckersteigernde Wirkung der Kohlenhydrate der jeweiligen Lebensmittel an. Je stärker der Blutzucker ansteigt desto mehr Insulin müssen die Beta-Zellen der Bauchspeicheldrüse freisetzen. Es ist daher besonders bei Zuckerstoffwechselstörungen wie Diabetes aber auch aus diabetespräventiven Gründen sinnvoll, die Bauchspeicheldrüse mit dem Verzehr von Lebensmitteln mit tiefem GI zu entlasten. Auch Heisshunger und Übergewicht soll mit Hilfe von Lebensmitteln mit tiefem GI entgegengewirkt werden.
Die blutzuckersteigernde Wirkung von Traubenzucker dient als Referenzwert (100 %). Dabei wird von einer Testperson so viel Traubenzucker oder des zu testenden Lebensmittels gegessen, dass jeweils 50 g Kohlenhydrate enthalten sind. Ein GI von 50 % sagt aus, dass der Blutzuckeranstieg des bewerteten Lebensmittels nur die Hälfte des Anstieges der Glucose ausmacht.

Eingestuft wird der Glykämische Index wie folgt:

- Unter 55 % spricht man von einem niedrigen GI
- Zwischen 55-70 % gilt ein mittlerer GI
- Über 70 % entspricht einem hohen GI

Beispiele für Lebensmittel mit hohem GI sind polierter Reis, Weissbrot, Nutella, Dosenmais, Honig, Kartoffelpüree, Wassermelone, Banane, Ketchup etc. Die klinische Relevanz des GI wird angezweifelt, weil die individuelle Schwankungsbreite der Blutzuckerwirkung sehr hoch sein kann und somit die Ergebnisse schlecht reproduzierbar sind. Ausserdem kann die gegenseitige Beeinflussung von verschiedenen Lebensmitteln in einer Mahlzeit sowie der Einfluss der Zubereitungsform kaum abgeschätzt werden. Trotzdem können die Berechnungen des GI dabei helfen, die Empfehlungen zur Kohlenhydratzufuhr differenzierter zu formulieren, insbesondere bei verschiedenen Zuckerarten.

Die Glykämische Last

Zu beachten ist, dass beim GI nicht berücksichtig wird, wie gross die üblicherweise verzehrte Portion des Lebensmittels ist. Wassermelone und Weissbrot habe den gleichen Gl, pro Portion liefert Wassermelone jedoch vor allem Wasser im Gegensatz zum «kohlehydratdichteren» Weissbrot (siehe Beispiel). Daraus entwickelte sich eine neue Kategorisierung die sogenannte Glykämische Last «GL». Sie berücksichtigt zum jeweiligen GI-Wert auch den Kohlenhydratgehalt der einzelnen Lebensmittel pro Portion:

Allgemein:	GL = GI/100 x (KH-Menge je 100 g Lebensmittel)
Für Wassermelonen:	(GI = 74, KH-Gehalt = 8.3 g je 100 g) 74 : 100 x 8.3 ➝ GL **ca. 6**
Für Weissbrot:	(GI = 70, KH-Gehalt = 48 g je 100 g) ergibt sich: 75 : 100 x 48 ➝ GL **ca. 36**

Der Blutzuckereffekt von 100 g Weissbrot ist wegen seiner Kohlenhydratdichte, trotz fast gleichem GI, sechsmal so gross wie der von 100 g Wassermelone. Anders ausgedrückt: Um die gleiche Menge an Kohlhydraten wie 100 g Weissbrot in Form von Wassermelone zu erreichen müssten ca. 600 g Wassermelone gegessen werden. Bei der GL ist es also auch entscheidend, wie viel von welchem Lebensmittel gegessen wird und auch wie dieses Lebensmittel zubereitet wurde. Gedämpfte Karotten haben eine fast dreimal höhere GL als rohe Karotten. Weitere Beispiele siehe Tabelle Glykämischer Index vs. Glykämische Last.

Die Bewertung der Glykämischen Last lautet wie folgt:

- unter 10 spricht man von einer niedrigen GL
- zwischen 10-20 gilt eine mittlere GL
- über 20 entspricht einer hohen GL

Fazit: In der Praxis empfiehlt das Autorenteam die Kategorisierung von Lebensmitteln gemäss Glykämischer Last. Dies unter Einbezug der Makronährstoff Mengenverhältnisse, welche in einer Mahlzeit kombiniert werden. So begünstigen folgende Faktoren eine flache Blutzuckerkurve nach der Aufnahme von Mahlzeiten, dies aufgrund der längeren Magenverweildauer:

- Protein-Anteil (ca. ¼ des Tellers und gemäss Konstitution)
- Fett-Anteil (in Form von Nüssen, Samen, Kerne und hochwertigen Pflanzenölen)
- Nahrungsfasern-Anteil (Gemüse, Obst, unraffiniertes Getreide, Nüsse, Samen, Kerne)

Kohlenhydrathaltige Lebensmittel (50 g)	Glykämischer Index pro 50 g KH	Glykämische Last pro Portion in Gramm (g) (KH-Menge/Portion)
Apfel, roh	40	**6** pro Stk. 115 g (16 g KH)
Banane	70	**23** pro Stk. 140 g (33 g KH)
Birne	40	**8.5** pro 140 g (21 g KH)
Brokkoli	10	**0**
Dattel	40	**2** pro Stk. 7 g (4.5 g KH)
Erdnüsse	15	**0.1** pro 10 Stk. (0.8 g KH)
Feige	40	**1** pro Stk. 20 g (2.5 g KH)
Haferbrötchen	26	**12** pro 60 g (26 g KH)
Haferflocken	40	**2** pro EL 8 g (5 g KH)
Honig	70	**6** pro TL 10 g (8 g KH)
Kaki	30	**6** pro Stk. 125 g (20 g KH)
Kiwi	53	**2.5** pro Stk. 45 g (5 g KH)
Kartoffeln, gedämpft mit Schale	65	**22** pro 200 g (34 g KH)
Kartoffelpüree	85	**21** pro 200 g (25 g KH)
Karotte, gedämpft	85	**7.2** pro 120 g (8 g KH)
Karotte, roh	30	**2.5** pro 120 g (8.5 g KH)

Kohlenhydrathaltige Lebensmittel (50 g)	Glykämischer Index pro 50 g KH	Glykämische Last pro Portion in Gramm (g) (KH-Menge/Portion)
Ketchup	70	**3** pro EL 15 g (4 g KH)
Kichererbsen, trocken	30	**13** pro 50 g (22 g KH)
Linsen, trocken	30	**15** pro 50 g (25 g KH)
Mais Dose	70	**10** pro 120 g (15 g KH)
Milchreis	60	**21** pro 125 g (35 g KH)
Nutella	70	**6** pro EL15 g (8 g KH)
Orangen, roh	43	**6** pro 150 g (13 g KH)
Quark fettarm	15	**0.2** pro 250 g (10 g KH)
Reis poliert, roh	70	**28** pro 50 g (40 g KH)
Reis Vollkorn, roh	55	**20** pro 50 g (35 g KH)
Rindfleisch	0	**0**
Roggenmehl	75	**5.5** pro EL 10 g (7 g KH)
Spaghetti	55	**38** pro 100 g roh (70 g KH)
Vollkornbrötchen	45	**15** pro 60 g (32 g KH)
Wassermelone	74	**17** pro 280 g (23 g KH)
Weizenbrötchen	75	**22** pro 60 g (32 g KH)

Tabelle: Glykämischer Index vs. Glykämische Last.
Hinweis: Je nach Quelle können die Zahlen variieren – KH= Kohlenhydrate

Der süsse Geschmack

Der süsse Geschmack ist charakteristisch für Kohlenhydrate bzw. Zucker. Es ist die einzige Geschmacksrichtung, an die sich der Mensch nicht gewöhnen musste und welche seit Beginn der Nahrungsaufnahme (Lactose in der Muttermilch) mit positiven Emotionen verknüpft ist. Die Süsskraft der verschiedenen Zucker unterscheidet sich jedoch enorm. Als Referenz wird Saccharose (Haushaltzucker) mit dem Wert 1 angegeben.

Zucker	Süsskraft	Zuckerart
Fructose (Fruchtzucker)	1.2-1.8	Einfachzucker
Saccharose (Haushaltszuckers)	1	Zweifachzucker
Glucose (Traubenzucker)	0.7	Einfachzucker
Galactose (Schleimzucker)	0.3-0.6	Einfachzucker
Maltose (Malzzucker)	0.45	Zweifachzucker
Lactose (Milchzucker	0.4	Zweifachzucker
Ribose (RNA-Zucker)	0.3	Einfachzucker
Raffinose (Galactose, Glucose, Fructose)	0.2	Dreifachzucker

Es fällt auf, dass Fructose über eine besonders hohe Süsskraft verfügt (gelöste Form ca. 1.2, kristalline Form ca. 1.8). So wird die vorwiegend aus Mais günstig gewonnene Fructose von der Lebensmittelindustrie bevorzugt als Süssungsmittel eingesetzt. Die Verstoffwechselung der verschiedenen Zuckerarten unterscheidet sich jedoch stark. In der Vergangenheit wurde Fructose in Diabetikerprodukten als Süssungsmittel verwendet, dies aufgrund der geringen Blutzucker-Wirkung (GI = 20) und insulinunabhängigen Aufnahme in Zellen. Übersteigt die Fructose-Aufnahme den Energiebedarf wird diese in Zellen nicht wie Glucose als Glykogen, sondern direkt als Fett (Triglycerid) gespeichert. Der Konsum hoher Mengen isolierter Fructose (>ca. 50 g/Tag und max. 35 g/Mahlzeit) führt daher relativ schnell zur Verfettung der Leber, Anstieg von Harnsäure und negativen Veränderung des Darmmikrobioms (Gärung) (siehe Kapitel «Metabolisches Syndrom»). Daher wird von künstlich zugesetzter Fructose und hohen Mengen Fruchtsäften (>2 dl) abgeraten. Die aufwändig gewonnene und daher sehr viel teurere Galactose führt zu weniger Gärungsprozessen im Darm und wird besonders gut verwertet. Galactose kann daher bei Insulinresistenz, Demenz, ADHS aber auch Lactose- und Fructoseintoleranz eingesetzt werden.

Zuckeraustauschstoffe

In der Lebensmittelindustrie kommen auch Zuckeraustauschstoffe zum Einsatz, um einem Produkt mehr Süsskraft zu verleihen, ohne jedoch die Kalorienmenge zu erhöhen. Zu diesen Stoffen gehören natürlich gewonnene Zuckeralkohole sowie auch künstliche Süssstoffe.

Zuckeraustauschstoffe	Süss-kraft	Zuckerart	Bewertung
Steviolglykosid (Stevia) E960	70-450	natürlicher Süssstoff	Gut verträglich
Xylitol/Xylit (Birkenzucker) E967	1	Zuckeralkohol aus Xylose	Gut, max. 30 g/Tag
Erythrol/Erythrit E968	0.5-0.7	Zuckeralkohol aus Glucose	Gut, kleine Mengen
Mannitol/Mannit E421	0.5-0.7	Zuckeralkohol aus Fructose	Ok, max. 30 g/Tag
Maltit/Maltitol E965	0.5-0.9	Zuckeralkohol aus Maltose	Ok, max. 30 g/Tag
Sorbit/Sorbitol E420	0.5	Zuckeralkohol aus Glucose	Ok, max. 30 g/Tag
Isomalt E953	0.5	Zuckeralkohol aus Saccharose	Ok, 2 kcal/g
Sucralose «Splenda» E955	600	Künstlicher Süssstoff	Ok, nicht erhitzen
Aspartam E951	200	Künstlicher Süssstoff	Möglichst meiden
Cyclamat E952	35	Künstlicher Süssstoff	Möglichst meiden

Zuckeraustauschstoffe wirken in grösseren Mengen konsumiert abführend und können das intestinale Mikrobiom negative beeinflussen.
Einige Zuckeraustauschstoffe sind weniger bedenklich oder haben sogar positive Effekte. Steviablätter enthalten 95 % Steviolglycoside, welche extrahiert werden können (Stevia-Extrakt). Trotz der relativ hohen Süsskraft konnte in über 200 Studien keine negative Wirkung von Steviolglycosid festgestellt werden. Stevia wirkt in kleinen Mengen (ähnlich wie auch Xylit und Erythrit) im Vergleich zu Haushaltszucker positiv auf den Blutzuckerspiegel, den Blutdruck, die Nierenfunktion, die Gewichtsregulation und die Darm- und Zahngesundheit.

Kohlenhydratbedarf und Zufuhrempfehlung

Zucker ist als Nährstoff nicht essenziell, das bedeutet, der Körper kann Zucker selbst herstellen. Das heisst aber nicht, dass er nicht zugeführt werden darf. Es gibt jedoch physiologisch keinen dringenden Bedarf für reinen Zucker.
«Komplexe Kohlenhydrate» hingegen sind essenziell, da diese nicht nur Zucker, sondern auch Nahrungsfasern, sekundäre Pflanzenstoffe sowie diverse Mineralien und Vitamine liefern. Zu den komplexen Kohlenhydraten gehören nicht verarbeitete pflanzliche Lebensmittel wie etwa Getreide und Pseudogetreide (Quinoa, Amaranth, Buchweizen), Hülsenfrüchte, Gemüse und Obst. Da für die Verstoffwechselung von Kohlehydraten Mikronährstoffe (Vitamine, Mineralien) notwendig sind, ist es auch aus diesem Grund wichtig, hochwertige bzw. nicht raffinierte Kohlehydratquellen zu bevorzugen. Zur besseren Verfügbarkeit von Mineralien und Proteinen aus Getreide und Pseudogetreide sollten diese eingeweicht und dadurch die Phytinsäure als «Antinährstoff» abgebaut werden. Auch spielt die Zubereitung und eine gute 1. Kochung eine wichtige Rolle.
Die Schweizerische Gesellschaft für Ernährung (SGE) empfiehlt ca. 45-55 % des Energiebedarfs durch Kohlenhydrate und davon maximal 10 % durch zugesetzten Zucker zu decken. Weil Zucker an sich kein essenzieller Nährstoff ist und die Alltagsbewegung und sportliche Betätigung in der modernen Gesellschaft immer weniger Platz findet, wird dieser relativ hohe Kohlenhydratanteil immer mehr in Frage gestellt. Daraus entwickelte sich die «Low Glycemic and Insulinemic Diet» kurz «LOGI»-Ernährung, welche sich für eine tiefere Kohlenhydratempfehlung von 30-40 % ausspricht. Dies, um einerseits den Insulinbedarf zu senken, dadurch die Bauchspeicheldrüse zu schonen (Diabetes-Prävention) und gleichzeitig das vermehrte Einlagern von Kohlenhydraten als Fett (v. a. Bauch- und Viszeralfett) zu verhindern. Bei einem Energiebedarf von ca. 2 500 kcal pro Tag sollten gemäss SGE ca. 310 g und gemäss Low Carb-Ernährung 190 bis 250 g Kohlenhydrate zugeführt werden. In der folgenden Tabelle sind die Kohlehydratmengen einiger Lebensmittel pro 100 g und pro Portion angegeben.

	Menge	KH-Gehalt	Portion	KH-Gehalt
Eier-Teigwaren, roh	100 g	70 g	80 g	56 g
Pasta, Vollkorn Dinkel	100 g	60 g	80 g	49 g
Reis, poliert, trocken	100 g	79 g	50 g	40 g
Reis, unpoliert, trocken	100 g	71 g	50 g	35 g
Hirse, Vollkorn, trocken	100 g	69 g	50 g	35 g
Süsskartoffel, roh	100 g	17 g	200 g	35 g
Kartoffel, geschält, roh	100 g	16 g	200 g	32 g
Cornflakes (Mais)	100 g	80 g	40 g	32 g
Quinoa, trocken	100 g	62 g	50 g	31 g
Walnussbrot	100 g	31 g	100 g	31 g
Banane, roh (Stück)	100 g	20 g	150 g	30 g
Amaranth, trocken	100 g	57 g	50 g	28 g
Linsen, trocken	100 g	49 g	50 g	25 g
Pariserbrot (Weissbrot)	100 g	51 g	50 g	25 g
Knäckebrot, Vollkorn	100 g	61 g	40 g	24 g
Haferflocken	100 g	60 g	40 g	24 g
Roggen-Sauerteigbrot	100 g	42 g	50 g	21 g
Kichererbsen, trocken	100 g	44 g	40 g	18 g
Apfel, roh (Stück)	100 g	12 g	150 g	18 g
Birne, roh (Stück)	100 g	11 g	150 g	17 g
Cashewkerne / Nuss	100 g	23 g	30 g	7 g
Brokkoli, roh	100 g	2 g	200 g	4 g
Walnuss	100 g	7 g	30 g	2 g
Spinat, roh	100 g	0.8 g	150 g	1.5 g

Quelle: Schweizer Nährstoffdatenbank, www.naehrwertdaten.ch, Zahlen jeweils gerundet. KH = Kohlenhydrate

Kohlenhydratüberkonsum

Für den Säugling ist der in der Milch enthaltene Milchzucker (Lactose) neben Fett für längere Zeit die zentralste Energiequelle. Auch in der Wachstumsphase (Kindheit und Jugend) spielen Kohlenhydrate eine zentrale Rolle, wobei auch hier der Verzehr komplexer Kohlenhydrate im Vordergrund stehen sollte. Zucker- aber auch Stärkeüberkonsum in Form von Süssgetränken, Süssigkeiten, Backwaren und Weissmehlprodukten übersteigt jedoch seit Jahren die gesundheitliche Grenze in der breiten Bevölkerung. Süsse Snacks und kohlenhydratreiche Mahlzeiten erhöhen dabei nicht nur die Häufigkeit von Karies, sondern auch das Adipositas- und Diabetesrisiko.

Auch das Darm-Mikrobiom verändert sich bei Kohlenhydratüberkonsum ungünstig und es können Gärungsprozesse (v. a. bei Fructose) und Candidosen entstehen. Dies wiederum beeinflusst die 2. und 3. Kochung negativ, was weitreichende Folgen für den gesamten Stoffwechsel nach sich zieht.

Vom Zucker zum Fett

Übertrifft die Kohlenhydratzufuhr den momentanen Energiebedarf (a) und sind alle Glucosespeicher (Glycogen) der Muskulatur und Leber voll (b), so wird Zucker in den Leber- und Fettzellen in Form von Fett gespeichert (c). Dabei lagert sich der Zuckerüberschuss vor allem im Bauchbereich als «Viszeralfett» rund um die inneren Organe an. Dieses Fett steht als Energiereserve zur Verfügung, wenn die Glycogenspeicher leer sind (Fastenzustand).

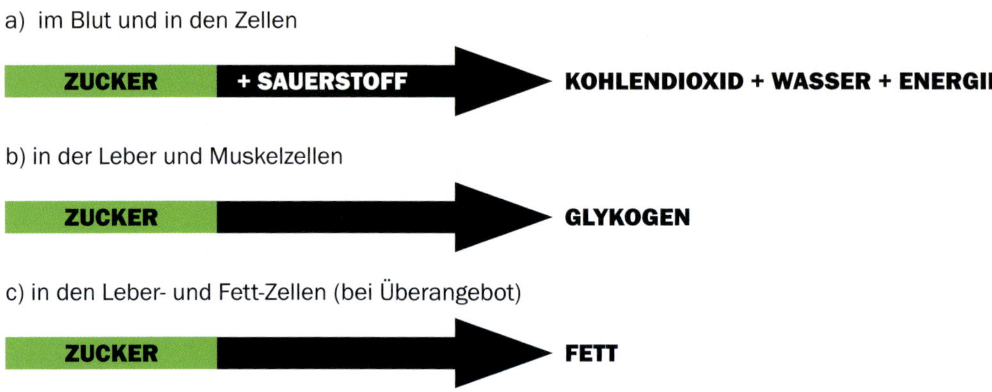

Der Kohlenhydratstoffwechsel wird vor allem von anabolen «Insulin» und katabolen «Glucagon», den Hormonen der Bauchspeicheldrüse und einem Hormon der Hypophyse, dem Somatotropin, gesteuert. Bei Störung der Insulinabgabe (Diabetes Typ 1) oder einer verminderten Insulinsensitivität der Rezeptoren (Diabetes Typ 2) auf den Empfängerzellen kommt es zu Zuckerstoffwechselstörungen. Im Fall von Diabetes Typ 2 ist ein Zuckerüberkonsum, meist auch in Kombination mit Bewegungsmangel und Übergewicht für die gestörte Insulinwirkung an den Zellen verantwortlich.

Zu beachten ist ausserdem, dass bei der Verwertung der Kohlenhydrate im Körper v. a. Vitamin B1 verbraucht wird. Beim Überkonsum von reinem Haushaltszucker und raffinierter Stärke wie Weissbrot, kann es zu Vitamin B1 Mangel kommen. Komplexe Kohlenhydrate liefern neben den blutzuckerregulierenden Nahrungsfasern auch ausreichende Mengen an Vitamin B1. Ein B1 Mangel kann sich ungünstig auf das Nervensystem (Reizbarkeit, Müdigkeit, Konzentrationsschwäche, Depression) sowie die Energiegewinnung und Herzfunktion auswirken. In solchen Situationen, aber auch in der Prävention, ist eine Einschränkung der Zufuhr an raffinierten Kohlenhydraten, gleichzeitig eine Erhöhung der körperlichen Aktivität und eine gute Versorgung mit Mikronährstoffen geboten (siehe Kapitel «Metabolisches Syndrom»).

Kohlenhydratmangel

Nur ein Teil des Zuckers kann als Glycogen gespeichert werden, sodass sich nach ungefähr 24 Stunden des Fastens die Kohlenhydratspeicher entleert haben (Glucogenolyse). Damit der Blutzuckerspiegel weiterhin stabil bleibt, kann durch die sogenannte «Gluconeogenese» also «Zucker-Neu-Produktion» aus den Substraten Glyzerin (Teil von Fettsäuren), Laktat (Milchsäure aus anaerobem Stoffwechsel) und Aminosäuren wieder Zucker aufgebaut werden. Die Aminosäuren stammen aus dem Abbau von Körperproteinen (v. a. Muskulatur). Ausserdem wird Fett zu Glyzerin und Fettsäuren abgebaut, sodass Fettdepots kleiner werden. Dabei dient Glyzerin als Substrat für die Glukoneogenese, während die Fettsäuren über die Beta-Oxidation in der Leber teilweise zu Ketonkörpern umgewandelt werden, die von vielen Zellen als Energiequelle genutzt werden. Bei einer längerfristigen kohlenhydratarmen Ernährung können sich nicht verwertete Ketonkörper im Blut anhäufen und eine «Keto-Azidose» hervorrufen. Ein längerfristiger Glucose- und gleichzeitigem Mikronährstoffmangel kann bei bestimmten Konstitutionstypen die Psyche negativ beeinflussen (Depressionsneigung und Konzentrationsmangel). Hypoglykämien, also Unterzuckerungen, muss die Leber via Gycogenolyse oder Gluconeognese entgegenwirken. Bei Leberbelastung und Stresssituationen und gleichzeitigem Mikronährstoffmangel, kann es auch bei Nicht-Diabetikern zu Unterzuckerungssymptomen wie Schwindel, Übelkeit, Schwäche bis hin zu Aggressivität führen. Grund dafür ist jedoch nicht der Zuckermangel an sich, sondern, die Unfähigkeit des Stoffwechsels diese Situation selbst zu regulieren.

Kohlenhydrate aus Sicht der TEN

Zur Primärzuckerbildung selbst ist nur die Pflanze fähig. Tier und Mensch können ihn nutzen oder aus den anderen beiden Makronährstoffen neu bilden. Der Mensch lässt die durch die Photosynthese gewonnene (Sonnen-)Energie während der Verstoffwechselung wieder frei, womit die Funktion der Gelbgalle und der Spiritūs gefördert wird. Zucker ist auch wichtig für die Bildung von Phlegma und Sanguis. Sanguis wird in der TEN dem Geschmack süss zugeordnet (siehe Kapitel «Geschmacksrichtungen»). Zu viel raffinierter Zucker lässt allerdings Phlegma dominant werden und führt zu Schleimbildung (unphysiologisches Phlegma) und folglich auch zu verschiedenen Krankheiten. Zucker in all seinen Formen ist bewusstseinsfördernd. Deswegen ist die Glucoseversorgung des Gehirns in der menschlichen Physiologie so wichtig. Alle Lebensmittel benötigen Spirituskräfte, um gekocht zu werden. Der kurzkettige Zucker wie er als Kristall- oder Haushaltzucker konsumiert wird, benötigt wenig Aufwand. Lange Glucoseketten wie etwa Stärke im Vollgetreide benötigen hingegen weit mehr innere Überwindungsarbeit. Wenn der Mensch durch äussere Reize stark beeinflusst und herausgefordert wird, kann es sein, dass er dadurch die komplexen Zuckerarten nicht mehr mit eigenen Kräften umwandeln und «verdauen» kann. Dies führt dann zu Verdauungsstörungen und möglichen Folgeerkrankungen (Störung der 1. bis 3. Kochung). Die verschiedenen Zucker wirken unterschiedlich stark auf die Bewusstseinsentwicklung des Menschen ein und sind im Kindesalter wichtiger als im Erwachsenalter. Am Anfang des Lebens sind einfach aufspaltbare Zuckerarten geeigneter und sollen auf dem Weg zum Erwachsenenalter komplexer werden. Damit trainiert man die Zuckerstoffwechselkräfte, um der Zivilisationskrankheit Diabetes Typ 2 entgegenzuwirken. Dem Stoffwechsel darf im Erwachsenenalter und bei warmen Temperamenten (Sanguiniker, Choleriker) mehr Kraftaufwand zugemutet werden. Allgemein darf aber erwähnt werden, dass insgesamt in der modernen Gesellschaft ein zu hoher Konsum an verschiedenen Zuckerarten vorliegt. Der Zucker hat eine nahe Verbindung zum Alkohol, da Alkohol im Gärprozess aus Zucker entsteht. Der Gärprozess manifestiert die im Zucker gebundenen Wärmekräfte in ihrer konzentrierten und flüchtigen Form, welche den Spiritus intensivieren und verbrauchen. Der nährende Aspekt geht dabei weitgehend verloren. Es ist Aufgabe der Anima den Umgang mit Zucker und seinen Zubereitungsformen massvoll zu halten.

Literatur/Studien Kohlenhydrate

Ashwell, M. (2015). Stevia, nature's zero-calorie sustainable sweetener: A new player in the fight against obesity. Nutrition Today, 50(3), 129–134.doi:10.1097/NT.0000000000000094

Atkinson, et al. (2021). International tables of glycemic index and glycemic load values 2021: a systematic review. The American Journal of Clinical Nutrition, 114(5), 1625–1632. doi:10.1093/ajcn/nqab233

Jahangir, et al. (2020). Nutritional and therapeutic perspectives of Stevia rebaudiana as emerging sweetener; a way forward for sweetener industry. CYTA - Journal of Food, 18(1), 164–177. doi:10.1080/19476337.2020.1721562

Livesey, G., & Taylor, R. (2008). Fructose consumption and consequences for glycation, plasma triacylglycerol, and body weight: Meta-analyses and meta-regression models of intervention studies. American Journal of Clinical Nutrition, 88(5), 1419–1437. doi:10.3945/ajcn.2007.25700

McRorie, et al. (2021). Psyllium: The gel-forming nonfermented isolated fiber that delivers multiple fiber-related health benefits. Nutrition Today, 56(4), 169–182. doi:10.1097/NT.0000000000000489

Ni, C., Jia, Q., Ding, G., Wu, X., & Yang, M. (2022). Low-Glycemic Index Diets as an Intervention in Metabolic Diseases: A Systematic Review and Meta-Analysis. Nutrients, 14(2), 891–902. doi:10.3390/nu14020307

Salli, et al. (2019). Xylitol's health benefits beyond dental health: A comprehensive review. Nutrients, 11(8). doi:10.3390/nu11081813

Sengül, M., & Ufuk, S. (2022). Therapeutic and Functional Properties of Beta-Glucan and Its Effects on Health, (1), 29–41.

Veronese, et al. (2018). Dietary fiber and health outcomes: An umbrella review of systematic reviews and meta-analyses. American Journal of Clinical Nutrition, 107(3), 436–444. doi:10.1093/ajcn/nqx082

Wee, M. S. M., & Henry, C. J. (2020). Reducing the glycemic impact of carbohydrates on foods and meals: Strategies for the food industry and consumers with special focus on Asia. Comprehensive Reviews in Food Science and Food Safety, 19(2), 670–702. doi:10.1111/1541-4337.12525

Whitehouse, C. R., Boullata, J., & McCauley, L. a. (2008). The Potential Toxicity of Artificial Sweeteners. Workplace Health and Safety, 56(6), 251–261. doi:10.1177/216507990805600604

Wölnerhanssen, et al (2020) Metabolic effects of the natural sweeteners xylitol and erythritol: A comprehensive review, Critical Reviews in Food Science and Nutrition, 60:12, 1986-1998, DOI: 10.1080/10408398.2019.1623757

Wölnerhanssen, et al. (2021). Gastric emptying of solutions containing the natural sweetener erythritol and effects on gut hormone secretion in humans: A pilot dose-ranging study. Diabetes, Obesity and Metabolism, 23(6), 1311–1321. doi:10.1111/dom.14342

7.2 Proteine

Eiweiss nennt sich so, weil der weisse Teil des Hühnereis unserer eigenen Proteinstruktur sehr ähnlich ist. Die Proteinmenge ist im Eigelb allerdings höher als im Eiklar (Eiweiss). Proteine (Synonym für Eiweiss) gehören wie Kohlenhydrate und Fette zu den «Makronährstoffen» und sind hochmolekulare Substanzen, die aus einzelnen Aminosäuren (AS) zusammengesetzt sind. Der Begriff «Protein» stammt vom altgriechischen Wort «Proteus», also «an erster Stelle stehend», ab und weist auf die Wichtigkeit der Proteine hin, denn sie gehören zu den Grundbausteinen jeder Zelle. Der menschliche Körper besteht aus ca. 15-17 % Protein und etwa 50 000 verschiedene Protein-Strukturen. Bereits in jeder Zelle finden sich 4 000 bis 5 000 Proteine mit verschiedenen Aufgaben. 75-80 % der Proteinreserven befinden sich in der Muskulatur, weshalb tierisches Muskelfleisch auch in der Ernährung zu den «proteindichten» Lebensmitteln gehört.
In der Natur werden sämtliche für die Proteinherstellung benötigten Aminosäuren von Pflanzen aufgebaut. Diese können in Form von proteinreichen pflanzlichen Lebensmitteln wie Hülsenfrüchte, Nüsse, Samen, Kerne und Getreide gespeichert werden.
Was Proteine von anderen Makronährstoffen unterscheidet, ist das Vorhandensein von Stickstoff (N). Pflanzen nehmen den Stickstoff über die Luft oder über stickstofffixierende Knöllchenbakterien im Boden auf. Tiere (inkl. Menschen) wiederum nehmen über ihre Nahrung pflanzliches und tierisches Protein auf, zerlegen es in Aminosäuren und bauen daraus neue, gemäss genetischem Bauplan, körpereigene Proteine auf.

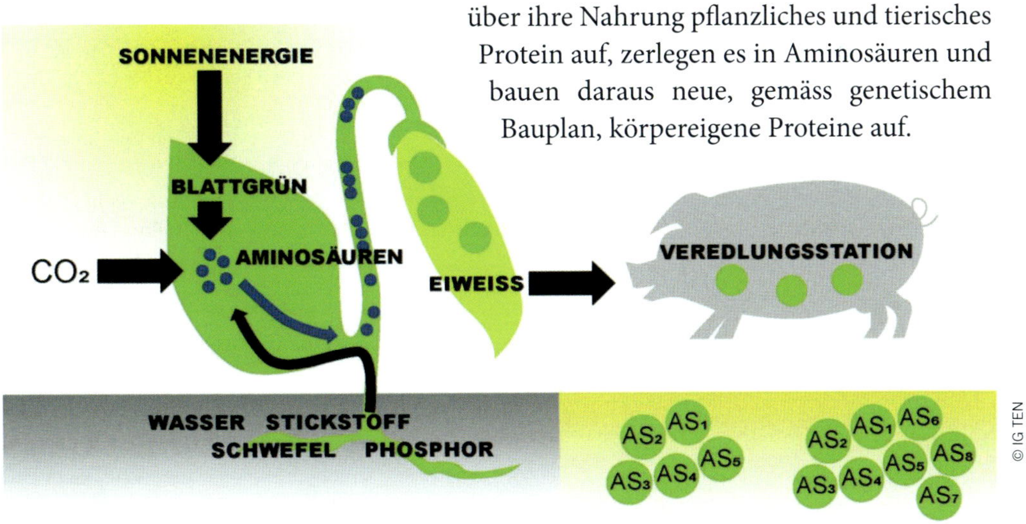

Proteine von der Pflanze zum Tier

Funktionen von Protein im Körper:

- Strukturproteine (z. B. Kollagen in Haut, Haar, Nägel, Sehnen, Knochen und Bindegewebe oder Myoglobin in Muskeln)
- Transportproteine (z. B. Hämoglobin, Albumin, Ferritin etc.)
- Blutgerinnung (z. B. Fibrinogen, Prothrombin etc.)

- Immunproteine (Immunglobuline abgekürzt «Ig» z. B. «IgE» und Histamin)
- Hormonproteine «Peptidhormone» (z. B. Insulin, Adrenalin, Serotonin etc.)
- Membranproteine (z. B. Transporterprotein GLUT, Proteoglycane, Glycoproteine in Glycocalix)
- Enzymproteine (z. B. Amylase, Pepsin etc.)
- Energiesubstrat (4 kcal/g) (keine primäre Aufgabe von Proteinen)

Merke: Unter den Aminosäuren gibt es «glucogene» Aminosäuren. Glucogene Aminosäuren können in Zeiten des Fastens über die «Gluconeogenese» zu Glucose umgebaut werden. Daher können Proteine bzw. Aminosäuren wie Kohlenhydrate 4 kcal Energie pro Gramm erzeugen. Somit wirken auch Aminosäuren auf den anabolen Stoffwechsel. Proteine spielen als Energiesubstrat jedoch eine untergeordnete Rolle (siehe Kapitel «Fasten»).

Proteinstruktur

Proteine sind lange Ketten aus unzähligen Bausteinen, den Aminosäuren. Die Länge der Aminosäureketten reicht von unter 20 bis über 1000 Aminosäuren. Darum spricht man von:

- Di-Peptid = 2 Aminosäuren
- Oligo-Peptid = 3-9 Aminosäuren (z. B. Tripeptid «Glutathion» = Glutamin + Cystein + Glycin)
- Poly-Peptid = 10-100 Aminosäuren
- Protein = ab 100 Aminosäuren

Merke: Proteine sind komplexe dreidimensionale Strukturen, welche je nach Anordnung der Aminosäuren eine andere Form aufweisen und damit eine andere Funktion erfüllen. Die Endung «-in» gibt einen Hinweis darauf, dass es sich um eine Protein-Struktur handelt, z. B. Hämoglob-in, Ferrit-in, Insulin etc. Aufgrund ihrer räumlichen Anordnung werden die in der menschlichen Ernährung verwertbaren Aminosäuren mit einem «L» bezeichnet z. B. L -Glutamin.

Aminosäuren

Für die menschliche Ernährung relevant sind 20 proteinogene (Proteinaufbauende) Aminosäuren, wovon neun essenziell, also überlebenswichtig sind. Das bedeutet sie müssen mit der Nahrung aufgenommen werden, da der Körper sie nicht selbst herstellen kann. Aminosäuren bestehen aus einer Aminogruppe (NH_2) mit Stickstoff (N), einer Carboxylgruppe

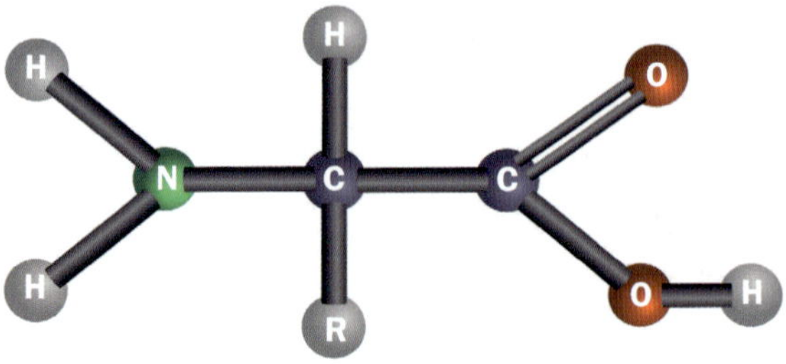

Quelle: Pixabay.com (mofiziert)

Aminosäure, links = Aminogruppe (NH_2) rechts = Carboxylgruppe (COOH), R = Restgruppe/Seitenkette

(COOH), Kohlenstoff (C), Wasserstoff (H) und einer «Seitenkette» auch «Restgruppe» (R) genannt. Die Eigenschaften der einzelnen Aminosäure werden durch die individuelle «Seitenkette» bestimmt. Die beiden Aminosäuren Methionin und Cystein besitzen z. B. ein Schwefelatom in ihrer Seitenkette. Leucin, Isoleucin und Valin zeichnen sich durch ihre verzweigtkettigen Restgruppen aus.

Essenzielle Aminosäuren	Besonderes
Lysin	Absolut essenziell, ketogen, Baustein von Carnitin
Threonin	Absolut essenziell, glucogen und ketogen
Leucin	Verzweigtkettige Seitenkette, ketogen
Isoleucin	Verzweigtkettige Seitenkette, glucogen und ketogen
Valin	Verzweigtkettige Seitenkette, glucogen
Methionin	Schweflige Seitenkette, glucogen, Baustein von Carnitin
Phenylalanin	Glucogen und ketogen
Tryptophan	Glucogen und ketogen
Histidin	V. a. für Säuglinge und Kleinkinder essenziell, glucogen

Bedingt essenzielle Aminosäuren	Besonderes
Arginin	Glucogen, Vorstufe von Ornithin
Cystein	Schweflige Seitenkette, glucogen, aus Methionin hergestellt
Serin	Glucogen, u. a. Baustein von Trypsin, Chymotrypsin
Tyrosin	Glucogen und ketogen, aus Phenylalanin hergestellt

Nicht essenzielle Aminosäuren	Besonderes
Alanin	Glucogen, aus Asparaginsäure hergestellt
Asparaginsäure (Aspartat) / Asparagin	Glucogen, aus Asparagin bzw. Asparaginsäure hergestellt
Glycin	Glucogen, aus Threonin oder Serin hergestellt
Glutaminsäure (Glutamat) / Glutamin	Glucogen, aus Glutamin bzw. Glutaminsäure hergestellt
Prolin	Glucogen, aus Glutamat hergestellt, wichtig für Kollagen

Merke: Im Gegensatz zu den glucogenen Aminosäuren können ketogene Aminosäuren nicht via Gluconeogenese in Glucose abgebaut werden. In längeren Fastenzeiten werden ketogene Aminosäuren in Form von «Ketonen» als Energiequelle genutzt.

Proteinverdauung

Nach dem Kauen (mechanische Zerkleinerung) beginnt die eigentliche Proteinverdauung im Magen. Mit Hilfe der Magensäure (HCl bzw. Salzsäure) wird das proteinspaltende Enzym Pepsinogen zu Pepsin aktiviert. Pepsin spaltet nun grössere Proteinstrukturen in kleine Proteine sowie Poly- und Oligopeptide. Der nun saure, angedaute Nahrungsbrei (Chymus) gelangt in den oberen Dünndarm, wo proteinspaltende Pankreasenzyme, sogenannte Peptidasen, mit Hilfe des basischen Gallensaft aktiviert werden (Trypsinogen → Trypsin, Chymotrypsinogen = Chymotrypsin). Da tierische Enzyme relativ pH-Wert sensitiv sind, ist es entscheidend, dass genügen Gallensaft in den Zwölffingerdarm gelangt, um die Pankreasenzyme aktivieren zu können. Eine starke 1. Kochung und ein intakter Säure-Basenhaushalt sind essenziell, um die aufgenommenen Proteine richtig verdauen zu können (siehe «Verdauungssäfte im SBH»). Wenn der Magen und das Pankreas geschwächt sind, sollten keine grossen und nur leicht zubereitete Proteinquellen verzehrt werden. Unverdautes Protein gelangt bis in den Dickdarm und führt via bakterielle Verarbeitung zu giftigen Fäulnisgasen, welche die Leber (2. Kochung) belasten.

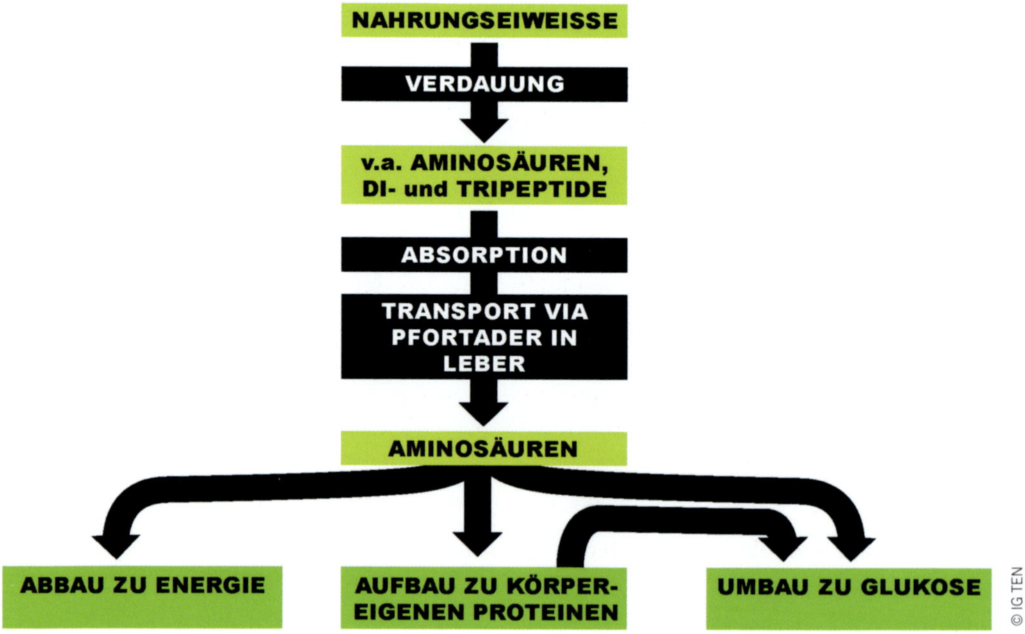

Im oberen Dünndarm werden mit Hilfe der aktivierten Enzyme Polypeptide weiter zu Oligo-, Tri- und Dipeptiden sowie in einzelne Aminosäuren gespalten. Die Tri- und Dipeptide sowie einzelne Aminosäuren werden über spezifische Transportsysteme in die Zellen des Dünndarms (Enterocyten) aufgenommen. Via Pfortader gelangen nun die Proteinbestandteile zur Leber (2. Kochung) wo sie umgewandelt und als Aminosäuren weiter im System verteilt werden.

Jede Zelle produziert dann gemäss genetischem Bauplan die benötigten Proteinstrukturen, welche für die jeweiligen Organe und Funktionssystem wichtig sind.

Funktionen von Proteinen im Körper

Leber und Niere sind zentrale Organe im Proteinstoffwechsel. Hier finden Proteinsynthese, Aminosäureabbau, Harnstoffsynthese und die Synthese anderer stickstoffhaltiger Verbindungen, z. B. von Purin-Basen (Nukleoproteine Adenin und Guanin für die DNS) statt. Auch Ammoniak wird beim Abbau gebildet und im Idealfall über den Urin ausgeschieden. Wenn der beim Abbau der Aminosäuren freigewordene Stickstoff (N) in Verbindung mit Wasserstoff (H) geht, entsteht Ammoniak (NH3), dieser wirkt in freier Form bereits in geringen Mengen giftig und kann zu Stoffwechselstörungen führen. Um dies zu vermeiden, wird Ammoniak in Form von Glutamin und Alanin zur Leber transportiert. Unter Energieaufwand werden diese Verbindungen zu Harnstoff umgewandelt. Harnstoff ist nicht toxisch und wasserlöslich. Er wird via Blut zu den Nieren transportiert und dort ausgeschieden.

In Stresssituationen kommt es hormonell bedingt zu einer verstärkten Stickstoffausscheidung via Urin. Und bei Leberschwächesituationen kann diese den Ammoniak nicht immer in ausreichenden Mengen in Harnstoff umwandeln. Der nicht metabolisierte Ammoniak wirkt nun belastend für die Leber selbst, sowie für den ganzen Stoffwechsel. Ammoniakbelastungen führen zu säuerlich riechender Ausdünstung und Verhaltensauffälligkeiten (Konzentrationsmangel und Aggression).

Proteinbedarf und Zufuhrempfehlung

Es ist wichtig, dass der Mensch täglich Protein zu sich nimmt, um die essenziellen Aminosäuren in ausreichenden Mengen zuzuführen. Im Idealfall geschieht dies über verschiedene tierische und pflanzliche Quellen, um ein breites Aminosäurenspektrum zu garantieren. Konkrete Aminosäuren- bzw. qualitative Proteinempfehlung werden noch nicht gegeben, auch der quantitative Proteinbedarf ist wissenschaftlich noch nicht abschliessend begründet. Seit 2017 wird jedoch über die «exombasierte» Bestimmung des Aminosäurenbedarfs diskutiert. Dabei wird die Mengenverteilung der Aminosäuren in einem Organismus (wie oft kommt eine bestimmte Aminosäure in den Bauplänen verschiedener Proteine vor) als Basis für die qualitative Proteinempfehlung herbeigezogen. Diese Technologie würde eine individuelle Aminosäuren- und daraus abgeleitete Proteinempfehlung ermöglichen. Die Wahl der individuell perfekten Proteinquelle würden den quantitativen Bedarf senken, sodass weniger Nahrung für die Abdeckung des individuellen Aminosäurenbedarfs nötig wäre. Dabei nicht berücksichtig ist jedoch die individuelle Verdaulichkeit und der Einfluss der Zubereitung hinsichtlich der effektiven Proteinaufnahme im Darm. Unverdautes Protein verbleibt im Darm und wir von Dickdarmbakterien zu toxischen Fäulnisgasen verstoffwechselt.

Aktuell beziehen sich die quantitativen Proteinempfehlungen vor allem auf die ausreichende Zufuhr von Stickstoffverbindungen, um Stickstoffverluste auszugleichen (siehe Tabelle nächste Seite).

Proteinbedarfsberechnungen

Protein-Verluste	Täglicher Stickstoff-Verlust (mg Stickstoff pro kg Körpergewicht)	Entsprechender Proteinbedarf Gramm pro kg Körpergewicht
Urin (83 % Harnstoff, 10 % Kreatinin, 7 % Ammonium-N-Harnsäure)	37	0.24
Fäzes (Stuhl)	12	0.08
Hautabschilferung, Schweiss, Haare, Nägel	3	0.02
Sonstige Ausscheidungswege z. B. Sekrete	2	0.01
Gesamtverlust (minimal)	**54**	**0.35**
Gesamtverlust (maximal)	**70**	**0.62**
Orientierungswert (individuelle Schwankungen nicht einberechnet)		**0.6 – 0.8**

Gemäss der Schweizerischen Gesellschaft für Ernährung (SGE) soll der Proteinanteil ca. 15 % des Tagesenergiebedarfs ausmachen. Bei einem Energiebedarf von 2 500 kcal würde dies 94 g ausmachen, was als relativ hoch einzuschätzen ist. Eine weitere gängige Möglichkeit, um den Proteinbedarf zu bestimmen, orientiert sich am Körpergewicht. Zu beachten ist, dass bei starkem Über- oder Untergewicht diese Formel nicht anwendbar ist.

Säuglinge	1.1 bis 1.8 g pro kg Körpergewicht
Kinder und Jugendliche	0.9 g pro kg Körpergewicht
Schwangere	1.1 g pro kg Körpergewicht
Stillende	1.3 g pro kg Körpergewicht
Erwachsene	0.6 bis 0.8 g pro kg Körpergewicht
Ab 60 Jahren	0.9 bis 1.2 g pro kg Körpergewicht

Man geht davon aus, dass der Grund für den erhöhten Proteinbedarf im Alter auf eine reduzierte Absorptionsrate zurückzuführen ist. Die reduzierte Absorptionsrate geht auf eine schwache 1. Kochung zurück. Wird der 1. Kochung aber auch der 2. Kochung bis ins hohe Alter besonders Beachtung geschenkt, so bliebe ein tieferer Bedarf bestehen. Zu beachten ist, dass eine schwache 1. Kochung auch zu einer Schwäche der 2. Kochung führt. Eine geschwächte Leber z. B. auch durch Langzeitmedikation und regelmässig hoher Alkoholkonsum ist nicht in der Lage hohe Proteinmengen effizient zu verstoffwechseln. In der Folge kommt es zu Schärfenbelastungen und daraus resultierenden Krankheit.

Der erhöhte Proteinbedarf entsteht ansonsten vor allem in Phasen von Wachstum bzw. Zellneubildung z. B. Kindheit, Jugend, Schwangerschaft, Stillzeit, nach Operationen, Verbrennungen etc. Bei einem Gewicht von ca. 70 kg sollte eine erwachsene Person ca. 42 g bis 56 g Protein aus unterschiedlichen Quellen zu sich nehmen. In der folgenden Tabelle sind die Proteinmengen einiger Lebensmittel pro 100 g und pro Portion angegeben:

	Menge	Protein-gehalt	Portion	Protein-gehalt
Rind, Eckstück, roh	100 g	23 g	120 g	28 g
Rind, Brust, roh	100 g	19 g	120 g	23 g
Poulet Schenkel ohne Haut, roh	100 g	20 g	120 g	24 g
Poulet, Schenkel mit Haut, roh	100 g	18 g	120 g	22 g
Lachs, wild, roh	100 g	20 g	100 g	20 g
Forelle, roh	100 g	16 g	100 g	16 g
Quark, nature, mager	100 g	11 g	125 g	14 g
Hartkäse z.B. Parmesan	100 g	30 g	30 g	9 g
Weichkäse, vollfett	100 g	21 g	40 g	8.5 g
Hühnerei, ganz, roh	100 g	13 g	55 g = 1 Ei	7 g
Joghurt, nature	100 g	4 g	180 g	7 g
Linsenpasta, roh	100 g	26 g	100 g	26 g
Urdinkelpasta, roh	100 g	15 g	100 g	15 g
Tempeh, nature	100 g	20 g	120 g	24 g
Kichererbsenpasta, roh	100 g	22 g	100 g	22 g
Tofu, nature, fest	100 g	15 g	130 g	20 g
Linsen, roh	100 g	24.5 g	50 g	12 g
Kürbiskerne	100 g	36 g	30 g	11 g
Kichererbsen, roh	100 g	19 g	50 g	10 g
Mandeln	100 g	26 g	30 g	8 g
Amaranth	100 g	16 g	50 g	8 g
Quinoa, roh	100 g	15 g	50 g	7 g
Haferflocken, roh	100 g	14 g	40 g	6 g
Erbsen, grün, roh	100 g	6 g	100 g	6 g
Walnuss	100 g	16 g	30 g	5 g
Hirseflocken, roh	100 g	11 g	40 g	4.5 g
Gemüse Durchschnitt	100 g	2-3 g	120 g	3 g
Wildkräuter z.B. Giersch	100 g	3-7 g	30-40 g	1 g

Quelle: Schweizer Nährstoffdatenbank, www.naehrwertdaten.ch, Zahlen jeweils gerundet. Grün = vegane Proteinquellen

Die biologische Wertigkeit

Die biologische Wertigkeit gibt an, wie viel Gramm Körperprotein durch 100 g resorbiertes Nahrungsprotein gebildet werden kann. Man ging lange Zeit davon aus, dass tierische Proteinquellen hochwertiger sind als pflanzliche. Gemäss neueren Erkenntnissen ist bekannt, dass z. B. Soja-, Reis-, Hanf- und Erbsenprotein sowie Wildkräuter hinsichtlich essenzieller Aminosäuren ebenfalls hochwertig sind. Um alle essenziellen Aminosäuren abzudecken ist nicht nur eine Kombination von tierischen und pflanzlichen Quellen, sondern auch pflanzliche Quellen untereinander möglich. Ist eine essenzielle Aminosäure in einem Lebensmittel in Bezug auf den Bedarf in zu kleinen Mengen vorhanden, wird diese als «limitierende Aminosäure» bezeichnet. In der veganen Ernährung gilt z. B. Lysin allgemein als schwierig abdeckbar. Fehlt diese Aminosäure, so schränkt das auch die Herstellung diverser körpereigener Proteinstrukturen z. B. Kollagen ein.
Seit langer Zeit hält sich der Mythos, dass VeganerInnen und VegetarierInnen bestimmte Proteinquellen und damit auch Aminosäuren innerhalb derselben Mahlzeit kombinieren müssen, um den Körper mit allen essenziellen Aminosäuren zu versorgen. Der aktuelle Stand der Forschung zeigt jedoch, dass diese Annahme nicht ganz korrekt ist. Man sollte demnach lediglich ein grosses Spektrum an Proteinquellen über einen Zeitraum von zwei bis drei Tagen kombinieren, um eine Versorgung mit allen essenziellen Aminosäuren sicherzustellen.
Neu wird auch diskutiert, dass ein intaktes Darmmikrobiom ebenfalls in der Lage ist, gewisse Aminosäuren zu bilden und damit einen Teil des Bedarfs abdecken kann. Die Tatsache, dass auch sich vegan ernährende Menschen ohne Proteinmangelerscheinungen leben, könnte diese These verstärken.

Merke: Ist eine essenzielle Aminosäure in zu geringen Mengen vorhanden, ist die Aufnahme und Verarbeitung der anderen sieben essenziellen Aminosäuren ebenfalls reduziert. Ein breites Aminosäurenspektrum ist durch eine abwechslungsreiche Ernährung mit tierischen und/oder auch rein pflanzlichen Lebensmitteln möglich.

Vegane Proteinquellen kombinieren

Limitierende Aminosäuren

- Hülsenfrüchte: Methionin und Cystein
- Nüsse: Methionin und Lysin
- Getreide: Lysin, Isoleucin, Tryptophan

Reich an folgenden Aminosäuren

- Nüsse: Arginin, Asparaginsäure
- Getreide: Methionin, Phenylalanin
- Hülsenfrüchte: Lysin, Isoleucin

Bei veganen Gerichten sollte für eine vollständige Abdeckung essenzieller Aminosäuren immer auf eine Kombination aus Hülsenfrüchten, vollwertigem Getreide und verschiedenen Nüssen, Samen und Kernen geachtet werden. Besonders reich an essenziellen Aminosäuren sind die Pseudogetreide Amaranth und Quinoa. Auch Algen und Pilze sowie grünes Gemüse und Wildkräuter können einen wertvollen Beitrag leisten (siehe Kapitel «Vegetarische und vegane Ernährung»).

Zubereitung von Proteinen

Sowohl durch chemische Einflüsse wie Säuren und Salze, als auch durch physikalische Einwirkungen wie hohe oder tiefe Temperaturen oder auch Druck, können sich dreidimensionale Strukturen von Proteinen ändern, ohne dass sich die Reihenfolge der Aminosäuren (Primärstruktur) ändert. Die Proteinstruktur wird dabei entfaltet, Bindungen gelöst und liegt somit in gestreckter Peptidform vor. Dieser Prozess wird Denaturierung genannt und ist nicht reversibel. Menschen denaturieren ihre Speisen, um sie leichter verdaulich zu machen. Durch die Denaturierung ändern sich die physikalischen und physiologischen Eigenschaften der Proteine. Beim Kochen von Eiern, beim Sauerwerden von Milch oder bei der Herstellung von Joghurt und anderen Vorgängen, gerinnen Proteine. Bei der Zubereitung von proteinreichen Lebensmitteln sollte daher besonders darauf geachtet werden, dass diese nicht zu stark erhitzt werden. Zu schnell und zu stark erhitzte Proteine «degenerieren» bei starkem oder zu langem Braten oder Grillieren sowie durch Mikrowellenerhitzung. Das heisst die Struktur wird so stark verändert und teilweise gar zerstört, dass sie der Körper nicht mehr richtig verdauen und verwerten kann. Dies führt nicht nur zu Störungen des Darmmilieus, sondern auch zu Mangelversorgung an essenziellen Aminosäuren, da diese nicht ausreichen aufgenommen und verstoffwechselt werden können.

Geeignete Zubereitungsformen:

- kurzes, nicht zu starkes Braten
- Niedergaren
- Poschieren (Fisch, Eier)
- sanftes Garen und Schmoren
- leichtes Rösten (bei Nüssen)
- Keimlinge ziehen (bei Hülsenfrüchten, Pseudogetreide, Samen)
- Ansäuern (bei Milchprodukten)
- Pöckeln (Vorsicht mit Phosphatsalzen)

Ungeeignete Zubereitungs-/Verarbeitungsformen:

- Hocherhitztes über 200 °C beim Grillen und Braten
- Mikrowellenerhitzen
- Hochpasteurisieren über 100 °C
- Ultrahocherhitzen (UHT)

Proteinüberkonsum

Ob eine überhöhte Zufuhr gesundheitsschädliche Auswirkungen hat, ist umstritten. Da jedoch ein grosser Teil der aufgenommenen Proteine aus tierischen Lebensmitteln stammt, was mit einer hohen Zufuhr von Gesamtfett, gesättigten Fettsäuren, Cholesterin und Purinen einhergeht, kann ein Proteinüberkonsum die Entstehung verschiedener Erkrankungen begünstigen. In vielen Fällen liegt bei hohem Proteinkonsum gleichzeitig eine zu hohe Zufuhr an raffinierter Stärke und ein Mangel pflanzlichen Lebensmitteln vor. Man geht davon aus, dass erst die Kombination von tierischem Protein- und Fettüberkonsum kombiniert mit raffinierter Stärke und Mangel an Gemüse zu Krankheiten führt. Eine überhöhte Proteinzufuhr kann bei einer schwachen 1. Kochung zu Fäulnisprozessen im Dickdarm und einhergehenden Endotoxinen führen. Dies wiederum belastet die 2. und 3. Kochung. Da es im Körper keinen eigentlichen Proteinspeicher gibt, werden diese auf der Ebene der 3. Kochung, im Intersititium, zwischengelagert oder in Glucose umgewandelt (glucogene Aminosäuren). Wird die Glucose nicht verbrannt und sind die Glykogenspeicher voll, so wird auch der aus Proteinen entstandene Zucker als Fett gespeichert. Ein Überkonsum an Protein führt typischerweise zu einer Störung des Säure-Basengleichgewichts, es kommt zur Schärfenentwicklung und mit der Zeit zur Kakochymie. Zudem kann ein langfristiger Proteinüberkonsum zu Nierenschädigungen führen. Die unterschiedlichen Konstitutionen benötigen nicht die gleiche Art und Menge von Protein. Darum sollte der Proteinbedarf in Zukunft viel stärker auf das Individuum angepasst und werden.

Proteinmangel

Schwere Proteinmangelzustände kommen vor allem in Entwicklungsländern vor. In den Industriestaaten zeigen sich häufig eher qualitative Aminosäurenmängel als Mängel an der Gesamtproteinzufuhr. Das heisst, dass genügend Gesamtprotein zugeführt wird, jedoch einige Aminosäuren fehlen. Dies kann zu diversen Störungen und Krankheiten führen. Wenn die primären Energiequellen wie Kohlenhydrate und Fett über längere Zeit fehlen (Fasten- oder Stresszustand) oder nach Operationen und Medikamenteneinnahme nicht genügend abgedeckt sind, werden glucogene Aminosäuren in Glucose umgewandelt und als Energielieferant verwendet werden. Die beiden Proteinabbauprodukte Harnstoff und Harnsäure können bei starkem Proteinmangel die Nieren belasten, was zu den vorab genannten Nierenkrankheiten führt. Darum sollte ein besonderes Augenmerk auf eine abwechslungsreiche und moderate Proteinversorgung gelegt werden. Mit einer ausreichenden Proteinabdeckung aus unterschiedlichen Lebensmitteln werden automatisch auch andere essenzielle Nähr- und Wirkstoffe wie Fettsäuren sowie Mineralien und Vitamine zugeführt. Dies gilt im Besonderen für pflanzliche Proteinquellen.

Risikogruppen für Proteinmangelzustände:

- Kinder in Wachstumsschüben
- Schwangere und Stillende
- allgemein kranke und chronisch kranke Menschen
- ältere Menschen
- chronische Schmerzzustände
- chronischer Stress
- Menschen unter Multimedikation
- bei chronischen Schleimhautstörungen z. B. Morbus Crohn, Colitis ulcerosa aber auch Leaky Gut

Symptome bei Proteinmangel:

- Haarausfall wobei die Haarwurzeln mitausfallen
- Kräftemangel bei gleichzeitiger Müdigkeit
- Muskelschwäche
- Wachstums- und Entwicklungsstörungen
- Hormonstörungen
- Fertilitätsstörungen
- Immunschwäche
- Bindegewebsschwäche
- Erhöhte Stressanfälligkeit

Häufig geht der Proteinmangel mit einer unzureichenden Zufuhr anderer Nährstoffe und Nahrungsenergie (Protein-Energie-Malnutrition) einher. Durch einen längerfristigen quantitativen Nahrungsmangel (Marasmus), werden Muskeln und Depotfett abgebaut. Es kommt zu starken Gewichtsverlusten, Veränderungen der Schleimhäute und einer Schwächung des Immunsystems, was wiederum infektiöse Durchfälle begünstigt. Beim Kwashiorkor, meist erkennbar an dicken Bäuchen, liegt primär ein Proteinmangel vor, der zu Gewichtsverlusten, Ödemen, Apathie, Haut- und Pigmentveränderungen führt.

Die Proteinzufuhr der Weltbevölkerung als Zukunftsthema

Um ökonomische und ökologische Ressourcen zu schonen, wäre es sinnvoll, eine bessere Proteinqualität und dadurch eine geringere Quantität aufnehmen und produzieren zu müssen. Pflanzliche Proteinquellen gelten allgemein als besonders proteineffizient. Rinder haben eine Proteineffizienz von 3.8 %, das heißt man füttert einem Rind 100 g Protein über Soja und erhält in der Folge nur 4 g Protein über dessen Fleisch. 96 von 100 g gehen somit durch die Fütterung verloren bzw. enden als Schlachtabfall. Auch der Flächenverbrauch von FleischesserInnen zur Futtermittelherstellung und Tierhaltung übertrifft denjenigen von VegetarierInnen um ca. das Fünffache und bei VeganerInnen um das Siebenfache (siehe Kapitel «Nachhaltigkeit, Produktion und Labels»).

Proteine aus Sicht der TEN

OMNE VIVUM EX OVO (alles Lebendige entstammt dem Ei). Der Namensgeber Proteus, «an erster Stelle kommend», zeigt bereits auf, dass organisches Leben ohne Protein unmöglich ist. Mehr als die anderen beiden Makronährstoffe, ist Protein Grundlage für die Vollendung der Gewebebildung. Eine zentrale Aufgabe der 1. und 2. Kochung liegt darin, das mit der Nahrung aufgenommene Protein des artfremden Charakters zu entkleiden und gemäss eigenem, neuen Bauplan wieder zusammenzusetzen. Gelingt dies nicht, kommt es zu Schärfenbildung. Jede Proteinquelle hat seinen eigenen Charakter, je nach Zusammensetzung der Aminosäuren und Lektinen

(siehe Kapitel «Antinährstoffe»). Aus Sicht der TEN kann die Charakteristik des Proteins den Menschen in seinem Wesen unterstützen oder stören.
Wie am Anfang des Kapitels beschrieben, können nur Pflanzen und einige Mikroorganismen die lebenswichtigen Aminosäuren bilden. Die Pflanzen versorgen uns direkt oder indirekt über tierische Lebensmittel mit Proteinen. Das Tier wandelt mit seinen eigenen Kräften die pflanzlichen Proteine um, wodurch es dem menschlichen Protein näherkommt. Tierisches Protein hat allgemein einen wärmeren Charakter als pflanzliches Protein und ist deshalb gemäss der TEN für den Menschen leichter assimilierbar. Kalte Temperamente und geschwächte Menschen profitieren besonders von tierischem Protein, es sollte aber der Kochungskraft entsprechend leichtverdaulich zubereitet sein. Fleisch, vor allem rotes Fleisch, liefert auch an Proteine gebundenes Eisen (Häm-Eisen), was dem Element Feuer entspricht und unabdingbar ist für alle Stoffwechselvorgänge. Da eine ausreichende Proteinversorgung die fundamentale Grundlage bzw. Voraussetzung für die Sanguis- und Gewebebildung ist, äussern sich Mängel in Neubildung, Regenerations- und Wiederaufbaustörungen sämtlicher Gewebe.

Literatur/Studien Proteine

Brandhorst, S., & Longo, V. D. (2019). Protein Quantity and Source, Fasting-Mimicking Diets, and Longevity. Advances in Nutrition, 10, S340–S350. doi:10.1093/advances/nmz079

Clarenbach, R. E., & Mey, U. (2011). Proteine in der Hämatologie. Therapeutische Umschau, 68(11), 610–617. doi:10.1024/0040-5930/a000221

Dallas, D. C., et al. (2017). Personalizing protein nourishment. Critical Reviews in Food Science and Nutrition, 57(15), 3313–3331.doi:10.1080/10408398.2015.1117412

Detzel, A., et al. (2021). Life cycle assessment of animal-based foods and plant-based protein-rich alternatives: an environmental perspective.Journal of the Science of Food and Agriculture, (July). doi:10.1002/jsfa.11417

Häberle, J., (2017). Unklare Bewusstseinsstörung ? Ammoniak messen !, 164–167. Interview mit Prof. Dr. med. Johannes Häberle, Kinderspital Zürich

Kaskous, S. (2020). A1- and A2-Milk and Their Effect on Human Health. Journal of Food Engineering and Technology, 9(1), 15–21.doi:10.32732/jfet.2020.9.1.15

Piper, M. D. et al. (2017). Matching Dietary Amino Acid Balance to the In Silico-Translated Exome Optimizes Growth and Reproduction without Cost to Lifespan. Cell Metabolism, 25(3), 610–621. doi:10.1016/j.cmet.2017.02.005

Semba, R. D., et al. (2021). Legumes as a sustainable source of protein in human diets. Global Food Security, 28(June).doi:10.1016/j.gfs.2021.100520

Suter, P. (2011). Wie viel Proteine braucht der Mensch? Schweizer Zeitschrift Für Ernährungsmedizin, (3), 11–13. Retrieved from http://www.rosenfluh.ch/rosenfluh/articles/download/2522/07_wieviel_Protein_3.11.pdf

Tome, D., & Miller, G. D. (2000). Criteria and significance of dietary protein sources in humans: Preface. Journal of Nutrition, 130(7), 1865–1867.

7.3 Fette

Fette gehören wie die Kohlenhydrate und Proteine zu den Makronährstoffen und liefern am meisten Energie pro Gramm (9 kcal/g). Zur Stoffgruppe der Lipide werden zahlreiche, strukturell verschiedene Substanzen gezählt, darunter die freien Fettsäuren, Triglyceride, Phospholipide wie Lezithin, Steroide wie Cholesterin und Wachse wie Bienenwachs. Unter dem Begriff Fette/Lipide sind in der Ernährung jedoch meist Triglyceride gemeint, da sie die sowohl in der Nahrung wie auch im Körper meist vorkommende Lipidgruppe darstellen. Fette und Öle können von Pflanzen aber auch von Tieren aufgebaut und gespeichert werden und stehen so dem Menschen als Nahrungsquelle zur Verfügung. Lipide sind in Wasser kaum löslich, sie sind «hydrophob». Dieser Umstand macht ihre Verdauung und ihr Transport im Blut besonders anspruchsvoll (siehe «Fettverdauung»). Fette sind als Energielieferanten und -speicher bekannt. Sie sind jedoch für viele weitere Prozesse im Körper essenziell.

Funktionen von Fetten im Körper sind:

- Lieferanten fettlöslicher Vitamine wie Vitamin K, D und Vitamin E in Pflanzenölen
- Hilfsmittel zur Absorption fettlöslicher Vitamine (A, D, E, K)
- langfristiger und sehr dichter Energiespeicher und Energiequelle via Mitochondriale Energiegewinnung
- Substrat für den Aufbau von Zellwänden durch Cholesterin und Phospholipide
- Schutz und Isolation der Organe und Nerven
- Substrat für Hormonaufbau durch Steroidhormone wie Cortisol, Testosteron und Östrogen
- antientzündliche Wirkung vor allem der Omega-3-Fettsäuren
- Träger und Verstärker von Geschmacks- und Aromastoffen in der Ernährung

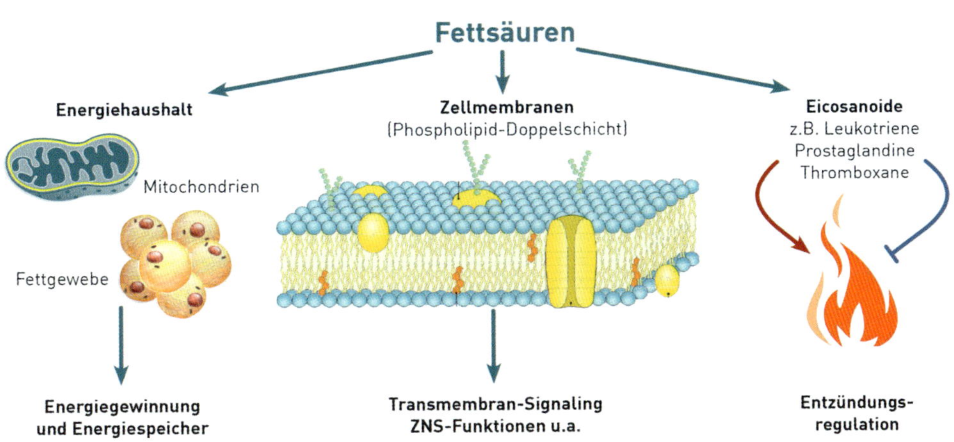

Drei zentrale Funktionen von Fettsäuren im Körper

Fettstruktur

Unter Speisefette werden allgemein Triglyceride (TAGs) verstanden. Triglyceride bestehen aus dem Zuckeralkohol Glycerin und drei damit veresterten Fettsäuren. Die einzelnen Fettsäuren wiederum sind aus Kohlenstoff (C), Wasserstoff (H) und Sauerstoff (O) aufgebaut z. B. Alpha-Linolsäure $C_{18}H_{30}O_2$.
Fette und Öle können in verschiedene Kategorien eingeteilt werden. Man unterscheidet zwischen pflanzlichen und tierischen Fetten sowie sichtbaren z. B. Butter und unsichtbaren Fetten z. B. in Nüssen oder verarbeiteten Lebensmitteln. Je nach Aufbau der einzelnen Fettsäuren kann zwischen mehrfach und einfach ungesättigten sowie gesättigten Fetten unterschieden werden. Wobei lediglich mehrfach ungesättigte Fettsäuren essentiell sind. Die Konsistenz kann entsprechend der Fettsäurestruktur flüssig (ein- und mehrfachungesättigte Fette) oder fest (gesättigte Fette) sein.

Fettsäuren

Fettsäuren (FS) haben unterschiedliche physikalische und biochemische Eigenschaften. Diese sind abhängig von deren Kettenlänge, also der Anzahl Kohlenstoffatome, dem Sättigungsgrad und der Stellung der Doppelbindung im Molekül. Daraus ergibt sich die räumliche Struktur, welche über das Verhalten der Fette in der Küche sowie im Stoffwechsel bestimmt (siehe Abbildung links).

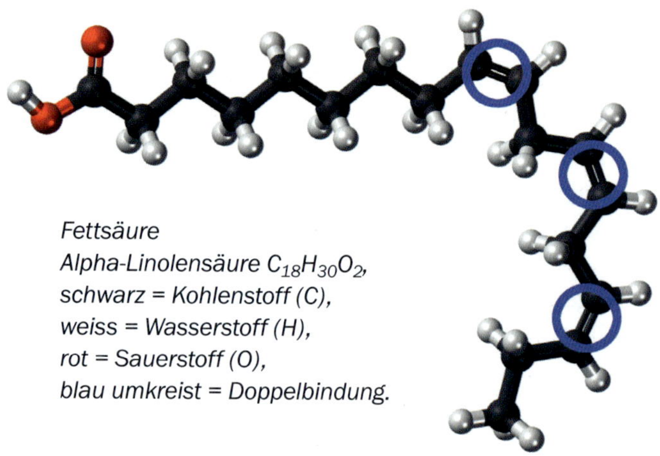

Fettsäure
Alpha-Linolensäure $C_{18}H_{30}O_2$,
schwarz = Kohlenstoff (C),
weiss = Wasserstoff (H),
rot = Sauerstoff (O),
blau umkreist = Doppelbindung.

Quelle: Pixabay.com (modifiziert)

Kettenlänge (Anzahl Kohlenstoffatome):

- Kurzkettig: < 6 C-Atome z. B. Buttersäure (4) u. a. in Butter
- Mittelkettig: 6 -12 C-Atome z. B. Laurinsäure (12) u. a. in Kokosfett
- Langkettig: > 12 C-Atome z. B. Ölsäure (18) u. a. in Olivenöl

Sättigungsgrad (Anzahl Doppelbindungen):

- Gesättigte Fettsäure «GFS»
- Einfach ungesättigte Fettsäure «EUFS»
- Mehrfachungesättigte Fettsäure «MUFS»

Merke: Die Anzahl und Anordnung der Doppelbindungen haben auch grosse Auswirkungen auf die physiologischen Eigenschaften der verschiedenen Nahrungsfette und Öle. Je mehr Doppelbindungen die FS hat, desto tiefer ist der Schmelzpunkt und desto flexibler sind die Zellen, welche daraus aufgebaut werden. Die meisten pflanzlichen Triglyceride mit vielen Doppelbindungen sind flüssige Öle wie das Leinöl. Die tierischen Fettsäuren mit weniger Doppelbindungen zeigen sich als feste Fette, als Beispiel Schweinefett und Butter. Butter enthält je nach Qualität mehr oder weniger der ungesättigten und gesättigten Fettsäuren und ist darum bei Kühlschranktemperatur hart je nach Zimmertemperatur weich bis flüssig. Durch Entfernung der Doppelbindungen, Hydrierung genannt, können die flüssigen Pflanzenöle in feste Fette umgewandelt werden. Dies wird unter anderem bei der Margarineherstellung genutzt. Dabei entsteht aus einer gebogenen Cis-Struktur (siehe Abbildung) eine gestreckte Trans-Struktur, man spricht von Transfetten.

Gesättigte Fettsäuren GFS

Gesättigte Fettsäuren enthalten keine Doppelbindungen und können vom Körper selbst hergestellt werden, somit sind sie nicht essenziell. Hauptquellen gesättigter FS sind vor allem Fleisch- und Milchfett sowie Kokos- und Palmfett.

Besonderheit der Mittelkettigen Fettsäuren MKFS

Kokosöl ist mit 55-70 % relativ reich an MKFS, welche auch unter dem englischen Ausdruck MCT «medium-chain triglycerides» bekannt sind. Davon macht die 12-C-Atom-lange Laurinsäure mit 50 % der FS den grössten Teil des Kokosöls aus. MKFS können aufgrund ihrer kürzeren Kettenlänge von 6–12 C-Atomen leichter als langkettige Fettsäuren im Darm aufgenommen und via Blut zur Leber transportiert werden. Ihre Struktur bedarf zudem keiner Spaltung durch Pankreaslipasen. Von dieser Eigenschaft können Personen mit einer vorhandenen Fettverdauungs- und Absorptionsstörung bzw. schwachen 1. Kochung profitieren. Ein weiterer Vorteil besteht darin, dass MKFS von einer Zelle schneller zu Energie oxidiert werden als langkettige Fettsäuren und sich somit das Risiko als Depotfett abgespeichert zu werden verringert. Im Allgemeinen lässt sich festhalten, dass die kompletten Wirkmechanismen der MKFS in Langzeitstudien meist isoliert erforscht wurden und es dadurch schwierig ist die Resultate auf die MKFS in Kokosfett zu übertragen, zumal Kokosfett mit ca. 25 % einen relativ hohen Anteil an langkettigen GFS aufweist. Zu den enthaltenen langkettigen GFS gehören Myristin- und Palmitinsäure, für welche in Studien ein LDL-Cholesterin erhöhender Effekt nachgewiesen wurde. Die in nativem Bio-Kokosöl vorkommenden Polyphenole wiederum haben eine antioxidative Wirkung, welche die Lipidperoxidation z. B. von LDL hemmen können.

Das Autorenteam empfiehlt aus ökologischer Sicht im Alltag den Gebrauch von geklärter Butter zum Braten von Speisen. Natives Kokosfett kann aber aufgrund der enthaltenen Laurin- und Caprylsäure therapeutisch bei Pilzinfektionen wie der Candidose empfohlen werden.

Einfach ungesättigte Fettsäuren EUFS

EUFS sind vor allem in Olivenöl, Rapsöl und Macadamianussöl enthalten. Sie sind nicht essenziell, haben aber dennoch gesundheitliche Vorteile. So können sie unter anderem LDL-Cholesterinwerte positiv beeinflussen und sind weniger oxidationsanfällig als MUFS. Daher müssen sie nicht im Kühlschrank gelagert werden und können für sanftes Erhitzen wie das Dämpfen oder für die Zubereitung von Ofengemüse genutzt werden.

Mehrfach ungesättigte Fettsäuren MUFS bzw. essenzielle Fettsäuren

Besonders wichtig sind essenzielle Fettsäuren, welche der Körper nicht selbst herstellen kann und entsprechend mit der Nahrung aufgenommen werden müssen. Sie haben spezifische Funktionen beim Aufbau von Zellmembranen, der Regulierung des Cholesterinspiegels und sind somit Ausgangsprodukte für die Bildung von Hormonen. Alle essenziellen Fettsäuren sind mehrfach ungesättigt (MUFS). Das bedeutet, dass sie nicht nur flüssiger sind, sondern auch anfälliger für Oxidation. Oxidierte Fettsäuren haben negative und entzündungsfördernde Wirkungen auf den Körper. Aus diesem Grund werden diese oxidationsanfälligen Öle von Natur aus durch Vitamin E geschützt. Schweizerinnen und Schweizer decken ca. 70 % ihres Vitamin E Bedarfs über Pflanzenöle ab. Diese wertvollen Öle sollten in dunklen Glasflaschen sowie kühl gelagert und nicht erhitzt werden. Je mehr essenzielle Fettsäuren zugeführt werden, desto grösser kann der Bedarf an Antioxidantien v. a. Vitamin E werden, insbesondere bei bereits vorhandenem oxidativem Stress und Entzündungen im Körper.

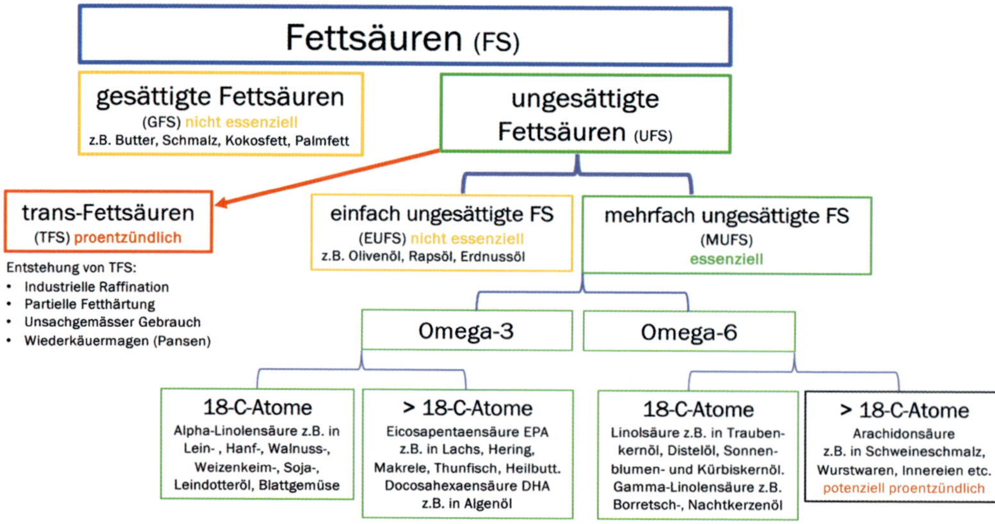

Je nach Position der ersten Doppelbindung, vom Omega-Ende beginnend gezählt, werden zwei Gruppen innerhalb der essenziellen Fettsäuren unterschieden:

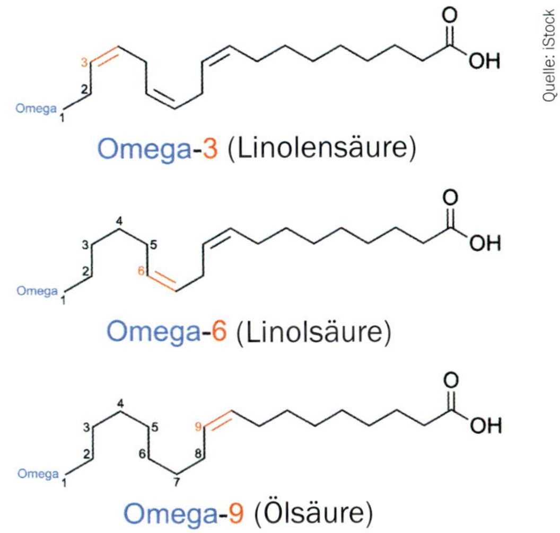

Omega-3-Fettsäuren weisen ihre erste Doppelbindung am dritten C-Atom vom Omega-Ende der Fettsäure auf, daher der Name Omega-3. Die pflanzliche Omega-3 Fettsäure heisst «Alpha-Linolensäure» (ALA) und besteht aus 18 C-Atomen mit drei Doppelbindungen = (ALA) 18:3. Quellen sind Lein-, Hanf- und Walnussöl. Zu den längeren Omega-3-Fettsäuren (>18 C-Atome) gehören die Eicosapentaensäure (EPA mit 20-C-Atomen) und die Docosahexaensäure (DHA mit 22-C-Atomen). Quellen sind Meerfische wie Lachs, Thunfisch, Hering und Makrele sowie Algen als pflanzliche DHA/EPA-Quelle. ALA gilt als Vorstufe der längerkettigen Omega-3-Fettsäuren EPA und DHA (siehe Abbildung «Stoffwechsel essenzieller Fettsäuren»).

Omega-6-Fettsäuren weisen ihre erste Doppelbindung am sechsten C-Atom vom Omega-Ende der Fettsäure auf, daher Omega-6. Die pflanzliche Omega-6 Fettsäure heisst «Linolsäure» (LA) und besteht wie ALA aus 18-C-Atomen jedoch mit zwei Doppelbindungen = (LA) 18:2. Quellen sind Traubenkern-, Sonnenblumen- und Distelöl. Zu den längeren Omega-6-Fettsäuren (>18 C-Atome) gehört die pflanzliche und entzündungshemmende Gamma-Linolensäure (18-GLA mit 18 C-Atomen und drei Doppelbindungen) wie Borretsch-, Nachtkerzen- und Hanföl und die daraus gebildete oder in tierischen Quellen direkt vorkommende Arachidonsäure (AA 20:4) (siehe Abbildung «Stoffwechsel essenzieller Fettsäuren»).

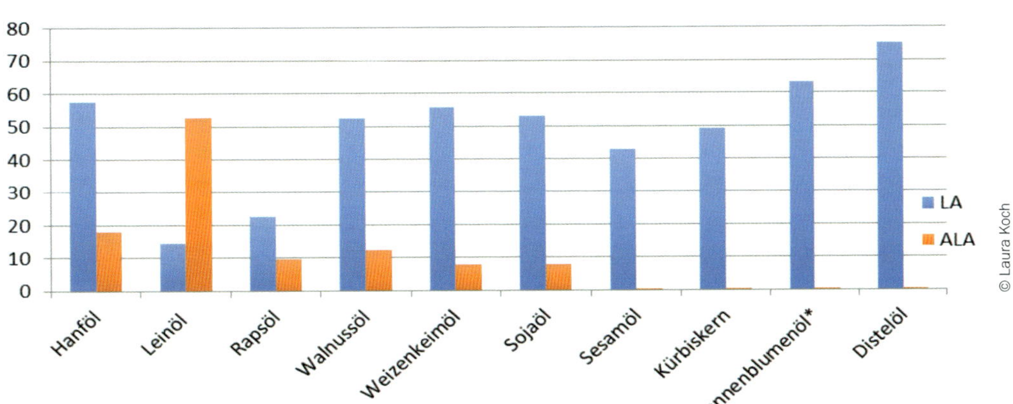

Omega 6 (LA = Linolsäure) zu Omega-3 (ALA = Alpha-Linolensäure)-Verhältnisse verschiedener Pflanzenöle

Omega-3 versus Omega-6-Fettsäuren

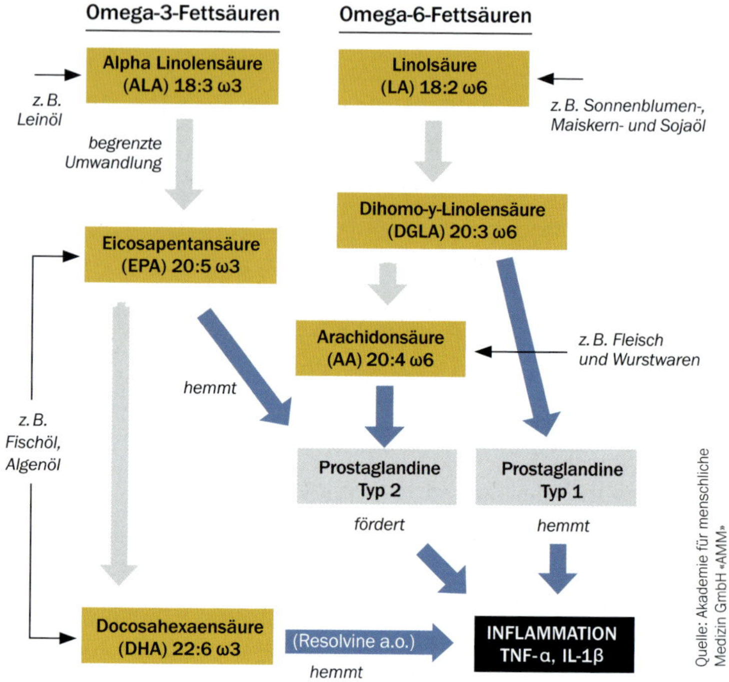

Stoffwechsel essenzieller Fettsäuren

Eine optimale Verstoffwechselung der essenziellen Fettsäuren ist gegeben, wenn bei der Aufnahme über die Nahrung das Verhältnis der Omega-6 zu den Omega-3-Fettsäuren etwa 5:1 oder weniger beträgt. Grosse Abweichungen dieses Verhältnisses hin zu mehr Omega-6-Fettsäuren führen zu gesundheitlichen Störungen vorwiegend durch Entzündungen. Da die Omega-3 und Omega-6-Kaskaden um dieselben Enzyme konkurrieren, wird bei einem Überangebot an Omega-6 vermehrte Arachidonsäure (AA) zu Prostaglandinen des Typs 2 (entzündungsfördernd) umgewandelt. In der westlichen Welt besteht aktuell ein ungünstig hohes Verhältnis von ca. 10–20:1, also ein deutliches Überangebot an Omega-6-Fettsäuren. Deshalb sollte eher der Konsum an Omega-3-Fettsäuren-reichen Ölen erhöht werden. Wichtig: Omega-6-Fettsäuren sind nicht grundsätzlich schädlich, sie sind ebenfalls essenziell und GLA wirkt als Vorstufe von DGLA und Prostaglandin Typ1 sogar entzündungshemmend. Problematisch ist lediglich eine starke Dysblance von Omega-6 und Omega-3-Fettsäuren.

Arachidonsäure nimmt innerhalb des Fettstoffwechsels eine besondere Rolle in Bezug auf Entzündungen ein. Ohne Arachidonsäure wäre keine adäquate Entzündungsreaktion des Körpers und somit auch kein Einleiten einer heilsamen Krisis möglich. Nimmt diese Fettsäure aufgrund eines erhöhten Omega-6 zu Omega-3 Verhältnisses zu, besteht jedoch die Gefahr, dass übermässig viele proentzündliche Metabolite daraus entstehen und das Entzündungsgeschehen sich chronifiziert. Mit der vermehrten Zufuhr von langkettigen Omega-3-Fettsäuren oder EPA kann die übermässige Bildung von proentzündlichem Prostaglandin 2 aus AA gehemmt werden. So greift diese Fettsäure in denselben entzündungshemmenden Mechanismus ein, wie Nicht-Steroidale-Antirheumatika (NSAR). Auch DHA aus Algen hat über andere Mechanismen eine entzündungshemmende Wirkung und kann zudem in EPA umgewandelt werden.

Merke: Wildtiere und Tiere aus biologischer Tierhaltung fressen verhältnismässig mehr Gras als Getreide und Mastfutter. Ihr Fett enthält daher ein besseres Omega-6 zu Omega-3 Verhältnis.

Positive Modulatoren, welche zur vermehrten Produktion entzündungshemmender Prostaglandine und Leukotriene beitragen, sind Magnesium und Zink, Vitamin B6 und B3 (Niacin), Vitamin C und Glukagon durch Fasten. Negative Modulatoren, welche die Umwandlung stören, sind Alkohol, Rauchen, entartete Fette wie Transfettsäuren und Mikronährstoffmangel.

Merke: Frauen im gebärfähigen Alter sind allgemein in der Lage mehr EPA und DHA zu produzieren als Männer und menopausale Frauen. Zudem gibt es genetische Dispositionen, sogenannte Polymorphismen, welche die Umwandlung fördern oder hemmen können.

Aufgrund der hohen Anzahl Doppelbindungen ergibt sich bei EPA und DHA eine besondere räumliche Struktur (siehe Abbildung). Diese kringelartige Form ist dafür verantwortlich, dass Zellmembranen, welche besonders viele dieser Fettsäuren enthalten, flexibler werden. Der Raum, welcher zwischen den Fettsäurekringel entsteht, ist dabei eine Art Pufferzone. Das ist besonders für Gewebe, das hohem Druck ausgesetzt ist von zentraler Bedeutung, als Beispiel zu nennen sind die Blutgefässe bei Hypertonie. Daraus ergeben sich diverse gesundheitliche Vorteile.

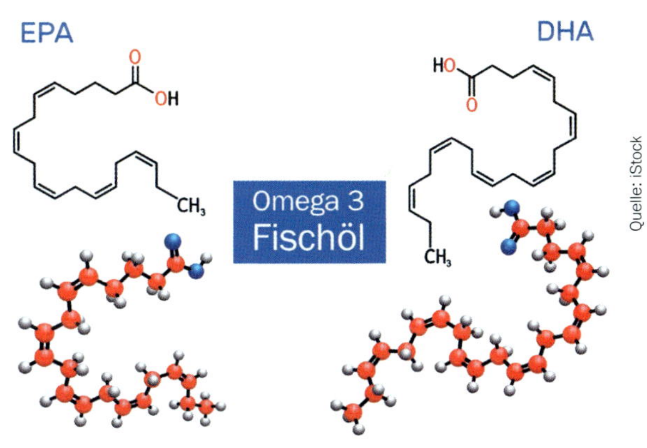

Omega-3-Fettsäuren EPA und DHA.

Zusammenfassend sind Omega-3-Fettsäuren:

- wichtige Bestandteile flexibler Zellmembranen
- wichtig für die Permeabilität der Zellmembranen und verbessern somit die Nährstoffaufnahme und Abfallstoffabgabe von Zellen
- Vorstufen bzw. Ausgangssubstrat wichtiger Gewebehormone
- positiv beeinflussend auf Entzündungsreaktionen
- positiv wirkend auf die Fliesseigenschaften des Blutes und erhöhen so die Mikrozirkulation, was eine grosse Bedeutung in der Prävention von Herz-Kreislauferkrankungen hat.
- Blutfettwerte und Blutdruck regulierend, wirken anti-arhythmisch (Arteriosklerose-Prävention).

- positiv wirkend bei Depressionen und andere psychische Erkrankungen
- regulierend wirksam auf das Darmmikrobiom
- positiv beeinflussend auf die Augenfunktion

Fettsäurezusammensetzung verschiedener Pflanzenöle und Fette

Nativ, unraffiniert	Schmelz-Punkt	Rauch-Punkt	MUFS-Anteil	EUFS-Anteil	GFS-Anteil	Omega-6 : Omega-3
Leinöl	-28 °C	107 °C	**75%**	15%	10%	1:4
Hanföl	-25 °C	130 °C	**75%**	15%	10%	3:1
Walnussöl	-24 °C	160 °C	**70%**	20%	10%	4:1
Distelöl	-20 °C	160 °C	**70%**	20%	10%	160:1
Traubenkernöl	-18 °C	160 °C	**70%**	20%	10%	350:1
Weizenkeimöl	-16 °C	135 °C	**65%**	15%	20%	8:1
Sojaöl	-17 °C	160 °C	**65%**	25%	10%	10:1
Sonnenblumenöl	-17 °C	110-160 °C	**65%**	25%	10%	170:1
Schwarzkümmelöl	-17 °C	90 °C	**60%**	25%	15%	60:1
Leindotteröl	-15 °C	125 °C	**55%**	35%	10%	1:2
Maiskeimöl	-11 °C	130 °C	**55%**	30%	15%	54:1
Kürbiskernöl	-15 °C	135 °C	**45%**	35%	20%	103:1
Sesamöl	-6 °C	170 °C	**40%**	40%	20%	32:1
Erdnussöl	-2 °C	160 °C	**33%**	50%	17%	30:1
Rapsöl	-5 °C	110-130 °C	**30%**	65%	5%	2.5:1
Olivenöl	-9 °C	130 °C	**10%**	75%	15%	10:1

Fette/Öle, heisse Küche	Schmelz-Punkt	Rauch-Punkt	MUFS-Anteil	EUFS-Anteil	GFS-Anteil	Omega-6 : Omega-3
Olivenöl, filtriert	-5 °C	180 °C	**10%**	75%	15%	10:1
Kokosöl, nativ	+23-26 °C	190 °C	**3%**	7%	90%	kaum Omega-3
Kokosfett	+25 °C	190-205 °C	**2%**	8%	90%	kaum Omega-3
Butter	+30 °C	165 °C	**5%**	30%	60%	kaum Omega-3
Butterschmalz (Ghee)	+35 °C	205 °C	**5%**	30%	65%	kaum Omega-3
Kakaobutter	+28-36 °C	200 °C	**5%**	35%	60%	kaum Omega-3
Palmöl	+30-35 °C	220 °C	**10%**	40%	50%	kaum Omega-3

Fettsäuren-Zusammensetzung verschiedener Fette und Öle. Zusammensetzung schwankt je nach Herkunft, daher sind Mittelwerte angegeben, Schmelz- und Rauchpunkte sind keine genauen Angaben, sondern Orientierungswerte. MUFS = Mehrfachungesättigte Fettsäuren, EUFS = Einfach ungesättigte Fettsäuren, GFS = Gesättigte Fettsäuren, Omega-6:3-Verhältnis ideal unter 5:1.

Raffinierte Pflanzenöle haben einen höheren Rauchpunkt von 200 bis 250 °C und sind neutraler im Geschmack. Durch Züchtung (nicht genetisch verändert), ist es möglich ein High Oleic–Low Linolenic bzw. HOLL Pflanzenöl herzustellen. Dieses Öl hat einen höheren Anteil an EUFS (Ölsäure = Oleic) und einen tieferen Anteil an MUFS (Alpha-Linolensäure). Dadurch wird das Öl hitzestabiler, jedoch verändern sich dadurch auch die ernährungsphysiologischen Eigenschaften. Pflanzenöle mit von Natur aus hohem MUFS-Anteil wie Raps- oder Sonnenblumenöl können so zu EUFS-reichen Ölen werden (65 bis 70 % EUFS-Anteil). Olivenöl hat von Natur aus einen hohen EUFS und tiefen MUFS-Anteil, sodass das Autorenteam eher diese Form statt der veränderten HOLL-Form empfiehlt. Für die heisse Küche eignet sich filtriertes Olivenöl besser, da es weniger Substanzen enthält, welche beim Braten verbrennen. Kaltgepresstes, unfiltriertes Olivenöl erscheint aufgrund der vielen enthaltenen Schwebstoffe v. a. Polyphenole, trüb und im Geschmack leicht bitter bis scharf. Die enthaltenen Stoffe können auch ein leichtes Kratzen im Hals verursachen, was ein Zeichen für einen hohen Anteil gesundheitsfördernder Polyphenole spricht und somit positiv zu bewerten ist. Mit der Zeit setzen sich die Schwebstoffe auf dem Boden der Flasche als Sediment ab, was ein natürlicher Prozess ist. Diese hochwertigen Olivenöle sollten innerhalb eines Jahres verbraucht und nicht stark erhitzt werden.
Die leicht unterschiedlichen Schmelz- und Rauchpunkte bei Kokos- und Butterfett ergeben sich aufgrund unterschiedlicher Qualitäten. Natives und unbehandeltes Bio-Kokosöl enthält im Vergleich einen höheren Anteil an MKFS, sodass es bereits bei Zimmertemperaturen von ab 23 °C weich bis flüssig ist. Ähnlich verhält es sich bei Butterfett. Werden die Tiere aus dessen Milch Butter erzeugt wird vermehrt artgerecht mit Gras und Kräutern gefüttert, so enthält das Butterfett mehr MUFS sowie kürzere GFS. Hochwertige Bio-Butter ist daher nicht nur weicher, sondern hat auch eine intensivere Farbe.

Fettverdauung

Der im Mund zerkleinerte und eingespeichelte Nahrungsbrei gelangt über die Speiseröhre in den Magen. Dort beginnt die eigentliche Fettverdauung. Die grossen Fettpartikel im Nahrungsbrei werden durch Kontraktion der Magenmuskeln mechanisch zerkleinert, sodass kleinere Fettpartikel entstehen. Es entsteht eine Fett-in-Wasser-Emulsion. Die kleineren Fetttröpfchen verfügen über eine grössere Oberfläche, was für Verdauungsenzyme eine grössere Angriffsfläche bedeutet. Im Magen wirkt nun die Magenlipase, welche im sauren Milieu besonders aktiv und resistent gegen Pepsin ist. Die Magenlipase spaltet kurz- und mittelkettige Fettsäuren wie beispielsweise Milchfett, sodass freie Fettsäuren entstehen. Die Magenlipase spaltet ungefähr 15-30 % der Nahrungsfette. Diese FS bilden zusammen mit Cholesterin, TAGs und Phospholipiden emulgierte kleinere Fetttröpfen, welche vom Magen in den Zwölffingerdarm gelangen.
Das Magen-Darm-Hormon Cholecystokinin (CCK) wird freigesetzt und löst den Gallenfluss und die Sekretion der Pankreaslipasen aus. Die in der Gallensäure enthaltenen Gallensalze sorgen für ein alkalisches Milieu, wodurch die Oberflächenladung der Fettpartikel negativ geladen und die Partikel besser emulgiert werden. Pankreaslipasen

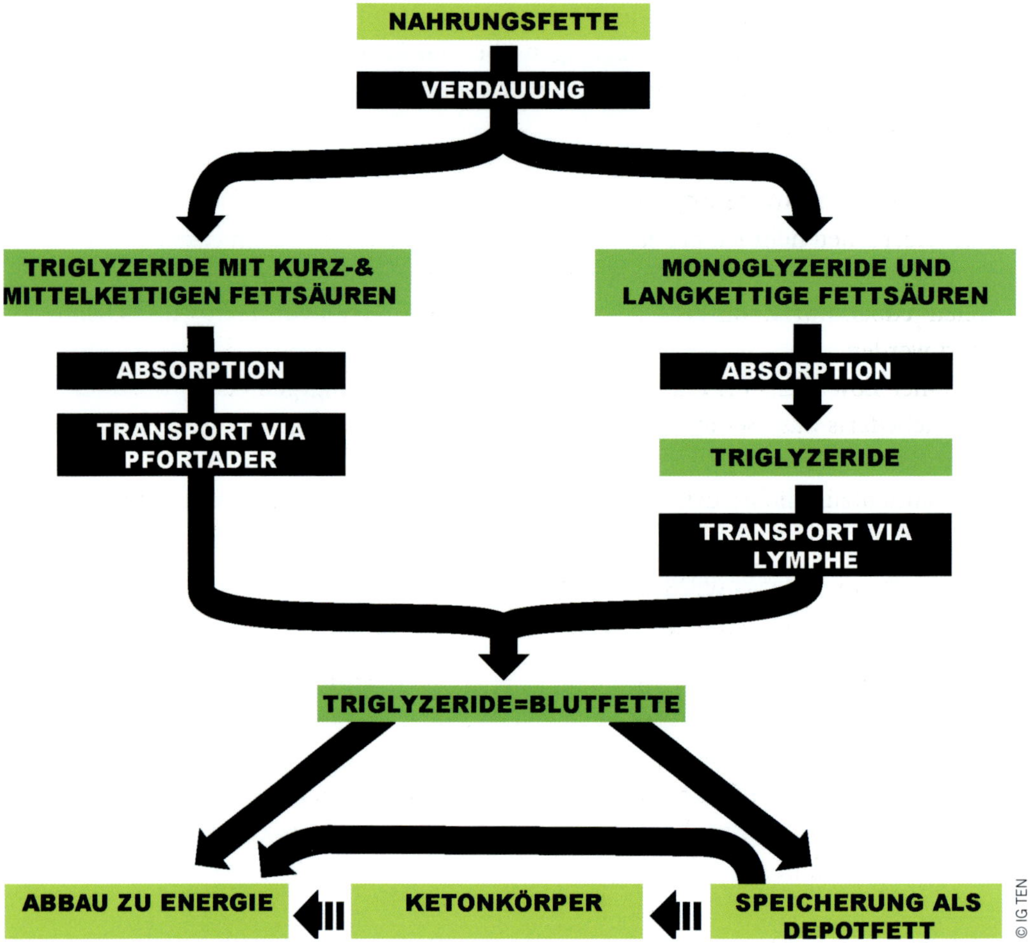

Fett-Verdauung und Verstoffwechselung

werden dank entsprechen höherem pH-Wert aktiv und spalten weitere Fettsäuren ab. Zusammen mit Gallensalzen bilden sich nun Mizellen, welche klein genug sind, um sich an den Mikrovilli des oberen Dünndarms anzulagern und die darin enthaltenen langkettigen Fettsäuren sowie Cholesterin abzugeben. Einzelne Lipidbestandteile werden von der Schleimhaut absorbiert und im Enterozyt wieder zu TAGs zusammengesetzt. Dies nennt sich Lipidresynthese. Danach werden die TAGs zusammen mit Cholesterin als Chylomikronen verpackt und unter Umgehung der Leber ans Lymphsystem abgegeben.
Im Lymphsystem gelangen die Chylomikronen zum Milchbrustgang und weiter zum linken Venenwinkel ins Blutsystem. Über das Blutsystem gelangen sie weiter zu den Fett- und Muskelzellen. Dort werden langkettige FS primär zur Energiespeicherung ans Fettgewebe und zur Verbrennung ans Muskelgewebe abgegeben.
Die verbleibenden TAGs gelangen als Chylomikron-Remnants zur Leber, wo sie gespeichert oder zu Ketonkörper als Energiequelle genutzt werden (siehe rechter Pfad

in der Abbildung). Einzelne kurz- und mittelkettige freie FS werden direkt im oberen Dünndarm absorbiert und gelangen über das Pfortaderblut zur Leber sowie zum Fettgewebe, wo sie gespeichert, weiterverwertet oder verteilt werden (siehe rechter Pfad in der Abbildung).

Fettbedarf und Zufuhrempfehlung

SchweizerInnen nehmen pro Jahr ungefähr 45 kg Fett, was einer Tagesmenge von 125 g gleichkommt, zu sich. Dies entspricht ca. 38 % des Tagesenergiebedarfs. Gemäss SGE sollen jedoch nur 25 bis 30 % der Gesamtenergie in Form von Fetten und Ölen zugeführt werden.
Bei einer Low-Carb-Ernährung macht der Fettanteil hingegen ca. 50 % des Gesamtenergiebedarfs aus. Bei einem Energiebedarf von 2 200 kcal/Tag wären dies ungefähr 120 g (Low-Carb) oder 60 g (SGE) Fette und Öle pro Tag. Das Autorenteam gibt gemäss antientzündlicher Ernährung einen Mittelwert mit Hilfe der folgenden Formel als Orientierung an.

Faustregel gemäss Low-Carb-Ernährung:
1.5 g pro Kilogramm Körpergewicht à 1.5 g x 60 kg = 90 g/Tag

Zu beachten ist, dass die Fettverdauungskapazität konstitutionell variiert. So verwerten Menschen mit Blutgruppe 0 und B Fett eher besser als A und AB-Typen (siehe Kapitel «Die vier Bluttypen»).
Bei der Zufuhr der Fette ist jedoch nicht nur die Menge, sondern vor allem die Qualität der Fette und der Gehalt an essenziellen Fettsäuren entscheidend. So sollte sich die Fett- und Ölzufuhr wie folgt aufgliedern:

5 % der Gesamtenergiemenge als GFS-reiche Fette	z. B. Butter, Kokosfett (ca. 10 g Fett bzw. 1 EL/Tag)
10 % der Gesamtenergiemenge als EUFS-reiche Ölen	z. B. Oliven- und Rapsöl (ca. 30 g Fett bzw. 2 EL/Tag)
10 % der Gesamtenergiemenge als MUFS-reiche Ölen	z. B. Leinöl, Hanföl, Walnussöl (ca. 30 g Fett bzw. 2 EL/Tag)
10 % des Tagesenergiebedarfs aus MUFS- und EUFS-reichen Nüssen und Samen	z. B. Walnuss, Haselnuss, Kürbiskerne etc. (ca. 30-60 g/Tag = 15 bzw. 30 g Fett)

Merke: Ein Teil der Fette und Öle werden auch in versteckter Form aufgenommen z. B. in Käse, Fleisch und Wurstwaren, Schokolade, Backwaren, Mayonnaise, Chips und andere frittierte Produkte. Dabei handelt es sich meist um gesättigte und teilweise schädliche Transfettsäuren. Daher sollte die Aufnahme dieser Lebensmittel möglichst klein gehalten werden.

Verwendung von Fetten und Ölen in der Küche

Entsprechend der Fettsäuren-Beschaffenheit sollten Fette und Öle in der Küche unterschiedlich verwendet werden, um den maximalen gesundheitlichen Nutzen zu erzielen.

Kalte Küche	Warme Küche	Heisse Küche
Für Salatsaucen, über gekochtes Gemüse, ins Müesli, in Smoothies etc.	Zum Dämpfen von Gemüse, aber auch in der kalten Küche z. B. in Salatsaucen.	Zum Braten von Eiern oder Fleisch.
Kaltgepresste, unraffinierte (native) Pflanzenöle mit hohem MUFS-Anteil bei gutem Omega-6:3-Verhältnis. Leinöl, Leindotteröl, Hanföl, Walnussöl.	Olivenöl, HOLL-Rapsöl	Geklärte Butter «Ghee», alternativ natives Kokosfett (geklärte Butter ist aufgrund der kürzeren gesättigten Fettsäuren und der Regionalität vorzuziehen).
Lagerung: Glasflasche, kühl, dunkel, gut verschlossen.	Lagerung: Zimmertemperatur, dunkle Glasflasche, gut verschlossen.	Lagerung: Zimmertemperatur oder Kühlschrank, helles oder dunkles Glas möglich, gut verschlossen, beim Entnehmen des Fetts auf sauberes Besteck achten.

Andere Öle wie Sesamöl, Kürbiskernöl oder Erdnussöl sollten aufgrund ihres Fettsäuremusters nur in kleinen Mengen als Gewürzöle und nicht als Basis-Speiseöle eingesetzt werden.

Fettüberkonsum

Bei einer langandauernden fettreichen Ernährung in Form von überwiegend gesättigten Fettsäuren, kommt es zum vermehrten Aufbau von weissem Fettgewebe. Dieses befindet sich bevorzugt im Bereich des Bauches, Viszeral- oder Abdominalfett genannt, sowie an Gesäss und Beinen als Energiespeicher und Wärmeisolation. Ein kleinerer Teil des weissen Fettgewebes dient als Bau- oder Polsterfett beispielweise subkutan an Fusssohlen und an den Wangen. Mit der Zeit kann es bei gleichzeitig hohem Kohlenhydratkonsum durch Fructose zu Fettanlagerungen in der Herz- und Skelettmuskulatur sowie in den Organen wie der Leber kommen. Eine im Verhältnis zur Bewegung überhöhte Fett- und Zuckerzufuhr fördert somit Übergewicht bis hin zum Metabolischen Syndrom mit nicht alkoholischer Fettlebererkrankung (NAFLD). Besonders grosse Mengen an langkettige GFS, wie sie in Wurstwaren aber auch Kokosfett vorkommen, können LDL-Levels negativ beeinflussen. Weiter wird eine hohe Fettzufuhr in Zusammenhang mit verschiedenen Krebsarten wie Brust-, Darm- und Hautkrebs gebracht. Entscheidend ist jedoch auch hier die Art der FS sowie andere Lifestyle-Faktoren.

Merke: Neben weissem Fettgewebe gibt es auch braunes Fettgewebe. Diese Art des Fettgewebes besitzt besonders viele Mitochondrien, sodass es vermehrt Energie in Wärme umwandelt. Säuglinge besitzen viel braunes Fettgewebe im Bereich des Nackens und der Brust. Im erwachsenen Alter kann braunes Fettgewebe durch Kältereize wie kalt Baden gefördert werden. Menschen mit grossem Anteil braunem Fettgewebe haben einen höheren Energieumsatz und frieren weniger schnell.

Fettmangel

Einen Mangel an Gesamtfett gibt es in den westlichen Ländern selten. Bei Leistungssport und Essstörungen ist dieses Problem jedoch bekannt und hat weitreichende gesundheitliche Folgen. Ein Mangel an essenziellen Fettsäuren ist in der Gesamtbevölkerung hingegen weit verbreitet und sollte besonders beachtet werden. Essenzielle Fettsäuren müssen regelmässig in ausreichender Menge über die Nahrung zugeführt werden, um einen gesundheitsschädigenden Mangel zu vermeiden. Zur Deckung der essenziellen Fettsäuren reichen bei einem durchschnittlichen Energiebedarf von ca. 2 500 kcal 1-2 EL Hanf-, Lein- oder Walnussöl pro Tag aus. Fette sind insbesondere für die Aufnahme fettlöslicher Vitamine zentral, daher wird von einem völligen Verzicht auf Fette, insbesondere den essenziellen Fettsäuren, auch beim Fasten abgeraten.

Anzeichen eines Fettmangels können sich wie folgt zeigen:

- Hormonstörungen bis hin zu Amenorrhö und Unfruchtbarkeit
- Hautveränderungen wie trockene und rissige Haut
- erhöhte Infektanfälligkeit
- Mangel an fettlöslichen Vitaminen D, E, A und K
- Verdauungsstörungen
- mentale Leistungsschwächen bis hin zu Depression
- verzögerte Wundheilung
- vermindertes Wachstum bei Kindern und Jugendlichen

Fette aus Sicht der TEN

Wie beim Zucker und den Proteinen, sind zur Bildung aller Fettsäuren nur die Pflanzen oder Algen fähig. Tier und Mensch nutzen diese, wandeln sie um und können sie für Stoffwechselprozesse nutzen oder in Form von Depotfett speichern. Fett wirkt grundsätzlich wärmend, fördert Nährphlegma und wird zu Sanguis gebildet. Übermässiges Nährphlegma wird als Depotfett eingelagert. Diese Form des Nährphlegmas weist eine hohe Bindungskapazität für gelb- und schwarzgallige Schärfen sowie für andere stoffliche und feinstoffliche Noxen auf. Durch die Reintegration der Fette in den Stoffwechsel werden diese wieder in den Säfteumlauf gebracht und müssen der Krisis zugeführt werden. Tendenziell sind tierische und gesättigte Fette wärmer als Pflanzenfette und mehrfach ungesättigte FS.

Gesättigte Fette sind fester und starrer als die einfach und mehrfach ungesättigten FS. Gesättigte Fette benötigen weniger Eigenkräfte des Menschen zum Abbau und sind darum vor allem Energieträger und werden als Depotfett abgespeichert. Depotfett aus Nahrungsfetten wird im Körper an anderen Stellen gespeichert als Zucker, der in Fett umgewandelt wird.
Nahrungsfett verteilt sich im ganzen Körper, während Zucker, der zu Triglyceriden umgewandelt wird vor allem viszerales Fett ergibt. Fett wirkt im Vergleich zum Zucker gleichmässiger und langanhaltender durchwärmend und sanguisfördernd. Die ungesättigten Fettsäuren werden nur im äussersten Notfall als Energiequelle genutzt. Sie sind vor allem für die Zellstrukturen und Nerven wichtig. Der Körper kann aber ungesättigte Fettsäuren durch Wasserstoff sättigen, dann können sie als Energieträger genutzt werden und wirken wärmer. Der moderne Mensch benötigt nicht mehr so viel Energie für körperliche Tätigkeiten. Darum reduziert sich der Bedarf an gesättigten Fetten. Er benötigt jedoch deutlich mehr ungesättigte Fette für die Bildung der beanspruchten Nerven und zur Bildung von Hormonen. Darum ist es wichtig, den Konsum gesättigter und ungesättigter Fette an die veränderten Bedürfnisse anzupassen.

Literatur/Studien Fette

Akula, S., et al (2021). Antifungal efficacy of lauric acid and caprylic acid - Derivatives of virgin coconut oil against Candida albicans. Biomedical and Biotechnology Research Journal, 5(2), 229–234. doi:10.4103/bbrj.bbrj_65_21

Anderson, B. et al. (2009). Are all n-3 polyunsaturated fatty acids created equal? Lipids in Health and Disease, 8, 1–20. doi:10.1186/1476-511X-8-33

Appleton, K. M., et al. (2021). Omega-3 fatty acids for depression in adults. Cochrane Database of Systematic Reviews, 2021(11).doi:10.1002/14651858.CD004692.pub5

Arterburn, L. M., et al. (2006). Distribution, interconversion, and dose response of n-3 fatty acids in humans. American Journal

Baker, E. J., et al. (2016). Metabolism and functional effects of plant-derived omega-3 fatty acids in humans. Progress in Lipid Research, 64, 30–56. doi:10.1016/j.plipres.2016.07.002

Bourre, J. M. (2007). Dietary omega-3 fatty acids for women. Biomedicine and Pharmacotherapy, 61(2-3), 105–112. doi:10.1016/j.biopha.2006.09.015

Brenna, J. T. (2002). Efficiency of conversion of α-linolenic acid to long chain n-3 fatty acids in man. Current Opinion in Clinical Nutrition & Metabolic Care, 5(2), 127-132.

Bundesamt für Gesundheit, BAG. (2013). Fett in unserer Ernährung - Empfehlungen des BAG. Direktionsbereich Verbraucherschutz, Abteilung Lebensmittelsicherheit, (1), 1–8.

Bundesamt für Lebensmittelsicherheit und Veterinärwese, BLV. (2014). Lebensmittel u. Ernährung: Fachinformation zu Fetten

Costantini, L., et al. (2017). Impact of omega-3 fatty acids on the gut microbiota. International Journal of Molecular Sciences, 18(12).doi:10.3390/ijms18122645

Kwiatkowska, B., & Maślińska, M. (2020). The place of omega-3 and omega-6 acids in supplementary treatment of inflammatory joint diseases.Reumatologia, 58(1), 34–41. doi:10.5114/reum.2020.93511

Menni, C., et al. (2017). Omega-3 fatty acids correlate with gut microbiome diversity and production of N-carbamylglutamate in middle aged and elderly women. Scientific Reports, 7(1), 1–11. doi:10.1038/s41598-017-10382-2

Patterson, E., et al. (2012). Health implications of high dietary omega-6 polyunsaturated fatty acids. Journal of Nutrition and Metabolism, 2012.doi:10.1155/2012/539426

Sharma, H., Zhang, X., & Dwivedi, C. (2010). The effect of ghee (clarified butter) on serum lipid levels and microsomal lipid peroxidation. AYU (An International Quarterly Journal of Research in Ayurveda), 31(2), 134. doi:10.4103/0974-8520.72361

Simopoulos A. P. (2008). The Importance of the Omega-6/Omega-3 Fatty Acid Ratio in Cardiovascular Disease and Other Chronic Diseases. Experimental Biology and Medicine. 2008;233(6):674-688. doi:10.3181/0711-MR-311

Simopoulos, A. P. (2008). The omega-6/omega-3 fatty acid ratio, genetic variation, and cardiovascular disease. Asia Pacific Journal of Clinical Nutrition, 17(SUPPL. 1), 131–134.

Simopoulos, A. P. (2002). Omega-3 fatty acids in inflammation and autoimmune diseases. Journal of the American College of Nutrition, 21(6), 495–505. doi:10.1080/07315724.2002.10719248

Simopoulos A. P. (1999). Evolutionary aspects of omega-3 fatty acids in the food supply. Prostaglandins, Leukotr Essent Fatty Acids 60:421–429, 1999.

Soorya P. I. et al (2017). Polyphenols of virgin coconut oil prevent pro-oxidant mediated cell death, Toxicology Mechanisms and Methods, 27:6, 442-450, DOI: 10.1080/15376516.2017.1320458

Zhou, X., et al. (2020). Involvement of the autophagy-er stress axis in high fat/carbohydrate diet-induced nonalcoholic fatty liver disease. Nutrients, 12(9), 1–12. doi:10.3390/nu12092626

8 MIKRONÄHRSTOFFE

Zu den Mikronährstoffen gehören etwa 45 Substanzen, welche unentbehrlich sind für die Orchestrierung sämtlicher Stoffwechselabläufe. Im Gegensatz zu Makronährstoffen werden sie in kleineren Mengen benötigt und die meisten von ihnen sind essenziell, müssen also über die Nahrung zugeführt werden, da sie der Körper nicht selbst herstellen kann. Zu diesen Substanzen zählen Vitamine, Mineralien, Spurenelemente, Aminosäuren und Fettsäuren. Bei einem Teil der Mikronährstoffe, den Aminosäuren und Fettsäuren, handelt es sich um Bestandteile von Makronährstoffen, welche dem Körper auch kalorische Energie liefern können. Die anderen Mikronährstoffen hingegen sind unter anderem wichtige Cofaktoren für die Funktion von diversen Enzymen. Die Aufgaben der Mikronährstoffe sind vielfältig und der Bedarf sehr individuell. Zur Prävention und Therapie von Krankheiten ist eine gute Abdeckung dieser Substanzen entscheidend, daher werden sie in den folgenden Kapiteln vertieft beschrieben.

8.1 Vitamine

Vitamine sind eine strukturell sehr diverse Gruppe organischer Verbindungen. Gemeinsam ist ihnen, dass sie zwar nur in kleinen Mengen benötigt werden, für den Menschen aber lebenswichtige Funktionen ausführen. Es handelt sich um Wirkstoffe, welche keine Energie in Form von Kalorien liefern. Der Körper kann sie nicht oder nur in unzureichender Menge selbst herstellen, sodass sie mit der Nahrung zugeführt werden müssen.

Der Begriff «Vitamine» wurde im Jahre 1912 von Kasimir Funk geprägt. Er fand in der Reiskleie einen Stoff, der die Mangelkrankheit Beri-Beri heilen konnte. Die Analyse zeigte, dass es sich um eine stickstoffhaltige Verbindung, einem sogenannten Amin handelte. Funk hatte «Thiamin», heute unter der Bezeichnung Vitamin B1 bekannt, entdeckt. Aufgrund dieses Befundes schlug Funk für den Mangelstoff den Namen Vitamin vor. Ein Wort, das aus dem lateinischen Vita (lat. Leben) und Amin zusammengesetzt ist. Er nahm an, dass all diese lebensnotwendigen, also essenziellen Stoffe eine Stickstoffverbindung (NH_2-Gruppe) enthielten. Spätere Untersuchungen zeigten aber, dass bei weitem nicht alle Vitamine eine Amino-Gruppe enthalten, dennoch blieb der Name Vitamin bestehen. Der amerikanische Biochemiker Elmer Vernon McCollum führte im Jahre 1913 deren Bezeichnung durch grosse Buchstaben des Alphabets ein, so dass es fortan Vitamin A, Vitamin B, Vitamin C und Vitamin D gab. Schliesslich kamen noch die Vitamine E und K hinzu. Durch weitere Erkenntnisse aus der Forschung wurden viele Vitamine noch spezifischer unterteilt wie etwa die Gruppe der B-Vitamine und Untergruppen von Vitamin E.

Der Vitamingehalt von Lebensmitteln wird durch viele Faktoren beeinflusst. Unter anderem durch die geografische Herkunft, die Anbauform und Bodenbeschaffenheit. Ebenso spielen die Sorte, der Reifegrad zum Zeitpunkt der Ernte, die Lagerung sowie Verarbeitung und Zubereitung eine wichtige Rolle bezüglich des Vitamingehalts.

Einteilung der Vitamine

Vitamine werden nach ihrer Löslichkeit in fett- und wasserlösliche Vitamine unterteilt. Man unterscheidet heute 13 Vitamine, von denen zwei nicht in strengem Sinne essenziell sind, nämlich das Vitamin D und das Niacin (B3). Der Grund dafür ist, dass Stoffe mit Vitamin D- und Niacin-Eigenschaften vom Körper unter bestimmten Umständen synthetisiert werden können. Cholecalciferol, eine andere Bezeichnung für Vitamin D_3, kann in der Haut des Menschen unter Einwirkung von Sonnenlicht aus 7-Dehydrocholesterin, einem biologischen Derivat des Cholesterins, entstehen. Und Nicotinsäure kann beim Abbau der essenziellen Aminosäure Tryptophan gebildet werden. Dennoch werden sie zu den Vitaminen gezählt, da im Falle des Vitamin D vor allem bei Kleinkindern und älteren Menschen eine genügend lange Einwirkung von Sonnenlicht selten gewährleistet ist und bei Niacin nicht immer sichergestellt ist, dass genügend Tryptophan vorhanden ist. Man könnte die beiden Vitamine unter diesen Umständen als semiessenziell bezeichnen.

Wasserlösliche Vitamine	Fettlösliche Vitamine
B1 Thiamin	**A** Retinol (Vorstufe: Beta-Carotin)
B2 Riboflavin	**D** Cholecalciferol
B3 Niacin (Nicotinamid, Nicotinsäure)	**E** Tocopherole
B5 Pantothensäure	**K** Phyllochinon, Phylloquinone
B6 Pyridoxin	
B7 Biotin	
B9 Folat (natürlich) bzw. Folsäure (synthetisch)	
B12 Cobalamin	
C Ascorbinsäure	

Vitaminoide

Im Gegensatz zu den Vitaminen, sind Vitaminoide grundsätzlich nicht essenziell, da der Körper sie selbst bilden kann. In gewissen Situationen ist der Bedarf jedoch nicht durch die körpereigene Herstellung zu decken wie etwa Q10 bei Einnahme von Statin (Cholesterinsenker) oder Langzeitstressbelastungen. Zu den Vitaminoiden gehören:

Betain: Hergestellt aus Cholin oder Glycin, daher der Name «Trimethylglycin» oder via Nahrung durch rote Beete und Zuckerrübenmelasse. Reguliert zusammen mit B6, B9 und B12 den Homocysteinspiegel. Wichtig für die Nierenfilterfunktion, auch glomeruläre Funktion genannt. Wirkt zusammen mit Cholin antikanzerogen und zellschützend. Erhöhter Bedarf in Stresssituationen sowie bei Mitochondriopathien und Leberfunktionsstörungen.

Cholin: Biochemisch eng mit den B-Vitaminen verwandt und zentral für die Bildung des Neurotransmitters Acetylcholin, welcher die Gedächtnisleistung, Emotionen und das Verhalten sowie das vegetative Nervensystem steuert. Auch für die Schutzhülle der Nerven (Myelinschicht), die Leberfunktion und den Fettstoffwechsel ist Cholin zentral. Der Bedarf ist erhöht bei postmenopausalen Frauen, Alkoholabusus, chronischen Erkrankungen, Folsäure und B12 Mangel, Schwangeren und Menschen mit Fettverdauungsstörung.

Coenzym Q10: Q10 wird auch Ubichinon genannt und wird von allen Zellen hergestellt. Es gehört zu den wichtigsten fettlöslichen Antioxidantien, sodass es vor allem Fette vor Oxidation schützt. Zudem regeneriert es andere Antioxidantien wie Vitamin E und Glutathion. Besonders wichtig ist Q10 für die Funktion der Mitochondrien und somit der aeroben Energiegewinnung. Über die Nahrung können nur sehr kleine Mengen aufgenommen werden und mit zunehmendem Alter nimmt die körpereigene Produktion ab. Bei der Einnahme von Statin wird kein körpereignes Q10 mehr hergestellt, daher sollte es in solchen Fällen in geeigneter Form und Dosierung in Absprache mit einer Fachperson ergänzt werden.

Alpha-Liponsäure: Alpha-Liponsäure ist eine fett- und wasserlösliche, schweflige Fettsäure mit stark antioxidativer Wirkung. Sie ist in der Lage Coenzym Q10, Vitamin C, E und Glutathion zu regenerieren und wird daher als «das Antioxidans der Antioxidantien» bezeichnet. Besonders wertvoll ist Alpha-Liponsäure für die Funktion von Mitochondrien sowie für die Entgiftung von toxischen Substanzen wie z. B. toxische Metalle.

L-Carnitin: L-Carnitin gehört zu den aminosäureähnlichen Verbindungen, welche zentral für die Energiegewinnung aus Fettsäuren in den Mitochondrien ist, aber auch eine antioxidative und entgiftende Wirkung hat. In der Ernährung ist es vor allem in tierischen Quellen zu finden, hervorzuheben sind Lamm, Wild und Rind. Eine rein vegane Ernährung deckt kaum den L-Carnitin Bedarf. L-Carnitin kann jedoch aus Methionin und Lysin mit Hilfe von Vitamin C, B6, B3 und Eisen hergestellt werden.

Aufnahme und Verstoffwechselung der Vitamine

Vitamine werden primär von Pflanzen produziert, mit Ausnahme von Vitamin A, D und K. Diese werden im tierischen Organismus umgewandelt und stehen dann in ihrer aktiven Form zur Verfügung. So gilt Fleisch als beste Vitamin A Quelle, wobei beta-Carotin als Vorstufe von Mensch und Tier aufgenommen werden kann. Die Umwandlung von beta-Carotin zu Vitamin A ist jedoch individuell sehr unterschiedlich. So sind nur ungefähr 50 % der Kaukasier in der Lage, beta-Carotin uneingeschränkt in Vitamin A umzuwandeln. Das lichtempfindliche Vitamin K_1 (Phyllochinon) aus pflanzlichen Lebensmitteln wird von Darmbakterien in seine aktive Form K_2 (Menachinon) gebracht und im Dickdarm aufgenommen. Vitamin D kann als D_2 via Pilze und als D_3 über Vollfett-Milchprodukte aufgenommen oder via Haut und Sonnenlicht aus Cholesterin selbst gebildet werden.

Die wasserlöslichen Vitamine werden vor allem im oberen Dünndarm, dem Jejunum, durch carriervermittelte Transporte oder im Dickdarm über Diffusion ins Blut aufgenommen. Eine Besonderheit ist hierbei Vitamin B12, welches nur mit Hilfe des sogenannten «Intrinsic Factors», welcher im Magen gebildet wird, am Ende des Ileums aufgenommen werden kann.
Die Aufnahme fettlöslicher Vitamine erfolgt gemeinsam mit Fettsäuren und als Micellen verpackt im oberen Dünndarm. Eine Ausnahme bildet dabei Vitamin K_2, welches sowohl im Dünndarm als auch im Dickdarm aufgenommen wird. Bekannt ist auch, dass Vitamine der B-Gruppe sowie Vitamin K_2 von einem gesunden, intestinalen Mikrobiom gebildet werden können.
Einige Vitamine, vor allem aus der Gruppe der B-Vitamine, müssen in der Leber zuerst in eine aktive Form überführt werden. Dabei spielen genetische Dispositionen und 2. Kochungsschwächen, eine wichtige Rolle. Einige Menschen sind nicht oder nur in unzureichendem Masse in der Lage, Enzyme zu bilden, welche die Aktivierung der Vitamine vollziehen. Darum sollten in solchen Fällen Vitamine in aktiver Form ergänzt werden. Ob eine solche Disposition vorherrscht, kann mit einem Gentest abgeklärt werden. Grundsätzlich ist es ratsam, B-Vitamine als Komplex einzunehmen, da sie als Gruppe die gegenseitige Aktivierung und Wirkung unterstützen.

Funktionen und Wirkungen der Vitamine

Vitamine sind zur Aufrechterhaltung von Gesundheit und Leistungsfähigkeit des menschlichen Organismus lebensnotwendig. Ohne Vitamine ist selbst bei ausreichender Versorgung mit den übrigen Nährstoffen kein Leben möglich. Vitamine übernehmen im Stoffwechsel vor allem katalytische, steuernde und schützende Funktionen. Ihre Aufgabe besteht unter anderem in der Regulation der Verwertung von Makronährstoffen aber auch Mineralien. Zudem erfüllt jedes einzelne Vitamin spezifische Aufgaben, die von einem anderen Vitamin nicht in gleicher Weise ausgeführt werden können. Dadurch unterscheiden sich die einzelnen Vitamine auch hinsichtlich ihrer verschiedenartigen Wirkungsweisen. Manche stellen Coenzyme dar, andere greifen selbst in die Regulation des Stoffwechsels und in Reparaturmechanismen ein. Einige wirken sogar als Hormone wie im Falle von Vitamin D, oder greifen in den Hormonstoffwechsel ein. Einige Vitamine, vor allem aus der B-Gruppe, wirken synergistisch, das heisst sie unterstützen sich gegenseitig in ihrer Wirkung. So wirken die Vitamine B1, B2, B3 und B6 im Stoffwechsel der Proteine, Fette und Kohlenhydrate gegenseitig unterstützend. Ohne sie können Nährstoffe nicht zu Energie umgewandelt werden. Ebenso wirken die Vitamine B1, B6 und B12 bei der Reizübertragung von Nervenimpulsen auf andere Nerven oder Muskeln. B2, B3, B6, B12 und Folsäure wirken gegenseitig unterstützend beim Auf- und Abbau von DNS und einigen Enzymen.
Werden Vitamine nicht in ausreichendem Masse zugeführt, sind anfänglich subklinische Beschwerden zu erkennen. Erst bei starken Mängeln werden medizinisch bekannte Mangelsymptome beschrieben und erkannt.

Der Vitaminstoffwechsel wird durch Medikamente weitgehend gestört. Fast alle Vitamine gehen Wechselwirkungen mit pharmakologischen Stoffen ein und stehen dem Körper dadurch nicht mehr in ausreichender Menge zur Verfügung. Das Autorenteam verzichtet auf eine detaillierte Auflistung von Wechselwirkungen. Bei der Einnahme von Medikamenten kann die Bedarfsdeckung einiger Vitamine nicht mehr ausreichend sein. So geschieht dies unter anderem bei der Einnahme von Metformin, was zur Folge einen B12 Mangel mit sich zieht. Werden mehrere Medikamente eingenommen, so ist die Abdeckung mit grosser Wahrscheinlichkeit nicht mehr gewährleistet. Daher sollten bei der Einnahme von Medikamenten die Werte von Vitaminen regelmässig labordiagnostisch überprüft und entsprechende Nahrungsergänzungen in Absprache mit einer Fachperson eingesetzt werden.

Vitaminbedarf

Gemäss allen Fachgesellschaften zeigt sich, dass die Bedarfsabdeckung der meisten Vitamine bei verschiedenen Bevölkerungsgruppen in der Schweiz nicht ausreichend ist. Jedoch gehen die Empfehlungen der verschiedenen Gesellschaften auseinander. Unberücksichtigt bleiben bei vielen Berechnungen die Verluste über die Lagerung und Zubereitung der Lebensmittel, die teilweise sehr hoch sind. Bei einigen Vitaminen wiederum sind die Absorptionsraten, sehr individuell. Zudem steigt der tägliche Bedarf an Vitaminen bei Krankheit, Stress und während der Schwangerschaft an, wobei man hier erwähnen muss, sich der Mehrbedarf in Mikromengen äussert.

Vitaminüberschuss

Ein Vitaminüberschuss durch die Ernährung ist nur möglich, wenn über Monate bestimmte Lebensmittel im Übermass genossen werden. Bekannt dafür ist Vitamin A durch einen Überkonsum an Leber oder Karotten. Eher wahrscheinlich ist eine Hypervitaminose durch Nahrungsergänzungsmittel. Wasserlösliche Vitamine können nur teilweise gespeichert werden, weshalb sie regelmässig in ausreichender Menge zugeführt werden müssen. Bisher ging man davon aus, dass nur fettlösliche Vitamine bei einer Überdosierung toxisch wirken können. Es wird jedoch auch diskutiert ob z. B. Vitamin B6 oder B9, vor allem in der nichtaktiven Form, toxische Wirkungen haben, wenn sie überdosiert werden. Die Datenlage dahingehend ist noch nicht eindeutig gesichert. Hypervitaminosen zeigen Vergiftungserscheinungen, die sich durch Unwohlsein oder Übelkeit äussern und teilweise Hautreaktionen als Folge haben. Bekannt sind Hypervitaminosen bei Vitamin B6, B12 und Vitamin D_3. Es ist darum empfehlenswert Nahrungsergänzungen nur über kürzere Zeit einzeln einzunehmen und die Blutwerte zu überprüfen.

Vitaminmangel

Es gibt verschiedene Stadien eines Vitaminmangels, die fliessend ineinander übergehen. Bei einer Vitaminunterversorgung verringern sich zunächst die Nährstoffspeicher. Die Aktivität vitaminabhängiger Enzyme und Hormone sinkt. Es treten leichte Störungen wie allgemeine Müdigkeit, Blässe oder Unwohlsein auf. Erst in einem späteren Stadium des Vitaminmangels entsteht ein charakteristisches Symptombild wie etwa Skorbut bei Vitamin-C-Avitaminose. Bei längerem schwerwiegendem Vitaminmangel besteht die Gefahr von irreversiblen Schädigungen, die schlussendlich zum Tod führen können. Einem Vitaminmangel können unterschiedliche Ursachen zugrunde liegen.

Avitaminose: Ein völliges Fehlen von einem oder mehreren Vitaminen tritt heute nur noch in Ländern mit grosser Lebensmittelknappheit und Hungersnöten auf. Ein berühmtes Beispiel ist der bereits vorhin erwähnte Skorbut, der bei den Seefahrern im 16. Jahrunter nach zwei bis vier Monaten unter starkem Vitamin C Mangel aufgetreten ist. Ein weiteres Beispiel eines extremen Vitaminmangels ist Rachitis, welche bei längerfristigem Fehlen von Vitamin D auftritt und sich durch Muskel- und Knochenschmerzen sowie Schwäche, Krämpfen und Knochendeformationen äussert.

Zu geringe Zufuhr infolge von:

- Mangel durch qualitative oder quantitative Fehlernährung, einerseits durch langfristigen Verzicht bestimmter Lebensmittel (Diäten oder einseitiger Lebensmittelauswahl) oder dem Verzehr von Lebensmitteln schlechter Qualität oder unreifer Ernte
- längerfristig hohem Genussmittelkonsum von Zucker, Alkohol, Koffein oder Nikotin
- Vitaminverluste aufgrund unsachgemässer Lagerung und Zubereitung

Störungen der Vitaminverdauung und -resorption durch:

- verminderte Freisetzung aus Nahrungsbestandteilen
- Fehlen von Resorptionsvermittlern, z. B. Gallensäuren
- Hemmung der Resorption durch Medikamente
- Einnahme von Antibiotika (beinträchtigen die Vitaminsynthese durch Darmbakterien)
- Erkrankungen wie allgemeine Störungen der Verdauung (auch chronischer Durchfall), Entzündungen des Magen-Darmtraktes sowie Lebererkrankungen (neben einer verringerten Speicherfähigkeit sind wichtige biochemische Reaktionen einiger Vitamine (D, B1, B6) gestört)
- Schwermetallbelastungen oder allgemeine Störfelder
- chronische Stressbelastungen

Situationen mit erhöhter Vitaminbedarf:

- Wachstum (Kinder und Jugendliche)
- Schwangerschaft und Stillzeit
- chronische Erkrankungen
- im Alter
- bei anstrengender körperlicher und geistiger Tätigkeit sowie Stress

Risikogruppen für Vitaminmangel

Risikogruppen für einen Vitaminmangel sind sehr junge und sehr alte Menschen oder Personen, die mengenmässig wenig oder sehr einseitig essen. Hypovitaminose gefährdet sind auch Personen mit gastrointestinalen Erkrankungen und Alkohol- oder Nikotinabusus sowie Menschen, die regelmässig Medikamente einnehmen müssen oder über längere Zeit eine einseitige Diät einhalten. Auch in der Schwangerschaft und Stillzeit ist der Bedarf vieler Vitamine erhöht. Ältere Menschen, die in Kombination wenig Hunger verspüren, dadurch mengenmässig wenig essen und gleichzeitig täglich Medikamente einnehmen, sind besonders gefährdet, einen Vitaminmangel zu entwickeln.

Vitamintabelle

Eine ausführliche Tabelle mit allen 13 Vitaminen finden Sie im Anhang ab Seite 419.

8.2 Mineralien

Mineralien sind die nicht brennbaren, anorganischen Bestandteile des Körpers die ungefähr 4 % des Körpergewichts ausmachen. Sie kommen in Lebensmitteln in fester Form als salzartige Verbindungen oder in Lösungen vor. Mineralien sind wichtige Basis für unzählige Stoffwechselprozesse und gelten als essenziell, da der Körper sie nicht selbst herstellen kann.

Einteilung der Mineralien

Da Mineralien in sehr unterschiedlicher Menge im Körper vorkommen, werden sie je nach Gewichtanteil als Mengen- und als Spurenelemente bezeichnet. Was diese beiden Gruppen entsprechend unterscheidet, ist deren Bedarf. Dieser liegt bei Mengenelementen über 50mg und bei Spurenelementen unter 50 mg. «Mineralien» ist demnach der Überbegriff für Mengen- und Spurenelemente, einige Autoren verwenden Mineralstoffe als Synonym für Mengenelemente.

Mengenelemente	Spurenelemente
Calcium (Ca)	Bor (B)
Kalium (K)	Chrom (Cr)*
Magnesium (Mg)	Eisen (Fe)*
Natrium (Na)	Fluor (Fluorid) (F)
	Jod (I)*
Chlor (Chlorid, Cl)	Kupfer (Cu)*
Phosphor (Phosphat, P)	Mangan (Mn)*
Schwefel (Sulfat, S)	Molybdän (Mo)*
	Selen (Se)*
	Silicium (Si)
	Vanadium (V)
	Zink (Zn)*

* die 8 essenziellen Spurenelemente

Einige Mineralien gelten aktuell als semiessenziell, da ihre Notwendigkeit für den menschlichen Organismus noch nicht gänzlich geklärt und bestätigt ist. Zu diesen Mineralien gehören Bor, Silicium und Vanadium. Bei nicht essenziellen Spurenelementen können keine endgültige Bedarfsempfehlungen ausgesprochen werden, da die Spannweite zwischen positiver Wirkung und Toxizität schmal ist.

Fluor und viele Fluorverbindungen sind für den Menschen und andere Lebewesen dosisabhängig toxisch. Wobei Fluor die gasförmige, sehr toxische Verbindung und Fluorid die in der natürlich vorkommende und in gewissen Dosierungen giftige Form ist. Fluorid kommt in Lebensmitteln in sehr geringen Mengen vor. Es kann teils in Meeresfisch, Schwarztee und gewisse Mineralwässer nachgewiesen werden. Ein Liter Schwarztee enthält um die 2 mg Fluorid.
Der sogenannten «Upper Intake Level» von Fluor liegt bei ungefähr 10 mg pro Tag. Da die Spanne zwischen positiver Wirkung und schädlicher Toxizität bei Fluoridverbindungen schmal ist, kommt es schnell zu Überdosierungen, was negative Effekte wie Osteomalazie oder Calcifizierung von Sehnen zur Folge haben kann. Dennoch kommen (Dental-)Fluorosen bei Kindern häufig vor und zeigen sich mit weissen Schmelzflecken auf den Schneidezähnen. Diese entstehen bei der Zahnreifung durch Fluoridüberdosierungen und haben Schmelzdefekte mit Zahnschmelzbrüchen und ein erhöhtes Risiko zur Paradontitis als Folge. Fluorid wirkt sich zudem negativ auf die bakterielle Zusammensetzung im Mund aus. Es ist bekannt, dass der Karies-Leitkeim «Streptococcus mutans» bei regelmässiger Anwendung von Fluorid resistent werden kann und schützende Keime geschädigt werden. Auch gibt es Hinweise auf eine negative Interaktion von fluoridhaltigen Zahnpflegemitteln und Amalgamfüllungen. Für die Zahngesundheit essenziell ist die Remineralisation via Speichel, sowie eine gesunde Mundflora, was stark vom Ernährungsverhalten abhängt. Das Autorenteam spricht sich gegen eine Bedarfsempfehlung von Fluor oder Fluorid aus und empfiehlt auf künstliche Fluoridquellen zu verzichten.

Elektrolyte

Einige Mineralstoffe nehmen eine Sonderstellung ein und werden zu den Elektrolyten gezählt. Das heisst, sie sind an der Verschiebung von elektrischen Ladungen im Körper und damit an wichtigen Stoffwechselprozessen beteiligt. Von grosser Bedeutung sind die Elektrolyte im Zusammenspiel von Muskel- und Nervensystem und bei der Regulierung des Säure-Basengleichgewicht. Zu den Elektrolyten zählen Natrium, Kalium, Magnesium Calcium, Chlorid und Phosphor.
Natrium und Kalium gelten als Gegenspieler, wobei im Verhältnis zu Natrium meist zu wenig Kaliumaufgenommen wird. Ähnlich verhält es sich bei Magnesium und Kalzium, wobei Magnesiummangel in der Bevölkerung sehr weit verbreitet ist. Besonders Stress, Medikamente und Alkoholkonsum führen zu einem vermehrten Verlust dieser wichtigen, basischen Mineralien.

Toxische Metalle

Es gibt Hinweise darauf, dass an sich toxische Metalle wie Arsen, Blei, Cadmium und Quecksilber in kleinsten Mengen im Stoffwechsel von Bedeutung sind. Dies ist zurzeit noch Gegenstand aktueller Forschungen. Ob von Bedeutung oder nicht, erwiesen ist, dass sie bereits in kleinsten Mengen toxisch sind. Sie werden in Verbindung gebracht mit verschiedenen Störungen und Krankheiten des Nerven- und Hormonsystems sowie Knochenstoffwechselstörungen. Im Allgemeinen fördern toxische Metalle den oxidativen Stress im Körper und wirken im Darm negativ auf die Nährstoffaufnahme und das Mikrobiom.

Aufnahme und Verstoffwechselung von Mineralien

Im Gegensatz zu den Makronährstoffen werden Mineralien nicht aktiv aufgespalten, sondern unter optimalen Bedingungen durch passive und aktive Transportmechanismen direkt ins Blut aufgenommen und dort als Salze oder an Proteine gebunden zu den Zellen transportiert. Je nach Bedarf des Körpers, werden mehr oder weniger Mineralien aufgenommen, wobei sich einige Mineralien gegenseitig in der Aufnahme hemmen können. Die im Körper vorliegenden Mineralien sind in verschiedenen Geweben wie Muskeln, Leber, Knochen, Drüsen sowie im Bindegewebe als Reserven gespeichert. Ein kleiner Teil der Mineralien zirkuliert stets im Blut und wird über die Haut als Schweiss oder über ein sehr intelligentes Filtersystem der Nieren ausgeschieden. Bei einem Mehrbedarf kann die Resorptionsrate im Darm erhöht und der Verlust über die Nieren reduziert werden. Der Körper entscheidet im gesunden Zustand autonom, wieviel er aufnehmen und wieder ausscheiden soll. Werden Mineralien über den Blutweg via parenterale Anwendung, also Infusionen, direkt in den Organismus gebracht, besteht die Gefahr, dass der Körper damit überfordert wird. Darum sollte dieser Weg der Nährstoffergänzung nur in Notsituationen und gut durchdacht zur Anwendung kommen. Ist eine Infusion unumgänglich, so sollte sie eher in kleinen Einzeldosen erfolgen, sodass der Körper die Chance hat die Mineralien adäquat zu verstoffwechseln. Einige Substanzen können die Aufnahme von Mineralien im Darm reduzieren oder blockieren. Dazu zählen Phytinsäure, Oxalsäure, Sekundäre Pflanzenstoffe, Alkohol und Faserstoffe. Auch Medikamente können die Resorptionsrate negativ beeinflussen. Andere Substanzen können die Aufnahme begünstigen so wie Essigsäure, Zitronensäure oder Vitamin C bei der Kalzium- und der Eisenaufnahme.

Funktionen und Wirkungen von Mineralien

Mineralien sind Bestandteil unseres physischen Körpers. Man findet sie in Knochen, Zähnen, Nerven, Muskeln, im Blut und anderer Körperflüssigkeiten. Sie dienen als Bau- und Wirkstoffe, aber auch als Elektrolyte, wie vorab beschrieben. Eine weitere Funktion, im Besonderen von Kalzium und Phosphor, ist die Mineralisation von Knochen und Zähnen. Zudem regulieren Mineralien die Aktivität von Enzymen sowie den Säure-Basenhaushalt. Mineralien wirken häufig in Zusammenarbeit mit Vitaminen und unterstützen sich gegenseitig.

Mineralien haben folgende Aufgaben im Körper:

- Strukturaufgaben wie der Aufbau und Erhalt von Knochen und Zähnen (Ca, Mg, P, Si, Cu)
- Cofaktoren für Enzyme (Mn, Mg, Zn, Co, Cu, Ni, Mo, V, Se)
- Bestandteile von Schilddrüsenhormonen (I, Se)
- Elektronentransferreaktionen in Mitochondrien (Fe, Mg)
- Sauerstofftransport und -speicherung (Fe, Cu)
- Reizleitung und regulatorische Funktionen an Membranen (Na, K, Mg, Ca)
- Steuerung des osmotischen Drucks von Blut und Harn (Na, K)

Schüsslersalze

Bei den Schüsslersalzen handelt es sich um Salzverbindungen, die physiologisch im Körper vorkommen und homöopathisch potenziert als Arzneimittel eingesetzt werden. Bis heute sind 12 Grund- und 15 Ergänzungssalze bekannt. Sie stossen unterschiedliche Stoffwechselprozesse an und gelten durch ihre Potenzierung jedoch nicht als klassischen Nahrungsergänzungsmittel. Aus Sicht der TEN können sie der Qualität warm feucht zugeordnet werden. Sie sind eine hilfreiche Unterstützung zu ernährungstherapeutischen Massnahmen. Das Autorenteam verzichtet hier auf eine detaillierte Darstellung der verschiedenen Salze und deren Einsatzmöglichkeiten und empfiehlt dafür entsprechende Fachbücher.

Qualitäten und Wirkungen aus Sicht der TEN

Aus Sicht der TEN geht man davon aus, dass auch Mineralien im Verdauungsprozess eine qualitative Veränderung durchmachen und die körpergebundenen Mineralien sich von den ausserkörperlichen Mineralien unterscheiden, auch wenn dies technisch nicht nachweisbar ist. Die Mineralien benötigen, wie auch andere Nährstoffe, adäquate Kochungskräfte, um ihre Wirkung voll ausüben zu können. Das Mineralische wird grundsätzlich dem Erdelement zugeordnet. Gleichzeitig repräsentieren die einzelnen Mineralien verschiedene Elemente und deren Qualitäten. Dabei haben sie eine synergistische Wirkung auf verschiedene mess- und nicht messbare Lebens- und Stoffwechselprozesse. Da die vier Elemente sich gegenseitig beeinflussen und ineinandergreifend wirken, ist es verständlich, dass Mineralien nicht isoliert betrachtet werden sollten.

Es kann sinnvoll sein, ein Mengen- oder Spurenelement für eine kurze Zeit isoliert zu ergänzen. Im Allgemeinen ist eine Nahrungsergänzung synergistischer Mineralien in Verbindung mit Vitaminen und sekundären Pflanzenstoffen jedoch zu bevorzugen und in ihrer Wirkung physiologischer. Primär sollte versucht werden einen Mineralienmangel durch die gezielte Ernährungsanpassung auszugleichen. Ist dies aufgrund verschiedenster Ursachen wie etwa durch die Einnahme von Medikamenten nicht ausreichend möglich, können Mischpräparate ohne hohe Einzeldosierungen ergänzt werden.

Mineralien	Qualität	Wirkung (Element)
Eisen	warm, trocken	sthenisierend
Jod	warm, trocken	sthenisierend
Kalium	kalt, feucht	detonisierend
Mangan	warm trocken	sthenisierend
Calcium	kalt, trocken	tonusregulierend
Kupfer	warm, feucht	tonusregulierend
Magnesium	warm, neutral bis feucht	tonusregulierend
Natrium	warm, feucht	tonusregulierend
Phosphor	warm, trocken	sthenisierend
Schwefel	warm trocken	sthenisierend
Selen	warm, trocken	sthenisierend
Chrom	warm feucht	sthenisierend
Silicium	warm feucht	tonusausgleichend
Zink	warm, feucht	tonusregulierend

Mineralienüberschuss

Ein Mineralienüberschuss durch die Ernährung ist äusserst selten. Regelmässig überhöhte Dosierungen von Nahrungsergänzungen können jedoch zu einem Überschuss führen. Ein Mineralienüberschuss zeigt ähnliche Symptome wie der Mangel. Häufig sind es latente bis manifeste Vergiftungserscheinungen mit Übelkeit, Erbrechen oder Unruhe.

Mineralienmangel

Die Ursachen für Mineralienmängel können sehr vielfältig sein:

- Mangelnde Zufuhr über die Ernährung (einseitige Ernährung)
- Erhöhter Bedarf durch Wachstum, Schwangerschaft und Stillzeit
- chronische Stressbelastungen oder Krankheiten wie Schilddrüsenüberfunktion oder bestimmte Krebsarten
- Absorptionsstörungen aufgrund von Krankheiten wie Morbus Crohn, Colitis Ulcerosa, Zöliakie oder Tumore
- gestörte Absorption durch Antinährstoffe: Phytinsäure, Oxalsäure, Gerbstoffe (Tannine) und Polyphenole wie in Schwarztee, Grüntee, Kaffee und Rotwein
- erhöhte Ausscheidung und gestörte Absorption durch Medikamente wie PPI, Diuretika sowie Alkohol
- gestörte Absorption durch konkurrenzierende Mineralien, Phosphate sowie Zink und Calcium können z. B. Eisenaufnahme hemmen
- erhöhter Verlust durch Menstruation (Eisen), Nierenfilter-Funktionsschwäche etc.
- erhöhter Verlust durch Schwitzen bei Sport, Arbeit im Freien oder häufige Saunabesuche

Mineralientabelle

Eine ausführliche Tabelle mit allen Mineralien / Spurenelementen finden Sie im Anhang ab Seite 422.

Schlüsselelemente

Als Schlüsselelemente werden jene Wirkstoffe bezeichnet, welche für viele andere Wirkstoffe eine wichtige ergänzende Rolle spielen und gleichzeitig an unzähligen Stoffwechselprozessen als Enzym-Cofaktoren beteiligt sind. Zu ihnen gehören:

- Magnesium
- Zink
- Jod
- Vitamin D
- Vitamine der B-Gruppe

Ohne diese Wirkstoffe laufen viele Stoffwechselprozesse nicht ordnungsgemäss ab. Die Abdeckung dieser Elemente sollte stets gesichert sein, auch um die Anlagerung von toxischen Metallen an Enzymen zu verhindern. Besonders bei chronischen psychischen und physischen Stresssituationen und einseitiger Ernährung sowie bei der Einnahme von Medikamenten kommt es relativ schnell zu einem Mangel dieser essenziellen Elemente. Sie jedoch einzeln in grösseren Mengen und über längere Zeit zu ergänzen, kann ein Ungleichgewicht der übrigen Elemente hervorrufen. Daher sollten Mängel labordiagnostisch erfasst und die Ergänzung in Absprache mit einer Fachperson und nicht über längere Zeit erfolgen. Ebenso ist es wichtig im Verlauf der Nahrungsergänzung die Laborwerte zu kontrollieren und die Dosierungen gegebenenfalls anzupassen.

Möglichkeiten und Grenzen von Nahrungsergänzungsmitteln

Für sämtliche Mikronährstoffe gibt es heute unzählige Anbieter von Nahrungsergänzungspräparaten. Im Sinne der orthomolekularen Medizin, das heisst, dem Therapieren von Krankheiten mit körpereigenen Substanzen anstelle oder zur verbesserten Wirkung von Medikamenten, können Nahrungsergänzungsmittel sehr nützlich und erfolgreich sein. Hier spielt jedoch die Dosierung, die Art der Darreichungsform, der Zeitpunkt und die Dauer sowie die Kombination von verschiedenen Mikronährstoffen eine wichtige Rolle. Daher sollte der Einsatz von Nahrungsergänzungen mit einer Fachperson der orthomolekularen Medizin abgesprochen und entsprechende Werte labordiagnostisch überprüft werden.
Die TEN empfiehlt Mikronährstoffe grundsätzlich in möglichst natürlicher Form, also durch qualitative Lebensmittel und deren Konzentrate zuzuführen. Auch Vitalpilzpräparate zählen zu den hochkonzentrierten Nährstoffkomplexen und können parallel zur Ernährung als erste Stufe der Nahrungsergänzung eingesetzt werden. Werden isolierte sowie höher dosierte Mikronährstoffpräparate zum Ausgleich von starken Mängeln eingenommen, sollten diese mit wärmenden Lebensmitteln, Gewürzen und Kräutern

kombiniert werden. Allgemein ist es empfehlenswert mit tieferdosierten Mischpräparaten anzufangen, um die synergistischen Effekte verschiedener Mikronährstoffe ähnlich wie im Lebensmittel selbst zu nutzen.
Wenn Mikronährstoffe nicht gebunden in einem Lebensmittel, sondern als Präparat eingenommen werden, wirken sie aus Sicht der TEN tendenziell kalt. Um aktiv zu sein, müssen sie bewegt und verändert werden. Der Körper benötigt also Wärme und Spirituskräfte, um Mikronährstoffe in Form von Nahrungsergänzungsmitteln effizient verstoffwechseln zu können. Fehlt diese Wärme wie beispielsweise bei chronisch Kranken oder hochsensitiven Menschen, können zugeführte Ergänzungen nutzlos oder sogar schwächend wirken. Gleichzeitig sind viele Nährstoffe zur Regeneration von Kochungs- und Spirituskräften nötig, sodass der Einsatz von Nahrungsergänzungen zum Teil eine Gradwanderung ist. Bei hochsensitiven und chronisch kranken Menschen kann es sinnvoll sein, insbesondere anorganische Mineralien als potenzierte Arzneimittel wie Schüsslersalze oder spagyrische Mittel einzusetzen, um ersten Mängeln auf feinstofflicher Ebene entgegenzuwirken.
Immer wieder weisen wissenschaftliche Studien auf eine krankmachende Wirkung von Nahrungsergänzungsmitteln hin. Zu beachten ist, dass diese Studien mit isolierten und hochdosierten Mikronährstoffen gemacht wurden. Dadurch gehen die synergistischen Effekte verschiedener Wirkstoffe verloren und es kann zu Dysbalancen im Gesamtstoffwechsel kommen. Daher gilt es die beschriebenen TEN-Aspekte zu berücksichtigen.

Literatur/Studien zu Vitamine und Mineralien

Mikronährstoff-Coach, Das große BIOGENA-Kompendium der Nährstoffe (2020), Verlagshaus der Ärzte, 4. Auflage 1158 Seiten. ISBN: 978-3-99052-216-5. Mikronaehrstoffcoach.com

Schurgast H., Zimmermann M. (2023). Burgerstein Handbuch Nährstoffe, 14. Auflage, TRIAS Verlag in Georg Thieme Verlag KG, Stuttgart. ISBN: 978-3-432-11588-7

Wagner Nicole «Raus aus der Fluorid-Falle», 2020, Hans-Nietsch-Verlag. Herausgeber: Hans Nietsch. 1. Auflage 282 Seiten. ISBN: 978-3-86264-828-3

LeBlanc, J. G., et al. (2013). Bacteria as vitamin suppliers to their host: A gut microbiota perspective. Current Opinion in Biotechnology, 24(2),160–168. doi:10.1016/j.copbio.2012.08.005

8.3 Antioxidantien

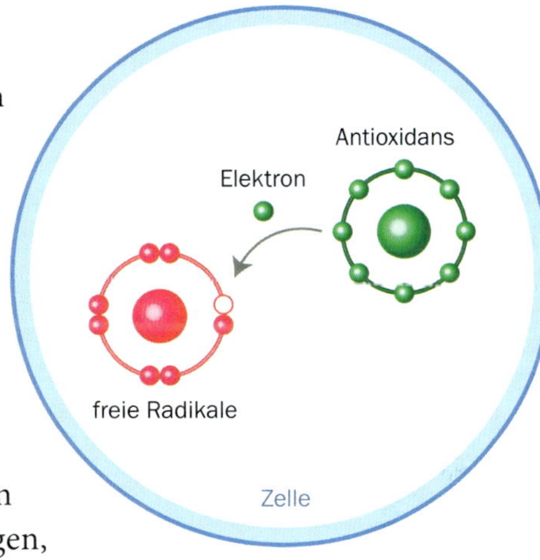

Elektronen-Wechsel von Antioxidans zu freiem Radikal

Radikalenfänger oder auch Antioxidantien (AO) genannt, sind Substanzen, die fähig sind, oxidative Kettenreaktionen zu unterbrechen oder andere AO zu regenerieren. AO findet man in jeder Zelle und in allen Körperflüssigkeiten als Schutz vor sogenannten reaktiven Sauerstoffspezies (ROS). Reaktive Sauerstoffspezies auch «Sauerstoffradikale» oder «freie Radikale» und im Englischen «Reactive Oxygen Species» genannt, sind Sauerstoffverbindungen, welche in hohen Mengen zu oxidativem Stress führen. AO schützen Lebensmittel und den Körper vor dem Angriff freier Radikale.
ROS sind unvollständige Moleküle, die instabil sind, weil sie ein partnerloses oder sogenanntes freies Elektron besitzen und leicht mit benachbarten Molekülen reagieren, indem sie diesen ein Elektron entreissen. Das Molekül, dem ein Elektron entrissen wurde, wird dabei beschädigt und somit selbst zum freien Radikal, das wiederum einem anderen Molekül ein Elektron entreisst. Dies führt im Körper zu zellschädigenden Kettenreaktionen. Insbesondere Körperstrukturen, welche ungesättigte Fettsäuren enthalten wie etwa die Nervenscheiden oder auch Lipidproteine im Blut sind besonders gefährdet. ROS entstehen zum Teil im Körper, wie dies bei Mitochondriopathien der Fall ist (siehe Kapitel «Mitochondriopathie») oder gelangen von aussen in den Organismus. Zu den exogenen Quellen gehören:

- Rauchen
- Abgase
- Pestizide
- Ernährung z. B. verkohlte Lebensmittel
- UV-Strahlung
- Medikamente
- künstliche Zusatzstoffe z. B. Farbstoffe
- toxische Metalle z. B. Quecksilber

Wichtig zu wissen ist, dass ROS auch wichtige Aufgaben zum Erhalt der Gesundheit haben. So sind sie für die Induktion der Apoptose, dem programmierten Zelltod mitverantwortlich. Dies ist wichtig, um Zellwucherung und Tumorprozesse zu verhindern. Im Übermass hingegen wirken sie DNS-schädigend und können wiederum zum Krebsgeschehen beitragen.

Typische Gesellschaftskrankheiten wie Herzkreislauf-Erkrankungen, Autoimmunerkrankungen und Krebs können durch ROS ausgelöst und aufrechterhalten werden. Es ist daher essenziell, dem oxidativen Stress entgegenzuwirken. Dabei wirken AO besonders effektiv im Komplex. Gibt ein AO ein Elektron an ein Radikal ab, so muss es von einem anderen AO regeneriert, also wiederum mit einem Elektron ausgeglichen werden. Damit nun die folgenden AO nicht zu ROS werden sind Sekundäre Pflanzenstoffe (SPS) sowie körpereigene antioxidativ wirkende Enzyme wichtig. Zu den vom Körper selbst produzierten AO zählen die vor allem in der Leber gebildeten Enzyme Superoxid-Dismutase (SOD), Glutathion-Peroxidase (GPX) und Katalasen sowie das Coenzym Q10 und das Hormon Melatonin. Die Funktion der antioxidativ wirkenden Enzyme ist dabei von der Versorgung einigen Mikronährstoffe, sowie der individuellen genetischen Disposition abhängig.

Typische Antioxidantien aus der Ernährung:
- Vitamin A, C, D und E
- Carotinoide wie Astaxanthin, Beta-Carotin und daraus gebildetes Vitamin A
- Weitere Sekundäre Pflanzenstoffe z. B. Polyphenole (siehe Kapitel «Sekundäre Pflanzenstoffe»)
- Chlorophyll

Cofaktoren für körpereigene Antioxidantien:
- Zink, Kupfer, Mangan für SOD
- Selen und Vitamin B2, B3 für GPX
- Eisen für Katalasen
- Molybdän für Enzyme des Schwefel- und Alkoholabbaus

Zufuhr von Antioxidantien

AO sollten am besten in Form von biologischen Lebensmitteln zugeführt werden. Vor allem pflanzliche Lebensmittel wie Gemüse, Nüsse, Vollkorngetreide und Obst wie etwa Beeren enthalten eine Vielzahl an antioxidativ wirkenden Vitaminen und SPS. So enthält eine Zitrone nicht nur Vitamin C, sondern auch SPS, welche das oxidierte Vitamin C regenerieren können. Die Anwesenheit von SPS verbessert sogar die Aufnahme und antioxidative Wirkung von Vitamin C.

Von der Gabe einzelner AO als Nahrungsergänzung ist daher abzuraten, dies wurde auch in Studien mehrfach aufgezeigt. Fleisch und Fisch enthalten insbesondere Zink und Selen sowie weitere Spurenelement und Aminosäuren, um die Bildung antioxidativer Enzyme zu untersetzten. Entscheidend ist allgemein die Qualität der Lebensmittel, so weisen Bioprodukte einen höheren Anteil an SPS und Vitaminen auf als Lebensmittel aus konventionellem Anbau (siehe Kapitel «Nachhaltigkeit, Produktion und Labels»).

8.4 Sekundäre Pflanzenstoffe

Sekundäre Pflanzenstoffe (SPS) auch Phytochemikalien oder «Phytamine» genannt, grenzen sich von den primären Pflanzenstoffen dadurch ab, dass sie für die Pflanze nicht unmittelbar lebensnotwenig sind. Da Chlorophyll für die Pflanze essenziell ist, gehört es per Definition daher nicht zu den SPS. Bei den SPS handelt sich um eine Vielzahl unterschiedlicher, chemischer Verbindungen, welche nur von spezifischen Zellen im Sekundärstoffwechsel der Pflanze produziert werden. Es handelt sich dabei um schätzungsweise 60 000–100 000 Substanzen, welche aus den Primärstoffen wie etwa Kohlenhydrate und Aminosäuren abgeleitet werden. Der Pflanze dienen die SPS als Schutzstoffe gegen Schädlinge, UV-Strahlung, Nässe und Fäulnis sowie als Wachstumsregulatoren und als Anlockstoffe zur Bestäubung und Samenverteilung.
SPS gelten auch für den Menschen bislang als nicht essenziell. Ähnlich wie Vitamine und Mineralien werden jedoch unzählige und wichtige Stoffwechselprozesse von ihnen beeinflusst. Diverse Mikronährstoffe, darunter vor allem Vitamine, multiplizieren ihr antioxidatives Potential durch die Anwesenheit von SPS. So sind natürlich und wild gewachsene Pflanzen nicht nur besonders reich an Vitaminen und Mineralien, sondern auch an SPS. Kennzeichnend für den Gehalt an SPS ist die Intensität des Dufts, des Aromas und der Farbe einer Pflanze oder Frucht. So fühlen sich nicht nur Bestäuber, sondern auch Menschen von diesen Stoffen angezogen. Werden täglich drei Hände voll Gemüse und zwei Hände voll Obst konsumiert entspricht die Aufnahme von SPS ungefähr 1.5 bis 2 g. Bei einer abwechslungsreichen und bunten Ernährung macht das eine Vielfalt von 5 000 bis 10 000 verschiedenen SPS aus. Die Erforschung der therapeutischen Effekte auf den menschlichen Körper steht angesichts der Vielfalt dieser Stoffgruppe immer noch am Anfang. Dennoch konnten bereits erstaunliche Effekte von SPS gezeigt werden. So wirken einige genregulierend und krebshemmend.

Mögliche Hinweise auf einen Mangel an SPS sind:

- chronische Entzündungen
- Depression
- Immunschwäche
- Tumor/Krebs

Je stärker sich eine Pflanze mit Stressoren aus der Umwelt wie Sonnenstrahlung, Frass oder Wind auseinandersetzen muss, desto widerstandsfähiger wird sie. Diese Art Training resultiert in einem höheren Gehalt an SPS, welcher sich wie bereits erwähnt, unter anderem in einer erhöhten Intensität an Duft, Aroma und Farbe zeigen kann. Je aromatischer ein Lebensmittel ist, desto anregender und wärmender wirkt es. Man könnte auch sagen, dass SPS die Vermittler des Kräftespiels der verschiedenen Elemente sind. Aus Sicht der TEN wirken alle Elemente auf die Pflanze und prägen sie auf verschiedenen Ebenen. Dieses Wirkspektrum widerspiegelt sich in der individuellen SPS-Zusammensetzung der Pflanze und deren Einfluss auf die Säfte. Aus humoralmedizinischer Sicht regen SPS nicht nur den Säftefluss an, sondern vermitteln auch physische und psychische Widerstandskraft. Dies zeigen auch Studien, welche auf die lichtbringende sowie antidepressive Wirkung von SPS hinweisen.

Substanz-klasse	Sekundärer Pflanzenstoff	Lebensmittel	Wirkung
Carotinoide	Astaxanthin	Grün-Algen	antikanzerogen (v. a. Lunge und Prostata) antioxidativ (v. a. auf Herzkreislaufsystem) immunmodulierend Beta-Carotin = beste Vitamin A-Vorstufe Augengesundheit
	Lycopin	Tomate (rot), Paprika (rot), Grapefruit (rot), Wassermelone	
	Zeaxanthin und Lutein	Dunkelgrünes Blattgemüse	
	Alpha- und Beta-Carotin	Spinat, Mangold, Wirz, Federkohl, Brokkoli, Karotte, Kürbis, Süsskartoffel	
Phytosterine **Phytosterole**	Beta-Sitosterin Stigmasterin Campesterin	Samen z. B. Sonnenblumenkerne, Sesam, Kürbiskerne und kalt gepresste Pflanzenöle z. B. Olivenöl, Sojabohnen und -öl	antikanzerogen cholesterinsenkend (hemmt Aufnahme im Darm und Synthese)
Polyphenole	Anthocyane (dunkelblau, violett, rot)	Schwarze Holunder- und Johannisbeere, Aroniabeere, Brombeere, Heidelbeere	antikanzerogen antimikrobiell antioxidativ antientzündlich antithrombotisch antimykotisch immunmodulierend blutdruckregulierend blutglucoseregulierend beeinflussen den Hormonhaushalt vor allem die Sexualhormone (Phytoöstrogene)
	Flavone und Flavonol (gelb) z. B. Quercetin Flavanole (rot-orange) z. B. OPC, EGCG	Kapern, Liebstöckel, Zwiebel, Apfel, rote Traube, Zitrusfrüchte, Schwarztee (Theaflavin), Grüntee (EGCG), Kakao, Traubenkernextrakt (OPC)	
	Flavanone (Naringin)	Zitrusfrüchte v. a. Grapefruit	
	Phenolsäuren	Kaffee, Tee, Vollkorn, Nüsse	
	Isoflavone, Coumestane Lignane	Leinsamen, Vollgetreide, Nüsse, Beeren, Sojabohne	
	Phytoöstrogene	Sojabohne, Rotklee	
	Stilbenoide z. B. Resveratrol	Rote Traube, Rotwein, rote Haut der Erdnuss	

Substanz-klasse	Sekundärer Pflanzenstoff	Lebensmittel	Wirkung
Sulfide	Allicin: Diallylsulfid	Lauchgewächse: Zwiebel, Lauch, Knoblauch, Bärlauch, Schnittlauch	antikanzerogen (v. a. Darmkrebs) antimikrobiell antioxidativ (v. a. Herz-kreislaufsystem) antientzündlich antithrombotisch immunmodulierend cholesterinregulierend blutdruckregulierend entgiftend
Senföl-glykoside **Glucosinolate** (Schwefel- und Stickstoff-haltig)	Senföle: Sulforaphan, Indol-3-Carbinol, Goitrin (Goitrogen)	Kreuzblütler: Kohlarten, Kresse, Senf, Rettich, Meerrettich, Knoblauchrauke, Wiesenschaumkraut, Raps, Kapern, Wasabi sowie Kapuzinerkresse (scharfer Geruch und Geschmack durch Zerkleinern)	antikanzerogen antimikrobiell antientzündlich (v. a. bei Atem- und Harnwegsinfekten) cholesterinregulierend verdauungsfördernd beeinflussen den Hormonhaushalt vor allem die Schilddrüsenhormone (Goitrogene)
Terpene **Monoterpene** (ätherische Öle)	Caryophyllen, Limone, Ocimen, Terpinolen, Eugenol	Kümmel, Kreuzkümmel, Nelke, Zimt, Ingwer, Dill, Liebstöckel, Lorbeer, Lavendel, Wacholder, Petersilie, Pfefferminze, Basilikum, Sellerie, Zitrusfrüchte, Baumharz	antikanzerogen antimikrobiell antidepressiv

Tabelle: Sekundäre Pflanzenstoffe nach Substanzklasse, Lebensmittelquellen und Wirkungen. Keine abschliessende Aufstellung

Merke: Bei natürlichen Lebensmitteln ist «die Summe mehr wert als seine Einzelteile». Das komplexe Substanzgemisch ist aufgrund der synergistischen Wirkung effektiver und intelligenter als isolierte Vitamine oder SPS-Präparate. Allgemein ist der Gehalt an SPS in biologisch kultivierten sowie wilden Pflanzen deutlich höher als in konventionell angebauten. Auch die Erntezeit ist entscheidend. So enthalten Salate im Sommer drei- bis fünfmal mehr SPS als im April geerntete Gewächshaussalate.

Bioverfügbarkeit unterschiedlicher SPS

Hohe Verfügbarkeit	Mittlere Verfügbarkeit	Kleine Verfügbarkeit
Carotinoide (erhitzt) Senfölglykoside (nicht erhitzt) Flavonoide Phytoöstrogene Monoterpene (frisch) Sulfide (nicht erhitzt)	Phytosterine Phenolsäuren Protease-Inhibitoren Flavone	Carotinoide (nicht erhitzt) Saponine (roh) Anthocyane Phytinsäure

Die Bioverfügbarkeit von SPS lässt sich allgemein durch Erhitzen erhöhen. Ausnahme bilden dabei das Carotinoid Zeaxanthin, Monoterpene und Glucosinolate aus grünen Lebensmitteln, diese sollten möglichst frisch und eher über rohe Lebensmittel zugeführt werden. Durch Auswaschen und lange Lagerung gehen SPS verloren. Die meisten SPS sind fettlöslich, sodass ihre Bioverfügbarkeit durch Zugabe von Fett oder Öl erhöht werden kann. Die grösste Substanzklasse der SPS bilden die Polyphenole, welche vor allem in den Schalen von Obst und Gemüse vorhanden sind. Daher verringert Schälen den Gehalt an Polyphenolen.

Hinweise zu den Senfölglykosiden: durch Schneiden, Raffeln und Kauen von rohem Gemüse, dass reich an Senfölglykosiden ist, wie etwa Meerrettich oder Brokkoli, tritt das Enzym «Myrosinase» aus den Speicherzellen aus. Dieses tritt mit den Senfölglykosiden in Kontakt. Bei diesem Kontakt spaltet Myrosinase das Senfölglykosid auf und es entsteht Senföl. Das freigewordene Senföl kommt so in seine aktive Form und zeigt sich im scharfen Geruch und Geschmack. Werden diese Lebensmittel gekocht, so wird Myrosinase inaktiviert. Die Wirkung von Senfölglykosid kann somit verbessert werden, indem diese Lebensmittel roh, durch Schneiden, Raffeln, Kauen oder Mixen gut zerkleinert, fermentiert oder nur knackig gedämpft werden. Im Fall von Schilddrüsenunterfunktionen ist es ratsam, die Goitrogen-reichen Kohlgemüse nicht wie beschrieben zuzuführen, da das aktive Goitrogen, Goitrin genannt, die Jodaufnahme in die Schilddrüse und somit die Hormonbildung hemmt.

Hinweise zu den Phytoöstrogenen: häufig wird vor dem Konsum von Phytoöstrogenen aufgrund ihres Einflusses auf den Hormonhaushalt gewarnt. Insbesondere bei hormonabhängigen Krebsarten wie Brustkrebs gibt es viel Unsicherheit bezüglich des Einsatzes von Sojaprodukten und anderen phytoöstrogenhaltigen Produkten. Aktuelle Studien zeigen jedoch, dass Phytoöstrogene in ihrer reinen Form durch Lebensmittel das Krebsrisiko nicht etwa fördern, sondern sogar hemmen können. Werden insbesondere fermentierte Sojaprodukte in den in Asien üblichen Verzehrsmengen aufgenommen, hat dies keine negativen Wirkungen auf das Auftreten von hormonabhängigen Krebsarten. Die enthaltenen Isoflavone können in einigen Fällen das Brustkrebsrisiko sogar signifikant verringern. Grund dafür ist einerseits die genschützende Wirkung von Isoflavon und anderen SPS in Soja. Andererseits haben Phytoöstrogene eine schwache

Wirkung auf Östrogenrezeptoren und konkurrenzieren somit das viel stärker wirkende körpereigene Östrogen.

Hinweise zu Chlorophyll: Chlorophyll ist wie auch Carotinoide ein fettlöslicher Pflanzenfarbstoff und als Antioxidans bekannt. Der grüne Pflanzenfarbstoff wird von gewissen Fachkreisen zu den SPS gezählt, kann jedoch keiner der bereits beschriebenen Gruppen zugeordnet werden.

SPS und der Darm

SPS wirken durch ihre antimikrobielle Wirkung nicht nur darmreinigend, sondern regulieren auch den Appetit, fördern die Verdauungssäfte und damit die 1. Kochung. So sind SPS entscheidend am Erhalt eines gesunden Mikrobioms beteiligt. In der Umkehr spielt auch das Mikrobiom eine wichtige Rolle bei der Aktvierung von verschiedenen SPS. Nach einer Mahlzeit reich an SPS werden noch über mehrere Tage aktivierte SPS in den Stoffwechsel abgegeben, sodass sie eine Art Langzeiteffekt haben. Auch sogenannte Antinährstoffe wie Proteaseinhibitoren, Saponine oder Phytinsäure gehören zu den SPS. Sie haben in der Pflanzenwelt als Schutzstoffe eine grosse Bedeutung. Für das menschliche Verdauungssystem sind diese SPS in grösseren Mengen jedoch eher belastend.

Antinährstoffe

Zu den Antinährstoffen gehören Lebensmittelbestandteile, welche die Verdauung und Aufnahme von Nährstoffen hemmen. In grossen Mengen, wie etwa durch den Verzehr roher Kidney-Bohnen, können diese «antinutritiven» Substanzen sogar stark giftig wirken. Pflanzen produzieren Antinährstoffe zum Schutz vor Schädlingen, Frassfeinden und Krankheiten im Sekundärstoffwechsel, womit sie zu den sekundären Pflanzenstoffen zählen. Diese Stoffe kommen vor allem in Getreide, Hülsenfrüchten, Nüsse, Samen, Kerne und Nachtschattengewächsen vor. Zu den Antinährstoffen gehören:

ATIs Amylase-Trypsin-Inhibitoren	Kommen vor allem in glutenhaltigen Getreide vor und hemmen die enzymatische Kohlenhydrat- und Proteinverdauung, was zu Mangelernährung und Dysbiose führt. ATIs spielen wahrscheinlich eine zentrale Rolle bei der sog. Weizensensitivität, welche nicht auf Zöliakie oder eine Weizenallergie zurückzuführen ist. Siehe Abschnitt zum Thema Gluten.
Saponine	Sind vor allem in Quinoa, Hülsenfrüchten, Yams, Maniok, Ginkgo-Tee und Hafer vorhanden. Sie können die Verdauung hemmen und durch ihre Seifen-ähnlichen (lat. «sapo» = Seife) Eigenschaften die Zelloberflächen und damit die Aufnahme von Mikronähstoffen stören und Verdauungsbeschwerden verursachen. Positive Wirkungen sind antibakteriell, antimykotisch und cholesterin-bindend im Darm. Durch Einweichen, Abspülen und anschliessendem Kochen kann der Gehalt reduziert werden.

Solanin	Ist ein Saponin aus Alkaloiden, welches vor allem in Nachtschattengewächsen (Kartoffel, unreife Tomate, Aubergine, Paprika etc.) vorkommen. Werden Kartoffeln falsch gelagert (warm und hell) oder mechanisch verletzt entsteht mehr Solanin als Schutzreaktion, was an den grünen Flecken zu erkennen ist. Solanin stört insbesondere die Funktion von Mitochondrienmembranen und kann in grösseren Mengen Vergiftungserscheinungen (Solanismus) verursachen. Solanin ist hitzebeständig und bei hohen Temperaturen wasserlöslich jedoch fettunlöslich.
Phytinsäure	Bindet die Mineralien Eisen, Zink, Magnesium, Kalzium, Phosphor sowie Proteine an sich, sodass diese im Darm nicht ins Blut aufgenommen werden können. Der menschliche Körper besitzt das Enzym «Phytase» nicht, um Phytinsäure abzubauen. Im Kontakt mit Wasser wird pflanzeneigene Phytase aktiv, welche Phytinsäure zu Zucker und Phosphat abbauen kann.
Tannine	Sind Gerbstoffe, welche vor allem in roten Weintrauben und Wein, Kaki, Quitte, Heidelbeere, Brombeere, Himbeere, Hopfen, Kaffee und Schwarz- sowie Grüntee enthalten sind. Sie wirken adstringierend und beruhigend auf den Magen-Darm-Trakt sowie antiviral, antibakteriell und antientzündlich. Gerbstoffe hemmen jedoch die Aufnahme von Eisen, Zink und Kalzium im Darm.
Oxalate/ Oxalsäure	Sind vor allem in Portulak, Rhabarber, Spargel, Wiesen-Sauerampfer, Maniok, Amarant, Mangold, rote Beete, Kakao, Spinat, Schwarztee und Sternfrucht enthalten. Werden grosse Mengen Oxalsäure aufgenommen können sich Kalzium-Oxalatsteine in den Nieren bilden. Um das Risiko für Nierenstein-Bildung zu reduzieren, sollte jedoch nicht nur die Oxalat-Aufnahme beachtet werden, sondern auf eine ausreichende Flüssigkeits- und Gemüse-Aufnahme sowie auf einen reduzierten Salz- und Fleischkonsum geachtet werden. Oxalate können nicht nur Kalzium, sondern auch Magnesium und Eisen binden und somit dem Stoffwechsel entziehen. Um die Aufnahme von Oxalsäure zu vermindern, sollten oxalsäurereiche Lebensmittel in Kombination mit kalziumrechen Lebensmitteln verzehrt werden.
Lektine	Siehe separates Kapitel.

Gluten

Gluten gehört zur Antinährstoffgruppe der Lektine. Der Begriff Gluten leitet sich vom englischen «glue» für «kleben» ab. Es wird daher auch als Klebereiweiss bezeichnet und verbessert unter anderem die Backeigenschaften von Brot. Gluten ist ein Eiweissgemisch, welches in einigen Getreiden wie Weizen, Dinkel, Roggen, Gerste sowie Kamut, Einkorn, Emmer und Grünkern enthalten ist. Das Eiweissgemisch unterscheidet sich jedoch je nach Getreidesorte. Das Weizengluten unterteilt sich in Gliadin und Glutenin. Zum Glutenin-Anteil gehört das Weizen-Keim-Agglutinin, auch WKA genannt, was im Englischen «Wheat Germ Agglutinin», WGA, bedeutet. WKA ist dafür bekannt, Leaky Gut auslösen zu können. Ebenfalls spezifisch für Weizen ist das Omega-5-Gliadin, welches Nahrungsmittelunverträglichkeiten auslösen kann. Unverdautes Gliadin kann sich im Darm zu Gliadorphin wandeln, was bei Leaky Gut ins Hirn gelangt und dort morphinähnliche Wirkungen entfaltet. Es wird daher auch als «Gliadorphin» oder «Gluteomorphin» bezeichnet. So gibt es Hinweise darauf, dass autistische Kinder unter glutenfreier Ernährung weniger Symptome zeigen. Im Urdinkel fehlt Omega-5-Gliadin sowie WKA, was es um ein Vielfaches besser verträglich macht als Weizen. Man geht davon aus, dass sich im Verlauf der Züchtung auf Hochertragsweizen das Korn und die ATI-Anteile sowie die Art des Glutens derart verändert haben, dass konventioneller Weizen heute Auslöser vieler Magen-Darmprobleme und in der Folge Entzündungen ist. Urgetreide werden trotz Glutenanteil gut vertragen, da sich die Art und Verdaulichkeit stark von Weizen unterscheidet. Auch bei Urgetreide sollte jedoch auf eine verdauungsfreundliche Zubereitungsart wie Einweichen, Kochen und Fermentieren geachtet werden.

Merke: Es gibt Kreuzungen von Weizen und Dinkel, welche zwar als Dinkel verkauft werden dürfen, jedoch das Weizen-spezifische Omega-5-Gliadin enthalten und somit weizentypische Unverträglichkeiten hervorrufen können. Zu den echten Dinkelsorten gehören: Altgold Rotkorn, Bauländer Spelz, Ebners Rotkorn, Neuegg Weisskorn, Oberkulmer Rotkorn, Ostro, Rechbergs Brauner Dinkel, Roter Tiroler, Ruggers Babenhausener, Schlegel Dinkel, Schwabenkorn, Vögelers Dinkel, Zuzger Dinkel. Hafer ist von Natur aus glutenfrei, im Anbau und der Lieferkette kommt es jedoch meist zu Kontaminationen, sodass Zöliakie-Betroffene glutenfreien Hafer wählen sollten.

Wie der Gehalt an Antinährstoffen reduziert werden kann:

- Getreide, Nüsse und Hülsenfrüchte in Wasser einweichen bzw. keimen lassen (wichtig: das Wasser nicht weiterverwenden).
- Fermentieren vor allem von Getreide und Hülsenfrüchten.
- Schwarz- und Grüntee max. 2 min ziehen lassen, Kaffee- und Teekonsum moderat halten und nicht zur oder direkt nach einer Mahlzeit konsumieren.
- Korrekte Lagerung und saisonale Lebensmittel (Reduktion toxischer Alkaloide, Saponine und Lektine).
- Kochen, ohne das Kochwasser weiter zu verwenden z. B. Getreide und Hülsenfrüchte.
- Langes Kochen mind. 2 Stunden z. B. Eintöpfe mit Hülsenfrüchten und Tomaten.
- Vollkornweizen aus konventioneller Landwirtschaft meiden bzw. durch Urgetreide ersetzen.
- Blutgruppe beachten hinsichtlich spezifischer Reaktion auf gewisse Antinährstoffe und Lektine.

Lektine

Lektine sind proteinbasierte Moleküle, die in Pflanzen, Tieren und auch Menschen vorkommen. Typisch für Lektine ist die spezifische Bindung an Kohlenhydratstrukturen der Zellenmembranen von Bindegewebe sowie Schleimhäuten. Die meisten Lektine aus der Nahrung befinden sich in Samen, Keimblätter und in Randschalen von Pflanzen wie Getreide, Hülsenfrüchte und Nüsse. Anders als weithin angenommen, überstehen viele pflanzliche Lektine den Koch- und Verdauungsprozess unbeschadet. Gewisse Lektine können Verdauungsenzyme sogar hemmen und sich an die stark glykierte Schleimhaut im oberen Dünndarm anheften und dort die Zellteilung hemmen oder gar Zerstörung induzieren (siehe Abbildung «Wirkung verdauter und unverdauter Lektine im Darm»). Dadurch erhöht sich die Darmpermeabilität, sodass intakte Lektine in den Körper gelangen und immunologische Reaktionen auslösen, sowie körpereigene Proteine durch «Mimikry» imitieren können (siehe Abbildung unten). Dies kann zu Reizdarm-Symptomen, stillen Entzündungen, Autoimmunprozessen und Übergewicht beitragen. Insbesondere junge und entartete Zellen bieten aufgrund der höheren Glykierung viele Andockstellen für Lektine. Im Bereich der Krebsforschung kommen Lektine daher auch zur Markierung von Krebszellen zum Einsatz.

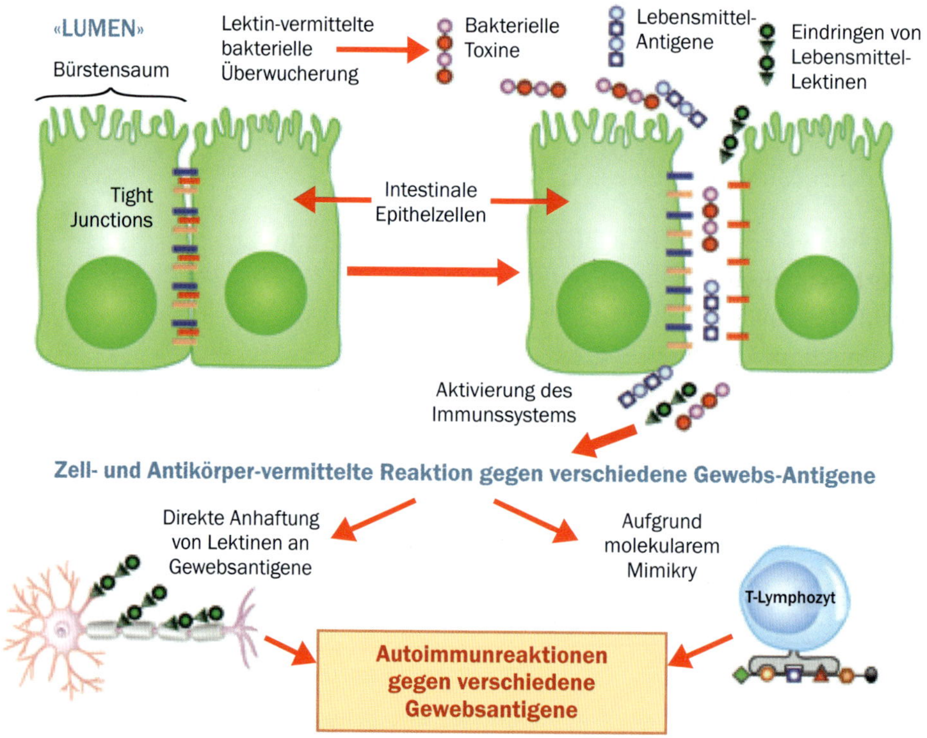

Quelle: Vojdani A.(2005). Lectins-Agglutinins and their Role in Autoimmune Reactivities. L Alternative therapies: Food Immunreactions and Autoimmunity

Die Interaktion von Lebensmittel-Lektinen mit dem Darmimmunsystem und dessen Einfluss auf das Entzündungs- und Autoimmunitätsgeschehen

Mögliche Mechanismen, welche die Toxizität von Lektinen, am Beispiel von Kidney-Bohnen, erklären. Lektine gelangen via Ernährung in den Darm, dort treten zwei mögliche ‹Szenarien› auf: Entweder sie werden verdaut bzw. abgebaut oder sie passieren weitere Darmabschnitte in unverdauter Form. Unverdaute Lektine können sich an die Mukosa anheften und Verdauungsenzyme blockieren, was das Zellwachstum, die Reparatur und Verdauung beeinträchtigt.

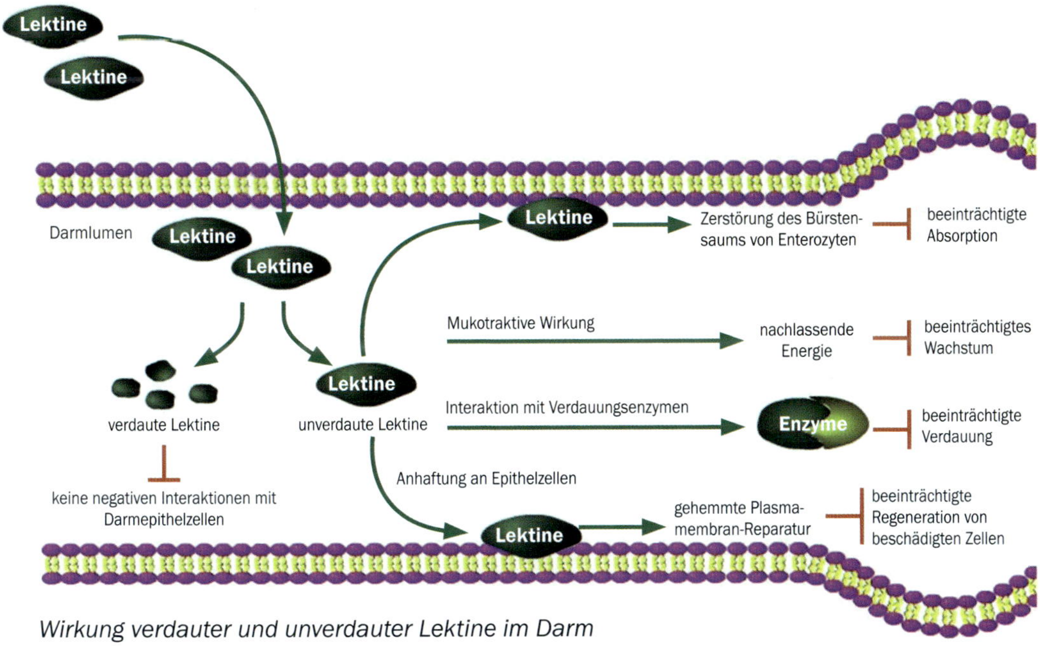

Wirkung verdauter und unverdauter Lektine im Darm

Quelle: Kumar, S., et al. (2013). Clinical complications of kidney bean (Phaseolus vulgaris L.) consumption. Nutrition, 29(6), 821–827. doi:10.1016/j.nut.2012.11.010

Lektin-Verträglichkeit

Der Begriff «Lektin» stammt vom lateinischen Wort «legere», was für «wählen» steht. Der Immunochemiker William C. Boyd prägte 1945 diesen Begriff als er realisierte, dass bestimme Lektine einige Blutgruppenantigene agglutinieren, also verkleben, andere hingegen nicht. Alle Lektine als toxisch zu bezeichnen wäre daher falsch. Zentral ist die Erkenntnis, dass sich die angeborene AB0-Antigenexposition (Teil der Zell-Glykierung) nicht nur auf rote Blutkörperchen beschränkt, sondern in allen Sekreten und auch den Schleimhäuten zu finden ist. Insbesondere im Darm könnten die unterschiedlichen Blutgruppenantigene als Kohlenhydratstrukturen mit Lektinen und Bakterien in Reaktion treten und somit zu individuellen Reaktionen auf unterschiedliche Nahrungslektine führen (siehe Kapitel «Ernährung der vier Bluttypen»).

Folgende Punkte zeigen auf, warum gewisse Nahrungslektine heute vermehrt in den Darm gelangen und daher eine zentrale Rolle für die Darmgesundheit spielen:

Behandlung	Die monokulturelle Landwirtschaft macht Pflanzen frassanfälliger, sodass nicht nur der Einsatz von Pestiziden erhöht wird, sondern die Pflanze selbst ihr Immunsystem mit Antinährstoffen hochreguliert. Grössere Mengen ATIs hemmen die Stärke- und Proteinverdauung, sodass mehr der potenziell schädlichen Lektine in den Darm gelangen. Hinzu kommt, dass durch nichtartgerechte Fütterung vermehrt ungünstige Lektine auch die Verdauung und den Stoffwechsel der Nutztiere stört, sodass immer mehr Antibiotika zum Einsatz kommen. Dies wiederum wirkt sich auch auf den menschlichen Darm ungünstig aus.
Ernte	Sobald Obst und Gemüse reif sind, reduziert die Mutterpflanze den Lektingehalt ihrer Früchte und Blätter. Obst und Gemüse werden allerdings immer häufiger unreif geerntet und künstlich nachgereift. Das lässt sie zwar reif aussehen, innerlich weist das Lebensmittel jedoch den erhöhten Lektingehalt des unreifen Stadiums auf. Am meisten Lektine und andere Antinährstoffe sind in den unreifen Kernen und der Schale pflanzlicher Lebensmittel zu finden.
Zubereitung	Als Teil des pflanzlichen Immunsystems befinden sich die meisten Lektine in der Randschale. Über den vermehrten Verzehr von Vollkornprodukten gelangen mehr Keim-Lektine in den Darm. Werden Getreide und Hülsenfrüchte gekeimt, eingeweicht, fermentiert und lange oder mit Druck gekocht, reduziert sich der Gehalt dieser Antinährstoffe. Diese Art der Lebensmittelzubereitung kommt aufgrund des erhöhten Zeitaufwands jedoch immer seltener zur Anwendung.
Verarbeitung/ Konsum	Gewisse Lektine werden in industriell hergestellten Produkten zur Verbesserung der Textur und Haltbarkeit eingesetzt. Verdickungsmittel/Emulgatoren wie «Gummi arabicum» (E414) verstärken zudem die Lektinwirkung. Hinzu kommt, dass der Mensch eine immer einseitigere Lebensmittelauswahl trifft, sodass das Risiko, den Darm mit einem Übermass an denselben Lektinen zu überfordern, steigt.

Fazit: Verschiedene Lektine und die angeborenen AB0-Antigenstrukturen könnten eine Schlüsselrolle bezüglich Erhalt- und Wiedererhalt der Darmgesundheit sowie der Prävention von Autoimmunkrankheiten in der individualisierten Ernährungstherapie spielen. Mit natürlich gereiften Lebensmitteln, artgerechter Tierfütterung, der richtigen Zubereitung* sowie einer höheren Diversität in der Lebensmittelauswahl können im Allgemeinen mögliche negative Folgen von Lektinen reduziert werden.

*siehe Abschnitt «Wie der Gehalt an Antinährstoffen reduziert werden kann»

Roter Smoothie (Rezept für 2 Personen)

Zutaten:
wenn möglich in Bioqualität verwenden

1 **Apfel**, in Stücken
1 Hand voll **wilde Beeren**
1 gekochte **rote Beete**, in Stücken
1 **Zitrone**, gepresst (Saft)
3 dl **Wasser**
1 TL **Hanföl**
1 TL **Olivenöl**
1 kleines Stück **Ingwer** frisch

Zubereitung: Alle Zutaten zusammen in einen Mixer geben und fein pürieren. Bei Bedarf nach geschmacklicher Anpassung von der einen oder anderen Zutat etwas mehr zugeben.

Literatur/Studien Sekundäre Pflanzenstoffe

Cordain, L., et al. (2000). Modulation of immune function by dietary lectins in rheumatoid arthritis. British Journal of Nutrition, 83(3), 207 -217.doi:10.1017/S0007114500000271

De Hoff, P. L., Brill, L. M., & Hirsch, A. M. (2009). Plant lectins: The ties that bind in root symbiosis and plant defense. Molecular Genetics and Genomics, 282(1), 1–15. doi:10.1007/s00438-009-0460-8

De Punder, K., & Pruimboom, L. (2013). The dietary intake of wheat and other cereal grains and their role in inflammation. Nutrients, 5(3), 771–87.doi:10.3390/nu5030771

Fernández, A. F., & Fraga, M. F. (2011). The effects of the dietary polyphenol resveratrol on human healthy aging and lifespan. Epigenetics, 6(7), 870–874. doi:10.4161/epi.6.7.16499

Gong, T., et al. (2017). Plant Lectins Activate the NLRP3 Inflammasome To Promote Inflammatory Disorders. The Journal of Immunology, 198(5), 2082–2092. doi:10.4049/jimmunol.1600145

Hagel, I. (2000). Sekundäre Pflanzenstoffe und Lebensmittelqualität. Institut für biologisch-dynamische Forschung. Lebendige Erde (5/2000): 12-15.

Irmler, A. B., & Wagner, G. (2017). Das Wirkspektrum sekundärer Pflanzenstoffe aus Obst und Gemüse. VFEDaktuell, 161, 9–15.

Junker, Y., et al. (2012). Wheat amylase trypsin inhibitors drive intestinal inflammation via activation of toll-like receptor 4. The Journal of Experimental Medicine, 209(13), 2395–2408. doi:10.1084/jem.20102660

Kanakis, C. D., et al.(2011). Milk β-lactoglobulin complexes with tea polyphenols. Food Chemistry, 127(3), 1046–55. doi:10.1016/j.foodchem.2011.01.079

Kumar, S., et al. (2013). Clinical complications of kidney bean (Phaseolus vulgaris L.) consumption. Nutrition, 29(6), 821–827.doi:10.1016/j.nut.2012.11.010

Magee, P. (2012). Soy products in the management of breast cancer. Current Opinion in Clinical Nutrition and Metabolic Care 15(6):p 586-591, November 2012. | DOI: 10.1097/MCO.0b013e328359156f

Manach, C., et al. (2004). Polyphenols: food sources and bioavailability. American Journal of Clinical Nutrition.

Marco, M. L., et al. (2017). Health benefits of fermented foods: microbiota and beyond. Current Opinion in Biotechnology, 44, 94–102.doi:10.1016/j.copbio.2016.11.010

Nachbar, M. S., & Oppenheim, J. D. (1980). Lectins in the United States diet: A survey of lectins in commonly consumed foods and a review of the literature. American Journal of Clinical Nutrition, 33(11), 2338–2345. doi:10.1093/ajcn/33.11.2338

Nyombaire, G., Siddiq, M., & Dolan, K. (2002). Effect of Soaking and Cooking on the Oligosaccharides and Lectins in Red Kidney Beans (Phaseolus vulgaris L.), 31–32.

Ock, K. C., et al. (2008). Serum C-reactive protein concentrations are inversely associated with dietary flavonoid intake in U.S. adults. Journal of Nutrition, 138(4), 753–760. doi:10.1093/jn/138.4.753

Pusztai, A., et al.. (1993). Antinutritive effects of wheat-germ agglutinin and other N-acetylglucosamine-specific lectins. The British Journal of Nutrition, 70(1993), 313–321. doi:10.1079/BJN19930124

Quiñones, M., Miguel, M., & Aleixandre, A. (2013). Beneficial effects of polyphenols on cardiovascular disease. Pharmacological Research : The Official Journal of the Italian Pharmacological Society, 68(1), 125–31. doi:10.1016/j.phrs.2012.10.018

Romagnolo, D. F., & Selmin, O. I. (2012). Flavonoids and cancer prevention: a review of the evidence. Journal of Nutrition in Gerontology and Geriatrics, 31(3), 206–38. doi:10.1080/21551197.2012.702534

Shewry, P. R., & Jones, H. D. (2005). Transgenic wheat: Where do we stand after the first 12 years? Annals of Applied Biology, 147(1), 1–14.doi:10.1111/j.1744-7348.2005.00009.x

Vasconcelos, I. M., & Oliveira, J. T. a. (2004). Antinutritional properties of plant lectins. Toxicon, 44(4), 385–403. doi:10.1016/j.toxicon.2004.05.005

Vojdani A.(2005). Lectins-Agglutinins and their Role in Autoimmune Reactivities. L Alternative therapies: Food Immunreactiona and Autoimmunity, Vol. 21, 288.

Weng, C.-J., & Yen, G.-C. (2012). Chemopreventive effects of dietary phytochemicals against cancer invasion and metastasis: phenolic acids, monophenol, polyphenol, and their derivatives. Cancer Treatment Reviews, 38(1), 76–87. doi:10.1016/j.ctrv.2011.03.001

9 LEBENSMITTELKUNDE

Das Kapitel der Lebensmittelkunde umfasst eine grobe Beschreibung der verschiedenen Lebensmittelgruppen mit Ergänzung ihrer wichtigsten TEN-Qualitäten. Dabei werden die pflanzlichen Lebensmittel als erstes beschrieben, da sie den Hauptteil der menschlichen Ernährung ausmachen sollen. Wie ein Lebensmittel wirkt, hängt insbesondere von der Produktion und Zubereitung ab, daher werden diese Aspekte in einem zweiten Teil dieses Kapitels ebenfalls genauer erläutert.

9.1 Pflanzliche Lebensmittel

Die Pflanze lässt sich augenscheinlich in Wurzel, Stängel, Blatt, Blüte, Frucht und Samen unterteilen und das Wirken der vier Elemente darin erkennen. Die vier Elemente wirken von der Wurzel bis zur Blüte entsprechend der Elemente-Hierarchie von Erde bis zu Feuer. Dabei geht das eine Element fliessend in das andere über und wird, was in der Pflanzenwelt regelhaft ist, unterschiedliche kreative Mischungen und Formen ausbilden. Die untenstehende Auflistung der «Elemente-Signatur der Blütenpflanze» soll man sich also dynamisch und nicht statisch vorstellen:

- Samen: Feuer/Erde
- Frucht: Feuer
- Blüte: Luft/Feuer
- Blatt: Luft/Wasser
- Stängel: Wasser/Luft
- Wurzel: Erde

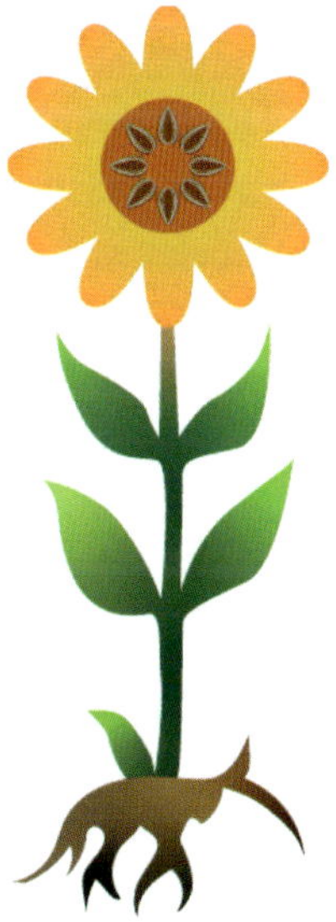

Elemente-Signatur der Blütenpflanze

Gemüse

Gemüse als wichtiger Vertreter der pflanzlichen Lebensmittel sind für den Menschen die wichtigsten Grundlebensmittel. Gemüse lässt sich nicht immer eindeutig von Obst unterscheiden. Viele Gemüsesorten sind botanisch gesehen Früchte, wie beispielsweise Tomaten und Auberginen. Was als Gemüse und was als Obst empfunden wird, ist auch kulturell unterschiedlich geprägt. Aus ernährungsphysiologischer Sicht unterscheiden sich Gemüse vor allem durch den tieferen Fruchtzuckeranteil von Obst. Beim Gemüse kommen die verschiedensten Pflanzenteile zur Anwendung und stammen als Kulturgemüse mit wenigen Ausnahmen meist von ein- bis zweijährigen

Pflanzen ab. Nimmt man das Wildgemüse dazu, gehören auch langlebige Pflanzen wie beispielsweise Bäume mit ihren essbaren Blatt- und Blütenknospen dazu. So gesehen gehört Wildgemüse zu der Urnahrung des Menschen. Gemüse enthalten reichlich sekundäre Pflanzenstoffe (SPS), welche als besonders zell- und DNS-schützend gelten (siehe Kapitel «SPS»). Einige Gemüse wie auch Kräuter liefern hohe Mengen an wertvollem Chlorophyll, welches sowohl antientzündlich als auch blutbildend wirkt (siehe Kapitel «Blutbildung»).

Wurzelgemüse und Knollengemüse

Beim Wurzel- und Knollengemüse handelt es sich botanisch gesehen um Speicherrhizome, in denen mehrjährige Pflanzen Nährstoffe einlagern, um den Winter zu überdauern. Dies lässt leicht die mineralisierende Einwirkung des Elements Erde erkennen, was als Lebensmittel auch dem Menschen Stabilität und Bodenhaftung vermittelt. Meist ist auch ein anderes Element zugegen. Bei der schleimhaltigen Schwarzwurzel ist das kalt-feuchte Wasserelement, bei der aromatisch süssen Karotte ist das warm-feuchte Luftelement und beim scharfen Rettich ist das warm-trockene Feuerelement offensichtlich mitbeteiligt. Allgemein hat Wurzelgemüse die intensivste Nährkraft unter den Gemüsen und ist warm zubereitet ein wichtiges Lebensmittel für die Winterzeit. Wurzelgemüse hilft dem Körper die Wärme im Inneren zu konzentrieren und wirkt zudem immunstimulierend dank spezifischer Inhaltstoffe.
Beim Knollengemüse ist ein Teil unter der Erde verborgen und ein Teil über der Erde und damit der Sonne ausgesetzt, so zum Beispiel beim Fenchel zu sehen. Der überirdische Teil verfärbt sich aufgrund der Sonnenexposition grün, während der unter der Erde liegende Teil weiss bleibt, ähnlich wie bei grünem und weissem Spargel.
Wurzel- und Knollengemüse sind allgemein reich an Mineralien sowie mehr oder weniger stärkehaltig. Einige Knollengemüse wie Pastinake, Schwarzwurzel und Topinambur gelten aufgrund ihres besonders hohen Gehalts an löslichen Pflanzenfasern als wichtige Präbiotika und stärken damit ein gesundes Darmmikrobiom.

Stängelgemüse

Zum Stängelgemüse werden Pflanzensprossen wie Spargel, Stangensellerie und Blattstiele der Rhabarber und des Krautstiels gezählt. Sprossen und Stängel bewegen viel Wasser und enthalten vor allem Mineralien. Sie werden den Elementen Wasser und Luft zugeordnet. Stängelgemüse regen vor allem die Säftebewegung im Menschen an. Ein bekanntes Beispiel hierfür ist der Stangensellerie, der als leichtes Entwässerungsmittel eingesetzt werden kann. Ein besonderer Stängel ist das Zuckerrohr, welches neben dem begehrten Zucker viele weitere wertvolle Stoffe enthält. Zuckerrohr-Melasse liefert in konzentrierter Form die nötigen Mineralien wie Chrom, um den Zucker der Pflanze effizient zu verstoffwechseln. Dies zeigt auf, dass es sinnvoll ist, Lebensmittel in ihrer Ganzheit und Komplexität und nicht nur einzelne isolierte Inhaltstoffe aufzunehmen.

Blattgemüse

Darunter fallen verschiedenen Salate und das Kraut von Wurzelgemüse, welche den Elementen Luft und Wasser zugeteilt werden. Je aromatischer sie sind umso stärker wirkt das Element Luft, je wässriger umso stärker das Element Wasser. Blattgemüse ist besonders reich an Chlorophyll und anderen SPS sowie Wasser und einigen Mineralien. Blattgemüse wirkt eher kühl und sollte roh nur in der warmen Jahreszeit gegessen werden. Wird Blattgemüse gegart oder einem Gärungsprozess unterzogen kann die Wärmequalität angehoben werden. Der rohe Salat, der die «magenöffnende» Brühe oder Suppe vor der Hauptmahlzeit schon seit Jahrzehnten ersetzt hat, ist nicht für alle bekömmlich. Er bereitet den Magen nur bei starker Verdauungskraft auf die bevorstehende Verdauungsleistung vor, weil er diesen eher kühlt. Die in der Salatsauce enthaltene Säure aus Essig oder Zitronensaft wiederum unterstützt die Bildung von Magensäure. Gemäss TEN ist die wärmende Suppe für die meisten Menschen jedoch dem rohen Salat vorzuziehen. Alternativ können auch lauwarme, gekochte Salate eingesetzt werden.

Blütengemüse

Die Blütenbildung ist ein von den Elementen Luft und Feuer initiierter Prozess. Als Gemüse kommen nur unaufgeblühte, fleischige Pflanzenteile aus der Blütenregion der Pflanze in Betracht, wie beispielsweise Artischocke, Brokkoli, Blumenkohl und Romanesco. Sie alle enthalten viel Feuchtigkeit. Aufgeblüht verlieren sie an nährender Feuchtigkeit, werden trocken und dadurch in diesem Zustand meist nicht mehr verwendet. Aufgeblühte Blüten werden in der Wildkräuterküche durchaus verwendet, haben aber keine nährende, sondern eine aromatisierende und verdauungsfördernde Funktion. Gerne werden sie auch zur Freude des Auges eingesetzt und geben dem Menu eine optische Aufwertung. Zucchiniblüten und Kapuzinerkresse sehen auf dem Teller nicht nur hübsch aus, sie können eine ausgewogene Mahlzeit auch in Farbe und Aroma abrunden.

Fruchtgemüse

Fruchtgemüse unterscheidet sich botanisch nicht vom Obst, es entstammt einer bestäubten Blüte der Pflanze und wir somit dem Feuerelement zugeordnet. Das meiste Fruchtgemüse stammt von Nachtschatten-, Kürbisgewächsen und Hülsenfrüchten ab. Zu den Fruchtgemüse zählen Paprika, Auberginen, Tomaten, Avocado, Gurken, Kürbisse, Zucchini, Okraschoten und Hülsengemüse wie die grünen Gartenbohnen. Im Unterschied zum Obst ist der kalorische Energieanteil aufgrund des tieferen Fruchtzuckergehalts bei Fruchtgemüse niedriger. Fruchtgemüse zeichnen sich durch ihren hohen Wasser- und Vitaminanteil aus und wirken allgemein befeuchtend und leicht wärmend.

Nachtschattengewächse

Eine Sonderstellung unter den Gemüsen nehmen die Nachtschattengewächse (Solanacea) wegen ihres hohen Anteils an potenziell entzündungsfördernden Lektinen bzw. Alkaloiden ein. Die bekanntesten Nachtschattengewächse sind Kartoffeln, Tomaten,

Auberginen, Paprika, Chilischoten, Gojibeeren und Physalis. Der Gehalt an potenziell proentzündlichen Stoffen kann durch Kochen, Schälen und Entfernen der Kerne stark reduziert und die Lebensmittel somit verträglicher gemacht werden. Insbesondere Menschen der Blutgruppe A, welche von Entzündungen, Darmproblemen oder Autoimmunerkrankungen betroffen sein können, sollten auf Nachtschattengewächse verzichten.

Keimlinge und Sprossen

Keimlinge befinden im Stadium der höchsten Zellteilungsleistung der Pflanze und sind eingenommen wesentlich verdauungsfreundlicher als Samen, da Antinährstoffe, welche das Samenkorn in Keimruhe gehalten haben und die menschliche Verdauung stören, beim Keimprozess abgebaut werden (Phytinsäure). Durch den Keimprozess verändern die Pflanzen ihre Inhaltsstoffe, sie sind reicher an Aminosäuren und einigen sekundären Pflanzenstoffen. Genauso wie das Samengemüse, enthalten Keimlinge die gesamte Information der Pflanze, schenken uns aber zusätzliche Frische. Fleischige Keimlinge sind kurz angebraten besonders gut verdaulich. Die TEN empfiehlt aus der Sicht der Signaturenlehre Keimlinge auch dann vermehrt zu essen, wenn Qualität und Bildung von Ei- und Samenzellen verbessert werden sollen.

Gemüse- und Obstarten	Wasser pro 100 g	Kohlenhydrate pro 100 g	Nahrungsfasern pro 100 g	Elemente gemäss TEN*
Wurzelgemüse				
Karotte	89 g	7 g	3 g	Erde
Pastinake	82 g	12 g	2 g	
Rote Beete	86 g	8 g	3 g	
Süsskartoffel	77 g	17 g	3 g	
Kartoffel	79 g	16 g	2 g	
Stängelgemüse				
Stangensellerie	94 g	2 g	2 g	Wasser/Luft
Mangold	92 g	3 g	1 g	
Spargel	92 g	3 g	2 g	
Rhabarber	92 g	2 g	3 g	
Blattgemüse				
Spinat	92 g	1 g	3 g	Wasser/Luft
Federkohl	86 g	3 g	4 g	
Kopfsalat	95 g	1 g	2 g	
Chicoreé	95 g	1 g	3 g	

Gemüse- und Obstarten	Wasser pro 100 g	Kohlenhydrate pro 100 g	Nahrungsfasern pro 100 g	Elemente gemäss TEN*
Blütengemüse				
Artischocke	91 g	2 g	3 g	Luft/Feuer
Brokkoli	91 g	2 g	3 g	
Blumenkohl	92 g	2 g	2 g	
Rosenkohl	87 g	4 g	4 g	
Fruchtgemüse				
Paprika	93 g	3 g	2 g	Feuer
Tomate	94 g	3 g	1 g	
Aubergine	93 g	3 g	2 g	
Zucchetti	94 g	2 g	1 g	
Gurke	96 g	2 g	1 g	
Beerenobst				
Erdbeere	90 g	6 g	4 g	Feuer
Himbeere	87 g	6 g	4 g	
Heidelbeere	86 g	11 g	2 g	
Johannisbeere	82 g	7 g	5 g	
Kern/Steinobst				
Apfel	85 g	12 g	2 g	Feuer
Birne	84 g	11 g	3 g	
Quitte	85 g	7 g	6 g	
Aprikose	87 g	9 g	2 g	
Zitrusfrüchte				
Zitrone	90 g	3 g	2 g	Feuer
Orange	87 g	8 g	3 g	
Grapefruit	89 g	8 g	1 g	
Stärke-Obst				
Kochbanane	67 g	29 g	2 g	Feuer
Edelkastanie	45 g	41 g	8 g	

Quelle: Gerundete Zahlen gemäss Schweizer Nährstoffdatenbank, SPS = Sekundäre Pflanzenstoffe, KH = Kohlenhydrate, g = Gramm
* Elementezuordnung erfolgt gemäss der Pflanzenorganeinteilung siehe Anfang des Kapitels

Obst

Unter Obst werden die essbaren, meist saftigen Früchte bestimmter Bäume und Sträucher verstanden. Das saftige Obst vereint das wässrige mit dem feurigen Element und wird wegen seiner erfrischenden Qualität besonders in der warmen Jahreszeit oder bei Hitzezuständen geschätzt. Dabei ist Obst sauren Geschmackes besonders kühlend, dasjenige süssen Geschmacks leicht wärmend. Mit fortgeschrittener Reifung wird Obst allgemein wärmer in seiner Qualität. Wenig gereiftes Obst wirkt daher kühler. Generell sollte rohes Obst nur dann gegessen werden, wenn die Kochungskräfte gut ausgeprägt sind, idealerweise zwischen 9 und 16 Uhr sowie in den Sommermonaten. Wer über eine starke 1. Kochung verfügt, kann Obst auch am Morgen und im Winterhalbjahr geniessen. Am meisten profitieren die warmen Temperamente vom Verzehr rohen Obstes. Frisches Obst ist zwar reich an einigen Mineralien wie Magnesium und Kalium sowie Vitamin C, viele Vitamine und Mineralien kommen jedoch kaum vor. Die stark zellschützende und antioxidative Wirkung von Obst ist daher nicht nur auf den Vitamingehalt zurückzuführen, sondern vorwiegend auf den grossen Anteil sekundärer Pflanzenstoffe (SPS). SPS wirken synergetisch mit Vitaminen, weshalb empfohlen wird reife, saisonale, biologische Früchte mit Schale und nicht als Saft zu geniessen. Fruchtsäfte sind zudem aufgrund des hohen Fruchtzuckers und tiefen Faseranteils nicht empfehlenswert (2 dl Apfelsaft = Fruchtzucker aus 3-4 Äpfel). Auf exotische Früchte aus fernen Ländern sollte aus ökologischen und energetischen Gründen verzichtet werden, auch wenn diese als besonders gesund gelten.

Qualitätsveränderung durch Zubereitung und Verarbeitung von Obst

Durch schonendes und langsames Dünsten oder Dämpfen von gewissen Obstarten können Kompotte und Säfte erzeugt werden, die leicht assimilierbar sind. Und dadurch sind sie geeignet, den Organismus in seiner Grundfeuchtigkeit (humidum primigenium) zu stärken. Ebenfalls ein Erwärmungsprozess ist das Gären von Obst. Der dabei entstehende Alkohol ist Ausdruck des Wärmeprozesses. In guter Qualität und geringer Menge ist beispielsweise Wein ein gutes Kräftigungsmittel mit wärme- und feuchtigkeitsfördernder Wirkung. Weiter wird Obst durch Dörren wärmend. Durch den Flüssigkeitsverlust wirkt es süsser, aber weniger befeuchtend.

Beerenobst

Beeren erfreuen uns vor allem im Sommer und Anfang Herbst durch ihre Frische und dem geschmacklichen Zusammenspiel von leichter Säure und Süsse. Die Qualitäten aus Sicht der TEN der verschiedenen Beerenarten differenzieren sich stark, die süsslichen Beeren wirken prinzipiell befeuchtender, die säuerlichen und herben Sorten trocknender. Gemeinsam ist ihr hoher Anteil an sekundären Pflanzenstoffen, die immunstimulierend und antioxidativ wirken.

Stein- und Kernobst wie Äpfel, Birnen, Quitten oder Aprikosen kommen in unseren Breitengraden neben den Beeren am meisten vor. Ähnlich den Beeren bestimmt der Geschmack die Wirkung auf das Säftesystem des Menschen. Früher wurden vor allem auch die Kerne in geringen Mengen als Heilmittel eingesetzt, bekannt ist der Einsatz von

Aprikosenkernen. Sie enthalten Säuren, welche immunstimulierend wirken. Jedoch ist zu beachten, dass dies nur für sehr kleine Mengen der enthaltenen Säuren gilt, zu viel davon hat eher einen gegenteiligen Effekt.

Zitrusfrüchte sind innen durch ihr Fruchtfleisch kalt und aussen durch die Schale warm wirkend. Die kalten Temperamente sollten im Winter eher davon absehen und während der warmen Jahreszeit, wie das bei einigen Zitrusarten möglich ist, mit der Schale, beispielsweise als Orangensalat, das zusätzlich mit wärmendem Zimt gewürzt wird, essen. Fruchtfleisch und Saft der Zitronen sind im Gegensatz zu den Orangen sehr trocken, was den Einsatz bei den trockenen Temperamenten einschränkt.

Stark stärkehaltiges Obst wie Kochbanane und Edelkastanie müssen zum Verzehr gekocht werden und haben gekocht einen hohen Nährwert, wirken wärmend und befeuchtend und dadurch sehr nähernd.

Kräuter und Gewürze

Küchenkräuter sind die oberirdischen Stängel- und Blattteile der Pflanze, die in der Regel frisch oder getrocknet verwendet werden. Sie sind reich an Chlorophyll und einigen Mineralien vor allem Magnesium, Kalzium, Kalium, Eisen und Vitamin C. Gewürze sind Pflanzenteile wie Rinde, Wurzeln oder Früchte von Pflanzen, welche intensive Geschmacks- und Geruchsstoffe enthalten. Kräuter und Gewürze sind seit langem schon unentbehrliche Speisebegleiter, deren Funktion nicht darin besteht nahrhaft zu sein, sondern dem Essen Geschmack zu geben und dadurch den Appetit zu fördern und die Verdauung und die Kochungen zu unterstützen. Praktisch alle Gewürze und Küchenkräuter werden auch als Heilpflanzen genutzt. Ihre antioxidative Wirkung ist hoch und ihr Gesundheitswert beachtlich. Sie repräsentieren in einem Gericht das Feuerprinzip, regen die 1. und meist auch die 2. Kochung an. Das Gargut entspricht dem Wasserprinzip.
Bei der Dosierung der Gewürze gilt es allerdings mit Bedacht vorzugehen. Die warmen Temperamente sollten stark wärmende Gewürze nur in kleinen Mengen verwenden und prinzipiell mehr zu den frischen, etwas kühler wirkenden Küchenkräutern greifen. Kalte Temperamente mit schwacher Kochungskraft, profitieren am meisten von wärmenden Gewürzen. Allgemein sollten stark wärmende Gewürze nicht im Übermass eingesetzt werden, da diese meist auch trocknend wirken. Fast alle Kräuter und Gewürze haben auch eine ausserordentlich positive Wirkung auf das Immunsystem. Sie wirken bereits im Verdauungssystem antibakteriell, antiviral und antimykotisch. Darum gehören sie als Teil der Diätetik in jedes ernährungstherapeutische Konzept.
Kräuter und Gewürze wirken auch säftebewegend sowie spiritusverteilend und beugen somit Stauungszuständen in Körper und Psyche vor. Aus neusten Studien geht hervor, dass einige Gewürze wie Safran und Kurkuma stimmungsaufhellend und antidepressiv wirken. Auch helfen Kräuter und Gewürze den Organismus zu entgiften, manche regen speziell Leber und Galle an, andere die Nieren und die Hautausdünstung, wiederum andere wie beispielsweise Ingwer, regen generell alle Ausscheidungsfunktionen an. Über die Jahrtausende haben sich einige Kräuter und Gewürze zur Optimierung der Verdauung

von spezifischen Speisen herauskristallisiert, was sich teilweise auch in deren Namensgebung ausdrückt. Bestes Beispiel dafür ist das allseits bekannte Bohnenkraut oder auch das Gurkenkraut, auch Borretsch genannt. Ebenfalls gibt es Gewürze, welche speziell die Kohlenhydratverdauung unterstützen, sie werden Brotgewürze genannt. Folgende Kräuter und Gewürze fördern die bessere Verdauung der jeweiligen Makronährstoffe:

Protein	Kohlenhydrate	Fett
Brunnenkresse	Anis	Beifuss
Knoblauch	Basilikum	Bohnenkraut
Lorbeerblatt	Dill	Estragon
Meerrettich	Fenchel	Majoran
Rosmarin	Kerbel	Origanum
Schnittlauch	Koriander	Salbei
Senf	Kümmel	Thymian
Wacholderbeere	Petersilie	Wermut
Ysop	Muskatblüte	Kurkuma
Zwiebel	Sternanis	Zwiebel
Bockshornklee	Galgant	Kümmel
Galgant		Kreuzkümmel
Ingwer		
Kardamom		
Koriander		
Kreuzkümmel		

Empfehlungen zum Umgang mit Kräutern und Gewürzen

- Möglichst Kräuter und Gewürze von hoher Qualität bevorzugen, aufgrund des höheren Anteils an SPS und weniger Pestizid- und Schwermetallbelastung.
- Kräuter wenn möglich frisch verwenden, aufgrund des höheren Anteils an ätherischen Ölen und Vitaminen. Sie können kurz vor Gebrauch gehackt oder klein geschnitten werden.
- Kräuter lassen sich bis auf wenige tiefgefrieren. Wurzel-, Rinden- und Fruchtgewürze können gut getrocknet aufbewahrt werden. Am besten sollten sie ganz eingekauft und jeweils für den aktuellen Verbrauch gemörsert oder zermahlen werden. Werden Gewürze bereits in Pulverform gekauft, verlieren sie rasch an SPS und damit an wertvoller Wirkkraft.
- Kräuter und Gewürze trocken, kühl und dunkel lagern. Für Gewürze eignen sich verschliessbare dunkle Gläser oder Dosen. Kräuter am besten im Kühlschrank oder Gefrierfach lagern.
- Gewürzbehälter wenn möglich nicht direkt über den Kochdampf halten, um das Eindringen von Feuchtigkeit und damit einen Qualitätsverlust zu verhindern.

- Sanfte Blattkräuter wie Petersilie, Dill, Basilikum, Kerbel, Minze oder Melisse möglichst kurz vor Ende der Garzeit zugeben.
- Gewürze wie Nelken, Zimt und Ingwer sowie kräftige Kräuter wie Thymian, Majoran und Rosmarin können gut längere Zeit mitgegart werden.

Getreide

Beim Getreide werden Samen von Gewächsen aus der Familie der Gräser (Graminae) als Lebensmittel genutzt. Getreide können in drei Hauptteile unterteilt werden, den Keim, den Mehlkörper und die Randschicht. Die Randschichten sind vor allem vom Mineralischen geprägt, in ihnen finden wir die Wirkung der Wurzelkraft. Im Mehlkörper ist die Stärke angereichert, welche in den Blättern assimiliert und im Samen gespeichert wurde. Der Keim repräsentiert die eigentliche Frucht oder den Samen der Pflanze. Somit beinhaltet das Getreidekorn in seiner Ganzheit alle drei Bereiche einer Pflanze als Lebensmittel in Einem.

Neben der horizontalen Ausbreitung durch starke Wurzeln tritt bei allen Gräsern das vertikale Prinzip hervor. Der Grashalm strebt immer senkrecht nach oben. Er breitet sich nicht mit vielen Blättern und Früchten horizontal aus. Das Blatt des Getreides bleibt nahe am Stängel und löst sich nach einer Weile langsam ab. Die Früchte der Gräser bilden die Spitze des Grashalms und werden somit dem Feuerelement zugeordnet. Getreidekörner sind besonders nährstoffreich. Hervorstechend ist vor allem der Speicherzucker Stärke, weiter enthalten Getreide auch Aminosäuren und einige sind reich an Fettsäuren. Auch reichlich Mineralien und einige Vitamine sind im Getreidekorn enthalten sowie Kieselsäure beispielsweise im Hafer.

Getreide ist grundsätzlich eher schwer verdaulich, da es teilweise eine dicke Schale mit einigen Antinährstoffen aufweist. Daher müssen Getreide durch ein relativ aufwändiges Verfahren erst in eine Form gebracht werden, die das menschliche Verdauungssystem verarbeiten kann, um die Nährstoffe aufzunehmen. Vollgetreide wurde früher immer gekeimt, lange gekocht oder als fermentiertes Brot gegessen. Der Mensch lernte das unverdauliche Getreide mit Hilfe von Mikroorganismen sowie der Zugabe von Wasser und Wärme verdaubar zu machen. Der Geschmack der Getreide ist grundsätzlich süss und wirkt nährend und aus Sicht der TEN sanguisbildend.

Durch Züchtung haben sich viele Getreide, allem voran jedoch der Weizen, zugunsten industriell besserer Verarbeitungs- und Lagereigenschaften verändert. Das führte dazu, dass immer mehr Unverträglichkeiten auftraten (siehe Kapitel «Antinährstoffe und Lektine»). Insbesondere gewisse Glutenverbindungen können nicht nur Verdauungsstörungen, sondern auch andere vorwiegend entzündliche Krankheitsbilder mitverursachen. Hinzu kommt, dass Getreide evolutionär relativ spät auf den Ernährungsplan des Menschen gekommen ist und sich das Verdauungssystem an diese neue Art der Information gewöhnen musste. Um Getreide für den Menschen verträglicher zu machen, sollte daher besonderen Wert auf die geeignete Zubereitung gelegt werden. Es kann zwischen glutenhaltigem Getreide wie Weizen, Dinkel/Urdinkel, Grünkern Emmer, Kammut, Gerste,

Roggen und Hafer sowie glutenfreiem Getreide wie Reis, Hirse, Mais, Teff und glutenfreie Hafersorte unterschieden werden. Bei Verdauungsstörungen, Leaky Gut und Entzündungen im Magen-Darmtrakt, kann es sinnvoll sein, für einige Zeit auf glutenhaltige Getreide zu verzichten oder es zugunsten von Urgetreidesorten zu reduzieren.

Pseudogetreide

Seit einigen Jahrzehnten geniessen Pseudogetreide wie Buchweizen, Quinoa und Amaranth auf europäischen Speiseplänen wieder einen höheren Bekanntheitsgrad und werden vor allem von Menschen mit Glutenunverträglichkeit als Getreideersatz sehr geschätzt. Diese Körnerfrüchte gehören nicht zu den Getreiden, sie können aber ähnlich wie Getreide in der Küche verwendet werden, weshalb sie als Pseudogetreide bezeichnet werden. Im Gegensatz zu Getreide sind sie nicht nur glutenfrei, sondern besonders reich an Mineralien und Protein. So enthält Quinoa und Amaranth 14-16 g und Weizen sowie Hirse ungefähr 11 g Protein pro 100 g. Zu den Pseudogetreiden gehören neben Quinoa und Amaranth auch Buchweizen. Auch wenn sie von einigen Menschen als verdaulichere Alternative zu den herkömmlichen Getreiden geschätzt werden, muss beachtet werden, dass auch Pseudogetreide Antinährstoffe wie Saponine enthalten. Daher sollen Pseudogetreide ähnlich wie Hülsenfrüchte gewaschen und eingeweicht sowie ausreichend lange gekocht werden. Um den Kochvorgang zu verkürzen, sollte dem Kochwasser aufgrund des osmotischen Drucks kein Salz beigefügt werden.

Hülsenfrüchte

Hülsenfrüchte, auch Samengemüse genannt, enthalten die Information der gesamten Pflanze und somit die Anlage der nachfolgenden Pflanzenorgane und deren artenspezifischen Ausprägung. Der Verzehr von Samenfrüchten ist gleichsam die Einverleibung der gesamten pflanzenspezifischen Elementenmischung. Als Samengemüse sind die Hülsenfrüchte Bohnen, Linsen, Erbsen und Kichererbsen besonders hervorzuheben, welche reich an Stärke und Protein sind. Die Nährstoffdichte der Hülsenfruchtsamen ist durch ihren geringen Wasseranteil relativ hoch. Die richtige Zubereitung ist für die Verfügbarkeit der Nährstoffe essenziell. So sollen Samengemüse gewässert, gekeimt und gekocht sowie mit Gewürzen versehen werden, um ihre Verdaulichkeit zu verbessern.

Nüsse/Schalenobst/Ölfrüchte

Darunter fallen alle essbaren Nussarten und viele Samen. Sie enthalten einen hohen Anteil an Fetten aber auch Mineralien und sind sehr nahrhaft. Nüsse und Samen wirken wärmend und befeuchtend, sind aber schwerer verdaulich, vor allem für die kalten Temperamente. Idealerweise weicht man sie über Nacht ein, um die verdauungshemmenden Antinährstoffe wie Phytinsäure abzubauen. Die eingeweichten Nüsse noch am selben Tag geniessen, da sie rasch schimmeln. Auch Samen können eingeweicht werden. Wie etwa die Leinsamen um deren Schleimbildung zu fördern. Eingeweichte Nüsse und Samen wirken befeuchtender und nährender als in trockener Form.

Ölfrüchte

Dazu zählen nebst den Nüssen und Samen auch Avocado und Oliven. Sie enthalten besonders hohe Mengen an Fetten und Ölen. Anders als Nüsse und Samen enthalten Avocado und Oliven einen höheren Wasseranteil. Durch diesen Aspekt wirken sie befeuchtender und etwas weniger warm als Nüsse und Samen.

Fette und Öle

Pflanzliche Öle werden aus Ölfrüchten, Nüssen und Samen sowie Algen hergestellt. Tierische Fette stammen aus fettem Fisch, Milchprodukten, Eier und Speck. Pflanzliche Öle aus Ölfrüchten, Samen und Nüssen werden durch Pressung gewonnen. Je höher die Früchte erwärmt werden, desto höher ist der Ertrag. Der höhere Ertrag hat jedoch seine Negativfolgen im weniger hochwertigen Endprodukt. So ergibt die Kaltpressung bis zu 60°C einen Ertrag von 40 %, während die Heisspressung bis zu 100°C einen Ertrag von 60 % ergibt. Nach der Kaltpressung werden die hochwertigen Öle gefiltert, um sie von groben Rückständen zu befreien. Nach der Heisspressung werden Öle zugunsten der Geschmacksneutralität und höheren Erhitzbarkeit raffiniert. Durch Härtung kann aus diesen Ölen auch streichfähige Margarine hergestellt werden. Aufgrund des hohen Verarbeitungsgrad ist der Verzehr von Margarine aus Sicht der TEN jedoch nicht empfehlenswert. Öle und Fette werden dem Element Luft zugeordnet und wirken süss, warm und feucht, also nährend und aufbauend. Ein Zuviel fördert Phlegmatismus.

9.2 Pilze

Pilze gehören weder zur Pflanzen- noch zur Tierwelt, haben aber in ihrem Stoffwechselverhalten und Aufbau mehr Verbindungen zum Tier als zur Pflanze. So verfügen Pilze nicht über Chlorophyll und können somit auch keine Photosynthese betreiben. Sie verdauen, ähnlich wie Tiere, organisches Material mit Hilfe von Enzymen. Der Fruchtkörper des Pilzes, also der Teil oberhalb des Erdbodens ist für die Fortpflanzung, also dem Verteilen der Pilzsporen zuständig. Für die menschliche Ernährung ist dieser Teil des Pilzes von Bedeutung, wobei nicht jeder Pilzfruchtkörper auch ein Speisepilz ist. In der Mykotherapie, der Pilzheilkunde, werden auch ungeniessbare Baumpilze, sowie das Mycel mit seinen Enzymen, als Therapeutikum eingesetzt. Pilze sind in asiatischen Ländern schon seit langem wichtiger Bestandteil der Nahrung und werden seit jeher als Arznei eingesetzt. Die vielen gesundheitsfördernden Wirkungen sind insbesondere auf die enthaltenen bioaktiven Substanzen wie Enzyme, Terpene und Polysaccharid-Verbindungen wie Beta-Glucane zurückzuführen. Gemäss TEN wirken Pilze grundsätzlich befeuchtend und je nach Beschaffenheit eher kühlend bis neutral. Sie werden dem Element Wasser zugeordnet. Im Allgemeinen wirken Pilze regulierend, nährend, schützend und unterstützen die Entgiftung. Pilze werden auch «Schwämme» genannt und nehmen diverse Stoffe, auch toxische Substanzen wie toxische Metalle und radioaktive

Strahlung auf. Daher sollte bei der Wahl des Pilzes besonders auf die Qualität und Herkunft geachtet werden. Zu beachten ist, dass ca. 3 % der Menschen eine Pilzunverträglichkeit haben und vor allem auf das im Pilzstiel enthaltene Chitin mit Krämpfen, Blähungen bis hin zu Erbrechen reagieren können. Die Verträglichkeit von Pilzen lässt sich auch durch langsame Steigerung der Verzehrmenge und langes Kochen verbessern. In westlichen Ländern werden heute im Vergleich zu östlich-asiatischen Ländern immer noch deutlich weniger Pilze konsumiert, wobei der Trend zu vermehrtem Konsum von kultivierten Pilzen wieder zunimmt. Der Grund mag mit der Angst vor giftigen oder psychoaktiven Pilzen zu tun haben.

9.3 Tierische Lebensmittel

In den tierischen Lebensmitteln sind die Elemente nicht immer so klar zu erkennen. Das Tier ist im Gegensatz zur Pflanze nicht fähig, alle Nährstoffe selbst zu bilden, es ist auf die Pflanze als Lebensmittel angewiesen und wandelt dann Proteine und Fette weiter um. Es ist dem menschlichen Organismus in Aufbau und Funktion näher, daher benötigt der Verzehr von tierischen Lebensmitteln weniger Assimilationskraft als der von pflanzlichen Lebensmitteln.

Fleisch

Die TEN sieht im tierischen Fleisch wegen seiner grösseren Verwandtschaft zum menschlichen Fleisch grundsätzlich eine leichter zu assimilierende Nahrungsquelle als es die pflanzliche Kost ist. Fleisch ist sehr nährend und auch nährstoffdicht. Besonders hervorzuheben ist der Gehalt an Protein, Zink, Eisen und bestimmten Vitaminen wie B12.

Aus Sicht der TEN wirkt das Fleisch von Wildtieren im Allgemeinen wärmer und trockener als das Fleisch von Zuchttieren. Auch ist rotes Fleisch von Rind, Lamm und Ente wärmer in seiner Wirkung als weisses Fleisch oder Fisch. Dies kann durch den höheren Anteil an Eisen und Zink erklärt werden. Das Fleisch von Fleischfressern wirkt allgemein wärmer und trockener als das Fleisch von Pflanzenfressern. Auch das Fleisch von ausgewachsenen Tieren hat eine wärmere und trockenere Wirkung als das Fleisch von Jungtieren. Die Haltung und das Futter beeinflussen die Thermik ebenso. Je mehr nicht artgerechtes Futter, Hormone und Medikamente in der Viehzucht eingesetzt werden, umso kühler und schärfenbildender wirkt das Fleisch dieser Tiere. Diese negativen Qualitäten können auf den Menschen übergehen und nicht selten krankmachende Folgen generieren. Die Herkunft, Haltung, Fütterung und Verarbeitung von Tieren sind demnach zentral im Hinblick auf die Qualität des Fleisches.
Durch seine anregende Wirkung auf die Nährsäfte, hat Fleisch einen hohen Stellenwert für den Blut- und Gewebeaufbau, also die 2. und 3. Kochung. Dadurch wirkt es generell

stärkender, aufbauender und substanzgebender als pflanzliche Nahrung. Fleisch wirkt durch seinen hohen Anteil an Protein aber auch säurebildend, wobei die Zubereitung eine wichtige Rolle spielt. Sanfte Zubereitungen mit tiefen Temperaturen wie Niedergaren, Schmoren oder sanftes Anbraten sind den heissen Zubereitungsformen wie Grillen, Rösten oder starkes und heisses Anbraten vorzuziehen. Der tägliche Fleischkonsum ist für keine der Konstitutionen empfehlenswert. Fleisch soll eine wertvolle Begleitung zur pflanzenbasierten Ernährung sein und achtsam sowie respektvoll eingesetzt werden. Das Autorenteam empfiehlt Fleisch daher in kleinen Mengen, regional, konstitutionell angepasst, nicht täglich und in Verbindung mit reichlich Gemüse zu geniessen (siehe Kapitel «Nachhaltigkeit, Produktion und Labels»).

Fische und Meeresfrüchte

Fische sind im Wasser lebende Wirbeltiere, womit sie allgemein kühl und befeuchtend wirken. Fleisch von Süsswasserfischen ist in der Regel kühler und feuchter als Fleisch von Salzwasserfischen. Sie sind reich an Mineralien und ihr Protein ist leichter verdaulich als das von Fleisch, allerding können sie auch phlegmatisierend wirken. Fetter Fisch ist durch seinen hohen Anteil an Omega-3-Fettsäuren eine wichtige Fettquelle und liefert mehr Wärmequalität. Der Kauf von Meeresfisch, egal ob aus Wildfang oder aus Aquakultur, ist allerdings aus heutiger Sicht sehr problematisch, sodass das Autorenteam dem regionalen Seefisch, trotz tieferem Omega-3-Gehalt den Vorzug gibt (Siehe Kapitel «Nachhaltigkeit, Produktion und Labels»).
Zu den Meeresfrüchten zählen die wirbellosen und essbaren Tiere aus dem Salzwasser zum Beispiel Krabben, Muscheln, Garnelen und Hummer. Sie enthalten wie die Salzwasserfische mehr Omega-3-Fettsäuren als Süsswasserfische und sind im Gegensatz zu den Fischen cholesterinreich. Auch enthalten sie neben hochwertigem Protein und Chitin wichtige Spurenelemente wie Jod und Zink, sowie Vitamin B2 und B12. Dadurch wirken sie wärmer als Fisch aber weniger warm als rotes Fleisch. Sie sind substanzaufbauend. Beim Kauf sollte auch hier die Problematik der Leerfischung der Meere beachtet werden und darum der Konsum nicht höher als einmal pro Woche sein. Da Meeresfrüchte weniger Wachstumshormone enthalten als Milch und Eier sind sie auch für ältere Menschen eine empfehlenswerte Proteinquelle.

Insekten

Insekten werden langsam auch in unseren Breitengraden als wertvolle Proteinquelle entdeckt. Ernährungsphysiologisch nehmen sie eine Zwischenstellung zwischen Pflanzen und Tieren und durch ihren hohen Chitinanteil auch zwischen Pilzen und Tieren ein. Aus ökologischer Sicht könnten Insekten in Zukunft eine besondere Rolle bezüglich nachhaltiger Proteinabdeckung spielen. Um grössere Mengen Lebensmittel daraus zu produzieren, muss jedoch eine grössere Anzahl an Insekten sterben, was wiederum aus ethisch-moralischer Sicht problematisch ist. Fleisch von Insekten wirkt gemäss TEN neutral und feucht.

Eier

Unter der Bezeichnung Ei ist ohne anderweitige Spezifikation das Ei des Haushuhnes zu verstehen. Eier aller anderen Vogelarten müssen spezifisch deklariert werden. Das Wertvollste am Ei ist das Eigelb, da fast alle Nährstoffe darin enthalten sind und es einen höheren Proteinanteil aufweist als das Eiklar. Das Eiklar, oder Protein genannt, besteht hauptsächlich aus Wasser und weniger Protein und birgt ein gewisses Allergiepotenzial. Gegen Eigelb hingegeben gibt es kaum allergische Reaktionen. Verantwortlich für das Allergiepotenzial von Protein sind Hühnerei-spezifische Proteine wie Ovomukoid und Ovalbumin. Allergiker, die das Protein Ovomukoid nicht vertragen, müssen häufig komplett auf Eier verzichten. Auch gekochte Eier sind dann zu meiden, denn Ovomukoid ist resistent gegen hohe Temperaturen. Ovalbumin zersetzt sich hingegen bei Hitze, daher können manche Menschen mit einer Hühnereiallergie verarbeitete Eier geniessen.
Eier aktivieren wie die Milch Wachstumshormone, weshalb sie wie auch Milch eher in jüngeren Jahren empfehlenswert sind und im Alter nicht täglich verzehrt werden sollen. Eier weisen einen hohen Anteil an gesättigten Fettsäuren und Cholesterin auf. Das ebenfalls enthaltene Lezithin kann jedoch viel Cholesterin im Darm binden und zur Ausscheidung verhelfen. Allgemein werden Eier durch ihre hohe biologische Wertigkeit und ihre anregende Wirkung auf die Nährsäfte sehr geschätzt. Ihr schlechter Ruf als Cholesterinbombe gilt als überholt, sodass auch bei Hypercholesterinämie Eier gegessen werden können. Auch hier gilt es, auf die Qualität zu achten, da die Fütterung sich insbesondere auf die Art der Fettsäuren und den Gehalt an Carotinoiden im Eigelb niederschlägt.

Milch und Milchprodukte

Unter Milch versteht man, ohne zusätzliche Bezeichnung einer anderen Tierart, immer Kuhmilch. Sonstige Milcharten werden mit ihrer tierischen Herkunft bezeichnet: Ziegen-, Schaf-, Esel-, Stuten- oder Kamelmilch. Milch gilt aus Sicht der TEN, ähnlich wie Fleisch und Eier, als sehr nährsaftfördernd, gleichzeitig tonusmindernd und deswegen entspannend. Die bekannte warme Honigmilch vor dem Schlafen ist immer noch ein empfehlenswertes Heilmittel, wenn hochwertige Milch dafür verwendet und sie nicht täglich in hohen Mengen eingesetzt wird. Milch ist ein Lebensmittel, welches fast alle wichtigen Nährstoffe in beinahe ausgewogenem Verhältnis enthält. Sie ist reich an Mineralien wie Magnesium, Kalzium und Phosphor, hochwertigem Protein und seit jeher als vollwertiges Lebensmittel innerhalb der TEN betrachtet. Besonders in der wachstumsintensiven Kindheit- und Jugendphase ist Milch ein wichtiges Aufbaumittel, sofern keine Kältezustände der Verdauungsorgane oder Unverträglichkeiten vorliegen. Rohmilch aus biologischer Haltung ist wärmer als üblich genossene pasteurisierte oder uperisierte Milch. Rohmilch weist auch eine höhere immunregulierende Wirkung auf. Bei artgerechter Fütterung mit Gras und wilden Kräuter auf der Alp, sind zudem mehr Omega-3-Fettsäuren sowie Vitamin D in der Milch enthalten. Grundsätzlich wirkt Milch phlegmafördernd, also kühlend und befeuchtend, sie sollte darum nicht in allen Lebensphasen und für alle Konstitutionen als generell gesund bezeichnet werden. Hinzu kommen Veränderungen der modernen Hochleistungs-Landwirtschaft, welche die Kuh zu einer Art «Milch-Produktionsmaschine» degradiert haben. Von Milch- und Milchprodukten aus dieser Herstellungsart mit nicht artgerechter Fütterung und Haltung wird abgeraten. Ultrahoch erhitze Milchproteine gelten ebenfalls als degeneriert und potenziell entzündungsfördernd.

A1 und A2 Milch

Die unterschiedliche Milchqualität und deren Verträglichkeit kann auch auf Veränderungen des Caseins zurückgeführt werden. So enthält die Milch gewisser, meist älterer, Rinderrassen eine andere beta-Casein-Struktur als diejenige moderner Hochleistungsrinder. A1 Milch enthält das durch eine Mutation veränderte beta-Casein. An einer bestimmten Stelle des beta-Caseins kommt bei A1 Milch die Aminosäure Histamin und bei A2 Milch Prolin vor. Viele Rassen, darunter Holsteinrinder, Braunvieh und Schweizer Fleckvieh, besitzen sowohl A1 als auch A2 Gene. Die Guernsey-, Jersey- und Brown Swiss-Rinder bilden dagegen überwiegend Milch mit A2 Casein. Afrikanische und asiatische Büffel und Rinder aber auch Schafe und Ziegen enthalten in ihrer Milch ausschliesslich A2 Casein. In gewissen Ländern wie Neuseeland und Australien wird seit einigen Jahren vermehrt A2 Kuhmilch angeboten, aufgrund der besseren Verträglichkeit. Die schlechtere Verträglichkeit von A1 Milch kann auf das bei der Verdauung gebildete Abbauprodukte Beta-Casomorphin-7 (BCM-7) zurückgeführt werden. Bei BCM-7 handelt es sich um ein Peptid mit opiatähnlicher Wirkung. In einigen Studien konnten negative Effekte von BMC-7 auf Typ 1 Diabetes, Autismus, Magen-Darm-Beschwerden, Asthma, Herz-Kreislauferkrankungen und weitere Krankheitsbilder aufgezeigt werden. Die aktuelle Evidenzlage zeigt gemäss der europäischen Behörde für Lebensmittelsicherheit EFSA jedoch keine klare Kausalität mit diesen Erkrankungen. Die EFSA räumt jedoch ein, dass es vermehrt Hinweise auf den Zusammenhang von gastrointestinalen Beschwerden und dem Konsum von A1-Milch gibt. Das Autorenteam empfiehlt daher vor allem bei bereits vorhandenen Magen-Darm-Beschwerden und Leaky Gut eher die als «Urmilch» bezeichnete A2-Milch einzusetzen. Die von Natur aus A2-Casein-haltige Schaf- und Ziegenmilch hat zudem den Vorteil von kleineren Fettpartikel im Vergleich zu Kuhmilch. So lässt sich das Schaf- und Ziegenmilchfett besser emulgieren und ist somit weniger anspruchsvoll für die 1. und auch 2. Kochung.

Joghurt

Der Name Joghurt ist abgeleitet vom türkischen «yoğurt» und bedeutet «pikante Dickmilch». Es war ursprünglich ein Nationalgericht der Balkanländer und wurde aus Schaf-, Ziegen- und Büffelmilch hergestellt. Die Milch wird um etwa 10% eingedickt, pasteurisiert und wieder auf 45°C abgekühlt. Danach wird sie mit speziellen

Milchsäurebakterien «geimpft» und bei 42-45 °C bebrütet bzw. fermentiert. Zum Abschluss des Verfahrens entsteht stichfester Naturjoghurt. Durch die Fermentation der Milch wirkt das nun entstandene Joghurt als Probiotikum mit besserer Verdaulichkeit deutlich bekömmlicher als Milch. Eine ähnliche Wirkung haben Sauermilch und Milchkefir mit jeweils anderen Bakterien- und Pilzstämmen zur Fermentation.
Die positive Wirkung von Milchprodukten, welche in Studien dargelegt wird, ist insbesondere auf den Fermentationsprozess und dessen positive Wirkung auf das Darmmikrobiom zurückzuführen. Zudem können Joghurt und Käsereikulturen bioaktive Peptide bilden und auch Enzyme zu deren Abbau, sodass in Joghurt praktisch kein BCM-7 nachgewiesen werden kann. Gemäss TEN wirkt Joghurt weniger phlegmatisierend als Milch.

Käse

Käse ist der feste Anteil der Milch, der durch das Gerinnen des Eiweisses gewonnen wird. Käse ist seit der Steinzeit bekannt. Schon damals nutzten die Menschen das Fermentieren, um Lebensmittel vor der Zersetzung zu schützen und länger geniessbar zu machen. Durch Lagern und Einreiben mit Salz und Gewürzen verdunstet Wasser, was den Käse härter werden lässt.
Durch seinen hohen Anteil an Mineralien wirkt Käse aufbauend, kann aber auch zur Entgleisung des Säurebasenhaushaltes beitragen, da er besonders säurebildend wirkt. Dies gilt, wenn er täglich und in grösseren Mengen verzehrt wird. Weichkäse wirkt süss, feucht und eher kalt. Je härter und älter der Käse wird, desto trockener und wärmer, salziger und aromatischer wirkt er.

9.4 Salz

Salz ist kein Lebensmittel mit nährendem Charakter, sondern eine Mineralienverbindung, die jedoch von essenziellem Wert ist. Das vom Menschen eingesetzte Salz ist die Hauptverbindung von Natrium und Chlorid (NaCl) und ist die Basis von Meerwasser, aus dem das Leben entsprungen ist. Dennoch wird es dem Element Erde zugeordnet und wirkt gemäss TEN warm, feucht und säftebewegend. In zu hohen Mengen kann es jedoch auch stark trocknend und verhärtend wirken. Somit kann Salz je nach Dosierung in unterschiedlichen Qualitäten wirken. Salz ist die Grundlage für das Leben. Es verleiht der Nahrung nicht nur Geschmack, es ist auch Basis für unzählige Stoffwechselprozesse und Voraussetzung für eine starke 1. Kochung. Den Salzkonsum für die ernährungsbedingte Hauptursache von Bluthochdruck und Herz-Kreislauferkrankungen verantwortlich zu machen, wurde wiederholt durch unzählige Studien widerlegt. Wie so oft ist die Balance entscheidend. Wieviel Salz ist zu viel? Und wie oft fehlt das für die Blutdruckregulation wichtige Kalium als Gegenspieler von Natrium?

Folgende Empfehlungen können als Grundlage dienen. Die WHO empfiehlt nicht mehr als 5 g Salz pro Tag aufzunehmen, was ungefähr einem Teelöffel entspricht. Das Risiko für einen Salzüberkonsum ist besonders dann gegeben, wenn viele Fertigprodukte mit verstecktem Salz als Konservierungsmittel und Geschmacksverstärker konsumiert werden.
Wer seine Nahrung mit frischen Lebensmitteln zubereitet, geht kaum das Risiko ein, zu viel zu salzen. Entscheidend für die individuelle Salzempfehlung ist unter anderem auch die Beachtung von Salzverlust durch mögliche Nierenfilterfunktionsstörungen oder vermehrtes Schwitzen durch Leistungssport oder bei hohen Temperaturen.

Salzqualität

Beim Kochen sollte auf qualitativ hochwertiges Stein- oder Meersalz ohne Fluor, synthetisches Jod oder Rieselhilfen geachtet werden. Wissenschafter sind sich nicht einig, ob Fluor und Jodverbindungen im Salz der Gesundheit wirklich zuträglich sind, darum empfiehlt das Autorenteam natürliche Jodquellen wie Meeresfisch, Algen oder Meersalz mit jodhaltigem Algenzusatz zu verwenden.

9.5 Genussmittel

Das Wort «Genuss» stammt vom mittelhochdeutschen Wort «genoze» ab und hat seine Wurzeln im altfranzösischen Wort «joir» (Freude, Vergnügen) und im lateinischen «gaudium» (Freude, Vergnügen). Es wurde im Mittelhochdeutschen verwendet, um das Vergnügen oder die Freude zu beschreiben, die man beim Essen oder Trinken verspürt.
Unter Genussmittel werden Lebensmittel verstanden, die in erster Linie nicht wegen ihres Nähr- oder Sättigungswertes, sondern aufgrund von Geschmack und Wirkung konsumiert werden. Dabei ist die Grenze zwischen Genuss- und Suchtmittel häufig sehr schmal. Genussmittel stimulieren das Belohnungssystem im Gehirn, wodurch positive Emotionen entstehen. Dabei können sie sowohl beruhigend als auch anregend wirken. Bei Sucht ist das Belohnungszentrum auf besonders schnelle und stärkere Reize zur Befriedigung aus. Die typische Dosissteigerung, um das gleich gute Gefühl zu erreichen, ist ein deutliches Zeichen einer Abhängigkeit sowie Sucht.
Gemäss Hormesis-Prinzip haben Genussmittel entsprechend dem Leitsatz «Die Dosis macht das Gift» in kleinen Mengen durchaus gesundheitsfördernde Wirkungen wie etwa Rotwein für die Herzgesundheit oder schwarzer Kaffee zur Blutdrucksteigerung oder bei Parkinson. Die Schwelle zwischen gesundheitsfördernder und -beeinträchtigender Wirkung ist jedoch sehr schmal und individuell verschieden. Diese Grenze wird besonders in Stresssituationen rasch überschritten, sodass Genussmittel auch schleichend zu kompensatorischen Suchtmitteln werden können.

Genussmittel aus Sicht der TEN

Genussmittel werden in der TEN zu den Exitantien gezählt. Exitantien sind charakterisiert als Substanzen mit Spiritūs anregender und gleichzeitig verbrauchender Wirkung. Daraus erfolgt eine Anregung und Vermehrung körperlicher und psychischer Funktionen, die bei übermässigem Konsum zu Kräfteverbrauch führt. Dieser zentrale Umstand gebietet den zurückhaltenden Gebrauch solcher Substanzen. Die oralen Genussmittel wirken zusätzlich reizend auf die Kochungskräfte, in erster Linie auf die 1. aber auch die 2. Kochung. Sie haben dadurch eine gewisse Gemeinsamkeit mit den Gewürzen und den Küchenkräutern.
In angemessener Dosierung werden sie bereits seit Jahrtausenden als Appetitanreger (Aperitif) und Verdauungsförderer (Digestiv) genutzt. Im Übermass konsumiert, wirken Genussmittel schwächend auf alle drei Kochungen sowie den Spirituskräften und somit störend auf das Säftegleichgewicht. Ein solcher dyskratischer Zustand wiederum fördert den bedürfnisorientierten Appetit (Siehe Kapitel «Ernährungspsychologie – Bedarf und Bedürfnis»).

Koffein

Das Wort Koffein kommt von der wohl berühmtesten Koffeinquelle dem Kaffee. Auch andere exotische Getränke wie Grüntee, Schwarztee, Yerba Mate, Guayusa, Guarana und Kakao liefern Koffein oder Teein, wobei es sich biochemisch um dieselbe Substanz nämlich «Methyltheobromin» handelt. Dennoch können die unterschiedlichen koffeinhaltigen Getränke die körperliche Reaktion unterschiedlich beeinflussen. Grund dafür sind die variierenden Gehalte anderer Substanzen wie Gerbstoffe, Theobromin, Theophyllin, L-Theanin und Antioxidantien. Koffein dient der Pflanze als Schutzstoff gegen Insekten und anderen Frassfeinden indem es sie betäubt oder gar tötet. Auch für den Menschen können sehr hohe Koffeinmengen (>1000 mg) gefährlich werden. Dafür müssten jedoch über 10 Tassen Kaffee pro Tag getrunken werden. Eine 1.5 bis 2 dl Tasse Kaffee enthält je nach Sorte im Schnitt 100 mg Koffein, wobei Robusta-Bohnen deutlich mehr enthalten als Arabica-Bohnen. Eine Tasse Espresso (30 ml) hat mit ca. 30 mg etwa gleich viel Koffein wie 3 dl Schwarztee oder 50 g Zartbitterschokolade. Grüntee enthält je nach Sorte und Aufgussart pro Tasse (2 dl) ca. 20 mg, was etwas dem Gehalt einer Tasse Kakao entspricht.

Koffein im menschlichen Organismus

Strukturell ähnelt Koffein dem körpereigenen Adenosin, weshalb es ebenfalls an Adenosin-Rezeptoren andocken kann. Koffein wirkt somit auf die Dopamin- und Adrenalinausschüttung und blockiert parallel Adenosin-Rezeptoren auf den Nervenzellen, sodass diese nicht in den Ruhezustand kommen. Man bezeichnet Koffein daher auch als Adenosin-Antagonisten. Diese Mechanismen sind für die anregende und wachmachende Wirkung von Koffein verantwortlich. Beim Konsum von Koffein wird der Organismus somit in einen «Kampf-Flucht-Modus» also in eine Stresssituation versetzt, was weitere Effekte mit sich bringt:

- erhöhter Puls und Blutdruck
- beschleunigte Atmung und Entspannung der Bronchialmuskulatur
- Anregung der Lipolyse (Fettverbrennung)
- Anregung der Niere und Darmperistaltik (vermehrter Harn- und Stuhldrang)
- Förderung der geistigen Leistungsfähigkeit (bei individuell angepasster Dosierung)
- Förderung der körperlichen Leistungsfähigkeit (je nach genetischer Veranlagung)

Durch die verengende Wirkung auf Blutgefässe kann Koffein eine positive Wirkung bei Hypotonie oder Kopfschmerzen haben. Zudem wirken die enthaltenen SPS von natürlichen, koffeinhaltigen Getränke antioxidativ und damit auch neuroprotektiv. Bei vielen Menschen wirken Kaffee und andere koffeinhaltige Getränke anregend auf die Darmperistaltik und dadurch stuhlgangfördernd. Da die Gerbstoffe aus Kaffee sowie Schwarztee eine trocknende und zusammenziehende Wirkung haben, können diese Getränke auch stopfend wirken.

Koffeinempfehlung

Wie viel Koffein für den einzelnen Menschen verträglich sowie gesundheitsförderlich ist und ab wann sich negative Wirkungen zeigen, hängt von folgenden Faktoren ab:

- Gemütszustand, je mehr Stress desto schlechter die Verträglichkeit
- individuelle genetische Koffein- und Dopamin-Abbaukapazität
- aktuelle Koffein-Abbaukapazität gemäss Zustand der Leber (2. Kochung)
- Art und Menge der Koffeinquelle
- Tageszeit, wobei die erste Tageshälfte besser geeignet ist

Die Abbauzeit der Koffeinmenge einer Tasse Kaffee (ca. 100 mg) beträgt 4-24 Stunden, weshalb keine Pauschalempfehlung zu Konsummengen gegeben werden kann. Wie schnell Koffein in der Leber abgebaut wird, ist genetisch bedingt und vom Zustand und der Leistungsfähigkeit der Leber als 2. Kochung abhängig. Wer eine genetisch rasche Koffeinentgiftung bei starker 2. Kochung hat, kann drei bis maximal fünf Tassen pro Tag trinken. Bei langsamem Abbau und belasteter 2. Kochung empfiehlt es sich, wenn möglich auf Koffein zu verzichten. Im Schnitt können 1-3 Tassen bzw. 300 mg oder weniger Koffein in der ersten Tageshälfte empfohlen werden, dies immer unter Berücksichtigung der aktuellen Stress- und Leberbelastung.

Merke: Kaffee kann im Stress- und Erschöpfungszustand den Organismus zusätzlich belasten und führt dazu, dass dringend gebrauchte Ruhe- und Entspannungsphasen nicht wahrgenommen werden. Der Kaffeekonsum am späten Nachmittag und Abend kann das Einschlafen erschweren und wirkt, ähnlich wie Alkohol, störend auf die Tiefschlafphasen.

Mögliche negative Wirkungen von Koffein bei übermässigem Konsum:

- Nervosität bis hin zu Panikattacken
- übermässige Erregung, Unruhe und Zerstreutheit
- Herzrasen bis zu Schüttelkrämpfen
- Übelkeit und Magenbrennen
- Durchfall (Diarrhoe) oder Verstopfung (Obstipation)
- kalte Extremitäten
- übermässige geruchsintensive Schweissbildung
- Einschlaf- und Durchschlafstörungen
- Verstärkung einer Erschöpfung

Koffein fördert die Ausschüttung von Stresshormonen, welche die Insulinwirkung reduzieren. Dadurch erhöht sich kurzfristig der Blutzucker, in der Folge wird vermehrt Insulin ausgeschüttet, was insbesondere bei körperlicher und geistiger Anstrengung zu rasch fallenden Zuckerspiegeln führen kann. Wird Koffein nüchtern eingenommen und anschliessend Sport betrieben, wird die Lipolyse gefördert. Es besteht jedoch die Gefahr, dass es aufgrund der beschriebenen Mechanismen während oder nach dem Training zu Unterzuckerungssymptomen wie Schwindel kommt.

Merke: Die in koffeinhaltigen Getränken vorkommenden SPS wie etwa Gerbstoffe stören die Absorption einiger Mineralien vor allem Eisen. Darum sollten Kaffee und Schwarztee nicht unmittelbar nach einer Mahlzeit oder in Kombination mit Nahrungsergänzungen getrunken werden. Es empfiehlt sich eine Pause von ungefähr einer Stunde einzuhalten.

Koffein aus Sicht der TEN

Koffein ist ein Exitans, das die Spiritūs, besonders den Spiritus animalis, anregt. Sein bitterer Geschmack regt die 1. und 2. Kochung an und wirkt wärmend und trocknend. Es gibt allerdings grosse Unterschiede in der Wirkung zwischen den verschiedenen Koffeinquellen und deren Zubereitungsformen. Auszüge von gerösteten Kaffeebohnen wirken beispielsweise anders als von fermentierten Teeblättern. Ebenso unterscheiden sich kurze und lange Teeauszüge in ihrer Wirkweise. Dabei ist zudem entscheidend, welche zusätzlichen Inhaltsstoffe ins Auszugsmittel übergehen und die Wirkung modulieren. Eines bleibt sich aber gleich, Koffein verbraucht Feuchtigkeit und kann im Übermass genossen zu Trockenheits- und Kältesymptomen führen.

Alkohol

Alkohol ist das in der Gesellschaft meistakzeptierte Genussmittel und gehört gleichzeitig zu den gefährlichsten Substanzen für den Menschen. Dennoch ist Alkohol seit jeher Teil kultureller Rituale und wird weltweit in unterschiedlichsten Situationen konsumiert. Gerade bei Alkohol ist die Gratwanderung zwischen Genuss- und Suchtmittel enorm eng. Hippokrates beschrieb die gesundheitliche Ambivalenz des Weines bzw. Alkohols sehr treffend:

«Die Dinge werden erst zu Heilmitteln, wenn sie im rechten Augenblick zur Anwendung kommen: Wird der Wein im richtigen Moment verabreicht, ist er Medizin; gibt man ihn dem Kranken aber zum falschen Zeitpunkt und Übermass, sodass er Raserei oder Delirium verursacht, so ist er kein Heilmittel mehr, sondern wird zur Krankheit.»

Im folgenden Kapitel wird daher vertieft auf die unterschiedlichen Wirkungen von Alkohol eingegangen, um ein Bewusstsein für den Einsatz dieser Substanz zu fördern.

Alkohol im menschlichen Organismus

Alkohol (Ethanol) entsteht bei der natürlichen Vergärung von Obst oder Getreide, wobei unter anderem Hefekulturen beteiligt sind. Die Grundlage von Alkohol sind also kohlenhydrathaltige Lebensmittel, sprich Zucker. Mit 7 Kilokalorien pro Gramm ist Alkohol im Vergleich zu Zucker mit nur 4 kcal pro Gramm, sehr kalorienreich. Überdies verzögert Alkohol die Fettverbrennung, da er als toxische Substanz vorrangig von der Leber abgebaut wird. Das bedeutet, auch wenn kleinste Mengen von Alkohol im Blut vorhanden sind, stoppt dies den Fettabbau.
Wie auch überschüssiger Zucker kann Ethanol direkt zu Triglyceriden (Speicherfett) umgewandelt und in dieser Form als Energie gespeichert werden.
Gleichzeitig liefert Alkohol kaum Vitalstoffe, sodass es bei regelmässigem Konsum zu Übergewicht bei gleichzeitigem Mikronährstoffmangel kommen kann. Es gibt im menschlichen Körper kaum ein Organ oder Zellsystem, welches durch Alkohol-Metabolite nicht direkt oder indirekt geschädigt werden kann. Akute Folgen des Abusus sind Alkoholvergiftungen und die häufigen alkoholbedingten Unfälle.
Bei den chronischen Schädigungen sind insbesondere die Höhe und Häufigkeit des Alkoholkonsums von Bedeutung.

Mögliche negativen Wirkungen von übermässigem Alkoholkonsum:

- Verlust basischer Mineralien über den Urin, vor allem Magnesium, Kalium und Zink.
- Verlust von Flüssigkeit über den Urin (Dehydrierung), durch Hemmung des antidiuretischen Hormons.
- Fördert Darm-Dysbiose und Schleimhautschäden dadurch verminderte Mikronährstoffaufnahme bei gleichzeitigem Mehrbedarf z. B. an Zink.
- Belastung der Leber (2. Kochung) sowie des Pankreas.
- Da Alkohol durch verschiedene Enzyme der Leber abgebaut und entgiftet werden muss, erhöht sich der Bedarf verschiedener Vitamine und Aminosäuren, welche als Cofaktoren benötigt werden.
- Hemmt Fettabbau bei gleichzeitig vermehrter viszeraler Fetteinlagerung inklusive Leberverfettung.
- Schwächt die körperliche und geistige Leistungsfähigkeit.

- Erhöhte Ausschüttung von Cortisol (Stressstoffwechsel), dadurch mangelnde Regeneration auch aufgrund beeinträchtigter Schlafqualität (verminderte Tiefschlafphasen).
- Hemmt den Histaminabbau, was zu Histaminose und verstärkter Allergiesymptomatik führt.
- Hemmt Harnsäureausscheidung und kann somit Gicht begünstigen.
- Kann zu Persönlichkeitsveränderung bis zu Psychosen führen.
- Kann Blutfettwerte und Blutdruck erhöhen und damit Herzkreislauferkrankungen fördern.
- Erhöht oxidativen Stress, was zu vermehrtem Bedarf an Antioxidantien führt.
- Fördert Gewebsazidose und Krebsentstehung (v. a. Mundhöhlen-, Kehlkopf- und Rachenkrebs sowie Brustkrebs bei der Frau).

Alkoholempfehlung

Angesichts der vielen möglichen negativen Wirkungen und der Tatsache, dass Alkohol kein essenzieller Nährstoff ist, kann keine Bedarfsempfehlung ausgesprochen werden. Wissenschaftliche Arbeiten weisen dennoch darauf hin, dass ein moderater Alkoholkonsum im Sinne des Hormesis-Prinzips (J-Kurve) auch einen positiven Einfluss aufs Herzkreislauf- und Diabetesrisiko sowie die Langlebigkeit haben kann.
Insbesondere bei hochwertigem Rotwein zeigen sich positive Wirkungen, da er neben Alkohol auch zellschützende SPS wie Resveratrol enthält. Dies haben Renaud und de Lorgeril 1992 mit dem berühmten «French Paradox» beschrieben.
Dennoch sollen Maximalempfehlungen beachtet und alkoholfreie Tage eingehalten werden.

Folgende Maximalempfehlungen können für den Konsum von Alkohol ausgesprochen werden:

Frauen: 10-15 g Alkohol pro Tag (ca. 1 Standartglas)

Männer: 20-25 g Alkohol pro Tag (ca. 2 Standartgläser)

Ein Standardglas entspricht 3 dl Bier, 1.5 dl Wein oder Sekt, 2-4 cl Spirituosen. Dabei sollten mindestens 4 alkoholfreie Tage eingehalten werden. Kinder, Jugendliche, Schwangere und Stillende sowie Menschen mit Leber- und Pankreasstörungen sollten gänzlich auf Alkohol verzichten.

Merke: Alkohol ist fett- und wasserlöslich, kann dadurch leicht in Zellen eintreten und verteilt sich rasch im ganzen Körper. 20 % des Alkohols werden bereits im Magen und 80 % im oberen Dünndarm aufgenommen. Nach ein bis zwei Stunden ist, je nach Füllgrad des Magens der Alkohol-Peak im Blut erreicht. Als Verteilungsraum für Alkohol gilt das Gesamtkörperwasser bzw. Blut, was mit der Muskelmasse korreliert.

Alkoholabbau

95 % des Alkohols wird in der Leber mit Hilfe des zinkabhängigen Enzyms Alkoholdehydrogenase (ADH) abgebaut. Die restlichen 5 % werden über die Nieren, Haut und Lungen ausgeschieden. Ethanol wird im ersten Schritt zu Acetaldehyd oxidiert. Dieser Stoff ist toxisch und greift unter anderem die Membranen von Nervenzellen an. Durch ein anderes Enzym, der Aldehyd-Dehydrogenase (ALDH), erfolgt die weitere Umwandlung zur ungefährlichen Essigsäure (Acetyl-Coenzym A). Das entstandene Acetyl-CoA kann dann dem Energiestoffwechsel zugeführt werden. Bei regelmässigem Konsum von Alkohol wird das «mikrosomale ethanoloxidierende System», kurz MEOS aktiviert. Dies ist dafür verantwortlich, dass Alkohol auf einem zweiten Weg etwa 10 % schneller zu Acetaldehyd abgebaut wird. Bei diesem Abbauweg kommt unter Verbrauch von Energie ein weiteres Enzym zum Einsatz (CYP2E1), welches neben Acetaldehyd auch freie Radikale (ROS) produziert. Das MEOS führt daher zu einer etwas kürzeren Berauschungszeit, was jedoch mit einem höheren oxidativen Stress sowie Energieverlust verbunden ist. Für die Rauschwirkung ist eine Substanz namens «Salsolinol» verantwortlich. Bei Salsolinol handelt sich um eine Art Opiat, welches der Körper aus dem Zwischenprodukt «Acetaldehyd» und dem Botenstoffen Dopamin herstellt. In kleinen Mengen wirkt Salsolinol neuroprotektiv, bei grösseren Mengen jedoch neurotoxisch. Salsolinol ist auch als «glücklichmachender» Pflanzeninhaltsstoff bekannt und kommt zum Beispiel in Bananen und Kakao vor.

Die Alkoholabbauzeit variiert je nach Geschlecht, und Gewicht sowie individueller genetischer Veranlagung und dem Leberzustand. Folgende Formeln können zur Einschätzung der Alkoholabbauzeit von Frauen und Männern benutzt werden:

Frau: 85 mg Alkohol pro Kg Körpergewicht und Stunde
85 x 55 = 4675 mg = 4.6 Gramm
1 Glas Bier = 12 g / 4.6 = ca. 2.5 h
→ Eine 55 kg schwere Frau braucht somit 2.5 Stunden für den Abbau des Alkohols, welcher in einem Standardglas Bier enthalten ist.

Mann: 100 mg Alkohol pro Kg Körpergewicht und Stunde
100 x 80 = 8000 mg = 8 Gramm
1 Glas Bier = 12 g / 8 = 1.5 h
→ Ein 80 kg schwerer Mann braucht somit 1.5 Stunden für den Abbau des Alkohols, welcher in einem Standardglas Bier enthalten ist.

Alkohol aus Sicht der TEN

Alkohol ist ein klassisches Exitans, das aus Sicht der TEN eine faszinierende Wirkung zeigt. Er wird durch seine Fähigkeit, schnell gasförmig zu werden, der Luft und durch seine anregende und wärmende Kraft dem Feuer zugeordnet. Durch die starke Wärmeenergie kann er verletzen und austrocknen und zu massiver Schärfenbelastung führen. Insbesondere der Spiritus naturalis und animalis werden durch den Alkohol in ihrer

Kraft kurzfristig gestärkt und dann jedoch beeinträchtigt. Dies zeigt sich in der Wirkung, die er im Rausch und bei regelmässig hohem Konsum hat. Das klare Denken wird vernebelt und die 2. Kochung wird in ihren Aufgaben geschwächt. Alkohol ist aber auch ein ausgezeichneter Geschmacksträger und Arzneivehikel, das den aufgenommenen Wirkstoffen eine schnellere und intensivierte Wirkung im Menschen bahnt.

Zucker

Neben Alkohol gehört auch Zucker (Saccharose) zu den gesellschaftskonformen Genuss- und Suchtmitteln. Aus Tier- und Humanstudien ist bekannt, dass Zucker dieselben Areale im Gehirn stimuliert wie Drogen. Zucker ruft sogar mehr Symptome hervor als für die Einstufung süchtig machender Substanzen nötig ist. Dabei handelt es sich um eine Abhängigkeit der nach Zuckerkonsum ausgeschütteten, körpereigenen Opioide. Zucker stimuliert das Belohnungssystem, wodurch mehr Dopamin ausgeschüttet wird. Bildgebende Verfahren zeigen, dass nicht alle Menschen gleichviele Dopaminrezeptoren haben, so reduziert sich die Anzahl und Sensitivität z. B. bei Suchtpatienten. Das erklärt, warum diese dann immer grössere Mengen der anregenden Substanz benötigen. Warum Zucker eine so starke Wirkung auf das Gehirn hat, ist noch nicht gänzlich geklärt, wobei evolutionäre Faktoren sicherlich eine Rolle spielen. In der Vergangenheit war der süsse Geschmack, und darunter auch Zucker, ein äusserst rares Gut und selten war der Genuss von Süssem möglich. Heutzutage sind Haushaltszucker und Süssigkeiten im Allgemeinen keine Seltenheit mehr. Zucker als Konservierungsstoff und zur Optimierung des Geschmacks ist in diversen Produkten versteckt und oft sogar manipulativ zur Verkaufssteigerung eingesetzt.

Merke: Die Kombination von 50 % Kohlenhydrate bzw. Zucker und ca. 35 % Fett nennt sich «Fressformel». Da das Gehirn mit dieser Kombination nicht adäquat umgehen kann, kommt es bei Lebensmitteln mit dieser Kombination wie sie in Milchschokolade, Chips und vielen anderen Fertigprodukten zu finden ist, schnell zu Suchtverhalten aufgrund fehlender Sättigungssignale.

Es ist bekannt, dass regelmässiger Zuckerkonsum pathogene Bakterien und Pilze nährt, welche wiederum das Verlangen nach mehr Zucker auslösen. Dieser Mechanismus verstärkt das Zuckersuchtpotential zusätzlich. Reiner Haushaltszucker liefert jedoch keine Mikronährstoffe. Im Gegenteil, es bedarf einiger Vitamine wie B1, B2 und B3, um Zucker zu verstoffwechseln. Diese Vitamine sind wichtig für eine adäquate emotionale Reaktion auf Stress. Besonders in Stresssituationen und bei Müdigkeit seigt wiederum das Verlangen nach dem wohltuenden und energiespendenden Zucker. Schliesslich ist das Gehirn insbesondere auf die Versorgung mit Glucose angewiesen. Werden dann grosse Mengen an Zucker mit hoher Glykämischer Last wie in Süssgetränken oder Süsswaren konsumiert, steigt der Blutzucker und in der Folge auch der Insulinspiegel in unphysiologische Höhen. Sinken dann die Stresshormone als Gegenspieler von Insulin, verschwindet der

Zucker besonders schnell in den Zellen und es machen sich Symptome der Unterzuckerung breit: Schwindel, Schwächegefühl, Kopfschmerzen, Unruhe bis Aggression, Zittern, Konzentrationsstörungen und Heisshunger. Die Symptome der Unterzuckerung führen wiederum zum Verlangen nach Zucker, womit ein Teufelskreis entsteht. Fehlen Fastenpausen und Mikronährstoffe, «verlernt» die Zelle Energie aus Fett zu gewinnen, sodass zur Deckung des Energiebedarfs nur noch Zucker in Frage kommt. Dieser Achterbahnfahrt von Zuckerhochs und -tiefs führt mit der Zeit zur Ermüdung der Bauchspeicheldrüse sowie des Stoffwechsels und kann schlussendlich bis hin zu Diabetes Typ 2 führen.

Mögliche negativen Wirkungen von übermässigem Zuckerkonsum:

- Dysbiose und Pilzinfektionen
- Karies
- chronische Müdigkeit, Konzentrationsprobleme und Aufmerksamkeitsdefizite
- erhöhter Mikronährstoffbedarf
- Übersäuerung des Bindegewebes mit entsprechenden Folgen
- Zuckersucht
- Diabetes Typ 2

Zuckerempfehlung

Da Zucker genauso wie auch Alkohol kein essenzieller Nährstoff ist, kann keine Empfehlung dafür ausgesprochen werden. Die antientzündliche Ernährung empfiehlt Zucker wann immer möglich aus natürlichen Quellen zu verwenden, um das Risiko für eine Zuckersucht zu reduzieren. Natürliche Zuckerquellen enthalten neben Saccharose auch Substanzen, welche die Regulation des Blutzuckers positiv beeinflussen. Damit sind Nahrungsfasern, Spurenelemente und SPS gemeint, die in Früchten wie Datteln, schwarzer Melasse und Honig vorkommen. Das Ziel der WHO ist, den Zuckerkonsum in der breiten Bevölkerung auf maximal 5 % der Tagesenergiemenge zu reduzieren. Das sind bei einer erwachsenen Person etwa 25 g pro Tag, was etwa sechs Würfelzucker oder fünf Teelöffel entspricht. Im Vergleich enthalten ein Becher mit 180 g gesüsstem Joghurt sechs, eine 3.3 dl Dose Redbull sieben und 5 dl Coca-Cola 11 Würfelzucker.

Angesichts der vielen möglichen negativen Wirkungen von Zucker darf nicht vergessen werden, das moderate Mengen durchaus positive Wirkungen haben. Neben der Ausschüttung von Dopamin kann Zucker dazu beitragen, dass das Gehirn mehr vom Glückshormon Serotonin produzieren kann. Ein Grossteil des Serotonins wird zwar vom «Bauchhirn», dem Darm gebildet, kann jedoch aufgrund seiner Molekülgrösse die Blut-Hirn-Schranke nicht passieren. Zur Bildung des Serotonins im Hirn braucht es die Aminosäure Tryptophan als Vorläufersubstanz, sowie einige Cofaktoren wie Magnesium, Zink, Vitamin B6, B12 und Folsäure. Die Aminosäuren Phenylalanin, Tyrosin und die verzweigtkettigen Aminosäuren (Valin, Leucin, Isoleucin), die unter anderem zum Aufbau und Energiegewinnung der Muskeln nötig sind, konkurrenzieren mit Tryptophan um den Transport durch die Blut-Hirn-Schranke. Wird nun Tryptophan zusammen mit

Kohlenhydraten aufgenommen, befördert das ansteigende Insulin die konkurrenzierenden Aminosäuren aus dem Blut in die Muskelzellen, sodass Tryptophan freie Bahn hat. Nach einer kohlenhydrathaltigen Mahlzeit gelangt somit mehr Tryptophan ins Gehirn, womit mehr vom stimmungsaufhellenden und beruhigenden Serotonin gebildet werden kann, sofern auch alle nötigen Cofaktoren vorhanden sind.

Zucker aus Sicht der TEN

Zucker mit seiner starken Süsswirkung ist Grundlage für die Sangusbildung. Im Übermass und vor allem bei fehlender Wärme führt er zu Phlegmatismus und lässt Schärfen entstehen. Zucker hat einen starken Bezug zum Spiritus animalis, welcher die Grundlage für ein ICH Bewusstsein und kognitiv-rationale Entwicklung ist. Darum hat er in der Kindheit einen anderen Stellenwert als bei Erwachsenen, das heisst Kinder haben einen stärkeren Bezug zum Zucker als Erwachsene. Die einseitige Spiritusförderung stört deren Gleichgewichte und führt so zu Unruhe, nervöser Irritiertheit und die Schärfenentwicklung wirkt schwächend auf die Kochungen und führt so zu Krankheiten. Zucker, welcher durch Vergärung Alkohol entstehen lässt, steht in enger Verbindung mit diesem. Beide wirken bei langfristigem Überkonsum spiritusstörend und wirken schwächend auf die kognitive Hirnleistung. Darum sollten sie sehr achtsam eingesetzt werden.

«Der gelbe Schlummertrunk» – Kurkuma-Safran-Honig-Milch (Rezept für 1 Tasse)

Zutaten
wenn möglich in Bioqualität verwenden

- 1 TL **geklärte Butter** oder **Kokosfett**
- 1 gestr. TL **Kurkumapulver**
- ½ gestr.TL **Zimtpulver**
- 2 Fäden **Safran** oder 2 Prisen **Safranpulver**
- 1 Prise **Muskat** und **Vanille**
- 1 Prise **Meersalz**
- 2 dl **Hafermilch**
- ½ –1 TL **Honig** aus der Region

Zubereitung Kokosfett in eine Pfanne geben und zum Schmelzen bringen. Gewürze dazu geben, sodass eine Art Paste entsteht. Dann mit Hafer- oder Cashewmilch ablöschen und kurz aufkochen, sodass sich die Kokosfett-Gewürz-Paste mit der Milch vermischt. Das warme Getränk aufschäumen und in eine Tasse abfüllen. Am Schluss mit etwas Honig süssen.

Hinweis zum Rezept: Kokosfett und die Gewürze wirken gegen pathogene Pilze und Bakterien im Darm. Zugleich werden die entzündungshemmenden und stimmungsaufhellenden SPS der Gewürze mit Hilfe des Fetts besser im Darm aufgenommen. Cashewmilch enthält Tryptophan als Serotonin-Vorstufe und Hafermilch wirkt beruhigend aufs Nervensystem. Zusammen mit Honig ergibt sich eine Mischung die besonders beruhigend, stimmungsaufhellend, antidepressiv und gleichzeitig entzündungshemmend wirkt.

9.6 Zubereitungsformen

Die Art der Zubereitung von Lebensmitteln hat nicht nur eine Wirkung auf Textur und Geschmack der Lebensmittel selbst, sondern es hat auch eine Wirkung auf die Verdaulichkeit. Die verschiedenen Zubereitungsformen sind je nach Konstitution und Temperament vorteilhaft oder sollten gemieden oder nur selten eingesetzt werden. Das Zubereiten von Lebensmitteln dient allgemein der Entlastung der 1. Kochung, da sie als Vorkochung oder Vorbereitung der Nahrung gesehen werden kann. Gegarte, fermentierte und zubereitete Lebensmittel sind also bereits erste Schritte, um die Nahrung dem menschlichen Verdauungssystem zugänglich zu machen, die 1. Kochung nicht zu schwächen und dadurch Schärfenbildung vorzubeugen.

Rohkost

Die Entdeckung der gesundheitsfördernden Wirkung der SPS und Vitamine rückte ab 1970 die pflanzliche Rohkost ins Zentrum des Interessens der Ernährungsfachwelt. Bei Rohkost sind die messbaren Vitalstoffe sowie Biophotonen am besten erhalten, sodass diese Kostform an Beliebtheit gewann. Dabei wird aber oft vergessen, dass nur dasjenige dem Organismus zur Verfügung steht, was auch gründlich verdaut und aufgenommen werden kann. Viele Gemüsesorten sind kalter Natur und dadurch kochungsschwächend und gasbildend im Darm. Darum lehnt die TEN eine reine Rohkost ab, würdigt aber den Nutzen des Frischeaspekts und setzt deswegen rohes Gemüse und Obst der jeweiligen Konstitution angepasst, massvoll ein. Hauptsächlich empfiehlt die TEN, Gemüse gegart einzunehmen, um sie bekömmlicher zu machen. Dabei geht man grösstenteils davon aus, dass der Kochprozess eine generelle Aufwärmung der Speisen zur Folge hat. Dem ist aber durchaus nicht immer so. Gemüse, die sich durch einen scharf-aromatischen Geschmack auszeichnen wie etwa Zwiebel, Knoblauch und Rettich verlieren durch den Garprozess zwar etwas von ihrer Wärmeintensität, werden aber dadurch bekömmlicher im gegarten Zustand, als dass sie es im Rohverzehr wären. Das richtige Garen der Speisen ist gemäss TEN also nicht ausschliesslich und generell ein Aufwärmprozess, sondern ein Prozess, der das Lebensmittel leichter verdaulich und bekömmlicher macht.

Einlegen und Keimen

Um Hülsenfrüchte, Nüsse und Vollgetreide verdaubarer zu machen, ist das mehrstündige Einlegen in Wasser als Vorbereitung zentral. Durch den Kontakt mit Wasser werden Enzyme wie etwa die Phytase aktiviert. Phytase wiederum baut den Antinährstoff Phytinsäure ab, sodass das enthaltene Protein vorverdaut und Mineralien freigelegt werden. Diese Art der Zubereitung kann als Kochung des Lebensmittels gesehen werden, ohne dass die Zufuhr von Wärme eingesetzt wird. Beim Keimen werden auch andere Antinährstoffe wie Lektin teilweise abgebaut (siehe Kapitel «Antinährstoffe»). Die Dauer der Einweich- und Keimzeit unterscheidet sich je nach

Lebensmittel. Nach der Einweichzeit sollte das Wasser weggeschüttet und nicht weiter verwertet werden, da sich unter anderem Saponine als Antinährstoffe darin lösen.

	Einweichzeit	Keimdauer
Nüsse/Kerne:	4–8 Stunden	1–3 Tage
Hülsenfrüchte:	11–12 Stunden	2–4 Tage
Getreide/Pseudogetreide:	6–12 Stunden	2–3 Tage

Fermentation

Bei der Fermentation wird durch mikrobielle oder enzymatische Prozesse pflanzliches oder tierisches Gargut in seiner Qualität verändert. Es wirkt leicht wärmer, trockener, ist verdauungsfördernd und ist speziell geeignet die 1. und 2. Kochung zu stärken.

Kochen

Das Kochen gehört zu den Garverfahren, bei dem das Gargut in heisses bis kochendes Wasser gegeben wird und unterschiedlich lang, vollständig von Wasser bedeckt, erhitzt wird. Dabei unterscheidet man das Kochen, bei dem das Gargut mit oder ohne Kochwasser verzehrt wird.

Kochen bei dem das Gargut ohne Kochwasser verzehrt wird.

Diese Zubereitungsform betrifft alle Kochprozesse, die nach Beendigung das Abschütten des zuvor benutzten Kochwassers zur Folge haben. Dieser Kochvorgang fördert die Verdaulichkeit, mildert Schärfen und bringt das Gargut näher an die neutrale Qualität, sowohl was die Wärme- und Feuchtigkeitsqualität betrifft.

Kochen bei dem das Gargut mit dem Kochwasser verzehrt wird.

Diese Zubereitungsform betrifft das Kochen von Suppen. Die Suppe ist eine Urform des Kochens und hat ein sehr bekömmliches Wirkspektrum. Sie fördert die Verdaulichkeit, wärmt und befeuchtet und mildert Schärfen in geringem Masse.

Eine Sonderform des Kochens ist das lange Kochen von bis zu 24 Stunden und mehr, bei dem der kochungsstärkende und säfteaufbauende Effekt am meisten zur Wirkung kommt. Dies ist die geeignetste Zubereitungsform innerhalb der Rekonvaleszenz- und Krankenkost, da sie kaum das Verdauungssystem belastet, wenig Kochungskraft benötigt und intensiv nährend und aufbauend wirkt.

Pochieren

Das Pochieren oder Garziehen ist eine sanfte Garmethode in heisser, aber nicht kochender wässriger Flüssigkeit (65-75 °C). Die Ursprungsqualität des Garguts bleibt erhalten, die Verdaulichkeit gefördert.

Dampfgaren und Dämpfen

Das Dämpfen ist eine Garmethode bei der das Gargut in Wasserdampf gegart wird. Diese Zubereitungsform hat den Vorteil weniger Vitamine und Mineralien auszuschwemmen. Mit der Wahl der zusätzlichen Flüssigkeit wie beispielsweise Wein, Essig oder Fruchtsäfte kann die Qualität des Garguts zusätzlich beeinflusst werden. Das Dampfgaren und Dämpfen eignen sich für eine Vielzahl von Lebensmitteln wie Gemüse, Obst und Fisch. Sie fördert die Verdaulichkeit, wärmt und befeuchtet und mildert Schärfen.

Dünsten

Das Dünsten ist eine Garmethode bei der das Gargut mit mehr oder weniger Fett und im eigenen Saft gegart wird. Das Dünsten im eigenen Saft ist eine besonders wertvolle Zubereitungsform, welche die subtilen Grundqualitäten des Garguts schont und der Assimilation verfügbar macht. Dünsten lassen sich Gemüse, Obst, Fisch und Fleisch. Diese Zubereitungsform fördert die Verdaulichkeit, wärmt und befeuchtet und mildert Schärfen.

Braten

Das Braten gehört zu den Garverfahren mit unterschiedlich hoher Hitze und mehr oder weniger Fett, entweder auf Feuer, einer Kochstelle oder im Ofen. Die Kontakttemperaturen liegen bei 120-250 °C. Typischerweise brät man proteinreiche Lebensmittel wie Fleisch und Fisch, aber auch Kartoffeln und Eierspeisen. Es wird unterschieden zwischen Kurzbraten und längerem Braten. Häufig bereitet das Braten das anschliessende Schmoren vor.

Längeres Braten (ca. 15 Minuten)

Geeignet für Lebensmittel mit schwerer Verdaulichkeit wie Schweins-Kotelett oder Barsch. Durch das längere Braten fördert diese Zubereitungsform die Verdaulichkeit der gebratenen Lebensmittel, wärmt und trocknet, vermindert grobe Feuchtigkeit und mildert Schärfen.

Längeres Braten mit Flüssigkeit

Diese Zubereitungsform wird Schmoren genannt. Sie ist besonders geeignet für Lebensmittel mit schwerer Verdaulichkeit wie Rinds-Voressen, Siedfleisch oder Hackfleisch sowie langfaseriges Fleisch aus Nacken oder Schulter. Das Schmoren hat eine leicht befeuchtende und Nährsäfte vermehrende Wirkung. Die ansonsten durch Braten eher trocknende Wirkung tritt in den Hintergrund.

Kurzbraten (ca. 5 Minuten)

Das Kurzbraten ist besonders geeignet bei Lebensmittel von leichter bis mässiger Verdaulichkeit wie Eier, Kalbsplätzchen oder Flussbarsch. Diese Zubereitungsform fördert die Verdaulichkeit, wärmt und trocknet und vermindert dadurch auch leicht die Feuchtigkeit. Die Schärfenmilderung ist gering. Scharfes Kurzbraten über 200 °C, wird vom Autorenteam eher nicht empfohlen, da es tendenziell gesundheitsschädigende Schärfen entstehen lässt.

Merke: Die leichte Bräunung (Maillard-Reaktion) erhöht die Aromatik und damit den Genuss. Starke Bräunung hingegen kann gesundheitsschädigende Schärfen mit Beeinträchtigung der 2. Kochung fördern.

Frittieren

Frittieren oder Ausbacken ist eine dem Braten verwandte Garmethode, bei der Lebensmittel in heissem Fett schwimmend, bei Temperaturen von 140-190 °C gebacken werden. Dabei bildet sich eine trockene Kruste und aromatische Röststoffe. Typischerweise werden stärkereiche Lebensmittel wie Kartoffeln, Süsskartoffeln oder Kochbananen frittiert. Das Frittieren fördert zwar in geringem Masse die Verdaulichkeit, ist aber im Vergleich zu anderen Garmethoden aufgrund des hohen Fettanteils anspruchsvoller für die 1. und 2. Kochung. Diese Zubereitungsform wirkt wärmend, trocknet aussen und bewahrt die Feuchtigkeit im Inneren.

Merke: Bei Temperaturen über 175 °C entwickeln sich wie beim Braten vermehrt gesundheitsschädigende Verbrennungsstoffe, welche zu Schärfenbildung führen können. Zudem sollte auf die Verwendung hitzestabiler Öle geachtet werden, um die Bildung von Transfettsäuren zu vermeiden.

Backen im Ofen

Diese Zubereitungsform wird zum Garen von stärkehaltigen Zubereitungen wie beispielsweise Brot- und Kuchenteige verwendet. Aber auch Gemüse kann auf diese Art zubereitet werden. Die Backtemperatur sollte dabei nicht über 200 °C gehen. Durch das Backen im Ofen wird die Verdaulichkeit gefördert, grobe Feuchtigkeit wird vermindert, Schärfen gemildert und die Wärmequalität des Garguts nimmt zu.

Niedergaren im Ofen

Beim Niedergaren wird das Gargut bei Temperaturen zwischen 70-100 °C über längere Zeit, im eigenen Saft gegart. Geeignete Lebensmittel zum Niedergaren sind zarte Fleischstücke am besten ohne Knochen von Kalb, Wild, Rind oder Geflügel aber auch gewisse Fischsorten wie Lachs, Wolfsbarsch oder Goldbrasse eignen sich. Das Niedergaren fördert die Verdaulichkeit, wärmt, vermindert grobe Feuchtigkeit und bewahrt die Ursprungsqualität.

Dörren

Dörren ist eine Konservierungsform durch Feuchtigkeitsverdunstung an der Luft. Das Dörrgut wird durch diese Zubereitungsform in seiner Qualität trockener, leicht wärmer und die Feuchtigkeit wird vermindert. Beim Gefriertrocknen erfolgt der Wasserentzug bei -60 bis -80 °C. Dadurch verliert das Trockengut deutlich an Wärmequalität.

Räuchern

Beim Räuchern wird das Räuchergut, meist Fleisch und Fisch, durch Rauch bei unterschiedlichen Temperaturen getrocknet, aromatisiert und dadurch haltbar gemacht. Es handelt sich beim Räuchern um eine der ältesten Konservierungsarten. Das Fleisch wird im Vorfeld meist gesalzen oder gepökelt und je nach Temperatur mehr oder weniger lang dem Rauch von Holzfeuer ausgesetzt. Durch diese Zubereitungsform wird das Räuchergut wärmer und trockener. Geräucherte Speisen zeigen die Tendenz, die 1. und 2. Kochung stark zu beanspruchen und können Schärfenbildung fördern.

Merke: Beim Räuchern entstehen, wie auch beim Grillen und Braten sogenannte polyzyklische aromatische Kohlenwasserstoffe (PAK), welche bei übermässigem Konsum krebserregend wirken. Es ist besonders darauf zu achten, geräucherte Ware, welche zuvor gepökelt wurde, nicht zu erhitzen, da dadurch zusätzlich krebserregendes Nitrosamin entsteht.

Tiefgefrieren

Beim Tiefgefrieren wird das Konservierungsgut unterschiedlich tiefen Temperaturen ausgesetzt, wodurch das Wasser kristallisiert und die Zellwände durchbricht. Damit büsst es an Strukturkräften ein und der Wärmegrad nimmt ab. Dies hat auf alle drei Kochungen einen negativen Einfluss und beansprucht stark die Kochungskraft. Hinsichtlich des Gehalts an hitze- und lichtempfindlichen Vitaminen schneiden tiefgekühlte Gemüse und Obst hingegen besser ab, als wenn sie lange bei Zimmertemperatur oder im Kühlschrank gelagert werden. Im Übermass konsumiert fördert Tiefkühlkost das phlegmatische aber mit der Zeit auch das melancholische Prinzip.

9.7 Nachhaltigkeit, Produktion und Labels

Die natürlichen Ressourcen der Erde sind begrenzt. Ein Umstand, der mit der wachsenden Weltbevölkerung an Brisanz gewinnt. Die rasant zunehmende Produktion sowie der daraus resultierende Transport und die Lagerung von Lebensmitteln, benötigen grosse Mengen an Energie und andere Ressourcen. Die Ernährung selbst ist für etwa 25 % des Klimafussabdrucks verantwortlich, daher soll diese in Zukunft bewusst nachhaltig gestaltet werden.

Wasser und CO_2-Verbrauch

Besonders tierische Lebensmittel sind dafür bekannt, dass sie einen hohen Verbrauch an Wasser, Boden und CO_2 generieren. Von den 25 % des ernährungsbedingten Klimafussabdrucks fallen rund 70 % zu Lasten der Fleischproduktion. So entstehen bei der Produktion eines Kilogramms Rindfleisch ungefähr 14 kg CO_2. Bis ein Stück Rindfleisch auf dem Teller landet, werden rund zwölf gefüllte Badewannen mit insgesamt 1680 Liter Wasser verbraucht. Ein fleischfreier Tag pro Woche würde schon ausreichen, um den persönlichen Wasser-Fussabdruck deutlich zu senken. Bezüglich des Wasserverbrauchs gehören neben Fleisch auch Kaffee sowie Kakao zu den Spitzenreitern. In jeder morgendlichen Tasse Kaffee wurden in der Herstellungs- und Transportkette bereits eine Badewanne, also rund 140 Liter Wasser, investiert. Um durch ein angepasstes Ernährungsverhalten die Ressourcen der Welt zu schonen ist jedoch nicht nur der eigene Fleischkonsum, sondern auch die Regionalität und Saisonalität von Lebensmitteln zu beachten.

Lebensmitteltransport und -lagerung

Was weiter ins Gewicht fällt, ist nicht nur wie und was produziert wird, sondern auch der CO_2-intensive Transport. Die Emissionen für Gemüse und Obst, die per Flugzeug aus Übersee herangeschafft werden, steigern diese etwa um den Faktor 20. Aber auch die Lagerung erhöht die Umweltbelastung. Tiefkühlgemüse benötigt gegenüber frischem Gemüse die knapp dreifache Menge an Kohlendioxid. Neben dem Transport fallen geheizte Gewächshäuser besonders ins Gewicht. So schneiden Gurken aus unbeheizten Gewächshäusern aus Spanien deutlich besser, ab als Schweizer Gurken aus beheizten Gewächshäusern (siehe Abbildung unten «Ökobilanz von Salatgurken und weissen Spargeln unterschiedlicher Herkunfts-, Produktions- und Transportformen»).

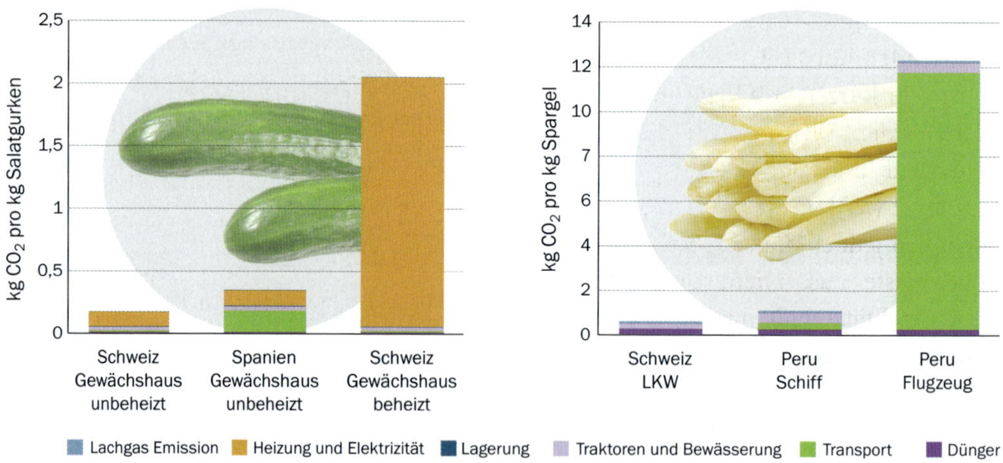

Ökobilanz von Salatgurken und weissen Spargeln unterschiedlicher Herkunfts-, Produktions- und Transportformen.

Quelle: Dossier Nachhaltigkeit und Qualität biologischer Lebensmittel 2021, FiBL Frick, Ursula Kretzschmar et al.

Flächenverbrauch

Hinsichtlich des Flächenverbrauchs benötigen OmnivorInnen pro Jahr rund 2 000 m^2 Fläche u. a. für die Fleischproduktion, während FlexitarierInnen mit etwa 1 400 m^2, VegetarierInnen und VeganerInnen mit nur ca. 1 050 m^2 für die Lebensmittelproduktion auskommt. Gemäss Hochrechnungen werden im Jahr 2050 pro Person nur noch 1 700 m^2 Ackerland zur Verfügung stehen.

Aktuell werden 75 % der Anbaufläche für die Produktion tierischer Lebensmittel verbraucht. Davon allein 54 % für die Produktion von Fleisch bzw. Futtermittel z. B. Soja. 20 % werden für die übrigen tierischen Produkte wie Milch und Eier verwendet und etwa 25 % für die Erzeugung pflanzlicher Lebensmittel. Aus der weltweiten Sojaproduktion gelangen jedoch nur ca. 5 % auf den Speiseplan des Menschen. Die Übrigen 95 % gehen in die Tierfütterung. Rinder haben eine Proteineffizienz von 3.8 %, das heisst, man muss einem Rind 100 Gramm Protein z. B. über Soja zuführen, um etwa vier Gramm Protein über dessen Fleisch zu erhalten. Ganze 96 Gramm gehen durch die Fütterung verloren. Würde man direkt Soja als Proteinquelle nutzen, würde das nicht nur Wasser, sondern vor allem Bodenfläche und CO_2-Emissionen einsparen. Auch pflanzlicher Milchersatz weist einen deutlich kleineren ökologischen Fussabdruck auf, als die Produktion von herkömmlicher Kuhmilch. So wird für die Produktion von Hafermilch im Vergleich zur Kuhmilch nur ein Fünftel der Landfläche sowie je ein Drittel Energie und CO_2 in Anspruch genommen.

Lebensmittelverpackung

Auch die Verpackung von Lebensmitteln hat einen Einfluss auf den ökologischen Fussabdruck. Dies gilt vor allem für Plastikverpackungen, da sie aus nicht nachwachsenden Rohstoffen (Erdöl) hergestellt, meist sehr kurz verwendet und nicht recycliert werden. Wenn immer möglich sollte daher auf unnötige Plastikverpackungen verzichtet werden. Deutlich stärker ins Gewicht fällt jedoch die CO_2-Belastung durch Food-Waste aus. Dient die Verpackung dem Qualitätserhalt bzw. Schutz des Lebensmittels, sodass sie einen frühzeitigen Verderb verhindert, kann der Gebrauch von Verpackungen gerechtfertigt sein (siehe Abbildung «Klimawirkung von Verpackung und Lebensmittelabfällen im Vergleich»). Dennoch sollte auf Verpackungsmaterial aus nachwachsenden Rohstoffen gesetzt werden oder kompostierbare bzw. recycelbare Materialien verwendet werden.

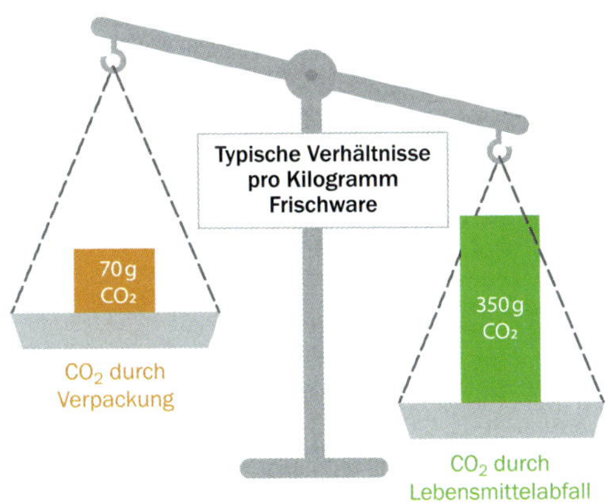

Quelle: Dossier Nachhaltigkeit und Qualität biologischer Lebensmittel 2021, FiBL Frick, Ursula Kretzschmar et al.

Klimawirkung von Verpackung und Lebensmittelabfällenim Vergleich

Food-Waste

Zusätzlich zur Produktion, Transport und Lagerung ist die Wertschätzung von Lebensmitteln nicht weniger wichtig einzustufen. In der Schweiz beträgt die Food-Waste-Quote ungefähr 30 %. Knapp ein Drittel der gekauften Lebensmittel wird somit weggeworfen, dies entspricht einer durchschnittlichen Wegwerfmenge von etwa 300 kg pro Jahr und Person. Dieses Phänomen ist besonders in reichen Ländern zu beobachten, da die Ausgaben für Lebensmittel einen deutlich kleineren Anteil des Haushaltsbudgets ausmachen als in ärmeren Ländern. Um diese Quote zu senken, benötigt es ein Umdenken der VerbraucherInnen.

Mit ein paar wenigen Regeln, die sowohl den ökologischen Fussabdruck als auch die Lebensmittelverschwendung reduzieren, können alle einen positiven Beitrag zu einer nachhaltigeren Ernährung leisten:

- Allgemein pflanzliche Proteinquellen bevorzugen bzw. fleisch- und fischfreie Tage einführen.
- Wer auf Fleisch nicht verzichten möchte, bevorzugt kleinere Tiere und wenn immer möglich aus der Region.
- Den Kaffee- und Kakao-Konsum überdenken und den Empfehlungen einer antientzündlichen Ernährung anpassen.
- Anstelle von tierischer Milch vermehrt pflanzliche Alternativen v. a. aus regionalen Rohstoffen wie Hafer einsetzen.
- Regionale und frische Lebensmittel einkaufen, um lange Transportwege und zusätzliche Emissionen sowie energieintensives Gefrieren zu vermeiden.
- Das Mindesthaltbarkeitsdatum sowie Verbrauchsdatum sind nicht gleichzusetzen mit der tatsächlichen Verzehrfähigkeit des Lebensmittels. Oft ist das Produkt auch nach dem angegebenen Datum noch gut und sorglos geniessbar.
- Bedarfsorientiert einkaufen und kochen, um das Wegwerfen von Lebensmitteln zu vermeiden.

Weitere konkrete Inputs für eine nachhaltige und gesunde Ernährung liefert die Planetary Health Diet (PHD).

Planetary Health Diet

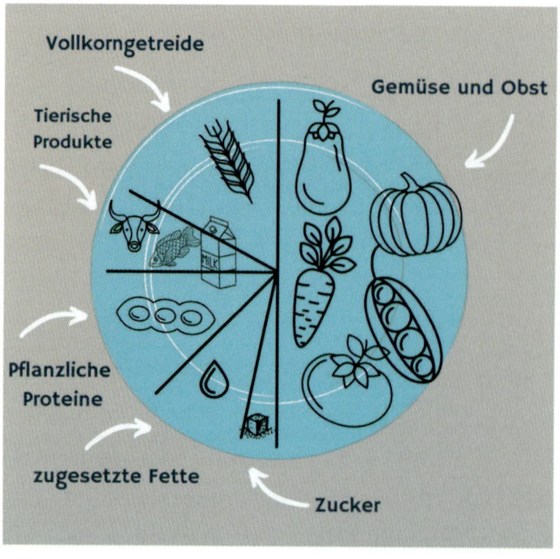

Tellermodell «Planetary Health Diet»

Wie lassen sich einerseits Hungersnöte und Zivilisationskrankheiten wie Übergewicht und Diabetes reduzieren und gleichzeitig die Ressourcen der Erde schonen? Diese und viele weitere Fragen stellten sich 37 internationale WissenschaftlerInnen aus verschiedenen Disziplinen. Heraus kam die Planetary Health Diet (PDH), die es ermöglichen soll über 10 Milliarden Menschen zu ernähren, ohne den Planeten weiter auszubeuten. Deutlich mehr pflanzliche als tierische Lebensmittel, so lässt sich die PHD kurz zusammenfassen. Dabei handelt es sich um keinen strikten oder dogmatischen Ernährungsplan, sondern vielmehr um eine flexible Ernährungsweise. Ob rein vegan, vegetarisch oder mit geringen Mengen an Milchprodukten, Fleisch und anderen tierischen Produkten: die PHD kann an die Bedürfnisse bzw. Konstitution angepasst werden.

Aus den Berechnungen der ForscherInnen gehen folgende Gramm- und Kalorien-Angaben bzgl. Lebensmittelgruppen hervor. Welche Lebensmittel konkret eingesetzt werden, sollte jedoch stets regional angepasst werden:

Lebensmittelgruppen	Menge in Gramm der Lebensmittelgruppe pro Tag (mögliche Spannweite)
Vollkorngetreide	230 g
Stärkehaltige Gemüse wie Kartoffeln, Maniok	50 g (0-100 g)
Gemüse	300 g (200-600 g)
Obst	200 g (100-300 g)
Hülsenfrüchte Nüsse Milchprodukte Geflügel (Huhn, Trute) Fisch Rotes Fleisch (Rind, Lamm, Schwein) Eier	(0-100 g) = 10x 50 g / Woche (0-75 g) = 7x 50 g / Woche (0-500 g) = 7x 250 g / Woche (0-58 g) = 2x 100 g / Woche (0-100 g) = 2x 100 g / Woche (0-28 g) = 1x 100 g / Woche (0-25 g) = 2x Eier / Woche
Ungesättigte Fette	40 g (20-80 g)
Gesättigte Fette	10 g (0-12 g)
Zugesetzter Zucker	0-30 g

Quelle: The Eat-Lancet Commission. (2019). Healthy Diets From Planet; Food Planet Health

Angaben zu Verzehrsmengen von verschiedenen Lebensmittelgruppen, sodass eine PHD eingehalten werden kann (z.T. gerundete Werte)

Die Empfehlungen der PHD gehen von einer täglichen Energieaufnahme für Erwachsene von ungefähr 2500 Kilokalorien aus. Mit der PHD lassen sich ca. 85 g Protein pro Tag aus pflanzlichen und tierischen Quellen erreichen, was einem Proteinanteil von 14 % es Tagesenergie-Bedarfs entspricht. Gemäss PHD werden aktuell zwei Drittel des Proteinbedarfs durch Fleisch und Wurstwaren gedeckt. Dies zeigt sich auch im Ernährungsverhalten der Schweizer Bevölkerung. So wird deutlich zu viel tierisches Fett und Protein verzehrt. Ziel ist es, statt 75 % der Proteinzufuhr nur noch 25 % durch Fleisch und Wurstwaren zu decken und vermehrt pflanzliche Proteinquellen wie Nüsse und Hülsenfrüchte einzusetzen. Eine Studie aus dem Jahr 2021 zeigte bereits auf, dass selbst wenn eine Bevölkerung nur 50 % der PHD-Index-Punkte erreichte, sie seltener an Übergewicht und Adipositas leidet. Dies zeigt auf, dass eine planetenfreundliche Ernährung auch eine menschenfreundliche Ernährung ist.

Bio-Landbau

Das Forschungsinstitut für Biologischen Landbau (FiBL) hat in einer Modellberechnung gezeigt, dass es flächendeckend möglich wäre Biolandbau zu betreiben, wenn der Verbrauch tierischer Lebensmittel um die Hälfte reduziert würde. Eine Reduktion des Konsums tierischer Lebensmittel insgesamt als auch die Wahl von biologisch produzierten Lebensmitteln kann die persönliche und globale Ökobilanz deutlich verbessern, sodass ein kompletter Verzicht auf tierische Lebensmittel nicht nötig ist.
Auf Bio-Bauernhöfen wird Wert daraufgelegt, dass hofintern Kreisläufe geschlossen werden. So werden wann immer möglich betriebseigene Futtermittel und betriebseigene sowie natürliche Dünger eingesetzt. Bei einer solchen Kreislaufwirtschaft ist der Tierbestand nur so gross, dass dieser durch die Erträge der hofeigenen Betriebsfläche gefüttert werden können (Siehe Abbildung «Kreislauf auf Biobauernhöfen»). Auf Biohöfen ist der Einsatz von Soja aus Übersee als Tierfutter nicht zugelassen. Da Nutztiere den wertvollen Dünger für Kulturpflanzen liefern und zugleich die Bodenfruchtbarkeit mit Mikroben verbessern, ist ein kompletter Verzicht auf tierische Lebensmittel für eine nachhaltige Lebensmittelproduktion nicht nötig. Massentierhaltung hingegen belastet nicht nur die Tiere, sondern auch die Umwelt und schlussendlich auch den Menschen.

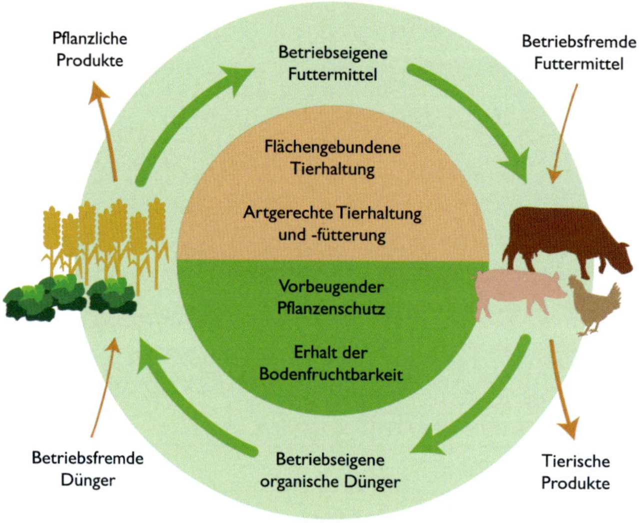

Quelle: Dossier Nachhaltigkeit und Qualität biologischer Lebensmittel 2021, FiBL Frick, Ursula Kretzschmar et al.

Kreislauf auf Biobauernhöfen

Qualität der Lebensmittel und Labels

Die Globalisierung hat auch in Sachen Lebensmittel-Verfügbarkeit Einzug gehalten. So fällt es beim Gang durch den Supermarkt nicht leicht, eine gesunde und nachhaltige Einkaufsentscheidung zu treffen. Lebensmittel-Labels sollen bei der Wahl von sozial- und ökologisch nachhaltigen Produkten bzw. Lebensmitteln helfen. Doch inzwischen hat sich ein wahrer «Label-Dschungel» entwickelt, sodass gewisse Gütesiegel an Glaubwürdigkeit verloren haben. Welche Labels wirklich für Qualität stehen und worauf bei der Beschaffung und Konsum zu achten ist wird in diesem Kapitel behandelt.

Zunächst soll die Wichtigkeit von möglichst natürlich und lokal produzierten Lebensmitteln in den Vordergrund gerückt werden. Bezüglich Natürlichkeit steht das «Bio-Siegel» ganz klar an oberster Stelle, wobei sich auch hier verschiedene inländische und ausländische Labels unterscheiden. Zum Beispiel in Bezug auf die Anzahl erlaubter Zusatzstoffe

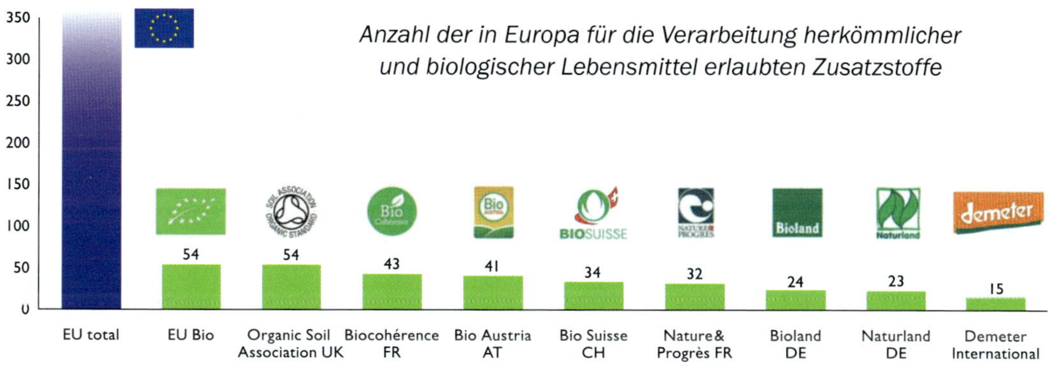

Quelle: Dossier Nachhaltigkeit und Qualität biologischer Lebensmittel 2021, FiBL Frick, Ursula Kretzschmar et al.

bei der Herstellung und Verarbeitung von Lebensmittel (siehe Abbildung «Anzahl der in Europa für die Verarbeitung herkömmlicher und biologischer Lebensmittel erlaubten Zusatzstoffe»). Die EU-Bio-Verordnung und die Biolabelorganisation grenzen die Anzahl der für die Herstellung biologischer Lebensmittel zugelassener Zusatzstoffe stark ein.

Folgende Punkte machen deutlich, dass der Konsum von biologisch produzierten Lebensmitteln eine gesunde Ernährung unterstützen:

- Keine Anwendung von toxischen Pestiziden, diese gelangen nicht auf Ernteprodukte und auch nicht in Boden und Wasser bzw. Trinkwasser. Gemäss Bundesamt für Umwelt (Bafu) stammen 80 % des Schweizer Trinkwassers aus Grundwasser, dieses wird durch Biolandbau geschont.
- Weniger Stickstoffdüngung, weniger Nitrat im Gemüse. Pflanzen wachsen dadurch langsamer bzw. natürlicher und haben z. B. mehr Zeit sich mit Mineralien und Antioxidantien anzureichern.
- Artgerechte Tierhaltung, artgerechtes Futter, keine Hormone und Wachstumsförderer. Dadurch sind Tiere gesünder und haben einen deutlich kleineren Medikamentenbedarf, dies ist Voraussetzung für qualitativ hochwertige tierische Lebensmittel z. B. weniger Antibiotikarückstände.
- Vitaminisierung, Farb- und Aromastoffe sind bei Bio-Produkten vollständig ausgeschlossen unabhängig davon, ob sie chemisch-synthetischer oder natürlicher Herkunft sind, sodass VerbraucherInnen nicht getäuscht werden.
- Der Verzicht auf Farbstoffe, Konservierungsstoffe, Geschmacksverstärker und viele andere problematische Zusätze verringert das Risiko von Unverträglichkeiten wie Pseudoallergien.
- Ist ein Produkt auch ohne einen bestimmten Zusatzstoff in guter Qualität herstellbar, so schreibt Bio Suisse vor, dass es ohne Zusatzstoff hergestellt werden muss. Die Stoffe müssen zudem natürlichen Ursprungs sein. So sind Bio-Lebensmittel z. B. deutlich weniger mit toxischen Metallen belastet.
- Ebenso sind chemische Verarbeitung, Bestrahlung, Mikrowellen-Behandlung und gentechnisch hergestellte Zusatzstoffe nicht erlaubt.

Vorteile Bio-Lebensmittel

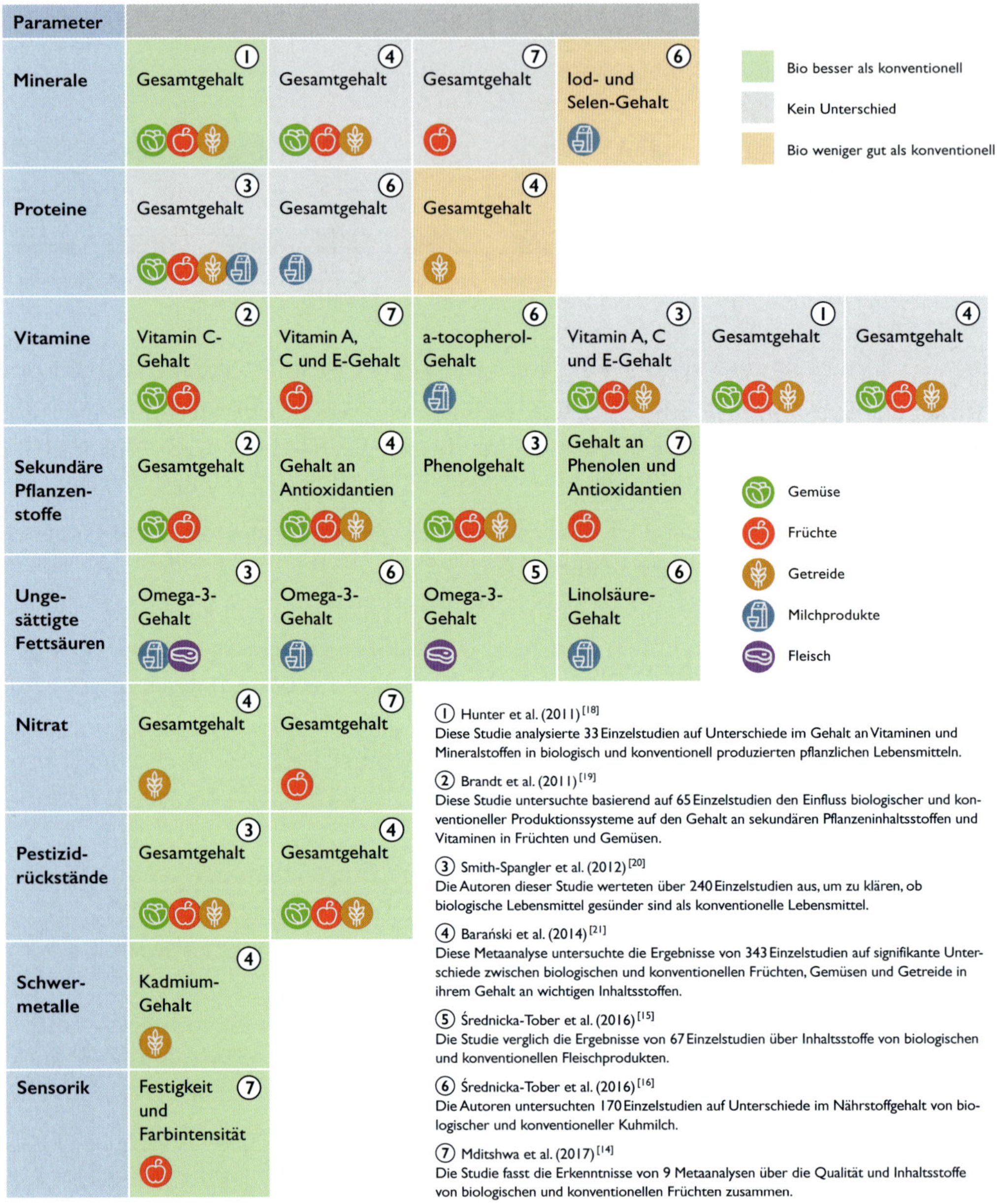

Quelle: Dossier Nachhaltigkeit und Qualität biologischer Lebensmittel 2021, FiBL Frick, Ursula Kretzschmar et al.

Vergleich biologischer und konventioneller Lebensmittel anhand ausgewählter Qualitätsparameter – Trends aus den Literaturstudien 2011–2020

Auf der Abbildung des Dossier Nachhaltigkeit und Qualität biologischer Lebensmittel des FiBL (Frick, Ursula Kretzschmar et al. [2021]) wird übersichtlich dargestellt, welche Vorteile biologisch produzierte Lebensmittel gegenüber konventionell produzierten Lebensmitteln haben.

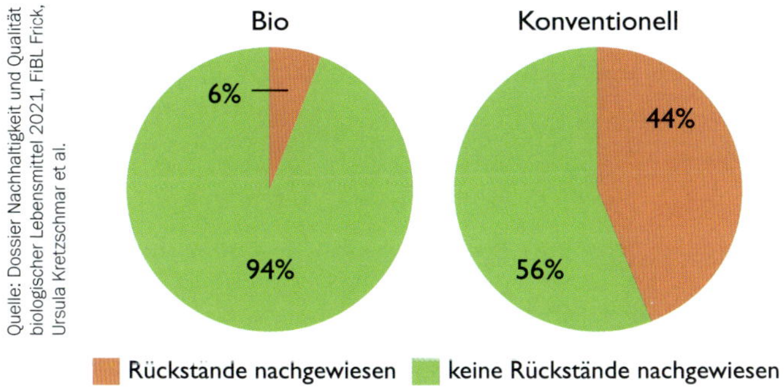

Rückstände von Pflanzenschutzmitteln auf biologischem und konventionellem Obst und Gemüse in Europa (Stand 2018)

Hauptgrund für die höhere Qualität von Bio-Produkten ist die organische Düngung, deren Wirkung bisher unterschätzt wurde. Sie erhöht gegenüber der mineralischen Düngung beim konventionellen Landbau z.B. den Gehalt an bioaktiven Substanzen wie Vitamine und Sekundäre Pflanzenstoffe. Der höhere Gehalt dieser antioxidativ wirkenden Substanzen verbessert den Zellschutz, was dazu beiträgt das Risiko z.B. für Krebs- und Herzkreislauferkrankungen in der breiten Bevölkerung zu senken. Gleichzeitig ist der Gehalt an wertmindernden Inhaltsstoffen z.B. Rückstände von Pflanzenschutzmitteln in Bioprodukten gegenüber konventionellem Gemüse und Obst deutlich niedriger (siehe Abbildung «Rückstände von Pflanzenschutzmitteln auf biologischem und konventionellem Obst und Gemüse in Europa»).

Tierhaltung bio vs. konventionell

In Bezug auf die Tierhaltung ist Biolandbau besonders daran interessiert, den Tieren mehr Platz zur Verfügung zu stellen (siehe Beispiel Abbildung rechts). Aber auch andere Aspekte wie z.B. die artgerechte Gruppengrösse und Fütterung wird strenger definiert. Ein eindrückliches Beispiel für die Unterschiede von Bio- und Konventioneller Tierhaltung ist die erlaubte Gruppengrösse von Hühnern. So sind in der konventionellen Landwirtschaft 18000 Hühner pro Stall erlaubt. Nach EU-Bio-Regelung sind nur 3000 und gemäss Bio Suisse 2000 Legehennen erlaubt. Zu Bedenken ist, dass mehr Auslauf für die Tiere einen höheren Futterverbrauch pro «Lebensmitteleinheit», sodass Zielkonflikte bzgl. Nachhaltigkeit entstehen können. Die beste Art diesen Konflikten zu begegnen ist den Verzehr tierischer Lebensmittel zu reduzieren.

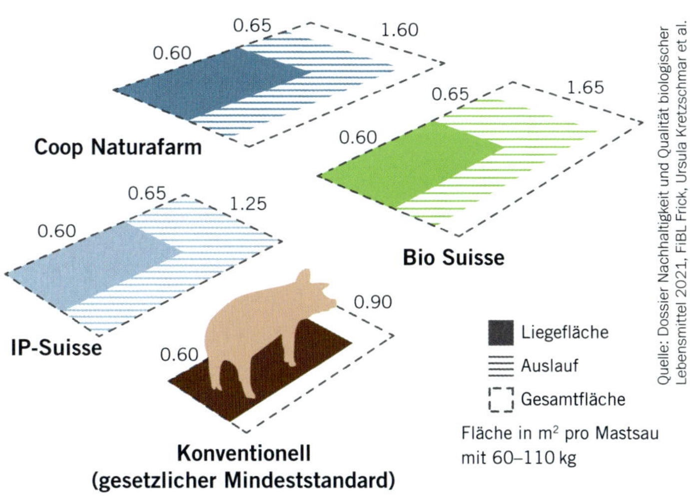

Flächenangebot für Mastschweine bei konventioneller Haltung und nach Labelrichtlinien

Vorteile artgerechter Tierhaltung für Tier und Mensch:

- Höherer Gehalte an Omega-3-Fettsäuren und optimales Verhältnis von Omega-6 zu Omega-3-Fettsäuren im Fleisch und in der Milch mit positiven Auswirkungen auf das Aroma und den gesundheitlichen Wert.
- keine Hormone und Wachstumsförderer
- keine Rückstände aus chemisch-synthetischen Futterzusätzen
- keine Gentechnik im Futter und auf dem gesamten Hof
- Robustere und gesündere Tiere, dadurch weniger Medikamentenbedarf, was weniger Antibiotika und andere Tiermedikamente in Fleisch und Milch zur Folge hat.
- Weniger Belastung des Trinkwassers durch angepasste Tierbestände und weniger Medikamenteneinsatz.

Fisch und Meeresfrüchte

Gütesiegel: MSC und ASC

Aus ernährungsphysiologischer Sicht gelten Fische und Meeresfrüchte als interessante Lebensmittel. Besonders Kaltwasserfische wie Lachs, Hering und Makrele liefern wertvolle Omega-3-Fettsäuren sowie Jod. Meeresfrüchte wiederum sind reich an Protein sowie weiteren Spurenelementen und Mineralstoffen. Der Konsum von Meeresfisch ist jedoch aus Sicht der Nachhaltigkeit immer mehr in Frage zu stellen. So sind etwa 75 % der weltweiten Fischbestände gefährdet. Wild gefangene Fische stammen oft aus überfischten Gebieten, sodass seit Ende der 90er Jahre Labels entwickelt wurden, welche auf nachhaltigen Fischfang verweisen. Die aktuellen Qualitätssigel geben eine Orientierung, Fische sollten jedoch sehr bewusst wenige Male auf den Teller kommen. Regionale Süsswasserfische sind zu bevorzugen, ebenso ist die Konsummenge zu beachten. Sinnvoll ist nicht mehr als ein- bis zweimal pro Woche Fisch- und Meeresfrüchte und daraus hergestellte Produkte zu konsumieren. Beim Kauf sollte auf Labels wie Bio, MSC, FOS und ASC geachtet werden, auch wenn diese nicht über alle Zweifel erhaben sind. Welche Fische und Meeresfrüchte aus welchem Fanggebiet aktuell bedroht sind und welche unbedenklich sind, kann auf dem WWF-Ratgeber App entnommen werden.

Messbarkeit subtiler Qualitäten

Seit einiger Zeit wird immer wieder versucht, die Qualität von Nahrungsmitteln anhand von Bildern zu visualisieren. Mit Hilfe der Steigbildmethode und Elektromikroskop-Fotographie entstanden Bilder, welche strukturelle Qualitätsmerkmale zwischen bio- und konventionell angebauten Lebensmitteln vermuten lassen. So zeigen z. B. Kristallisations-

bilder feinste, strukturelle Unterschiede, welche sich im Falle von Biolebensmittel durch deutlich harmonischere und symmetrischere Muster zeigen (siehe «die unsichtbare Kraft in Lebensmitteln, bio und nicht-bio im Vergleich» von A. W. Dänzer, 2014). Auch Biophotonen werden als mögliche Qualitätskriterien von Lebensmitteln diskutiert. Biophotonen sind ultraschwache Photonenemissionen also Strahlungen, welche allen Lebewesen eigen sind und als Zeichen von Vitalität gedeutet werden. Besonders frisch geerntete Rohkost scheint über eine grosse Menge an Biophotonen zu verfügen.
In der TEN wird diskutiert, ob Biophotonen in Verbindung mit dem Spiritusprinzip gebracht werden können. Bisher werden Biophotonenstrahlungen von Lebensmitteln als Qualitätsaussage nicht berücksichtigt und zugelassen. Das Autorenteam ist jedoch der Ansicht, dass eine erhöhte Biophotonenaktivität sowie strukturelle Harmonie der Lebensmittel sich positiv auf die Gesundheit auswirken kann.

Literatur/Studien Lebensmittelkunde

Barański, M., et al. (2014). Higher antioxidant and lower cadmium concentrations and lower incidence of pesticide residues in organically grown crops: A s ystematic literature review and meta-analyses. British Journal of Nutrition, 112(5), 794–811. doi:10.1017/S0007114514001366

Benbrook, C. M., et al. (2013). Organic production enhances milk nutritional quality by shifting fatty acid composition: A United States-wide, 18- month study. PLoS ONE, 8(12). doi:10.1371/journal.pone.0082429

Bickel, R., & Rossier, R. (2015). Nachhaltigkeit und Qualität biologischer Lebensmittel. Forschungsinstitut Für Biologischen Landbau, 2, 1–28.

Brosteaux C., Darioli R. (2009). Moderater Alkoholkonsum und gesundheitlicher Benefit. Schweizerische Zeitschrift für Ernährungsmedizin. S. 34–38.

Bussa, M., et al. (2020). Ökobilanz Milch und pflanzliche Alternativen. ESU-Services GmbHH.

Cacau, L. T., et al. (2021). Adherence to the planetary health diet index and obesity indicators in the Brazilian longitudinal study of adult health (ELSA-Brasil). Nutrients, 13(11), 1–12. doi:10.3390/nu13113691

Dänzler A. W. (2014), Die unsichtbare Kraft von Lebensmitteln, BIO und NICHTBIO im Vergleich. Verlag Bewusstes Dasein, Schlieren-Zürich, Schweiz, 5. Auflage 2018, ISBN 978-3-905158-15-1

DiNicolantonio, J. J., O'Keefe, J. H., & Wilson, W. L. (2018). Sugar addiction: Is it real? A narrative review. British Journal of Sports Medicine, 52(14), 910–913. doi:10.1136/bjsports-2017-097971

Hagel, I. (2000) Sekundäre Pflanzenstoffe und Nahrungsmittelqualität. (2000). Lebendige Erde: 12–15.

Huber, M., et al. (2011). Organic food and impact on human health: Assessing the status quo and prospects of research. NJAS - Wageningen

Journal of Life Sciences, 58(3-4), 103–109. doi:10.1016/j.njas.2011.01.004

Irmler, A. B., & Wagner, G. (2017). Das Wirkspektrum sekundärer Pflanzenstoffe aus Obst und Gemüse. VFED aktuell, 161, 9–15.

Marine Stewardship Council International (2016). Richtlinien für die gemeinsame Kennzeichnung von Produkten mit ASC-Logo und MSC-Siegel.

Mie, A., et al. (2017). Human health implications of organic food and organic agriculture: A comprehensive review. Environmental Health: A Global Access Science Source, 16(1), 1–22. doi:10.1186/s12940-017-0315-4

O'Keefe, J. H., et al. (2013). Effects of habitual coffee consumption on cardiometabolic disease, cardiovascular health, and all-cause mortality. Journal of the American College of Cardiology, 62(12), 1043–1051. doi:10.1016/j.jacc.2013.06.035

Palupi E, Jayanegara A, Ploeger A, Kahl J. (2012). Comparison of nutritional quality between conventional and organic dairy products: a metaanalysis. J Sci Food Agric. 2012 Nov;92(14):2774-81. doi: 10.1002/jsfa.5639. Epub 2012 Mar 19. PMID: 22430502.

Pérez-gálvez, A., Viera, I., & Roca, M. (2020). Carotenoids and chlorophylls as antioxidants. Antioxidants, 9(6), 1–39. doi:10.3390/antiox9060505

Roy, A., & Das, B. (2015). Effects of caffeine on health: A review. Research Journal of Pharmacy and Technology, 8(9), 1312–1319.doi:10.5958/0974-360X.2015.00237.1

Stolz, P., Wohlers, J., & Mende, G. (2019). Measuring delayed luminescence by FES to evaluate special quality aspects of food samples-an overview. Open Agriculture, 4(1), 410–417. doi:10.1515/opag-2019-0039

The Eat-Lancet Commission. (2019). Healthy Diets From Planet; Food Planet Health. The Lancet, 32.

Van de Vijver, L.P. and van Vliet, M.E. (2012), Health effects of an organic diet—consumer experiences in the Netherlands. J. Sci. Food Agric., 92: 2923-2927. https://doi.org/10.1002/jsfa.5614

WWF Deutschland. (2021). Flächenbedarf und Klimaschutz. Retrieved from https://www.wwf.de/fileadmin/fm-wwf/Publikationen-PDF/kulinarischekompass-0klima-zusammenfassung.pdf

10 VEGETARISCHE UND VEGANE ERNÄHRUNG

Immer mehr Menschen entscheiden sich auf Fleisch und Fisch oder gänzlich auf tierische Lebensmittel zu verzichten. Meist stehen ethisch-moralische und ökologische Beweggründe im Zentrum, aber auch aus spiritueller und gesundheitlicher Sicht wählen viele diese Art der Ernährung. Dennoch ist bei gewissen konstitutionellen Situationen oder Krankheitsbildern die Aufnahme von moderaten Mengen an tierischen Lebensmitteln aus Sicht der TEN von positiver Wirkung für den qualitativen Säfteaufbau. Besonders Menschen mit Blutgruppe 0 und B profitieren von einer Mischkost, welche tierische Lebensmittel beinhaltet.
Eine verantwortungsvolle sowie artgerechte Tierhaltung und -fütterung ist dabei Voraussetzung und wird im Kapitel «Nachhaltigkeit, Produktion und Labels» vertieft behandelt. Bei einer rein pflanzlichen Ernährung ist es vor allem auch wichtig, Herkunft und Anbau der Lebensmittel zu beachten. Eine vegane Ernährung mit verarbeiteten Produkten aus aller Welt ist keine optimale Alternative zu übermässigem Konsum tierischer Lebensmittel aus Massentierhaltung.
In der Grafik wird deutlich, dass eine vegane Ernährung bezüglich CO_2-Äquivalente pro Jahr deutlich besser abschliesst, als eine fleischbetonte Ernährung. Bereits die Umstellung auf eine flexitarische oder Ovo-lakto-vegetarische Ernährung macht jedoch einen grossen Unterschied und ist gemäss «Planetary Health Diet» ausreichend, um die Ressourcen auch bei wachsender Bevölkerung zu schonen, Kreisläufe zu schliessen und die Gesundheit des Menschen sowie des Planeten zu verbessern (siehe Kapitel «Nachhaltigkeit, Produktion und Labels»).

Ernährungsstile und ihre Auswirkungen auf die Umwelt

Die Auswirkungen der fünf Ernährungsformen wurden anhand folgender Zahlen berechnet:

- **Vegan:** Rein pflanzliche Ernährung, inklusive aufbereiteter Ersatzprodukte wie Tofu, Quorn, Sojadrink und 750 g Gemüse und Obst pro Tag.
- **Vegetarisch:** Kein Fleisch oder Fisch, 4-5 Eier pro Woche, sowie 1-2 Portionen Milchprodukte und 550 g Gemüse und Obst pro Tag.
- **Flexitarisch:** 300 g Fleisch und 3-4 Eier pro Woche, sowie 1-2 Portionen Milchprodukte und 500 g Gemüse und Obst pro Tag.
- **Durchschnitt:** 1 kg Fleisch und 3-4 Eier pro Woche, sowie 1-2 Portionen Milchprodukte und 450 g Gemüse und Obst pro Tag.
- **Viel Fleisch:** 2 kg Fleisch und 3-4 Eier pro Woche, sowie 1-2 Portionen Milchprodukte und 250 g Gemüse und Obst pro Tag.

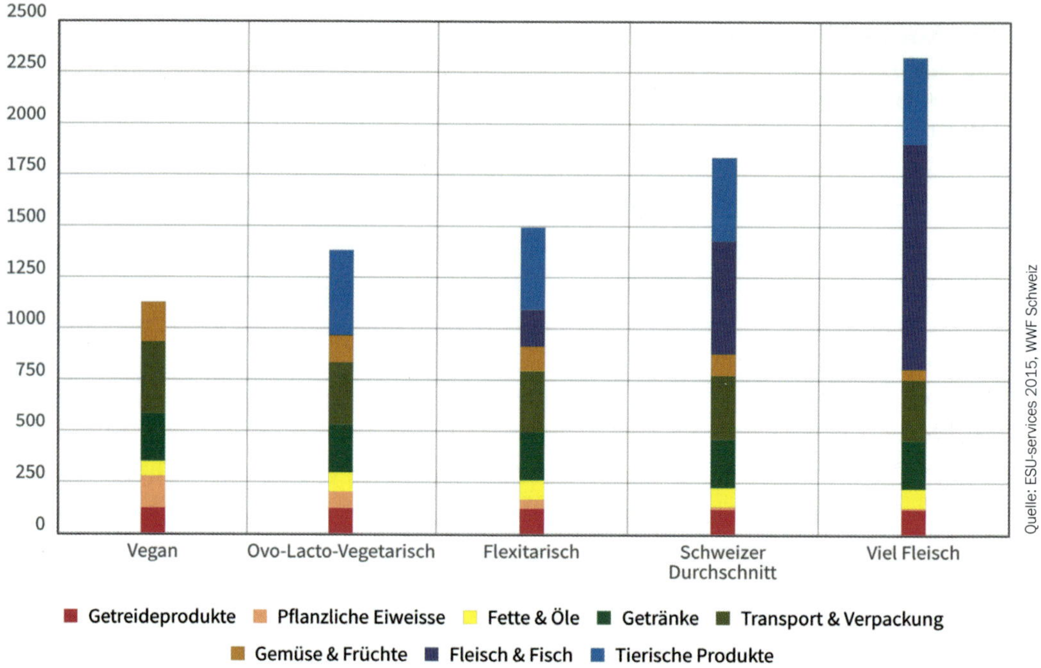

Die Grafik zeigt die Klimabelastung verschiedener Ernährungsstile in Kilogramm CO_2-Äquivalente pro Jahr und Person an.

Fleischbewusste Ernährung

Die flexitarische und auch pescetarische Ernährung sind Übergangsformen der Mischkost zur vegetarischen Ernährung und gehören daher streng genommen nicht zu den vegetarischen Ernährungsformen. In der pescetarischen Ernährung wird Fleisch von Landtieren wie Rind, Schwein, Schaf, Pferd und Geflügel gemieden. Kühles Fleisch von Fisch- und Meeresfrüchten sowie Eier, tierische Milch und Milchprodukte werden jedoch konsumiert. Bei einer flexitarischen Ernährung werden tierische Lebensmittel deutlich weniger und bewusster konsumiert, ohne jedoch strikt darauf zu verzichten.

Fleischlose Ernährung

Eine per Definition allgemeingültige vegetarische Ernährung gibt es nicht. Unter Vegetarismus können verschiedene Ernährungsformen zusammengefasst werden. Grundpfeiler der vegetarischen Ernährung ist, dass keine Produkte konsumieren werden, für die ein Tier getötet werden muss. Innerhalb der vegetarischen Ernährung werden verschiedene Formen unterschieden, wobei die Grundernährung stets auf Gemüse, Obst, Pilzen, Algen, Getreide, Hülsenfrüchten und Nüssen basiert.

Ovo-lakto-vegetarische Ernährung	Lakto-vegetarische Ernährung	Ovo-vegetarische Ernährung
Meiden von Fleisch sowie Fisch und Meeresfrüchte.	Meiden von Fleisch, Fisch und Meeresfrüchte sowie Eier.	Meiden von Fleisch, Fisch und Meeresfrüchte sowie tierische Milch und Milchprodukte.
Eier, tierische Milch und Milchprodukte werden konsumiert.	Tierische Milch und Milchprodukte werden konsumiert.	Eier werden konsumiert.
Gut geeignet für Blutgruppe B und AB. Möglich für 0 und geeignet für A, sofern eher Schaf- und Ziegenmilchprodukte verzehrt werden.	Gut geeignete für Blutgruppe AB. Für A auch gut geeignet, sofern eher Schaf- und Ziegenmilchprodukte verzehrt werden. Möglich für Blutgruppe B. Für 0 eher ungeeignet.	Gut geeignete für Blutgruppe A. Möglich auch für Blutgruppe B und AB mit Phlegmatismus und/oder Lactoseintoleranz. Möglich für Blutgruppe 0.

Vegane Ernährung

Die vegane Ernährung ist eine rein pflanzliche Kost, welche Gemüse, Obst, Hülsenfrüchte, Nüsse, Pilze und Algen beinhaltet. Sämtliche tierische Lebensmittel werden vermieden, auch der von Bienen produzierte Honig. In strenger Form werden zudem alle weiteren tierischen Produkte wie Kleidung aus Leder, Daunen, Seide und tierische Wolle vermieden.

Immunologisch und in Bezug auf die Verdaulichkeit von rein pflanzlicher Nahrung sind Menschen mit Blutgruppe A am besten und Menschen mit Blutgruppe B am wenigsten an diese Kostform adaptiert. Menschen mit Blutgruppe 0 können auf eine Reihe von Hülsenfrüchten und im Besonderen auf eine Vielfalt an Nüssen und Samen zurückgreifen. Zudem profitieren sie wie auch A-Typen vom Verzicht auf tierische Milchprodukte vor allem aus konventioneller Kuhmilch. Den B-Typen hingegen fehlt es an einer breiten Auswahl von Hülsenfrüchten und Nüssen sowie Samen, um ihren Proteinbedarf zu decken. Zudem ist zu beobachten, dass B-Typen unter dieser Ernährungsform besonders an Verdauungsproblemen leiden. Auf lange Sicht ist es für 0- sowie B-Typen schwieriger ihre Nährstoffe effizient zu decken, sodass sie bei einer rein veganen Ernährung eher Gefahr laufen Mängel und Schwächen zu entwickeln als A-Typen. Wichtig ist zu beachten, dass auch A-Typen mit Kochungsschwächen und mangelnder Sanguisbildung von tierischen Lebensmitteln profitieren können.

Innerhalb der veganen Ernährung können folgende Unterteilungen gemacht werden:

- **Rohkost vegan:** Verzicht auf alle vom Tier stammende Lebensmittel sowie gekochte Lebensmittel, diese Ernährungsform basiert ausschliesslich auf rohen Lebensmitteln. Zu beachten ist, dass es auch Rohkostformen gibt, welche rohes Fleisch und Fisch integrieren.

- **«Frutarismus»** oder **«Frutarier»** beschreibt vegan lebende Menschen, welche es ablehnen oder vermeiden, für ihr Essen Pflanzen zu beschädigen. Diese Ernährung beinhaltet Obst, Nüsse, Samen, Getreide und bestimmten Gemüsearten. Knollen, Blätter- und Wurzelgemüse werden nicht verzehrt. Einige Frutarier ernähren sich ausschliesslich von Obst, welches bereits vom Baum gefallen ist und Getreide, welches bei der Ernte als bereits gestorben gilt.
- **«Pudding-Veganer»**: bezeichnet Menschen, die zwar auf alle tierischen Lebensmittel und Produkte verzichten, sich aber vorwiegend von industriell hergestellten Fertigprodukten ernähren. Es handelt sich um eine vegane Ernährung, welche neben dem Verzicht auf Tierisches wenig Augenmerk auf eine ausgewogene Ernährung legt. Ebenso werden häufig Zucker und vegane Süssigkeiten konsumiert, daher der Begriff «pudding-vegan».
- **Gelegenheits-Veganer:** Sind überwiegend vegetarisch lebende Menschen. Sie bezeichnen sich als «halb vegan» oder «beinahe vegan», essen grundsätzlich keine tierischen Lebensmittel, machen jedoch von Zeit zu Zeit Ausnahmen bei Milchprodukten, Eiern und Honig.

Vegetarische Ernährungsformen in der TEN

Aus Sicht der TEN ist eine vegetarische Ernährung nicht für alle Konstitutionstypen sinnvoll und geeignet. Der Verzicht auf Fleisch ist aus Sicht der TEN kein Problem, wenn geeignete Alternativen eingebaut werden. Bei Vorliegen eines Phlegmatismus ist eine laktovegetabile Ernährung nicht empfehlenswert, oder nur dann, wenn die Schleimbildung von Milchprodukten mit Gewürzen und Garmethoden ausgeglichen wird. Eine Ernährung ohne jegliche tierischen Lebensmittel ist nur bei ausgesprochen starken Konstitutionen mit genügend Sanguiskräften und eher für Menschen mit Blutgruppe A empfehlenswert. Bei allen Schwächezuständen ist die rein vegane Ernährung über längere Zeit nicht zu empfehlen. Während einer kurzen Phase zum Auskurieren einer Krankheit oder zur Stoffwechselumstellung kann eine vegane Ernährung von gesundheitlichem Wert sein. Dies gilt auch für eine reine Rohkosternährung. Sie wirkt kühlend und benötigt starke Kochungskräfte. Sind diese geschwächt, führt eine vegane und eher rohkostbetonte Ernährung zu einer weiteren Schwächung sämtlicher Kochungen. Durch eine langzeitliche vegane oder rohkostbetonte Ernährung können zudem nicht nur die Kochungen, sondern auch die Spirituskräfte geschwächt werden. Durch die Kochungsschwächen können sich Schärfen entwickeln. Darum ist bei allen Schwächezuständen des Körpers eine Ernährung mit tierischen Lebensmitteln unter Berücksichtigung der individuellen Konstitution zielgerichteter. Bei einer rein pflanzlich basierten und rohkostbetonten Ernährung spielt die Zubereitungsart eine besonders wichtige Rolle, um die Kochungskräfte zu entlasten und ausreichend Nährstoffe aus der Nahrung zu gewinnen. So ist das Keimen von Nüssen, Samen, Getreide und Hülsenfrüchten sehr wertvoll, um Antinährstoffe abzubauen und die enthaltenen Mineralien und Proteine besser verfügbar zu machen. Auch Fermentation von Hülsenfrüchten, Getreide und Gemüse sowie der Einsatz von Gewürzen und Kräutern verbessert die Verdaulichkeit und damit die Aufnahme der Nährstoffe. Für Kinder, Schwangere, Stillende und Menschen in der Rekonvaleszenz sowie ältere Menschen und Melancholiker ist eine rein vegane Ernährung nur empfehlenswert, wenn in jeder Mahlzeit auch wärmende, bewegende und aufbauende Lebensmittel berücksichtigt werden.

Nährstoffabdeckung

Was die Abdeckung der Nährstoffe in einer vegetarischen und veganen Ernährung angeht, ist eine allgemeine Aussage schwierig zu treffen. Vegetarisch und vegan lebende Menschen befassen sich meist intensiver mit dem Thema Gesundheit und Ernährung und gestalten die ganze Lebensführung tendenziell bewusster. Bekannt ist, dass die empfohlene Energiemenge mit einer vegetarisch-veganen Ernährung nur in seltenen Fällen überschritten wird und es seltener zu Übergewicht und anderen Zivilisationskrankheiten kommt. Auch der Anteil an Gemüse und vollwertiger Kohlenhydratquellen ist meist höher als bei MischköstlerInnen. Hinsichtlich dem Fettverzehr lässt sich feststellen, dass die Gesamtfettmenge bei einer Mischkost zwar tendenziell höher ist, der wertvolle Anteil hochwertiger pflanzlicher Fette und Öle jedoch bei vegetarisch-veganer Kost besser abgedeckt wird. Proteine gehören zu den kritischen Makronährstoffen in der veganen Ernährung, obwohl auch pflanzliche Proteinquellen essenzielle Aminosäuren liefern. Wichtig ist deshalb auf ein breites Spektrum verschiedener Proteinquellen zu achten, sodass möglichst verschiedene Nüsse, Hülsenfrüchte und Vollwertgetreide sowie Pseudogetreide einzeln oder zur Verbesserung der Eiweisswertigkeit gemischt verzehrt werden sollten. Das Risiko eines Mikronährstoffmangels hängt von vielen Faktoren ab, wobei neben der Ernährung die Stressbelastung, Medikamenteneinnahme, Darmgesundheit und Schwermetallbelastung eine wichtige Rolle spielen. Allgemein lässt sich beobachten, dass es bei einer abwechslungsreichen Ovo-lakto-vegetarischen Ernährung seltener zu Mikronähstoffmängel kommt als bei einer rein veganen Ernährung.

Kritische Mikronährstoffe	Potenziell kritische Mikronährstoffe
Vitamin B12	Selen (auch bei Mischkost kritisch)
Eisen	Protein v. a. Aminosäure Lysin
Zink	Vitamin B6
Vitamin D (auch bei Mischkost kritisch)	Kalzium
EPA (Omega-3-Fettsäure)	Vitamin A bei beta-Carotin Mangel

Kritische und potenziell kritische Mikronährstoffe bei einer vegetarisch/veganen Ernährung

Die vegane Ernährung kann mit Hilfe von Nährhefe, schwarzer Melasse und Algen angereichert werden. Es kann dennoch sinnvoll sein für eine bestimmte Zeit Nahrungsergänzungen in Absprache mit einer Fachperson einzusetzen und entsprechende Werte labordiagnostisch überprüfen zu lassen. Insbesondere Vitamin B12 sollte bei rein veganer Kost regelmässig überprüft und in geeigneter Form ergänzt werden.

Mögliche proteinreiche Lebensmittel bei veganer Ernährung

- **Getreide** möglichst abwechslungsreich, da so auch die Aminosäuren und wichtige Vitamine abgedeckt werden können. Den gluteinfreien Pseudogetreiden spezielle Beachtung schenken, da diese besonders protein- und mineralstoffreich sind.
- **Hülsenfrüchte** und daraus hergestellte Produkte wie Tofu und Tempeh spielen eine wichtige Rolle für die Abdeckung des Proteinbedarfs. Sie sind jedoch nicht für jeden Konstitutionstyp gleich gut geeignet. Darum sollte zuerst abgeklärt werden, ob die enthaltenen Lektine mit der entsprechenden Blutgruppe kompatibel sind. Ebenso spielt bei Getreide und Hülsenfrüchten die Zubereitung zum Abbau von Antinährstoffen eine zentrale Rolle.
- **Algen** und **Vitalpilze** können wichtige Ergänzungen zur Abdeckung von essenziellen Aminosäuren, bestimmten Mineralien und sekundären Pflanzenstoffen sein. Sie sind im Fachhandel getrocknet, als Pulver oder Kapseln erhältlich.
- **Wildkräuter** enthalten eine überraschend hohe Protein- und Mineralstoffdichte sowie reichlich entzündungshemmendes Chlorophyll und andere SPS.

Rezeptideen für eine ausgewogene vegane Ernährung aus Sicht der TEN

Frühstück

- Hafer/Hirse-Porridge mit Pflanzenmilch, Nüssen, Nussöl sowie Obst und Zimt
- Urgetreide-Sauerteigbrot mit Gemüse/Nuss- oder Linsenaufstrich und Sprossen
- Haferjoghurt mit Beeren und gerösteten Nüssen und Gewürzen
- Misosuppe mit Seidentofu und Gemüsestreifen

Mittag- oder Abendessen

- Chili con Verdura mit Polenta oder Hirse dazu geröstete Samen
- Linsen/Bohnen-Gemüse-Curry mit Vollreis dazu geröstetem Sesam und frischer Koriander
- Tofu oder Tempeh mediterraner Art mit Tomatensauce, Thymian und Rosmarinkartoffeln
- Quinoa-Gemüse-Salat mit Samen, Kräuter und Hefeflocken dazu Urgetreidebrot mit Nüssen
- Pasta aus Hülsenfrüchten mit Pesto und Pinien- oder Kürbiskernen
- Dinkel-Couscous mit Tofu und Gemüse garniert mit frischen Kräutern
- Hirsotto mit Gemüse gerösteten Nüssen und Mandelmus verfeinert
- Erbsensuppe mit Hefeflocken dazu Urgetreidebrot mit Humus

Literatur/Studien Vegetarische und vegane Ernährung

Baroni, L., et al (2019). Vegan nutrition for mothers and children: Practical tools for healthcare providers. Nutrients, 11(1), 1–16.doi:10.3390/nu11010005

Müller, P. et al (2020). Handlungsanweisungen vegetarische und vegane Ernährung im Säuglings- und Kleinkindesalter. Swiss Society of Paediatrics, 1–20.

Nowaczek, J., et al. (2021). Vegan and vegetarian diet influence on bone health - a short review. Journal of Education, Health and Sport, 11(9), 327–333. doi:10.12775/jehs.2021.11.09.041

Rittenau N., Copien S., (2020), Vegan-Klischee ade! Dorling Kindersley Verlag GmbH, München

Schüpbach, R., et al (2015). Micronutrient status and intake in omnivores, vegetarians and vegans in Switzerland. Eur J. Nutr, Spinger-Verlag Berlin Heidelberg 2015

11 ANTIENTZÜNDLICHE ERNÄHRUNG

Das Autorenteam unterstützt die antientzündliche Ernährung zur Prävention diverser metabolischer Erkrankungen. Aus Sicht der TEN gilt diese Grundernährung als allgemein kochungsfördernd und bei Dyskrasie sowie Kakochymie verbessernd auf die Säftequalität. Die individuelle Konstitution sollte auch bei der antientzündlichen Ernährung berücksichtigt werden.

Ziel der antientzündlichen Ernährung sind stabile sowie tiefe Blutzucker- und Insulinspiegel bei gleichzeitiger Einnahme grosser Mengen antientzündlich wirkender Inhaltsstoffe. Dabei wird die glykämische Last von Kohlenhydratquellen aber auch die Kombination von Makronährstoffen berücksichtigt. Als Hauptmerkmal dieser Ernährungsform gilt somit die Kohlenhydrat- bzw. Zuckerreduktion zu Gunsten von präbiotisch wirkendem Gemüse, hochwertigen pflanzlichen, aber auch tierischen Proteinquellen und des höheren Stellenwerts pflanzlicher Fette, Öle sowie Nüsse und Samen. Diese Nährstoffkombination wirkt besonders sättigend und liefert eine Fülle von Mineralien, Vitaminen und sekundären Pflanzenstoffen (SPS). Durch die langanhaltende Sättigung können Pausen von 4-5 Stunden zwischen den Mahlzeiten gut eingehalten werden, was die zentralen Stoffwechselorgane Bauchspeicheldrüse, Darm und Leber und somit auch die 1. und 2. Kochung entlastet. Die antientzündliche Ernährung zeichnet sich ausserdem durch den regelmässigen Einsatz von frischen oder schonend getrockneten Kräutern sowie Gewürzen aus. Dadurch lässt sich die 1. Kochung stärken und der Gehalt an antientzündlich wirkenden SPS erhöhen. Zwischen den Mahlzeiten werden stilles Wasser und ungesüsste Tees getrunken.

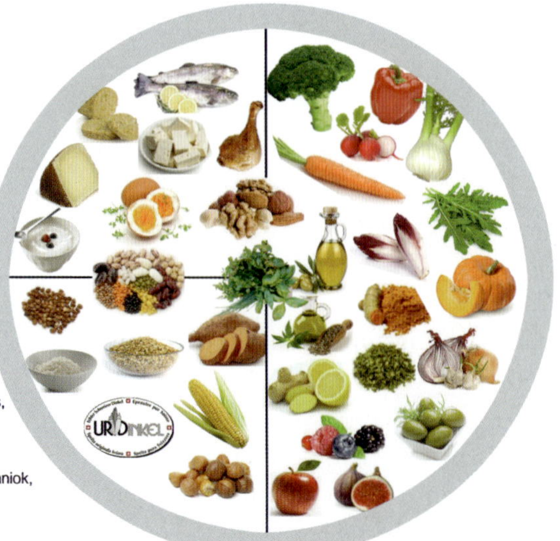

Getränke
Wasser ohne Kohlensäure, ungesüsste Kräutertees, Gelegentlich Wein
Eiweissquellen
Nüsse/Samen, diverse Hülsenfrüchte, Tofu, Tempeh, Hühnerei, Geflügel, regionaler Fisch, angesäuerte Milchprodukte v.a. aus Schaf- und Ziegenmilch
Kohlenhydrate/Stärke
Urgetreide: Hirse, Hafer, Reis, Urdinkel, Roggen, Gerste...
Pseudogetreide: Amaranth, Buchweizen, Quinoa
Wurzelgemüse: Kartoffel*, Maniok, Süsskartoffel, Topinambur...
Marroni (Esskastanie)
*ohne Schale, ideal alte Sorten
URDINKEL
Gemüse und Obst
In allen Farben und Formen möglichst regional und saisonal
Bei Obst v.a. diverse Beeren
Bei Gemüse v.a. Lauchgewächse und Kreuzblütler
Pflanzenöle/Fette
Kalte Küche
Hanf-, Lein-, Raps-, Walnussöl
Warme und kalte Küche
Olivenöl, Rapsöl
Heisse Küche
Geklärte Butter (Ghee), evtl. Kokosfett
Ölfrüchte
Nüsse/Samen
Grüne Oliven
Kräuter und Gewürze
Zu jeder Mahlzeit grosszügige Mengen Kräuter und Gewürze

Tellermodell antientzündliche Ernährung

Aufbau der antientzündlichen Ernährung

Getränke und Flüssigkeit

Es wird je nach Temperatur und körperlicher Tätigkeit empfohlen, 1.5 bis 3 Liter Flüssigkeit pro Tag zu trinken. Das entspricht ungefähr 4-5 Gläser Wasser und 2-3 Tassen ungesüsstem Tee.

Faustregel:

30 ml pro Kilogramm Körpergewicht z. B. 30 ml x 60 kg = 1800 ml / 1.8 l pro Tag

Wasser ohne Kohlensäure ist zu bevorzugen, denn das Gas CO_2 führt dem Körper unnötig Säure zu und kann zu Blähungen führen. Da Kaffee zu den Genussmitteln gehört und somit nur in moderaten Mengen konsumiert werden soll, wird dieser hier nicht dazugerechnet.

Als besonders entzündungshemmend gelten:

- aromatisiertes Wasser mit Zitrone, wilden Beeren und Kräutern
- Ingwer- und Kurkumatee sowie Olivenblatt-Tee
- darm- und leberstärkende Kräutertees aus z. B. Fenchel, Kamille oder Schafgarbe
- Grüntee und Schwarztee max. 3-4 Tassen/Tag (ausserhalb der Mahlzeiten und je nach Koffeinverträglichkeit)
- Yerba-Mate (individuelle Koffeinverträglichkeit beachten)

Gemüse

Mindestens 3-4 Portionen à 120 g pro Tag.

Im Allgemeinen soll reifes, saisonales und regionales Bio-Gemüse in allen Farben konsumiert werden. Dabei rohe sowie gekochte Formen berücksichtigen.

Als besonders entzündungshemmend gelten:

- Lauchgewächse wie Zwiebel, Lauch, Knoblauch, Bärlauch, Frühlingszwiebel
- Kreuzblütler wie Brokkoli, Blumenkohl, Federkohl, Kohlrabi, Rucola, Rosenkohl, Romanesco, Radieschen, Wirsing, Wiesenschaumkraut
- beta-Carotin-reiche Lebensmittel wie Karotten, Kürbis, Süsskartoffeln, Blattgemüse
- chlorophyll-reiche, dunkle Blattgemüse wie Spinat, Mangold, Federkohl, Wildkräuter

Merke: Als potenziell entzündungsfördernd gelten Nachtschattengewächse wie Tomate, Paprika und Aubergine. Ob und wie stark entzündungsfördernd diese Gemüse wirken hängt insbesondere vom Reifegrad, der Zubereitungsart, dem Darmzustand und dem individuellen Immunsystem ab, wobei die eigene Blutgruppe eine wichtige Rolle spielt. Werden Nachtschattengewächse in voller Reife geerntet, geschält, entkernt und gekocht reduziert sich ihr Lektingehalt, was die Verträglichkeit verbessert, sodass sie weniger entzündlich wirken.

Obst

Bis zu 2-3 Portionen à 120 g pro Tag, idealerweise vor 16.00 Uhr und auf nüchternen Magen, um Gärprozesse im Magen-Darmtrakt zu verhindern.

Die Menge soll moderat gehalten und auf Obstsäfte eher verzichtet werden. Stattdessen können kleine Mengen naturtrüber Direktsäfte aus Beeren mit hohem Anteil an SPS sowie Gemüse-basierte Smoothies integriert werden. Auch hier soll auf reifes, saisonales und regionales Bio-Obst geachtet werden.

Als besonders entzündungshemmend gelten:

- Beerenobst aufgrund des hohen Anteils an SPS und Vitaminen: Heidelbeere, Johannisbeere, Erdbeere, Himbeere, Brombeere etc.
- alte Apfelsorten mit hohem SPS-Anteil wie Boskoop, Topaz, Cox Orange
- enzymreiches Obst: Ananas, Papaya und Grapefruit (Merke: bei der Einnahme von Medikamenten sollte auf Grapefruit verzichtet werden)
- Vitamin C-reiches Obst: Johannisbeere, Kiwi, Limette, Preiselbeere, Zitrone
- ungeschwefeltes Trockenobst: Aprikose, Dattel, Feige, Weinbeeren (Rosinen), Pflaume, jedoch nur in kleinen Mengen aufgrund des verhältnismässig hohen Fruchtzuckeranteils.

Merke: Datteln wirken trotz ihres relativ hohen Zuckergehalts entzündungshemmend und antidiabetisch. Dies wohl aufgrund ihrer hohen Nähr- und Vitalstoffdichte sowie des Gehalts an wertvollen Nahrungsfasern. Sie können daher als gesunde Dessert-Option direkt nach Mahlzeiten eingesetzt werden.
Auch wenn einige exotische Obstsorten entzündungshemmend wirken, rät das Autorenteam von einem grossen Konsum importierter exotischer Früchte aus ökologischen und energetischen Gründen eher ab.

Öle, Fette, Nüsse und Ölfrüchte

Empfohlen werden eine bis zwei Hände voll Nüsse und Samen pro Tag, was ungefähr 30 bis 60 g entspricht.

Als besonders entzündungshemmend gelten:

Walnüsse, Mandeln, Macadamia, Kürbiskerne, Hanfsamen, Leinsamen, grüne Oliven, Pinien- und Zedernkerne. Cashewkerne und Paranüsse sollten aufgrund des meist unverträglichen Lektinanteils und der weiten Transportwege eher vermieden oder nur in geringen Mengen konsumiert werden.

Die individuelle Verträglichkeit von Nüssen und Samen ist abhängig von immunologischen Faktoren wie der Blutgruppe aber auch der Zubereitungsart und Verzehrmenge. Grosse Nüsse wie Walnüsse, Mandeln und Haselnüsse idealerweise über Nacht wässern, um Antinährstoffe abzubauen. Angekeimte, feuchte Nüsse noch am selben Tag essen, um Schimmelbildung zu vermeiden. Allgemein sollten Nüsse und Samen trocken und kühl gelagert und in Bio-Qualität gekauft werden.

Faustregel:
Ca. 1.5 g Fett und Pflanzenöle pro Kilogramm Körpergewicht (bei normalem BMI)
z. B. 1.5 g x 60 kg = 90 g pro Tag

1-2 Hände voll Ölfrüchte:	Nüsse, Samen, grüne Oliven
2 EL Pflanzenöl für die kalte Küche:	Hanföl, Leinöl, Walnussöl
2 EL Pflanzenöl für die warme/kalte Küche:	Olivenöl, Rapsöl
1 EL Fette für die heisse Küche:	Geklärte Butter (Ghee), alternativ Kokosöl

Proteinquellen

Etwa 2-3 Portionen pro Tag oder ungefähr 0.6 bis 0.8 g pro Kilogramm Körpergewicht.

Besonders die Proteinquellen sollten auf die Konstitution angepasst und verdauungsfördernd zubereitet werden, um die 1. Kochung zu entlasten.

Hühnerei	2 x Eier pro Woche bis maximal ein Ei pro Tag
Proteinreiche Nüsse, Samen	1-2 Hände voll (ca. 50 g) pro Tag: Kürbiskerne, Hanfsamen, Pinien- und Zedernkerne, Erdnüsse, Mandeln.
Hülsenfrüchte und daraus hergestellte Produkte	Täglich: Cannellinibohnen, schwarze Bohnen, Adzukibohnen, Kichererbsen, Augenbohnen, Pintobohnen, weisse Bohnen, Erbsen, Linsen, Tofu, Tempeh etc.
Milchprodukte	Bis zu 1 x pro Tag: Am besten angesäuerte Schaf- und Ziegenmilchprodukte wie Feta, Naturjoghurt, Pecorino, Manchego.
Fleisch	Bis zu 3 x 100 g pro Woche mehr weisses als rotes Fleisch: Huhn, Strauss, Pute oder Kaninchen und davon maximal einmal Rind, Lamm oder Wild. Auf Schweinefleisch eher verzichten*.
Fisch	Bis zu 2 x 100 g pro Woche, regionaler Seefisch ist zu bevorzugen: Karpfen, Felchen, Lachsforelle oder Regenbogenforelle. Lachs, Makrele, Hering und Thunfisch aufgrund der Überfischung und häufigen Belastung mit toxischen Metallen eher selten einsetzen. Algenöl ist eine geeignete, ökologische Variante, um antientzündliche Fettsäuren einzunehmen.

*Allgemein empfiehlt die antientzündliche Ernährung den Verzicht auf Schweinefleisch, da dieses reich an gesättigten Fettsäuren und an Arachidonsäure ist. Weiter enthält Schweinefleisch reichlich Purine, welche den Harnsäurespiegel beeinflussen können. Das Fleisch von Mastschweinen wirkt durch nicht artgerechte Fütterung und starke Medikamenten-Belastung besonders entzündungsfördernd.

Merke: Auch Getreide und Pseudogetreide können einen relevanten Beitrag zur Proteinversorgung leisten, auch wenn ihre Aminosäurequalität nicht mit Hülsenfrüchten gleichzusetzen ist.

Stärkebeilage

1-3 Portionen pro Tag, wobei 1 Portion einer Espresso-Tasse Getreide (Rohgewicht) bzw. einer Hand voll Wurzelgemüse oder Marroni (Esskastanie) entspricht.

Je mehr körperliche Aktivität betrieben wird, desto mehr kann von dieser Gruppe gegessen werden. Abends sollte auf grosse Kohlenhydratmengen verzichtet werden, da die Insulinwirkung um diese Zeit nachlässt, was zu nächtlichen Blutzuckerspitzen führen kann. Abends eignen sich vor allem kohlehydratreiche Wurzelgemüse, statt grosse Mengen Getreide.

Als besonders antientzündlich gelten glutenfreie Pseudogetreide aber auch Urgetreide. Sie sind sehr nährstoffreich und haben eine schwächere Wirkung auf den Blutzucker- sowie Insulinspiegel:

Glutenfreie Getreide	Hafer, Hirse, Reis (Vollkorn bevorzugen)
Glutenfreie Pseudogetreide	Amaranth, Buchweizen, Quinoa
Wurzelgemüse	Süsskartoffel, rote Beete, Karotte, Pastinake etc.
Urgetreide statt Weizen	Urdinkel, Emmer, Kamut, Urroggen, Urgerste

Weizen wird aufgrund des negativen Einflusses auf die Darmschleimhaut, den Zuckerstoffwechsel und möglichen Entzündungen vorzugsweise durch Urdinkel oder andere Urgetreide ersetzt (siehe Kapitel «Antinährstoffe»). Liegt ein Leaky Gut vor, so werden zeitweilig glutenfreie Stärkebeilagen empfohlen. Kartoffeln und Mais sind zwar glutenfrei, wirken jedoch stark auf den Blutzucker und enthalten Lektine, welche je nach Konstitution entzündungsfördernd wirken können.

Merke: Durch Abkühlen von Stärke bildet sich resistente Stärke. Diese wird enzymatisch nicht aufgebrochen und somit nicht ins Blut aufgenommen. Abgekühlte Stärke aus z.B. Kartoffeln oder Reis haben dadurch eine geringere Blutzuckerwirkung. Zudem gelangt die unverdaute Stärke in den Dickdarm, wo sie von Bifidobakterien als Futter verwertet wird. Dabei entsteht die wertvolle Fettsäure Butyrat, welche das saure Milieu und die Darmzellgesundheit aufrechterhält. Bei Getreide wenn immer möglich die angesäuerte Variante z.B. Sauerteig bevorzugen. Diese wirkt weniger stark auf den Blutzucker und Antinährstoffe werden abgebaut, sodass sie in dieser Form allgemein besser verträglich sind.

Genussmittel

Auch Genussmittel haben ihren Platz in einer ausgewogenen, antientzündlichen Ernährung, jedoch nicht täglich und nur in kleinen Mengen. Einige Genussmittel können sogar einen Beitrag zur entzündungshemmenden Ernährung leisten:

- **Rotwein** aus biologischem Anbau liefert neben Alkohol wertvolle sekundäre Pflanzenstoffe (SPS) wie etwa Resveratrol und Quercetin.
- **Kaffee** schwarz aus biologischem Anbau bis zu maximal drei bis vier Tassen pro Tag, je nach individueller Koffeinverträglichkeit und Stressbelastung. Die enthaltenen gesundheitsfördernden SPS werden durch das Protein tierischer Milch gebunden und stehen somit dem Körper weniger zur Verfügung. Daher sollte Kaffee schwarz oder mit pflanzlicher Milch und zugunsten des Blutzuckers ohne Zucker getrunken werden.
- **Kakao** gilt aufgrund seiner hohen Dichte an Spurenelementen und SPS als besonders nahrhaft und entzündungshemmend. Es sollte auf möglichst hohe Qualität geachtet werden, da Kakao auch stark mit toxischen Metallen belastet sein kann und dann eher proentzündlich wirkt. Der Kakaoanteil sollte bei Schokolade mindestens 70 % betragen.

Mehr zum Thema Genussmittel im Kapitel «Lebensmittelkunde».

Besonders entzündungsfördernde Genussmittel:

- **Frittierte Lebensmittel** wie Chips, Pommes, Donuts oder Churros enthalten «leere» Kohlenhydrate bzw. kaum Vitalstoffe und meist proentzündliche Transfettsäuren.
- **Milchschokolade** wirkt aufgrund des relativ hohen Zuckergehalts und der Kombination von gesättigten Fetten sowie Kuhmilchprotein eher entzündungsfördernd und fördert die Zuckersucht.
- **Industriell gefertigte Süsswaren** wie Smarties, M&Ms, Gummibärchen, gesüsste Milchgetränke enthalten unter anderem potenziell krebsfördernde Farbstoffe und gleichzeitig kaum Vitalstoffe (Siehe E-Nummern E102, 104, 110, 120, 122, 123, 129, 151, 171).

Kräuter und Gewürze

Auf den regelmässigen und grosszügigen Einsatz von möglichst frischen Kräutern und Gewürzen legt die antientzündliche Ernährung besonders viel Wert. Sie wirken nicht nur entzündungshemmend, sondern stärken auch die 1. Kochung und helfen dabei, den Darm frei von pathogenen Bakterien, Pilzen und Parasiten zu halten. Zudem haben einige Gewürze wie Zimt einen positiven Einfluss auf den Blutzucker und andere metabolische Parameter. Als besonders nähr- und vitalstoffreich gelten zudem heimische wilde Kräuter wie Löwenzahn, Brennnessel, Giersch und Bärlauch. Diese sollten den Speiseplan regelmässig ergänzen, da ihr Chlorophyll und die enthaltenen SPS entzündungshemmend wirken und ihre Bitterstoffe die 1. sowie 2. Kochung stärken.

Merke: Die antientzündliche Ernährung sollte eine hohe Diversität des intestinalen Mikrobioms fördern. Da sich unterschiedliche Bakterienstämme auf die Verwertung verschiedener Pflanzenfaserarten spezialisiert haben, sollten mindestens 10 verschiedene pflanzliche Lebensmittel pro Tag konsumiert werden. Dazu zählen Gemüse, Obst, Nüsse, Hülsenfrüchte, vollwertiges Getreide genauso wie Gewürze und Kräuter.

Neun Kräutersuppe (für 4 Personen)

Zutaten: wenn möglich in Bioqualität verwenden

1 **rote Zwiebel**
1 **Knoblauchzehe**
2 EL **Olivenöl**
1 **Kartoffel** oder **Süsskartoffel**
Je 1 Handvoll **Hirtentäschli, Löwenzahn, Giersch, Gänseblümchen, Brennnessel, Sauerampfer, Sauerklee, Bärlauch, junger Spinat**
1 l **Gemüsebouillon** mit Kräutersalz
Cayenne-Pfeffer, Ingwer und **Lorbeer**

Zubereitung: Die Zwiebeln und Knoblauch fein würfeln. Kartoffel schälen und klein würfeln, Kräuter waschen, trocknen, klein hacken.
Zwiebeln und Knoblauch im Olivenöl andünsten. Kartoffel und Kräuter beigeben, kurz mitdünsten, mit Bouillon auffüllen. Mit Muskat und Pfeffer und evtl. Kräutersalz abschmecken.
Die Suppe ca. 20-30 Minuten sanft köcheln lassen und vor dem Servieren nochmals abschmecken.

Literatur/Studien Antientzündliche Ernährung

De Punder, K., & Pruimboom, L. (2013). The dietary intake of wheat and other cereal grains and their role in inflammation. Nutrients, 5(3), 771–87.doi:10.3390/nu5030771

Halton, T. L., & Hu, F. B. (2004). The effects of high protein diets on thermogenesis, satiety and weight loss: A critical review. Journal of the American College of Nutrition, 23(5), 373–385. doi:10.1080/07315724.2004.10719381

Haβ, U., et al. (2021). Dietary Inflammatory Index (DII) - Useful Guide in Practical Advice or a Purely Theoretical Model in Nutritional Research? Aktuelle Ernährungsmedizin, 46(3), 174–185. doi:10.1055/a-1299-1190

Heilmeyer, P. (2008). Die LOGI-Methode, eine massgeschneiderte Ernährung bei Übergewicht, Metabolischem Syndrom und Typ-2-Diabetes. Ernährung & Medizin, 23: S. 20-25

Kaskous, S. (2020). A1- and A2-Milk and Their Effect on Human Health. Journal of Food Engineering and Technology, 9(1), 15–21.doi:10.32732/jfet.2020.9.1.15

Li, N., et al. (2022). Cruciferous vegetable and isothiocyanate intake and multiple health outcomes. Food Chemistry, 375(May 2021).doi:10.1016/j.foodchem.2021.131816

Melnik, B. C. (2011). Milk signalling in the pathogenesis of type 2 diabetes. Medical Hypotheses, 76(4), 553–559. doi:10.1016/j.mehy.2010.12.017

Mueller, M., Hobiger, S., & Jungbauer, A. (2010). Anti-inflammatory activity of extracts from fruits, herbs and spices. Food Chemistry, 122(4), 987–996. doi:10.1016/j.foodchem.2010.03.041

Naureen, I., et al. (2022). Potential Health Benefit of Dates Based on Human Intervention Studies: A Brief Overview. Haya: The Saudi Journal of Life Sciences, 7(3), 101–111. doi:10.36348/sjls.2022.v07i03.006

Ni, C., et al. (2022). Low-Glycemic Index Diets as an Intervention in Metabolic Diseases: A Systematic Review and Meta-Analysis. Nutrients, 14(2), 891–902. doi:10.3390/nu14020307

Popkin, B. M., D'Anci, K. E., & Rosenberg, I. H. (2010). Water, hydration, and health. Nutrition Reviews, 68(8), 439–58. doi:10.1111/j.1753-4887.2010.00304.x

Rajagopal, P. L., et al. (2013). Herbs in Inflammation - A Review, 4, 1289–1307.

Ruxton, C. H. S. (2008). Black tea and health (Nutrition Bulletin (2008) 33, (91-101)). Nutrition Bulletin, 33(3), 264. doi:10.1111/j.1467-3010.2008.00719.x

Şanlier, N., Gökcen, B. B., & Sezgin, A. C. (2019). Health benefits of fermented foods. Critical Reviews in Food Science and Nutrition, 59(3), 506–527. doi:10.1080/10408398.2017.1383355

Sharma, H., Zhang, X., & Dwivedi, C. (2010). The effect of ghee (clarified butter) on serum lipid levels and microsomal lipid peroxidation. AYU (An International Quarterly Journal of Research in Ayurveda), 31(2), 134. doi:10.4103/0974-8520.72361

Spreadbury, I. (2012). Comparison with ancestral diets suggests dense acellular carbohydrates promote an inflammatory microbiota, and may be the primary dietary cause of leptin resistance and obesity. Targets and Therapy, 5, 175–189.

Stote, K. S., et al. (2012). Effect of cocoa and green tea on biomarkers of glucose regulation, oxidative stress, inflammation and hemostasis in obese adults at risk for insulin resistance. European Journal of Clinical Nutrition, 66(10), 1153–9. doi:10.1038/ejcn.2012.101

Subramoniam, A., et al. (2012). Chlorophyll revisited: Anti-inflammatory activities of chlorophyll a and inhibition of expression of TNF-α gene by the same. Inflammation, 35(3), 959–966. doi:10.1007/s10753-011-9399-0

12 ZELLULÄRE ENERGIEGEWINNUNG

Auf der Ebene der 3. Kochung findet mit Hilfe von Mikronährstoffen, neben der Bildung und Erneuerung von Zellen und Geweben, die Umwandlung der Makronährstoffe zu Energie statt. Diese freigewordene Energie ist Voraussetzung für die Gewebeneubildung und somit für die Gesunderhaltung des Körpers. Das 1929 entdeckte Molekül ATP ist die biochemische Bezeichnung für Energie. ATP steht für Adenosin-Tri-Phosphat, wobei Phosphor die eigentliche Energie in sich trägt. Der Begriff Phosphor stammt aus dem altgriechischen «phosphóros» und bedeutet zu deutsch «lichttragend». Man könnte sagen, es handle sich um die in Lebensmitteln gebundene und auf der 3. Kochungsebene freigewordene Sonnenenergie. ATP ist wichtig für unsere Gene, die Proteinbildung und sämtliche Prozesse in unserem Organismus. Die DNS wäre ohne ATP wie ein Computer ohne Strom. Voraussetzung für eine effiziente Energiegewinnung sind komplexe Enzymsysteme, welche auf diverse Mikronährstoffe angewiesen sind.

Merke: ATP ist aus Sicht der TEN, die in Lebensmitteln gebundene und auf der 3. Kochungsebene freigewordene Sonnenenergie.

Aerobe versus anaerobe Energiegewinnung

Der menschliche Organismus hat zwei Möglichkeiten aus Nährstoffen Energie zu gewinnen. Einerseits direkt im Zellplasma ohne Sauerstoff, was als anaeroben Energiegewinnung bekannt ist. Andererseits in den Mitochondrien, unseren Zellkraftwerken, mit Hilfe von Sauerstoff und wird somit als aerobe Energiegewinnung bezeichnet.

Mitochondrien

Mitochondrien sind kleine ovale Zellorganellen mit eigener DNS. Gemäss Endosymbionten-Theorie geht man davon aus, dass Mitochondrien ursprünglich Bakterien waren. Durch Endosymbiose wurden bestimmte Bakterien in die Wirtzelle eingeschleust und so zu Zellorganellen. Diese zu Mitochondrien umgebauten Bakterien, dienten der Wirtszelle fortan als effiziente Energiekraftwerke. Aufgrund der Endosymbiose verfügen Mitochondrien über zwei Membranen. Die innere, gefaltete und röhrenförmige vom ursprünglichen Bakterium, die äussere von der Wirtzelle. Zwischen den beiden Membranen

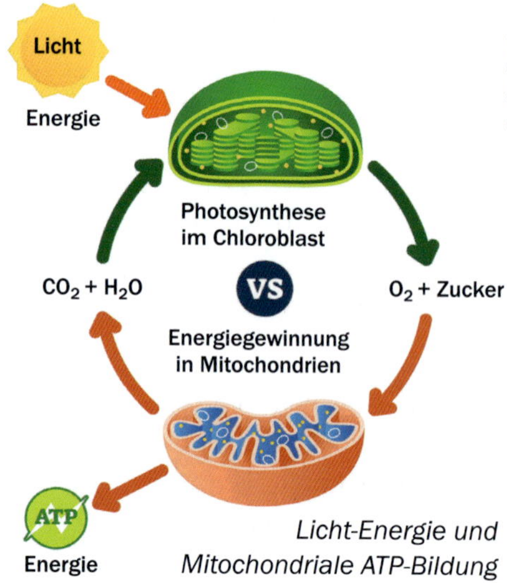

Licht-Energie und Mitochondriale ATP-Bildung

Quelle: iStock

befindet sich der Intermembranraum und ganz im Innern der Matrixraum (siehe Abbildung blau). Je nach Zelle zählt man 200 bis 2000 Mitochondrien. Sehr aktive Zellen wie etwa Nerven- oder Herzzellen beinhalten mehr Mitochondrien als stabile Knochenzellen, die relativ wenig Energie verbrauchen. Die weibliche Eizelle besitzt mit mehreren 100000 Mitochondrien die mit Abstand grösste Anzahl, da sie viel Energie für die Erschaffung eines neuen Organismus benötigt. Mitochondrien werden somit maternal vererbt. Die wenigen väterlichen Mitochondrien bleiben mit der Geissel des Spermiums ausserhalb der Eizelle.

Anaerobe Energiegewinnung

Bei Energieknappheit zerfällt zuerst das in den Mitochondrien gespeicherte ATP zu ADP, sodass bereits nach einigen Sekunden neues ATP gebildet werden muss. Dies geschieht durch Glycolyse im Zellplasma, welche zugleich der Vorbereitungsschritt der anschliessenden aeroben Energiegewinnung im Citratzyklus darstellt. Bei Sauerstoffmangel bleibt es bei der aneroben Glycolyse im Zellplasma, sodass man von der «anaerob-laktaziden-Energiegewinnung» spricht. Ausgangssubstrat ist die Glucose. Diese wird durch die Nahrung zugeführt oder aus den Glycogenspeichern der Leber und Muskulatur freigesetzt. Die verfügbare Glucose gelangt über Transporter ins Zellplasma und wird zu zwei ATP pro Glucose-Molekül umgewandelt. Der Vorteil dieser Art der Energiegewinnung ist eine sehr rasche Energiebereitstellung, welche auch bei schlechter Mikronährstoff- und Sauerstoffversorgung funktioniert. Der grosse Nachteil ist, dass pro Molekül sehr wenig Energie und gleichzeitig viel Säure in Form von Laktat und freien H+ Ionen entsteht. Laktat wiederum kann vom Gehirn und Herzen als Energie-Substrat verwendet werden. Übersteigt die Laktatbildung jedoch den Energiebedarf von Gehirn und Herz, so verbleibt es in der Zelle und dem Gewebe, was längerfristig zu Gewebeazidose führt.

Zellatmung – die aerobe Energiegewinnung

Der Ablauf der aeroben Energiegewinnung kann grob in drei Stufen eingeteilt werden:

Glykolyse	Im Zellplasma, also ausserhalb der Mitochondrien	→	2 ATP
Citratzyklus	Im Matrixraum der Mitochondrien	→	Zwischenprodukte mit Wasserstoff
Atmungskette	Auf der inneren Membran der Mitochondrien	→	34 ATP

Fette gelten neben Kohlenhydraten als zentrale Energielieferanten im menschlichen Organismus. Kohlenhydrate werden in Form von Glucose entsprechend der anaeroben Energiegewinnung zuerst in Pyruvat umgewandelt, wobei bereits zwei ATP entstehen. Danach gelangt Pyruvat mit Hilfe bestimmter Mikronährstoffe und unter Abspaltung von CO_2 als Acetyl-Coenzym A in den Matrixraum der Mitochondrien. Acetyl-CoA

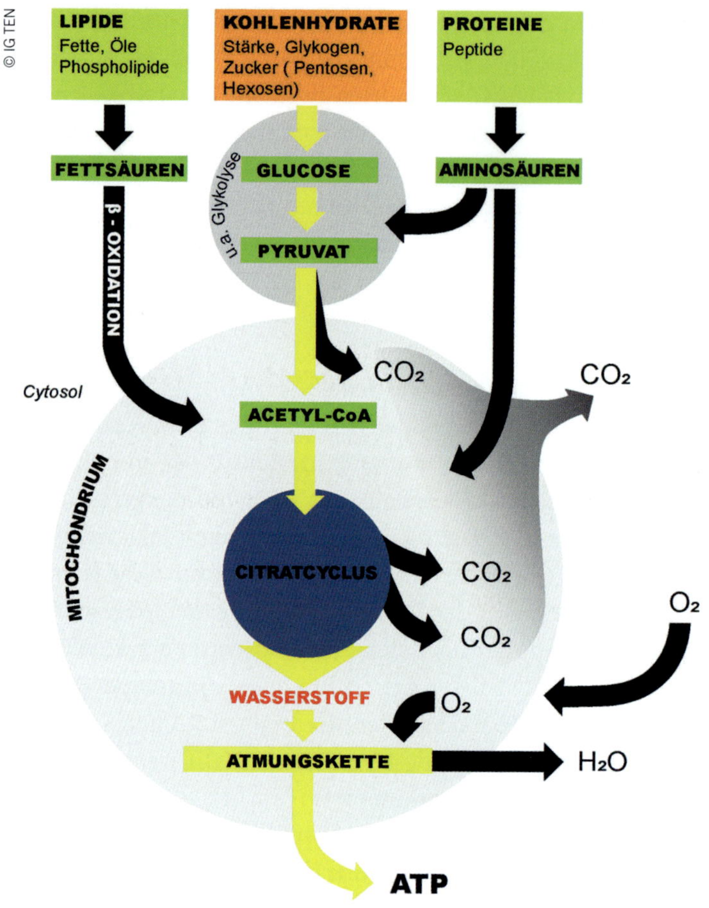

Mitochondriale Energiegewinnung: Citratzyklus

(Essigsäure) ist das Ausgangssubstrat für den Citratzyklus. Aus einem Molekül Glucose entstehen jeweils zwei Pyruvat und entsprechend auch zwei Acetyl-CoA. Aus diesem Grund läuft der Cytratzyklus pro Glucosemolekül zweimal ab. Fettsäuren werden im Zellplasma durch beta-Oxidation verändert, sodass daraus ebenfalls Acetyl-CoA entsteht. Auch glucogene Aminosäuren können im Zellplasma über die Abbauprozesse der Glycolyse zu Pyruvat umgewandelt und dann in die Mitochondrien eingeschleust werden. Proteine werden jedoch nur in Notsituationen, wenn keine Glucose mehr vorhanden ist, wie beim Fasten, als überbrückende Energiequelle genutzt, bis die Fettoxidation hochgefahren ist. Somit gelten Fette als Langzeitenergiequelle und Glucose als schnelle und primäre Energiequelle. Aus Acetyl-CoA entstehen im Cytratzyklus über mehrere Schritte wasserstoffhaltige Zwischenprodukte, wobei auch CO_2 anfällt. Diese wasserstoffhaltigen Zwischenprodukte gelangen zur inneren Mitochondrienmembran, wo mit Hilfe von Sauerstoff (O_2) und unter Mitwirken diverser Mikronährstoffe in der Atmungskette 34 ATP pro Glucosemolekül entstehen. Als Nebenprodukt der Atmungskette wird Wasser (H_2O) abgespalten. So ergibt die aerobe Energiegewinnung pro Molekül Glucose insgesamt 36 ATP, was sehr viel effizienter ist als die anaerobe Energiegewinnung. Der Nachteil der aeroben Energiegewinnung ist, dass die Energiebereitstellung länger dauert und nur in Anwesenheit von genügend Sauerstoff sowie einigen Mikronährstoffen reibungslos funktioniert.

Literatur/Studien Zelluläre Energiegewinnung

Buijze, G. a., et al. (2016). The effect of cold showering on health and work: A randomized controlled trial. PLoS ONE, 11(9), 1–15.doi:10.1371/journal.pone.0161749

Castro-Marrero, J., et al. (2015). Does oral coenzyme Q10 plus NADH supplementation improve fatigue and biochemical parameters in chronic fatigue syndrome? Antioxidants and Redox Signaling, 22(8), 679–685. doi:10.1089/ars.2014.6181

Chung, N., Park, J., & Lim, K. (2017). The effects of exercise and cold exposure on mitochondrial biogenesis in skeletal muscle and white adipose tissue. Journal of Exercise Nutrition & Biochemistry, 21(2), 39–47. doi:10.20463/jenb.2017.0020

De Cabo, R., & Mattson, M. P. (2019). Effects of Intermittent Fasting on Health, Aging, and Disease. New England Journal of Medicine, 381(26), 2541–2551. doi:10.1056/nejmra1905136

Gröber, U. (2021). Long-COVID – eine Mitochondriopathie? Zeitschrift Für Orthomolekulare Medizin, 19(04), 24–29. doi:10.1055/a-1700-8588

Hafen, P. S., et al. (2018). Repeated exposure to heat stress induces mitochondrial adaptation in human skeletal muscle. Journal of Applied Physiology, 125(5), 1447–1455. doi:10.1152/japplphysiol.00383.2018

Ost, B. (2020). Multifunktionsstörungen durch Mitochondriopathien. Gynäkologie + Geburtshilfe, 25(6), 58–59. doi:10.1007/s15013-020-3154-2

Shemiakova, T., et al. (2021). Atherosclerosis as Mitochondriopathy: Repositioning the Disease to Help Finding New Therapies. Frontiers in Cardiovascular Medicine, 8(May), 1–12. doi:10.3389/fcvm.2021.660473

13 BLUTBILDUNG

Erwachsene Menschen verfügen über fünf bis sechs Liter Blut, welches vor allem als Transportmedium dient, um Zellen mit Nährstoffen und Sauerstoff zu versorgen und Abbauprodukte aus der 3. Kochung zu den Entgiftungsorganen zu transportieren. Auch immunologisch übernimmt das Blut mit dem Transport von weissen Blutkörperchen, den Leukozyten, eine wesentliche Rolle. Zu den im Blut enthaltenen Zellen gehören neben Blutplättchen und Leukozyten auch rote Blutkörperchen (Erythrozyten), welche im Knochenmark von Wirbelsäule, Brustbein, Rippen, Hüfte, Schulter und in den Schädelknochen gebildet werden. Eine eingeschränkte Blutbildung kann durch einen verminderten Gehalt des roten Blutfarbstoffs «Hämoglobin» ermittelt werden. Der Begriff Anämie steht für Blutarmut und umschreibt einen Hämoglobinmangel. Bei der Anämie wird eine Blutarmut mit oder ohne Eisenmangel unterschieden. Die Hämoglobinbildung ist von weit mehr Mikronährstoffen abhängig als nur Eisen. So sind Eiseninfusionen allein meist nicht ausreichend, um die weitreichenden Symptome einer Blutarmut wie Blässe, Abgeschlagenheit und Konzentrationsstörungen ursächlich zu lindern.
Aus naturheilkundlicher Sicht sind diverse weitere Stoffe sowie Organsysteme an der Blutbildung beteiligt und sollten daher einbezogen werden. Die Stärkung des Blutes, dem Sanguis, ist eine der wichtigsten ernährungstherapeutischen Massnahmen der TEN, die bei allen Schwächezuständen zur Anwendung kommen soll. Sanguis als einer der vier Kardinalsäfte mit den Qualitäten feucht und warm ist der eigentliche «Lebenssaft», welcher dem Element Luft zugeordnet wird. Daher gelten die Spiritusversorgung und damit auch die Sauerstoffversorgung durch Atemtechniken und Bewegung an der frischen Luft als wichtige Voraussetzung für die Blutbildung. Will man die Blutbildung und Blutqualität fördern, gilt es zudem die Kochungskräfte zu überprüfen und gegebenenfalls zu unterstützen. Genauso gilt es dafür zu sorgen, dass die Ausscheidungs- und Entgiftungsfunktionen des Organismus effizient funktionieren, damit die Gewebe und Säfte nicht übersäuern. Auf der 3. Kochungsebene gilt es Dyskrasien und Kakochymien zu beheben, um die Voraussetzung für Blutbildung zu schaffen. Je nach Temperament der betroffenen Person erfolgt die Regulation der Blutbildung auf unterschiedliche Art und Weise und bedarf unterschiedlicher Interventionen:

Sanguinisches Temperament	Mit den Qualitäten warm und feucht versehen, wird die Stärkung des Blutprinzips einfach und schnell erfolgen, da Blutbildung und - unterhaltung dem Naturell entsprechen.
Phlegmatisches Temperament	Mit den Qualitäten kalt und feucht versehen, wird die Durchwärmung im Vordergrund stehen und die Sorge darum, nicht allzu befeuchtende Lebensmittel einzusetzen, um einem Phlegmatismus vorzubeugen.

Cholerisches Temperament	Mit den Qualitäten warm und trocken versehen, wird die Befeuchtung im Vordergrund stehen und die Sorge darum, nicht allzu erhitzende Lebensmittel einzusetzen, um Überhitzung der nährenden Säfte und Cholerismus vorzubeugen.
Melancholisches Temperament	Mit den Qualitäten kalt und trocken versehen, wird die milde Durchwärmung und Befeuchtung im Vordergrund stehen. Dieses Temperament reagiert zwar bereits auf wenig Blutvermehrung positiv, benötigt aber von allen am meisten Geduld.

Relevante Laboruntersuchungen bei Anämie:

- Hämoglobin
- Hämatokrit
- Eisen, Ferritin, Transferrinsättigung
- Vitamin B12 und B9 (Folsäure)
- Kupfer
- Vitamin D

Die Bedeutung der Mikronährstoffe auf die Blutbildung

Verschiedene Vitamine und Mineralien wirken in einem komplexen Zusammenspiel auf die Blutbildung ein. Darum legt die Naturheilkunde viel Wert auf deren Abdeckung durch gezielte Auswahl bestimmter Lebensmittel oder gegebenfalls Nahrungsergänzungsmitteln. Wichtige Mikronähstoffe im Bereich der Blutbildung sind Eisen, Kupfer, Vitamin C, Lysin, Methionin, Cystein sowie Vitamin B12, Folsäure bzw. Folat und Vitamin A. Eisen ist die Grundlage des roten Farbstoffs Hämogoblin. Kupfer verbessert die Eisenaufnahme im Darm und gilt als Agonist von Eisen. Vitamin C, Lysin, Methionin und Cystein verbessern die Eisenaufnahme im Darm. Vitamin B12, Folat, Kupfer sowie Eisen sind wichtig für die Erythrozytenbildung. Vitamin A reguliert das Wachstum der Erythrozyten, was eine wichtige Grundlage für deren Wirksamkeit ist. Als Vitamin A Vorstufe übernimmt Beta-Carotin aus Gemüse diese Wirkung.
Zink hemmt im Darm die Aufnahme von Eisen und Kupfer und sollte darum nie längere Zeit hoch dosiert als Einzelpräparat eingenommen werden. Gleichzeitig jedoch, ist Zink neben Vitamin D, wichtig für die zelluläre Wirksamkeit von Eisen. Dies zeigt einmal mehr die Komplexität des Zusammenspiels aller Mikronährstoffe im gesunden Organismus auf.

Risikogruppen für Blutarmut:

- Frauen mit starker Menstruation
- Kinder und Jugendliche
- Schwangere und Stillende

- LeistungssportlerInnen
- vegan und vegetarisch lebende Menschen oder Menschen mit unausgewogener Mischkost
- Menschen mit chronischer Medikamenteneinnahme wie orale Verhütungsmittel, Schmerzmittel oder Säureblocker (Antazida und PPI)
- Menschen mit chronisch entzündlichen Darmerkrankungen wie Colitis ulcerosa oder Morbus Crohn
- Menschen mit chronischer Stressbelastung und Schlafmangel
- allgemein Menschen mit schwacher 1. Kochung und 2. Kochung

Ernährungsheilkundliche Massnahmen zur Unterstützung der Blutbildung

Die Wahl der Lebensmittel mit blutstärkender Wirkung orientiert sich aus Sicht der TEN zunächst an den wichtigsten klassischen Entsprechungen des Kardinalsaftes Sanguis. Entsprechend den aufgeführten Analogien nähren Lebensmittel von warm-feuchter Qualität, roter Farbe und süssen Geschmackes das Sanguisprinzip am meisten. Die rote Beete ist ein klassisches Beispiel dafür. Innerhalb der pflanzlichen Lebensmittel werden zusätzlich diejenigen von Bedeutung sein, die dem luftigen Element entsprechen wie dies beispielsweise bei Blattgemüse und essbaren Blüten gegeben ist. Bei tierischen Lebensmitteln wirkt hämhaltiges, rotes Muskelfleisch wärmend, befeuchtend und sanguisbildend. Neben den typischen eisenhaltigen Lebensmitteln sollte auch chlorophyllreichen Pflanzenteilen Beachtung geschenkt werden.

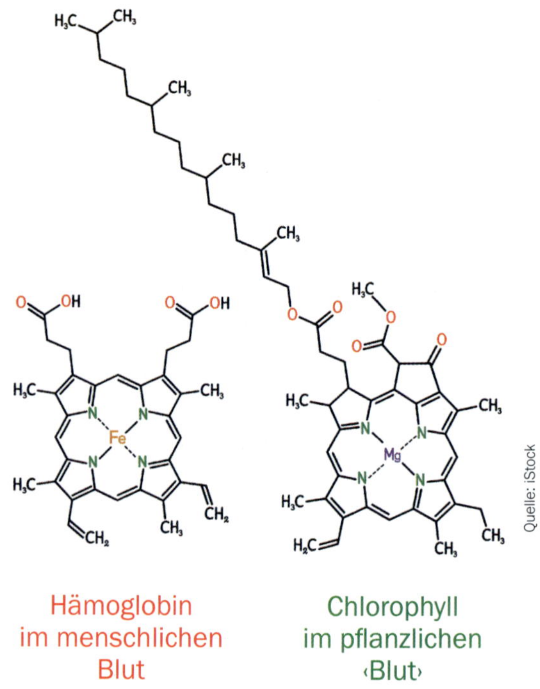

Hämoglobin und Chlorophyll

Chlorophyll entspricht dem grünen Blut der Pflanze und hat einen nahezu identischen Aufbau wie Hämoglobin (siehe Abbildung). Dort wo beim menschlichen roten Blutfarbstoff Hämoglobin ein Eisenatom eingebaut ist, steht beim pflanzlichen grünen Blut Chlorophyll ein Magnesiumatom im Zentrum. Die Information des Chlorophylls kann den Menschen beim Blutaufbau unterstützen.

Tierische Eisenquellen	Pflanzliche Eisenquellen
Rotes Fleisch, Leber, Geflügel, Eier	Spinat, Krautstiel/Mangold, grüne Erbsen, Spirulina-Alge, Pfifferling, Hülsenfrüchte, getrocknete Aprikose, Hirse vor allem Braunhirse, Hafervollkorn, Mandel, Kürbiskerne, Walnuss, schwarzer Sesam, Schwarzwurzel, schwarze Melasse, schwarze Johannisbeere, Wildkräuter wie Brennnessel

Es fällt auf, dass die meisten pflanzlichen eisenreichen Lebensmittel auch einen hohen Chlorophyllanteil enthalten. Zudem liefert Blattgemüse das für die Hämoglobinbildung wichtige Folat. Weiter fällt auf, dass schwarze Lebensmittel besonders grosse Eisenmengen enthalten. Tierisches Hämeisen (zweiwertiges Eisen Fe^{2+}) gilt im Vergleich zu pflanzlichem (dreiwertiges Eisen Fe^{3+}) Nicht-Hämeisen als besser verfügbar, da es zur Verwertung weniger Eigenkräfte benötigt als das pflanzliche Eisen. Grund dafür sind Antinährstoffe wie Oxalsäure in z. B. Spinat und Mangold, welche die Eisenaufnahme stören können. Zudem ist eine ausreichend starke 1. Kochung mit genügend Magensäure essenziell, um Eisen aus dem Faserkonstrukt der pflanzlichen Lebensmittel zu lösen.

Zur Unterstützung der Blutbildung:

- Hülsenfrüchte und Nüsse in Wasser einlegen oder fermentieren, um Antinährstoffe zu reduzieren und danach mit Vitamin C-reichen Lebensmitteln kombinieren
- Eintöpfe mit Fleisch oder Hülsenfrüchten mit Rotwein oder Rote-Beete-Saft
- Suppen mit Fleisch oder Hülsenfrüchten
- Braunhirse-Porridge mit roten Beeren, roter Beete mit schwarzer Melasse
- Brennnesseltee, Hibiskustee
- gekochtes Wasser mit schwarzer Melasse
- allgemein rohe und gefrorene Lebensmittel eher meiden, dafür allgemein lange gekochte Speisen bevorzugen

Merke: Die in Rotwein, schwarzem Tee und Kaffee enthaltenen Tannine hemmen die Eisenaufnahme im Darm, sodass diese Getränke mit ca. zwei Stunden Abstand zu einer eisenreichen Mahlzeit eingenommen werden sollten. Kleine Mengen Rotwein zur Zubereitung von Speisen sind jedoch unproblematisch und fördern aus Sicht der TEN sogar die Sanguisbildung.

Gemüsesuppe mit Judasohren in Rotwein gekocht (Vorspeise für 4 Personen)

Zutaten:
wenn möglich in Bioqualität verwenden

1 **Zwiebel**
1 EL **Olivenöl**
150 g **Karotte**
150 g **Süsskartoffel** oder **Pastinake**
150 g **Brokkoli**
40 g **Judasohren** (Mu-Err) getrocknet
3dl **Gemüsebrühe** oder Wasser mit Kräutersalz
1.5dl **Rotwein** trocken
1 Prise **Cayennepfeffer**
1 Prise **Zimt**
1 Bund **Petersilie** oder **Korianderblätter**

Zubereitung: Die Zwiebel hacken und im Öl glasig dünsten.
Die Gemüsewürfel kurz mitdünsten, mit dem Wein und der Gemüsebrühe ablöschen.
Judasohren und Gewürzen dazugeben, mit Salz abschmecken.
60 Minuten köcheln lassen.
Mit gehackter Petersilie oder Korianderblätter servieren.

Diätetische Massnahmen zur Unterstützung der Blutbildung

Allgemein gelten die diätetischen Massnahmen unter «Rhythmus und Diätetik», insbesondere sollen folgende Aspekte beachtet werden:

- täglich leichte Bewegung an der frischen Luft zur Verbesserung der Blutzirkulation und Sauerstoffversorgung
- Wechsel-Duschen, Sauna und Kaltbaden zur Verbesserung der Blutzirkulation
- Rauchstopp zur Verbesserung der Mikrozirkulation

Nahrungsergänzungen zur Unterstützung der Blutbildung

Zur Unterstützung der Blutbildung ist es sinnvoll ein Multivitamin- und Mineralstoffpräpparat zu empfehlen und nicht nur Eisen. Die auf Seite 219 aufgeführte Liste weist auf die notwendigen Mikronährstoffe hin. Es macht Sinn diese Parameter und Mikronährstoffe laboranalytisch untersuchen zu lassen und bei Mangel unter Absprache mit einer Fachperson die gezielte evtl. hochdosierte Ergänzung über einen bestimmten Zeitraum hinweg einzusetzen.

Blutbildender Brennnessel Smoothie (für 2 Personen)

Zutaten:
wenn möglich in Bioqualität verwenden

1 Hand voll junge **Brennnesselblätter** gezupft
1 Bund **Petersilie**
2 EL **Kürbiskerne**
1 **Apfel** mittelgross
2 EL **Zitronensaft**
1 TL **Schwarze Melasse**
3 dl **Wasser**
1EL **Hanföl**
etwas **Spirulinapulver**

Zubereitung: Die Kräuter (Petersilie inklusiv Stiel) kurz waschen und gemeinsam mit den anderen Zutaten in einen Mixer geben. So lange pürieren, bis eine Smoothie-Konsistenz erreicht ist. Bei Bedarf von mehr Säure oder Süsse mit Zitronensaft oder Melasse nachwürzen.

Literatur/Studien zum Thema Blutbildung

Batool, A., et al. (2022). Comparative Effects of Spirulina with Iron Supplemented Sangobion Capsules among Anemic Females in Hafizabad. Pakistan Journal of Medical and Health Sciences, 16(5), 957–960. doi:10.53350/pjmhs22165957

Beglinger, C., & Breymann, C. (2010). Behandlung von Eisenmangel. Swiss Medical Forum - Schweizerisches Medizin-Forum, 10(03), 1–6.doi:10.4414/smf.2010.07066

Demarmels Biasiutti, F. (2009). Die Regulation des Eisenstoffwechsels. Swiss Medical Forum - Schweizerisches Medizin-Forum, 9(36), 630–632.doi:10.4414/smf.2009.06921

Hurrell, R., & Egli, I. (2010). Iron bioavailability and dietary reference values. American Journal of Clinical Nutrition, 91(5), 1461–1467.doi:10.3945/ajcn.2010.28674F

Saller, R., et al. (2007). Systematischer Review zur klinischen Bedeutung eines essenziellen Spurenelements. Blut, 19(2), 96–103.

Yokoi, K., & Konomi, A. (2017). Iron deficiency without anaemia is a potential cause of fatigue: Meta-analyses of randomised controlled trials and cross-sectional studies. British Journal of Nutrition, 117(10), 1422–1431. doi:10.1017/S0007114517001349

14 ERNÄHRUNG IN DEN VERSCHIEDENEN LEBENSPHASEN

Die Ernährung ist, wie in den vorherigen Kapiteln umfassend aufgezeigt, die Grundlage für das Leben. Die Kraft der Kochungen und die Säfteverschiebung ermöglichen Aufbau und Abbau für das Wachstum und die Regeneration des Körpers. Während den verschiedenen Lebensphasen verändert sich der Bedarf an Lebensmitteln, Geschmäcken, Nährstoffen sowie auch Zubereitungsarten massgeblich. Die Unterschiede in den verschiedenen Lebensphasen werden in den folgenden Kapiteln beschrieben und erklärt.
Entsprechend der Säfteuhr und den entsprechenden Analogien werden die verschiedenen Lebensphasen unterschiedlichen Qualitäten zugeordnet. Diese gilt es mit der Ernährung zu unterstützen und fördern, um in jeder Phase des Lebens ein Säftegleichgewicht zu erreichen.

Säuglinge	Kinder und Jugendliche	Erwachsene	Senioren und Greise
Feucht und kalt	Feucht und warm	Trocken und warm	Trocken und kalt
Winter	Frühling	Sommer	Herbst
Nacht	Morgen	Mittag	Abend
Phlegma	Sanguis	Chole	Melanchole
Schleim	Blut	Gelbgalle	Schwarzgalle
Schlafen	Erwachen	Wach sein	Zur Ruhe kommen

Analogien zu den vier Lebensphasen gemäss TEN

14.1 Schwangerschaft und Stillzeit

Phase vor der Schwangerschaft

Als Schwangerschaftsvorbereitung gilt eine antientzündliche, konstitutionell angepasste Ernährung unter Abdeckung aller Makro- und Mikronährstoffe für Frau und Mann, da beide für eine erfolgreiche Zeugung Voraussetzungen mitbringen müssen. Für eine optimale Fruchtbarkeit und zur Reduktion möglicher Schwangerschaftskomplikationen sollte sowohl Über- als auch Untergewicht vermieden werden. Frauen und Männer geben nicht nur ihre Gene, sondern auch die Genaktivität an die nächste Generation weiter. Die Genaktivität wird epigenetisch entscheidend durch den Lifestyle inklusive Ernährung geprägt, sodass die elterliche Verantwortung für ein gesundes Kind bereits Jahre vor der Befruchtung beginnt. Aus diesem Grund ist es sinnvoll, dass Frau und Mann sich als Vorbereitung regelmässiger Bewegung bewusst werden, sich weniger Stress und Umwelttoxinen wie Alkohol, Rauchen, schlechte Luft oder Strahlung aussetzen und die Ernährung konstitutionell anpassen. Zudem konnte gezeigt werden, dass die Einnahme

eines Multivitamin- und Mineralstoffpräparats bereits vor der Schwangerschaft das Risiko einer Fehlgeburt und weiterer Komplikationen deutlich senken kann.
Es ist empfehlenswert, dass Frau und Mann vor einer Schwangerschaft den Status folgender Mikronährstoffe labordiagnostisch überprüfen lassen: Vitamin D_3 und A, Vitamin B12, Folsäure, Eisen, Jod, Omega-3-Index, eventuell auch Zink und Selen im Vollblut.

Merke: Durch die Einnahme oraler Verhütungsmittel wie die Pille, kommt es zu diversen Mikronährstoffdefiziten wie etwa Folsäure bzw. Folat und Vitamin B6. Daher sollte die Pille bereits einige Monate vor der Befruchtung abgesetzt und parallel mit der Einnahme eines Multivitaminpräparats, welches den B-Komplex enthält, gestartet werden. Vor allem sollte der Folsäurestatus kontrolliert und parallel zum Multipräparat eventuell mit zusätzlichem Methylfolat ergänzend vorgesorgt werden. Männer können die Spermienqualität neben dem Multivitamin- und Mineralstoffpräparat mit Antioxidantien wie Astaxanthin, Q10 sowie L-Carnitin verbessern. Rauchen, Alkohol, Strahlung, Stress, enge Kleidung, gewisse Medikamente und toxische Metalle verschlechtern die Qualität wiederum.

Entscheidende embryonale Entwicklungsprozesse finden bereits in den ersten drei Monaten der Schwangerschaft statt, wenn die Frau sich der Schwangerschaft teilweise noch nicht bewusst ist. Störfaktoren wie Stress, Alkohol, Umwelttoxine sowie Mikronährstoffdefizite wirken sich in dieser Zeit besonders negativ auf die Entwicklung des Embryos aus. Daher sollte frühzeitig und bewusst Wert auf eine gute Schwangerschaftsvorbereitung gelegt werden.

Phase während der Schwangerschaft

In der Schwangerschaft befindet sich die Frau in einer besonderen und herausfordernden Situation. Aus Sicht der TEN muss der mütterliche Organismus vermehrt Nährsäfte und daraus Blut generieren, welches dem Fötus zur Verfügung stehen soll. Dies bedeutet eine vermehrte Kochungsleistung für den Organismus. Der Spiritus naturalis wird dadurch ebenfalls stärker gefordert. Der Bedarf verschiedener Nährstoffe erhöht sich während der Schwangerschaft deutlich. Besonders wichtig sind alle kochungsfördernden und nährsäfteanregenden Lebensmittel sowie eine spiritusfördernde Lebensführung. Eine gewisse Zunahme an Phlegma ist physiologisch notwendig und üblich. Nichtsdestotrotz soll eine zu starke Gewichtszunahme verhindert werden da dies zu Phlegmatismus führt. Phlegmatismus in der Schwangerschaft kann gewisse Organfunktionen des Fötus und des Säuglings verschleimen und ihre Funktion stören.

Gewichtsverlauf

Wichtig für die gesunde Entwicklung des Kindes sowie der Mutter ist ein regelmässiger Gewichtsanstiegs während der Schwangerschaft. Die empfohlene Gewichtszunahme während einer Schwangerschaft liegt bei etwa 10-15 kg. Dies ergibt sich durch das

Gewicht des Fötus aber auch durch Veränderungen im Stoffwechsel wie die Vergrösserung des Uterus, des Frucht- und Gewebewasser, die Zunahme des Blutvolumens und Fetts sowie der Bildung der Plazenta. Der Energiebedarf der Mutter erhöht sich ab dem zweiten Trimester, also ungefähr ab zwölf Schwangerschaftswochen. Auch wenn sie nun für zwei isst, wird der Mehrbedarf an Kalorien oft überschätzt. Ab dem vierten Monat erhöht sich der Tagesenergiebedarf um ca. 250 kcal und ab dem siebten Monat um etwa 500 kcal. Im Vergleich entsprechen 250 kcal etwa der Kalorienmenge von zwei Scheiben Brot und 500 kcal ca. eines Croissants oder 80 g Nüssen.

Sehr schlanke bis untergewichtige Frauen können mit Vorteil 18-20 kg zunehmen, um damit den Wachstumsschüben des Fötus schnell ausreichend Nährsäfte zur Verfügung stellen zu können. Die Gewichtszunahme bei bereits übergewichtigen Frauen sollte im Bereich von 7-11 kg sein. Eine exzessive Gewichtszunahme bei Normal- und Übergewichtigen sowie ein Vitamin D und B Mangel können über epigenetische Effekte weitreichende Folgen für das Kind haben. So unter anderem ein erhöhtes Risiko im Verlauf des Lebens für Übergewicht, Diabetes, Herzkreislauferkrankungen und Allergien. Ausserdem kann die postnatale Gewichtsregulierung der Mutter bei übermässiger Gewichtszunahme erschwert sein. Von Diäten sowie jeglichen Entgiftungskuren ist während der Schwangerschaft jedoch strikte abzuraten, da die dabei mobilisierten Toxine über die Plazenta zum Fötus gelangen können.

	BMI vor der Schwangerschaft (kg/m^2)	Empfohlene Gewichtszunahme	Empfohlene wöchentliche Gewichtzunahme
Untergewicht	< 18.5	12 bis 18 kg	0.6 kg ab 12. SSW
Normalgewicht	18.5 bis 24.9	11 bis 16 kg	0.5 kg ab 12. SSW
Übergewicht	25 bis 29.9	7 bis 11 kg	0.4 kg ab 12. SSW
Adipositas Grad 1	30 bis 34.9	5 bis 9 kg	0.3 kg ab 12. SSW
Adipositas Grad 2	35 bis 39.9	1 bis 5 kg	0.2 kg ab 12. SSW
Adipositas Grad 3	>40	keine Gewichtzunahme	0

$$\text{BMI = Bodymass Index:} \quad \frac{\text{Körpergewicht in Kilogramm}}{\text{Körpergrösse in Meter im Quadrat}}$$

SSW = Schwangerschaftswoche

Ernährung während der Schwangerschaft

Vor allem der Proteinbedarf steigt ab der zweiten Hälfte der Schwangerschaft und zwar um etwa 20 %. Bei einem Bedarf von ca. 50-60 g pro Tag, entspricht das einem Mehr an Proteinen von ca. 10-15 g. Die Kohlenhydrate und Fette liegen im Rahmen der üblichen Ernährungsempfehlungen. Es sollten vor allem Kohlenhydratquellen mit tiefer glykämischer Last bevorzugt werden, um starke Blutzuckerschwankungen und damit eine mögliche Entwicklung eines Schwangerschaftsdiabetes zu verhindern. Blutzuckerschwankungen stressen den Organismus und gelten als negativer epigenetischer Faktor. Bei den Fetten ist es wichtig auf eine ausreichende Menge hochwertiger Pflanzenöle wie Lein-, Hanf-, Walnuss- und Olivenöl zu achten. Sie enthalten die überlebenswichtigen essenziellen Fettsäuren und tragen zusammen mit den Proteinen und Nahrungsfasern aus Gemüse und Vollgetreide zu einer besseren Sättigung und flachen Blutzuckerkurven bei.

Merke: Obwohl Frauen im gebärfähigen Alter eine bessere Umwandlung von Alpha-Linolensäure zu EPA und DHA haben, decken über 90 % den Bedarf dieser essenziellen Fettsäuren nicht immer ab. Daher sollte möglichst früh mit einer Ergänzung langkettiger Omega-3-Fettsäuren, vor allem DHA aus Algen, begonnen und der Omega-3-Status überprüft werden. Insbesondere für die Entwicklung des Gehirns und der Augen aber auch fürs Immunsystem ist diese Fettsäure essenziell.

- Die Basis bildet die antientzündliche, konstitutionell angepasste Ernährung unter Berücksichtigung möglichst aller Geschmäcke. Gerade der süsse Geschmack und alle unverarbeiteten Lebensmittel die wärmend und befeuchtend wirken, erhöhen die Sanguisbildung.
- Kühlende und trocknende Speisen sowie Genussmittel mit Bedacht einsetzten, weil ihnen die nährsaft- und blutbildende Eigenschaft nicht nur fehlt, sondern diese auch verbraucht.
- Insbesondere auf die Abdeckung mit Wasser achten, aufgrund des erhöhten Blutvolumens und zum Erhalt des Fruchtwassers sowie zum Ausgleich von Wassereinlagerungen.
- Fleisch ist in der Schwangerschaft empfehlenswert, da es blut- und kräftebildend wirkt und eine Reihe essenzieller Aminosäuren und Spurenelemente liefert.
- Koffein minimieren, da die Abbaukapazität während der Schwangerschaft stark abnimmt. Die Entgiftung dauert während der Schwangerschaft zwei bis dreimal länger und das verbleibende Koffein kann via Plazenta den Fötus beeinflussen.
- Auf Alkohol ganz verzichten.
- Auf potenzielle Ernährungsrisiken achten (siehe separate Überschrift Seite 228-229).

Merke: Die typischen, phasenweise auftretenden Gelüste in der Schwangerschaft zum Sauren hin, sind ein Zeichen, dass die Bildung und Verteilung des Spiritus naturalis und die Leber- und Milzfunktion gefördert werden will. Für den Blutauf-, Um- und Abbau ist daher sauer als bewegender Geschmack durchaus sinnvoll, sollte jedoch massvoll eingesetzt werden.

Diätetik in der Schwangerschaft

Allgemein gelten die diätetischen Massnahmen unter «Rhythmus und Diätetik», insbesondere sollen folgende Aspekte beachtet werden:

- spiritusfördernden Massnahmen sind in der Schwangerschaft von grosser Bedeutung
- ausreichend Ruhe, tiefe Atmung und vermehrter Rückzug aus dem hektischen Alltag
- regelmässig Bewegung im aeroben Bereich

Nahrungsergänzungen während der Schwangerschaft

Die Ergänzung mit einem Basispräparat (Vitamin- und Mineralstoffmischung) wird 2-3 Monate vor der Schwangerschaft empfohlen, da heute viele Frauen bereits vor der Schwangerschaft Mikronährstoffmängel aufzeigen. Der gezielte Einsatz von Mikronährstoffpräparaten sollte in der Schwangerschaft mit einer Fachperson abgesprochen und labordiagnostisch überprüft werden.

- Multivitamin- und Mineralstoffpräparat speziell für die Schwangerschaft und Stillzeit
- Omega-3-Fettsäuren v. a. DHA aus Algenöl zur Mahlzeit einnehmen
- Vitamin D_3 auf Ölbasis (Status frühzeitig überprüfen lassen)
- Basenmischung mit Magnesium, Kalium, Calcium, Zink v. a. bei Obstipation und ab Woche 20 u. a. zur Reduktion des Präeklampsie-Risikos
- evtl. Jod zusätzlich bei Mangel gemäss Labor (Erhöhter Bedarf in der Schwangerschaft)

Vor allem bei vegetarischer und veganer Ernährung:

- evtl. Eisen in Kombination mit Vitamin C zusätzlich bei Mangel gemäss Labor
- evtl. Vitamin B12 zusätzlich bei Mangel gemäss Labor

Merke: Sowohl zu viel als auch zu wenig Vitamin A beeinträchtigt die Fötus-Entwicklung und kann zu Frühgeburt führen. In westlichen Ländern kommt ein Vitamin A Mangel zwar seltener vor als in Entwicklungsländern, bei vegetarischer und veganer Ernährung sollte jedoch die Vitamin A sowie Zink-Versorgung labordiagnostisch überprüft werden. Auf hohe Mengen Vitamin A z. B. aus Leber sollte v. a. im ersten Drittel der Schwangerschaft verzichtet werden. Stattdessen sollten vermehrt carotinreiche Gemüse und Obst als ungefährliche Vitamin A Vorstufe zum Einsatz kommen.

Potenzielle Ernährungsrisiken während der Schwangerschaft

Rohkost: Rohe Lebensmittel können bei starker 1. Kochung und je nach Jahreszeit auch in der Schwangerschaft gegessen werden. Bei Kochungsschwächen, die sich in Form von Druckgefühl oder Blähungen zeigen, sollte eher gekochtes Gemüse und Obst bevorzugt werden.

Toxoplasmose und Listeriose: Damit das Kind nicht abgestossen wird, passt sich das Immunsystem der Schwangeren an die neue Situation an. Es kann aber durch bestimmte

Viren oder Bakterien geschwächt werden. Daher soll auf eine gute Abdeckung mit Mikronährstoffen wie Vitamin D_3, Zink, Eisen und Vitamin C geachtet werden. Kommt ein Listeriose- oder Toxoplasmose-Infekt via Plazenta zum Kind, kann es zu Frühgeburt und weiteren Komplikationen kommen. Folgende Lebensmittel können mit Bakterien wie Listerien und Parasiten wie Toxoplasmen kontaminiert sein, wobei sie bei rohen tierischen Lebensmitteln häufiger vorkommen als bei pflanzlichen:

- rohes Fleisch z. B. Carpaccio, Tartar, Salami, Rohschinken, Geflügel
- roher Fisch und Meeresfrüchte z. B. Muscheln, Sushi, Räucherfisch
- rohe Eier z. B. Mayonnaise, Desserts, Saucen
- Rohmilch und daraus hergestellte Produkte
- ungewaschenes Gemüse und Obst sowie vorgeschnittenen Salaten

Die Keime können zwar tiefgefroren überleben, werden die Lebensmittel jedoch einige Minuten bei über 80°C erhitzt oder pasteurisiert, sterben sie ab. Gemüse und Obst sowie Kräuter sollten gut gewaschen und Käse ohne Rinde gegessen werden. Bei Toxoplasmose handelt es sich um einen Parasiten, welcher vom Tier, z. B. durch den Kontakt mit Katzenkot, auf den Menschen übertragen werden kann. Daher sollten Schwangere den Kontakt mit Tierkot vermeiden.

Mögliche Schwangerschaftsbeschwerden

Durch die Hormonumstellung, aber auch Kochungsschwächen kommt es bei einigen Frauen zu verschiedenen Befindlichkeitsstörungen am Anfang und teilweise auch während der ganzen Schwangerschaft. Dazu können Nausea und Hyperemesis gravidarum gehören. Im Folgenden werden einige Empfehlungen bei Beschwerden beschrieben. Bei allen Schwangerschaftsbeschwerden ist es empfehlenswert Massnahmen zur Stärkung aller Kochungen und des Spiritus naturalis einzusetzen.

Morgenübelkeit: Morgenübelkeit beginnt bei 80 % der Frauen in den Wochen 2-4, steigert sich bis zur Woche 9-16 und klingt ab Woche 22 wieder ab. Bei etwa 1-2 % der Frauen bleibt die starke Übelkeit während der ganzen Schwangerschaft bestehen (Hyperemesis gravidarum). Man geht davon aus, dass es im Zusammenhang mit dem veränderten hormonellen Status, sowie dem vegetativen Nervensystem zu dieser Symptomatik kommt, wobei Histamin ebenso eine Rolle spielen kann. Der Histaminabbau steigt in den ersten 20 Schwangerschaftswochen exponenziell an, um eine histaminbedingte Gebärmutterkontraktion und damit ein Schwangerschaftsabbruch zu verhindern. Kann das histaminabbauende Enzym Diaminoxidase (DAO) nicht ausreichend gebildet werden z. B. aufgrund von Mikronährstoffmängel wie Vitamin B6, kommt es zu unzureichendem Histaminabbau und damit zu Beschwerden. Da sich Histamin auch stressbedingt erhöht, ist Übelkeit auch ein Zeichen dafür, dass mehr geruht werden soll. Ernährungsheilkundlich empfiehlt es sich intensive Geschmäcke, Gerüche und starke Histamintrigger zu vermeiden (siehe Kapitel «Histaminose»).

Warme Nahrung entlastet die 1. Kochung und wirkt beruhigend, daher eignen sich warme Mahlzeiten und insbesondere die lang gekochte Kraftbrühe bereits in dieser Phase sehr gut. Unterstützend kann auch ein Magnesium-Vitamin B6 Präparat eingesetzt werden. Ausserdem haben Untersuchungen gezeigt, dass histaminbedingte Übelkeit mit Vitamin-C-haltigen Kaugummis erfolgreich behandelt werden kann.

Saures Aufstossen: Hormonelle Veränderungen und das im Bauch grösser werdende Kind können zu übermässiger Magensäurebildung führen, wobei erneut Histamin eine Rolle spielen kann. Hinzu kommt dass die Bauchorgane nach oben verschoben werden, sodass Magenbeschwerden und als Folge Appetitstörungen auftreten können. Es kann hilfreich sein mehrere kleine Mahlzeiten über den Tag verteilt einzunehmen und auf langsames Essen zu achten. Weitere Empfehlungen zur Reduktion von Reizmagen und Sodbrennen im Kapitel «Krankheiten des Verdauungssystems».

Verstopfung (Obstipation): Die hormonelle Situation aber auch andere Ernährungs- und Bewegungsgewohnheiten sowie Eisenpräparate können die Verdauung verändern und verursachen häufig Verstopfung. Empfehlenswert sind dann vor allem warme und befeuchtende Speisen wie Eintöpfe oder Kompott. Magnesium kann die Darmmotilität verbessern und zu weicherem Stuhl beitragen. Dabei ist neben magnesium- und kaliumreichem Gemüse und Gemüsesäften auch der Einsatz von Basenmischungen sinnvoll. Ausserdem sollte auf genügend Bewegung geachtet werden. Weitere Empfehlungen zum Thema Verstopfungen im Kapitel «Erkrankungen des Verdauungssystems».

Schwangerschaftsödeme: Hormonelle Veränderungen aber auch eine Störung in der Regulierung des Elektroythaushaltes können Ursache für Schwangerschaftsödeme sein. Schwangerschaftsödeme gehören in den Bereich des Säftestaus und sollen über angemessene säftebewegende Massnahmen angegangen werden. Allzu stark säftebewegende Empfehlungen können allerdings abortiv wirken. Hier ist Vorsicht geboten. Neben individualisierter, ausgewogener Kost können bei Schwangerschaftsödemen leicht harntreibende Nahrungsmittel wie Spargel, Sellerie, Reis, Birnen, Zwiebel, Brokkoli, Pastinake, Champignon und anderes eingesetzt werden. Ebenso die stärker harntreibende Petersilienwurzel und die Wacholderbeeren, die aber wegen möglicher abortiver Wirkung nur in geringen Mengen verwendet werden dürfen und bei Risikoschwangerschaft ganz vermieden werden müssen. Nierenstärkende und leicht harntreibende Tees und Vitalpilze können ebenfalls gute Dienste leisten. Empfehlenswert sind Basenmischungen, stark Gesalzenes und Verarbeitetes meiden. Auf regelmässige, moderate Bewegung achten.

Schwangerschaftsdiabetes: Blutzuckerwerte im Grenzbereich aber auch leichte bis schwerere Formen des Gestationsdiabetes sind heute häufig zu beobachten. Eine Ernährung, welche Blutzuckerkurven flach hält, ist in der Schwangerschaft besonders zu empfehlen. Dabei sollte auf Süssgetränke sowie zuckerhaltige und verarbeitete Lebensmittel verzichtet werden. Stattdessen wird viel Wert auf die Versorgung mit

Proteinen, hochwertigen Fetten sowie Kohlenhydrate mit tiefer glykämischer Last gelegt. Weiter ist eine gute Versorgung mit Vitamin D_3 zur Reduktion des Diabetesrisikos für Mutter und Kind wichtig. Wegen dem erhöhten Protein- und Energiebedarf steigt der Bedarf an B-Vitaminen bis zu 30 %. Da diese Vitamine auch für die Blutzuckerregulation benötigt werden, ist eine gute Abdeckung von hoher Bedeutung. Auch eine gute Abdeckung mit Zink ist für den Zucker- und Insulinstoffwechsel wichtig. Um die Insulinsensitivität zu verbessern, soll auf regelmässige, moderate Bewegung geachtet werden.

Kraftbrühe (Rezept für 4 Personen)

Die Kraftbrühe kann bereits vor und während der Schwangerschaft eingesetzt werden, um das Sanguis zu fördern und Kräfte aufzubauen und zu erhalten. Nach der Geburt gilt sie als Klassiker zur Stärkung der Frau. Nach der Entbindung wird bis zu dreimal täglich eine kleine Schale davon empfohlen. Anstelle von Hühnerschenkel kann auch ein Suppenhuhn oder Rindfleisch mit Knochen verwendet werden. Nach der Geburt darf etwas Ingwer zugegeben werden. Kurz vor der Geburt soll dieser weggelassen werden.

Zutaten:
wenn möglich in Bioqualität verwenden

- 2 kleine rote **Zwiebel**
- 2 **Knoblauchzehen**
- ¼ **Lauchstange**
- 100 g **Knollensellerie**
- 100 g **Karotte**
- 80 g **Wirz / Wirsing**
- 1 Stück **Ingwer**
- 2 EL **Olivenöl** oder **Ghee** (geklärte Butter)
- 2 TL **Kräutersalz**
- 1 TL **Kurkuma**
- 300-400 g **Pouletschenkel** (Hühnchen) mit Knochen oder kleines Suppenhuhn
- 3 **Lorbeerblätter**
- 3 **Gewürznelken**
- 3 Prisen **Cayennepfeffer**
- 1 Hand voll frische **Kräuter** z. B. Petersilie oder Schnittlauch

Zubereitung:
Gemüse in Würfel schneiden.
Zwiebeln, Knoblauch, Lauch hacken und mit den Gewürzen im Olivenöl oder Ghee (geklärte Butter) anschwitzen.
Poulet/Hühnchen dazugeben und kurz anbraten.
Das Gemüse beigeben und mit Wasser ablöschen.
Die Suppe während mindestens 7 Stunden bei tiefer Temperatur köcheln lassen. Danach abschmecken und mit frischen Kräutern garniert servieren.

Stillzeit

«Die Milchdrüsen ziehen aus dem Blut der Mutter Wasser, Proteine, Fette, Vitamine, Mineralien und andere Stoffe und bilden damit eine einzigartige und komplexe Nährflüssigkeit, die die Bedürfnisse des Säuglings optimal befriedigen. Dazu müssen im mütterlichen Blut auch alle diese Nährstoffe in ausreichendem Masse vorhanden sein.»

Schurgast & Zimmermann, 2023

Die Nährstoffbedürfnisse der Stillenden sind ähnlich wie in der Schwangerschaft. In der Stillzeit kommt es durch die tägliche Milchbildung von ca. 750 ml und die erhöhte Beanspruchung der Frau (schlafreduzierte Nächte, neue Verantwortung und Aufgaben) zu einem erhöhten Tagesenergiebedarf von ungefähr 700-800 kcal. Ein Teil wird durch die Fettreserven, welche die Frau während der Schwangerschaft angelegt hat, gedeckt. Der Mehrbedarf an Energie, welcher über die Ernährung gedeckt werden soll, entspricht mit ca. 500 kcal dem der Schwangeren im letzten Schwangerschaftsdrittel. Der stark erhöhte Proteinbedarf (+20 g/Tag) erklärt sich durch die struktur- und plastizitätsaufbauenden Kräfte, die im Kind aktiv sind und dessen Entwicklung und Wachstum fördern.

Aus Sicht der TEN braucht die Stillende vermehrt Nährsäfte, die in Sanguis umgewandelt werden sollen. Wenn Kochungsschwächen vorliegen und zu viele kalte verschleimende Lebensmittel verzehrt werden, kann es sein, dass die Frau die Kräfte nicht aufbringen kann, die Nahrung zu wandeln. Die Folge davon sind vermehrte Müdigkeit, die auch Heisshungerattacken auslösen können. Die mögliche Fehlernährung kann zu Gewichtszunahme in der Stillzeit führen, was nicht erwünscht ist. Die Menge und Qualität der Milch können dadurch beeinträchtigt werden.

Ernährungsheilkundliche Massnahmen für die Mutter während der Stillzeit

- Als Basis gilt die antientzündliche, konstitutionell ausgerichtete Ernährung unter Berücksichtigung der zum Teil stark schwankenden Bedürfnisse. Die Frau soll während der Stillzeit ihren Bedürfnissen nach Lebensmitteln nachgehen, immer unter Berücksichtigung hoher Qualität und einem ausgewogenem Verhältnis der Lebensmittel.
- Zur Deckung des erhöhten Energiebedarfs eigenen sich besonders mineralstoffreiche und unverarbeitete Lebensmittel mit einem hohen Proteingehalt und Fettanteil z. B. Nüsse und Samen.
- Zur Deckung essenzieller Fettsäuren, reichlich hochwertige Pflanzenöle einsetzen.
- Insbesondere soll auf eine ausreichende Flüssigkeitszufuhr für den Milchaufbau und die Versorgung der Mutter geachtet werden.
- Zu Deckung des erhöhten Vitamin A Bedarfs auf die Versorgung mit ausreichen Carotinoiden achten.

- Meersalz mit jodhaltigen Algen einsetzen.
- Empfehlenswert sind insbesondere lange gekochte und damit Säfte nährende Gerichte wie die Kraftbrühe, Schmorgerichte mit Fleisch, Fisch oder Hülsenfrüchten.
- Zur Unterstützung der Milchbildung: Fenchel, Kümmel, Anis, Hopfen, Koriander, Dill, Mönchspfeffer, Frauenmantel und Brennnessel.
- Milchreduzierend wirken: Pfefferminze, Salbei, Hibiskus sowie Petersilie in grösseren Mengen.
- Weiterhin auf Alkohol verzichten, da er fettlöslich ist und rasch in die Muttermilch übergeht.
- Koffein ist in kleinen Mengen möglich (<200mg/Tag bzw. maximal zwei Tassen). Achtung: Koffein kann Unruhe und Schlafstörungen beim Säugling auslösen, in diesem Fall auf Koffein verzichten.

Merke: Während des Stillens sollte keine Diät und kein Fasten angestrebt werden, da dies einerseits die Kochungen schwächt und durch den vermehrten Fettabbau toxische Substanzen gelöst und via Muttermilch zum Kind gelangen können. Rückstände in der Muttermilch haben in den letzten Jahren immer wieder zu Verunsicherungen geführt. Grundsätzlich ist Stillen nach wie vor die beste Säuglingsnahrung, dennoch kann bei Reaktionen des Kindes z. B. starke Hautreaktionen, die Muttermilch auf ihre Qualität untersucht werden.

Nahrungsergänzungen für die Mutter während der Stillzeit

Nahrungsergänzungen während der Stillzeit entsprechen weitestgehend denjenigen der Schwangerschaft. Zusätzlich beachtet werden kann:

- Vitamin A zusätzlich bei Mangel gemäss Labor
- Eisen in Kombination mit Vitamin C zusätzlich bei Mangel gemäss Labor
- Vitamin B12 zusätzlich bei Mangel gemäss Labor

Merke: Bei Milchstau kann mit 3-4 g Lezithin pro Tag ergänzt werden, um die Verklumpungen in den Milchgängen aufzulösen. Wurde bei der Mutter eine Darm-Dysbiose festgestellt, kann die Gabe von Probiotika die bakterielle Beschaffenheit der Muttermilch und damit das Immunsystem des Säuglings positiv beeinflussen.

Nach der Stillzeit wünschen sich viele Frauen, wieder etwas für ihre eigene Gesundheit und ihren Körper zu tun. Nun empfehlt sich eine Teilfastenkur oder ein mildes Ausleiten. Viele Frauen müssen wieder lernen, kleinere Mengen zu essen und benötigen auch häufig keine Zwischenmahlzeiten mehr. So fällt es leichter, das ursprüngliche Gewicht wieder zu erreichen. Eine strenge Gewichtsreduktionsdiät oder Vollfasten ist nicht empfehlenswert, um den Körper der Frau nicht zu schwächen.

14.2 Erste Lebensphase: Säuglinge

In keiner Lebensphase wächst der Mensch so schnell wie als Säugling in den ersten Monaten. In dieser Zeit verdoppelt der Säugling sein Geburtsgewicht. Deshalb ist es wichtig, dass der Start ins Leben, wenn möglich mit nährender, aufbauender und schützender Muttermilch gestaltet wird. Alle alten Medizinsysteme wie auch die Erkenntnisse der Wissenschaft zeigen den hohen Stellenwert der Muttermilch für die umfassende Entwicklung des Kindes und die Gesundheit der Mutter auf. Kein Ersatzprodukt erreicht die Komplexität der physiologischen Nähr- und Immunstoffe sowie Bakterienvielfalt wie dies die Muttermilch tut. Wann immer möglich sollte sich die Frau fürs Stillen entscheiden, da die individuell komponierte Muttermilch sich ideal an die verschiedenen Bedürfnisse des heranwachsenden Säuglings anpasst und einige gesundheitliche Vorteile für das Baby und die Mutter bringt.

Vorteile des Stillens für das Baby und die Mutter:

- fördert die Mutter-Kind-Beziehung
- Muttermilch hat eine optimale Zusammensetzung und passt sich ständig dem Bedürfnis des Kindes an.
- Muttermilch ist hygienisch einwandfrei.
- unkompliziert und steht immer zur Verfügung
- es benötigt keine zusätzliche Flüssigkeitszugabe für das Kind
- fördert die Zahnbildung des Kindes
- fördert und unterstützt die Darmflorazusammensetzung des Kindes
- Muttermilch enthält immunstimulierende und -modulierende Stoffe für das Kind.
- fördert die Gebärmutterrückbildung und den physiologischen Fettabbau der Mutter
- Stillen reduziert das Brustkrebsrisiko der Mutter.

Es wird empfohlen mindestens vier besser sechs Monate oder länger zu stillen. Die ersten Tage nach der Geburt hat die Muttermilch eine nährstoffdichte und stark immunstärkende Zusammensetzung. Diese Startmilch wird als Kolostrum bezeichnet und hängt bezüglich ihrer Qualität vom Ernährungsstatus der Mutter ab. Da sich das Immunsystem in den ersten Lebensmonaten durch den Kontakt mit Lebensmitteln und Keimen erst ausreift, kann es in dieser Phase zu Überreaktionen auf bestimmte Proteinstrukturen kommen, welche auch via Muttermilch zum Säugling gelangen. Häufige Allergieauslöser sind: **Eier, Erdnüsse, Kuhmilch, Soja, Zitrusfrüchte** und **Weizen**. Dabei gilt Kuhmilch als häufigster Allergieauslöser. Reagiert das Kind mit Ekzemen und anderen negativen Reaktionen auf die Muttermilch, sollten diese potenziellen Allergieauslöser von der Mutter vermieden werden. Die Geschmacksvorlieben des Kindes werden bereits durch die Ernährung der Mutter geprägt, darum ist eine möglichst abwechslungsreiche Nahrungsmittelauswahl von hoher Bedeutung.

Es ist bekannt das Stillen langfristige positive Wirkungen auf das Kind hat. So haben gestillte Menschen ein reduziertes Risiko im Laufe des Lebens an Allergien, Autoimmunerkrankungen und Stoffwechselstörungen zu leiden. Doch nicht immer ist es für die Mutter möglich zu Stillen und bei seltenen Erkrankungen darf das Kind nicht gestillt werden, dies zum Beispiel bei angeborenem Laktasemangel.

Wenn Stillen nicht möglich ist

Anfangsmilch ist die Nahrung, welche ein Säugling direkt nach der Geburt und in den ersten Lebensmonaten bekommt, wenn die Mutter nicht stillen kann. Anfangsmilch unterliegt strengen Richtlinien und Kontrollen, da diese eine der Muttermilch fast gänzlich angepasste Zusammensetzung aufweisen muss. Während der ersten sechs Monate soll ausschliesslich Anfangsmilch, von der Lebensmittelindustrie auch als «Pre oder Stufe 1 Milch» bezeichnet, gegeben werden. Bei der grossen Auswahl auf dem Markt soll darauf geachtet werden, dass das Produkt keine potenziell krebserregenden Stoffe wie 3-MPCD und Glycidol enthaltet. Alternativ zur Anfangsmilch kann auch Ammenmilch gegeben werden, welche auf Anfrage in Kliniken erhältlich ist. Von selbstgemachten Säuglingsanfangsmilchen aus Tiermilch wie Ziegen-, Schaf- oder Stutenmilch sowie Getreidemilchen rät die Swiss Society of Paediatrics aufgrund der unzureichenden Nährstoffversorgung sowie möglichem Kontaminationsrisiko ab. Kritiker warnen vor Anfangsmilch auf Sojaproteinbasis aufgrund der leicht östrogenähnlichen Wirkung der enthaltenen Isoflavone. In Studien konnte jedoch keinen negativen Effekt auf den Hormonhaushalt, die Geschlechtsorgane oder die Pubertät aufgezeigt werden. Es konnte aufgezeigt werden, dass das Wachstum und die Entwicklung der Säuglinge auch mit sojaproteinbasierte Anfangsmilch einwandfrei gewährleistet werden können. Lediglich bei Schilddrüsenunterfunktion sollte als pflanzliche Alternative auf eine reisproteinbasierte Formula zurückgegriffen werden. Bei einer Kuhmilchproteinallergie wird aufgrund von möglichen Kreuzreaktionen keine Anfangsnahrung empfohlen, welche auf Schaf- und Ziegenmilch oder Sojaprotein basiert. Stuten- oder Kamelmilchprotein-basierte Kost wird hier als geeignete Alternativen vorgeschlagen.

Merke: In den ersten Monaten soll die Ersatzmilch genauso wie Muttermilch einen Proteinanteil von ca. 1,1 g pro 100 ml aufweisen, um das Risiko für die Entwicklung von Übergewicht im Laufe des Lebens zu verhindern.

	Muttermilch	Kuhmilch
Proteingehalt	1.1 g / 100 g	3.3 g / 100 g
Verhältnis Molkeprotein : Kasein	60 % : 40 %	20 % : 80 %
Linolsäure	410 mg / 100 g	65 mg / 100 g
Vitamin C	6.5 mg / 100 g	1.7 mg / 100 g
Oligosaccharide	8 g / l	0.04 g / l

Unterschiede zwischen Muttermilch und Kuhmilch

Folgemilchen können Teil der Beikost sein und dürfen nicht in den ersten sechs Monaten als Ersatz für die Muttermilch oder Anfangsmilch verwendet werden. Es wäre hingegen möglich, parallel zur Beikost weiterhin Anfangsmilch zu geben. Es ist wichtig, die Zusammensetzung dieser Milchen genau zu analysieren und sich im Zweifelfall eher für eine ausgewogene Anfangsmilch zu entscheiden. Laut einem Bericht der Swiss Society of Paediatrics lässt sich die Unterscheidung von Säuglingsanfangs- und Folgemilch biologisch nicht begründen.

HA-Milchen sind partiell hydrolysierte Anfangsnahrungen, welche bislang zur Primärprävention von Allergien bei Säuglingen eingesetzt wurden, wenn bereits eine familiäre Allergiebelastung vorliegt. Nach aktuellem Stand der Forschung ist die Evidenz nicht ausreichend, um diese stark verarbeiteten Produkte zu empfehlen. Stattdessen können Anfangsmilchen mit intaktem Protein z. B. aus Stuten- oder Kamelmilch gegeben werden. Zudem sind mit Prä- und Probiotika angereicherte Anfangsmilchen eine Option zur Verbesserung der Immunkompetenz von Flaschen gefütterten Säuglingen.

Fazit

Trotz langer Forschung und technischer Entwicklung können Ersatzmilchen die komplexe und auf das individuelle Bedürfnis des Säuglings angepasste Zusammensetzung der Muttermilch nicht zu 100 % erreichen. Insbesondere die immunstimulierenden Stoffe und einige Glykoproteine fehlen. Das Mikrobiom eines gestillten Säuglings weist von Anfang an eine grössere Bakteriendiversität auf, als ein mit Ersatzmilch ernährtes Kind. Trotzdem sind diese Produkte eine wichtige Alternative, wenn Stillen nicht möglich ist. Die Praxis hat gezeigt, dass auch nicht gestillte Kinder durch eine gute Ernährung im Laufe der Jahre ein immunkompetentes Mikrobiom ausbilden und gesund gedeihen können.

Beikost

Beikost ist die halbflüssige, breiige bis feste Nahrung, welche ab dem abgeschlossenen 4. und spätestens zu Beginn des 7. Lebensmonat parallel zum Stillen oder zur Anfangsmilch eingeführt wird. Der Nährstoffbedarf des Säuglings steigt, sodass die Muttermilch ab ca. sechs Monaten den Bedarf einiger Stoffe wie Eisen und Protein nicht mehr abdecken kann. Dies kann sich durch ein vermehrtes Hungerschreien oder nächtliches Aufwachen des Kindes bemerkbar machen. Die Beikost wird im 6. bis 8. Lebensmonat zwei bis dreimal und ab dem 9. bis 11. Monat drei bis viermal pro Tag angeboten. Parallel kann bis zum Erreichen des ersten Lebensjahres oder länger gestillt werden. Die WHO empfiehlt wenn möglich mindestens bis zum zweiten Lebensjahr weiter zu stillen. Allgemein gilt jedoch die Empfehlung, so lange zu stillen wie die Mutter und das Kind das möchten und können (siehe Abbildung «Einführung der Lebensmittel beim Säugling» auf Seite 238).
Der Säugling greift nun instinktiv nach fester Nahrung, spielt damit und beobachtet wie und was andere am Tisch essen. Die Einführung fester Nahrung soll mit einfach verdaulichen Lebensmitteln stetig und parallel zum Stillen erfolgen, um das Immunsystem zu fordern aber nicht zu überfordern. Das Kind muss erst die Fähigkeit entwickeln, feste Nahrung, die gemäss TEN Phlegma bildet, in Sanguis umzuwandeln. Das Kind immuni-

siert sich in den ersten Lebensmonaten, so werden z. B. Blutgruppenantikörper durch den Kontakt mit spezifischen Proteinen und Mikroben (Antigene) ausgebildet. Auch reicht die Flüssigkeitsabdeckung via Muttermilch nicht mehr aus, sodass ergänzend Wasser und ungesüsste Tees gegeben werden sollen.

Worauf soll bei der Beikost geachtet werden:

- Eine grosse Geschmacksvariation und verschiedene Texturen anbieten.
- Neue Lebensmittel stufenweise im Abstand von einigen Tagen bis Wochen einführen.
- Bei der Einführung der Lebensmittel soll auf Saisonalität, Regionalität und allgemein eine hohe Qualität (ohne Pestizide etc.) geachtet werden.
- Geduldig bleiben. Bis ein neues Lebensmittel akzeptiert wird, muss es bis 15mal probiert werden.
- Wer sich am Familientisch befindet, ist Vorbild für die Entwicklung des Essverhaltens des Kindes.
- Selbstzubereitete Beikost sollte direkt nach der Zubereitung gegeben und nicht lange gelagert werden. Wichtig ist die Beigabe von etwas Lein- oder Hanföl, da diese Pflanzenöle einen besonders hohen Anteil essenzieller Fettsäuren aufweisen. Auf Zusätze wie Süssstoffe, Zucker und Salz sollte verzichtet werden.
- Zubereitet werden Obst und Gemüse zunächst idealerweise gedämpft, in Stücke geschnitten zum Knabbern oder als Brei.
- Wird Gläschennahrung verabreicht, sollte diese nach dem Öffnen im Kühlschrank gelagert und innerhalb von 48 Stunden aufgebraucht werden. Auch bei der Gläschennahrung auf eine hohe Qualität achten.
- Tierische Lebensmittel sollten gut gekocht und zu Beginn in pürierter Form angeboten werden.
- Trinkmenge: die Muttermilch bzw. weitergeführte Anfangs- oder Folgemilch spielt weiterhin eine wichtige Rolle zur Abdeckung des Flüssigkeitsbedarfs. Wie viel das Kind zusätzlich an Wasser und ungesüsstem Tee trinkt ist von der Jahreszeit und Aktivität des Kindes abhängig. Insgesamt sollten täglich 800 bis 1 000 ml Flüssigkeit getrunken werden.
- In den ersten 12 Monaten wird von der Verabreichung reiner Kuhmilch als Getränk abgeraten. Für die Zubereitung der Beikost können kleine Mengen Kuhmilch verwendet werden, dabei aufgrund der meist besser vertragenen Caseinstruktur eher Schaf- oder Ziegenmilch verwenden. Erst ab dem 2. Lebensjahr kann statt Mutter- oder Folgemilch tierische Milch gegeben werden, sofern diese vertragen wird.
- Bei Getreide auf ausreichend lange Kochzeit achten und für eine bessere Verdaulichkeit evtl. vorweg in Wasser keimen lassen.
- Glutenhaltige Getreide wie Weizen, Dinkel, Hafer, Roggen und Gerste zwischen dem 5. bis 7. Lebensmonat und nicht gleichzeitig, sondern stufenweise mit einigen Tagen oder Wochen Abstand einführen. Vor allem Weizen kann Verdauungsstörungen auslösen. Wird parallel gestillt, ist laut Beobachtungen das Auftreten von Zöliakie seltener.

Merke: Eine vegane Säuglingsernährung wird im Allgemeinen nicht empfohlen. Wer sich trotzdem dafür entscheidet, soll sich von einer qualifizierten Ernährungsfachperson begleiten lassen, da Vitamin B12 und meist auch Eisen, Zink und zum Teil der Proteinbedarf nicht gedeckt werden. Parallel zur veganen Beikost ist Stillen oder eine sojaproteinbasierte Anfangsmilch sowie B12- und Eisen-Supplementation wichtig. Auch Versorgung mit Jod, Vitamin D_3 und K sollte überprüft werden.

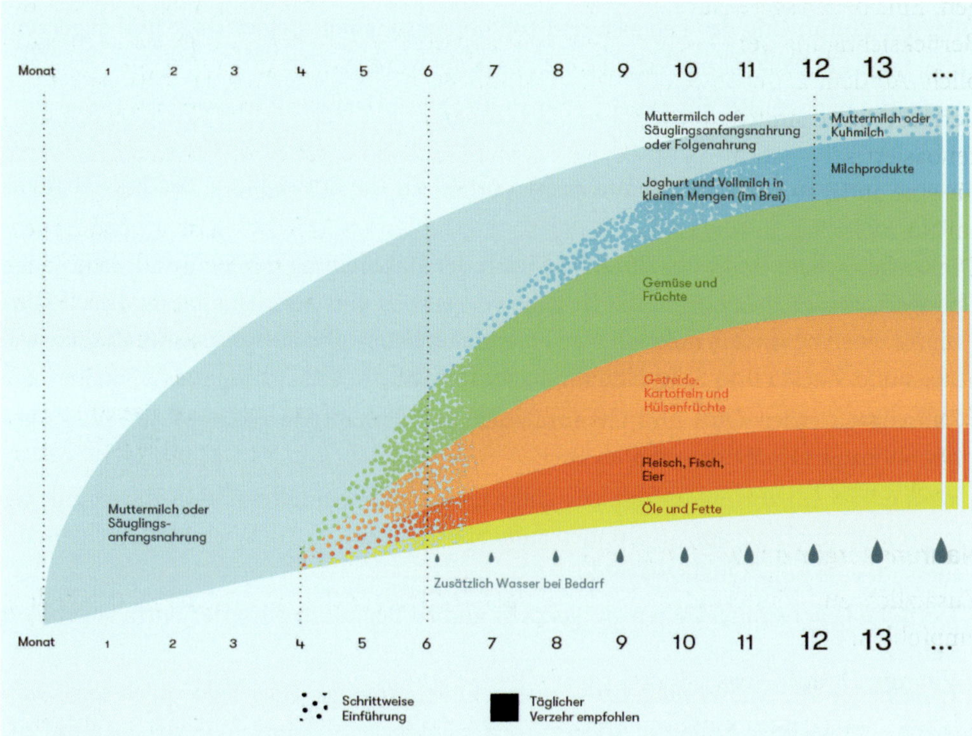

Quelle: Bundesamt für Lebensmittelsicherheit und Veterinärwesen BLV, Schweizerische Gesellschaft für Ernährung SGE, Schweizerische Gesellschaft für Pädiatrie SGP, 2018

Einführung der Lebensmittel beim Säugling

Baby led weaning

Bei Baby led weaning füttert sich das Baby selbst. Statt Babybrei wird daher weiches «Fingerfood» angeboten, welches sich das Baby selbst aussuchen kann. Voraussetzung ist, dass das Baby aufrecht sitzen kann, bereits Interesse an Lebensmitteln hat und nach der Nahrung greifen kann. Bei dieser Art der Beikost setzt sich das Kind bereits mit der Nahrung auseinander, bevor es sie isst. Zudem greifen Babys intuitiv nach der Nahrung, die ihnen gerade gut tut, was auch für die Eltern spannend sein kann. Wichtig ist, dass verschiedene qualitativ hochwertige Lebensmittel präsentiert werden, welche gross genug sind, um danach zu greifen. Die Konsistenz sollte weich sein, so kann gut gewaschenes weiches, reifes Obst, gedämpfte Gemüsestücke, grosse Teigwaren, Brot und Fleischstücke sowie Reiskugeln angeboten werden.

Merke: Eine bei Naturvölkern häufig praktizierte und sinnvolle Art der Beikosteinführung ist das Vorkauen der Nahrung durch die Eltern, bevor sie dem Kleinkind verabreicht wird. Dadurch erfolgt eine optimale Vorkochung der Speisen sowie eine Stimulation durch Bakterien. Wichtig ist, dass die Eltern selbst eine gute Mundflora aufweisen.

Erkenntnisse aus dem Bereich der Epigenetik legen nahe, dass die ersten drei Lebensjahre inklusive Schwangerschaft den Stoffwechsel auch für das spätere Leben stark prägen. Eine bedarfsgerechte Zufuhr an Energie, Makro- und Mikronährstoffen sowie die Berücksichtigung der Geschmäcke beeinflusst die körperlichen Reifeprozesse massgeblich. Ab dem 2. Lebensjahr ist der Organismus des Kindes fähig, auch verschiedene tierische Lebensmittel zu verdauen. Die Ernährung sollte auch im Kindesalter pflanzenbasiert sein, um die Abdeckung sekundärer Pflanzenstoffe sowie Nahrungsfasern für eine optimale Entwicklung des Mikrobioms zu gewährleisten.
Im Normalfall essen Kinder drei Hauptmahlzeiten und 2-3 kleine Zwischenmahlzeiten. Die vorher breiige bis weiche Kost geht ab dem ersten Lebensjahr immer mehr in die übliche Ernährung über. Wie viel ein Kind täglich isst, unterscheidet sich von Fall zu Fall. Auch ein gesundes Kind zeigt deutliche Schwankungen bei den Essgewohnheiten aufgrund der aktuell ablaufenden Entwicklungs- und Wachstumsprozesse. Bleiben die Abweichungen zu extrem viel oder wenig essen über mehrere Wochen bestehen und liegt das Kind nicht mehr in der altersentsprechenden Wachstums- und Gewichtskurve, sollte eine Fachperson beigezogen werden.

Nahrungsergänzungen für Säuglinge

Zusätzlich zur Muttermilch werden folgende Nahrungsergänzungen beim Säugling empfohlen:

- Vitamin D_3 auf Ölbasis 400IE/Tag als Tropfen
- Die Schweizerische Gesellschaft für Neonatologie empfiehlt eine einmalige Verabreichung mit Vitamin K in den ersten Lebenswochen.

14.3 Zweite Lebensphase: Kinder und Jugendliche

Im Alter von etwa zwei bis drei Jahren verändert sich der Appetit im Vergleich zum Säuglingsalter merklich. Die verzehrten Mengen unterliegen täglich starken Schwankungen was völlig normal ist, solange das Kind sich weiterhin normal entwickelt. Das Kind kommt nun langsam vom schlafenden Bewusstsein ins wache Bewusstsein und setzt sich intensiv mit seiner Umwelt auseinander. Das kann aufregend und erschöpfend sein. Diese Gefühle beeinflussen wiederum das Verhalten und den Appetit. Umso wichtiger ist es, dass Eltern und Familie auf einige Punkte achten, denn Ernährung ist Teil der Erziehung und benötigt viel Zeit, Geduld und Beständigkeit.

Top TEN der Ernährungserziehung:

1. Kinder imitieren. Wer am Familientisch sitzt, ist Vorbild für Ernährungsverhalten.
2. Essen sollte nicht als Belohnung oder Bestrafung eingesetzt werden.
3. Die Mahlzeiten sollten ein abwechslungsreiches Angebot mit hochwertigen, tierischen und pflanzlichen Proteinquellen, vollwertigen Stärkebeilagen sowie Gemüse enthalten.
4. Gemüse wird oft abgelehnt, daher ist die Kreativität der Eltern gefragt, z. B. kann es püriert unter bereits bekannte und akzeptierte Speisen gemischt oder roh als Fingerfood mit verschiedenen Dips angeboten werden.
5. Es kann hilfreich sein, Kinder beim Einkauf und der Zubereitung von Lebensmitteln miteinzubeziehen, um ihr Interesse und die Akzeptanz neuer Lebensmittel zu fördern.
6. Geduldig und beständig bleiben, denn bis ein neues Lebensmittel sowie ein neuer Geschmack akzeptiert wird, muss es bis zu 15-mal probiert werden. Wobei der süsse Geschmack von Anfang an akzeptiert wird und vor allem der bittere Geschmack erst kennen gelernt und erprobt werden muss.
7. Kinder sollten nicht zum Essen oder Trinken gezwungen werden. Die Gestaltung der Ernährung soll von Eltern und Kind gemeinsam getätigt werden und von beiden Seiten keine dogmatischen oder einseitigen Regeln beinhalten.
8. Kinder sind so intensiv mit der Erforschung ihrer Umwelt beschäftigt, dass es wichtig ist, ihnen einen klaren Rahmen mit einer rhythmischen Mahlzeitenverteilung zu geben. Feste Regeln und Rituale geben Sicherheit und sorgen für Ruhe und Klarheit. Dabei ist es wichtig, dass die Mahlzeiten einen klaren Anfang und ein klares Ende haben.
9. Keine Nebenbeschäftigungen wie Spielen, Handys und Fernsehen während dem Essen.
10. Kindern fällt es schwer über längere Zeit ruhig zu sitzen, wenn die Mahlzeit als beendet erklärt wird, können Kinder den Tisch vor den Erwachsenen verlassen.

Aus der Forschung im Bereich der Epigenetik ging hervor, dass besonders in den ersten drei Lebensjahren der Stoffwechsel längerfristig geprägt wird. Essgewohnheiten verankern sich ebenfalls epigenetisch, sodass im Verlaufe des Lebens immer wieder intuitiv auf das Gelernte aus dieser Zeit zurückgegriffen wird. Es lohnt sich daher der Ernährung in den ersten Lebensjahren besondere Aufmerksamkeit zu schenken, um die besten Bedingungen für ein gesundes Leben zu schaffen. Bei der Mahlzeitengestaltung sollte besonders zu Beginn auf die Kaufähigkeit geachtet werden, da diese erst mit ca. 3-4 Jahren voll ausgebildet ist. Eine gute Mischung von weicher und fester Nahrung fördert die Gebissentwicklung und die Abdeckung verschiedener Nährstoffe. Der Flüssigkeitsbedarf sollte durch Wasser, verdünnte Säfte und Tees abgedeckt werden.

Merke: Knackige oder bissfeste Speisen sind bei einigen Kindern besonders beliebt, da sie über das intensive Kauen überschüssige Energien abbauen können.

Aus Sicht der TEN sollten auch Kinder zur Unterstützung der Kochungen möglichst wenig kühlschrankkaltes Essen und Trinken geniessen. Vor allem im Winter sollte auf zwei warme Mahlzeiten pro Tag geachtet werden. Die verschiedenen Geschmäcke langsam aber immer wieder einbauen, denn ergänzend zum vielfältigen Lebensmittelangebot wird das Kind auch durch die Geschmäcke in seiner Anpassungsfähigkeit und Flexibilität trainiert. In der Säftemischung dominiert im Kindesalter das Sanguis.

Frühstück

Studien konnten aufzeigen, dass das Frühstück bei Kindern von besonderer Bedeutung ist. Dabei wurde festgestellt, dass Kinder, die frühstücken ein kleineres Risiko für Übergewicht haben, da sie weniger zu ungesunden Snacks greifen. Auch die Konzentrations- und Lernfähigkeit war bei Kindern, die gefrühstückt haben, besser. Dabei ist es wichtig auf ein nährstoffreiches Frühstück zu achten, welches den Blutzucker stabil hält. Mögliche Frühstücksvarianten sind:

- Haferflockenporridge mit frischem Obst und knusprig gerösteten Nüssen/Samen
- Urdinkel-Vollkornbrot mit Nussmus, Humus oder Frischkäse als Aufstrich dazu Obst oder Beeren
- Rührei mit Urdinkelbrot und verschiedene Aufstriche
- Eieromelette gefüllt mit Nussmus, Apfelmus, Beeren und Naturjoghurt, dazu Zimt
- Hafer-Ei-Pancakes mit Beeren und Honig, dazu Zimt

Merke: Untersuchungen haben gezeigt, dass ein salziges Frühstück das Verlangen nach Süssem tagsüber reduzieren kann. Süssigkeiten als Ausnahmen und nicht im Alltag als Belohnung einsetzen. In Mandelmus getauchte Datteln sind eine Möglichkeit eines vitalstoffreichen Desserts.

Zwischenmahlzeiten

Da der Appetit von Kindern sehr variabel ist, ist es sinnvoll Zwischenmahlzeiten anzubieten, um den täglichen Nährstoffbedarf zu decken. Dabei sollte auf hochwertige und nährstoffdichte Lebensmittel geachtet werden, welche keine Zuckerzusätze enthalten. Geeignet sind:

- verschiedene Nüsse und Samen
- frisches oder getrocknetes Obst (Trockenobst: ungeschwefelt und nicht zu viel)
- proteinreiche Riegel auf Nuss-Getreide und Trockenobstbasis ohne Zuckerzusatz
- rohe Gemüse-Sticks mit Kräuter-Quark-Dip

- Reis/Dinkel/Maiswaffel mit Humus oder Nussmus
- Urdinkelbrötchen mit Mozzarella-Sticks
- Salzige Muffins aus Ei, Urdinkelmehl, Hafer, geraffeltem Gemüse und Leinsamen
- Nuss/Samen-Kracker mit Ei
- Naturjoghurt mit Beeren
- Gemüse-Frucht-Smoothie mit hochwertigem Pflanzenöl
- Im Alter von 4–12 Monate ca. 110 ml, 1–4 Jahre 95 ml, 4–7 Jahre 75 ml, 7–10 Jahre 60 ml, 10–13 Jahre 50 ml und 13–15 Jahre 40 ml Wasser/Trinkmenge pro kg Körpergewicht

Jugend und Pubertät

In der Phase der Jugend steigt der Energiebedarf noch einmal deutlich an. Er ist aufgrund der intensiven Wachstumsschübe und hormonellen Reifung zeitweise doppelt so gross wie der von Erwachsenen. Jugendliche haben dementsprechend starke Hunger- und Appetitphasen. Besonders die hormonelle Umstellung des Körpers und die damit verbundene Persönlichkeitsentwicklung benötigt viel Energie und ein ausgewogenes Verhältnis an Mikronährstoffen. Aus Sicht der TEN sind die Kochungskräfte in dieser Lebensphase üblicherweise sehr stark ausgeprägt, sodass die verzehrten Mengen auch verwertet werden können. Auch ist es die Zeit, in der die jungen Heranwachsenden sich selbst finden und das Gewohnte von zu Hause ablehnen. Diese Entkopplung hin zur Selbständigkeit muss auch über das Essen stattfinden. Es ist üblich, dass alles, was von den Eltern gegessen und empfohlen wird, abgelehnt und Neues ausprobiert wird. Der Einfluss Gleichaltriger, der sogenannten «Peergroup», ist in dieser Zeit deutlich stärker. Eltern sollten in diesem Wissen gelassen damit umgehen und sich darauf verlassen, dass ihre Sprösslinge im erwachsenen Alter wieder auf das in den ersten Lebensjahren Erlernte zurückkommen. Umso wichtiger ist es, dass in den ersten Lebensjahren eine gute Ernährungserziehung stattgefunden hat.

Neues Körperbewusstsein

Der Körper von Jugendlichen verändert sich in kurzer Zeit sehr schnell, sodass sich auch das Bewusstsein um den eigenen Körper anpassen muss. Das kann überfordernd sein und teilweise zu einer verschobenen Selbstwahrnehmung führen. Besonders Soziale Medien haben in dieser Zeit grossen Einfluss und vermitteln oft falsche Vorstellungen von Erfolg und Schönheit. In dieser Lebensphase ist das Risiko der Entstehung einer Essstörung entsprechend hoch. In der westlichen Welt hat jedes dritte Mädchen mit 15 Jahren schon einmal eine Diät gemacht, um Gewicht zu verlieren. Zunehmend befällt diese Tendenz auch junge Männer. Es konnte beobachtet werden, dass besonders Jugendliche mit hohen Selbstansprüchen und Ehrgeiz zu Essstörungen neigen können. Darum sollte das Umfeld von Jugendlichen besonders aufmerksam sein, wenn folgende Faktoren beobachtet werden:

- häufiges Vermeiden von gemeinsamen Mahlzeiten
- ständiges Kalorienzählen
- intensive, tägliche Auseinandersetzung mit dem Essen
- Verbindung von intensivem Sport und kontrolliertem Essen
- Ansammeln von Lebensmitteln, ohne dass davon gegessen wird
- überkontrolliertes Essverhalten gefolgt von Essanfällen

Kritische Mikronährstoffe in der Jugend

In der Pubertät bis zum ca. 25. Lebensjahr befindet sich der Mensch in grossen Wachstums- und Entwicklungsphasen. Vor allem das Knochenwachstum und die Hirnentwicklung sind in dieser Lebensphase auf genügend Vitalstoffe angewiesen. Eine ausgewogene Ernährung in der Kindheit und Jugend ist eine wichtige Basis für die Herausforderungen und Gesundheit im Erwachsenenalter. Besonders Jugendliche neigen jedoch dazu, vermehrt nährstoffarmes Fastfood zu sich zu nehmen, was zu einer unzureichenden Abdeckung essenzieller Nährstoffe beiträgt. Oft werden dafür viele gesättigte Fette, raffinierte Kohlenhydrate und Zucker in Form von Süssigkeiten und Getränken konsumiert. Auch kommt es in der Jugend vermehrt zu Alkoholkonsum, was den Mikronährstoffbedarf zusätzlich erhöht. Eine europäische Untersuchung hat gezeigt, dass vor allem Folsäure, Vitamin B12, Vitamin D_3, Calcium, Eisen, Zink, Jod sowie Omega-3-Fettsäuren bei Jugendlichen kritisch sind. Mikronährstoffmängel können sich durch verschiedene Krankheiten und Symptome zeigen, darunter Wachstums- und Entwicklungsstörungen, Heuschnupfen, Hauterkrankungen wie Akne und Neurodermitis, Konzentrations- und Lernschwächen, Karies und Asthma.

Nahrungsergänzungen für Kinder und Jugendliche

- Vitamin D_3 auf Ölbasis in den Wintermonaten
- Omega-3-Präparate mit DHA und EPA aus Algen zur Unterstützung der Hirnentwicklung und bei Verhaltensauffälligkeiten wie ADS und ADHS
- Basenmischung mit Magnesium und Calcium bei hoher sportlicher Aktivität und Alkoholkonsum sowie verhältnismässig hoher Phosphorzufuhr über einseitige Ernährung
- Vitamin B-Komplex

Auch bei Kindern und Jugendlichen kann es bei einseitiger Ernährung und hoher Stressbelastung zu einer latenten Gewebsazidose kommen. Dies hemmt nicht nur die Knochenmineralisierung, sondern auch die Lern- und Leistungsfähigkeit, was sich z. B. mit ADHS zeigen kann. Bevor es zu medikamentöser Behandlung kommt, sollten bei Verhaltensauffälligkeiten auch Basenmischungen und Omega-3-Präparate in Betracht gezogen werden. Zusätzlich kann phasenweise ein auf Kinder und Jugendliche angepasstes

Multivitamin/Mineralpräparat sinnvoll sein, wenn über längere Zeit gesunde Lebensmittel verweigert werden. Nahrungsergänzungen sollten jedoch keinen Ersatz für eine gesunde Ernährung sein.

Merke: Kinder und Jugendliche, die sich für eine vegane Ernährung entscheiden, müssen fachlich gut begleitet sein. Besonders Vitamin B12 und aufgrund des Wachstums auch Eisen, Zink und Calcium müssen möglicherweise ergänzt werden. Eisenmangel kommt auch bei Mischkost häufig vor und kann sich durch Lustlosigkeit, Infektanfälligkeit, Appetitmangel, Reizbarkeit, langsameres Wachstum und schlechtes Konzentrationsvermögen zeigen.

Der weibliche Zyklus

Die meisten Mädchen erreichen im Alter zwischen 10 bis 16 Jahren ihre Geschlechtsreife mit dem Einsetzen der Menstruation. Im Laufe eines Lebens durchläuft eine Frau bis zu 400 Zyklen, wobei ein Zyklus entsprechend der Mondphasen zwischen 25 bis 32 Tage dauert (siehe Tabelle weiblicher Monatszyklus).

«Mensis» ist der lateinische Begriff für Monat, sodass Frauen aufgrund ihrer Menstruation eine enge Verbindung zum Mond haben. Wie lange der Zyklus ist und wie die Frau diesen erlebt ist sehr individuell und hängt von verschiedenen Faktoren ab. Stressbelastungen sowie intensive sportliche Leistung insbesondere in der zweiten Zyklushälfte beeinflussen die hormonelle Balance negativ. Auch wirkt sich eine unausgewogene Ernährung auf Dysbalancen des Zyklus aus. Wie harmonisch der natürliche Wechsel der Hormone bei Frauen während des Zyklus abläuft, hängt vom Säftefluss, der Mikronährstoffversorgung und der Ausscheidungskraft des Stoffwechsels ab. Die Menstruation gilt aus Sicht der TEN als Ausscheidungsweg von Schärfen, sodass es mit jeder Menstruation auch zu einer Reinigung des Körpers kommt. Bleibt der Zyklus aus, ist es wichtig, andere Entgiftungssysteme zu unterstützen.

Weiblicher Monatszyklus

Zyklus in Tagen	**1. Zyklushälfte** Follikelphase mit Östrogendominanz	**Eisprung** Ovulation Fruchtbarkeit	**2. Zyklushälfte** Lutealphase mit Progesterondominanz
25 Tage	Tag 1-9	Tag 10-11	Tag 12-25
27 Tage	Tag 1-11	Tag 12-13	Tag 14-27
28 Tage	**Tag 1-12**	**Tag 13-14**	**Tag 15-28**
30 Tage	**Tag 1-14**	**Tag 15-16**	**Tag 17-30**
32 Tage	Tag 1-16	Tag 17-18	Tag 18-32

Weiblicher Monatszyklus: < 28 Tage sind kurze Zyklen, > 30 Tage gelten als lange Zyklen

Zyklusbeschwerden

Drei Viertel der Frauen zwischen 30 bis 40 Jahren leiden unter mehr oder weniger starken Zyklusbeschwerden vor und während der Menstruation. Stress und eine unausgewogene Ernährung mit vielen Genussmitteln führen zu Symptomen, welche als Prämenstruelles Syndrom (PMS) bezeichnet werden. Zu den typischen PMS-Symptomen zählen:

- Kopfschmerzen
- Müdigkeit
- getrübte/melancholische oder gereizte/cholerische Stimmung
- empfindliche z.T. geschwollene Brüste
- Heisshunger v. a. auf Süsses
- Bauchkrämpfe (Dysmenorrhö)
- Blähbauch, Verstopfung, Durchfall
- verminderte Libido
- Schlaf- und Konzentrationsstörungen
- Hautunreinheiten und fettige Haut bis Akne
- Wassereinlagerungen im Gewebe

Merke: PMS treten bei Frauen mit latenter Gewebsazidose häufiger und intensiver auf. Je mehr Stress die Frau im entsprechenden Zyklus erlebte und je ungesünder die Lebensführung war, desto stärker fallen die Beschwerden aus. Wobei die Neigung zum melancholischen oder cholerischen Gemüt in der zweiten Zyklushälfte einen Hinweis auf die zugrundeliegende Konstitution geben kann.

Untersuchungen haben gezeigt, dass Frauen mit starken Menstruationskrämpfen zu viel Prostaglandin F2 (PGF2) aufweisen. Frauen mit einem hohen Bauchfettanteil (Viszeralfett) produzieren mehr dieser hormonähnlichen Substanz. Das Überangebot von PGF2 führt zum Zusammenziehen der Gebärmutter und entsprechenden Krämpfen. Neben PGF2 produziert das Viszeralfett auch mehr proentzündliche Zytokine und aktiviert Cortisol sowie Östrogen. In der Summe bedeutet dies mehr Stress, Entzündung und Östrogendominanz, was wiederum zu einer vermehrten Histaminausschüttung führt. Je mehr Gebärmutterschleimhaut aufgebaut wird, desto mehr Histamin produziert diese, sodass es in der zweiten Zyklushälfte zu den typischen Symptomen einer Histaminose kommt. PMS-Symptome sind also mit latenten Histaminose-Symptomen gleichzusetzen. Der relative Progesteronmangel und die einhergehende Histaminose stehen nicht nur in engem Zusammenhang mit PMS, sondern auch Wechseljahrbeschwerden sowie Schilddrüsenhormonstörungen. So begünstigt Histaminose unter anderem Schlafstörungen, Hypotonie, Kopfschmerzen und depressive Verstimmung.

Um PGF2 entgegenzuwirken wird Vitamin E und Magnesium empfohlen. Zur Regulation der Histaminose sollte auf eine gute Abdeckung mit B-Vitaminen (v. a. B6, B12, Folat), Vitamin C und Zink sowie Omega-3-Fettsäuren geachtet werden. Weitere Empfehlungen bei Histaminose siehe Kapitel «Histaminose».
Kommt es zu einem belastenden PMS, beginnt meist ein schwer durchbrechbarer Teufelskreis. Durch die hormonellen Veränderungen entsteht in der zweiten Zyklushälfte eine Dominanz an Cortisol und ein Abfall von Serotonin. Um der daraus resultierenden negativen Stimmung und Müdigkeit entgegenzuwirken, erhöht sich das Verlangen nach Süssem, dabei vorwiegend nach Schokolade. Schokolade enthält viel Zucker, gesättigte Fette und Histamin. Das führt zu Blutzuckerspitzen sowie vermehrter Bildung von Viszeralfett und einhergehender Gewebsazidose. Das wiederum verstärkt die Histaminproblematik und Schmerzempfindlichkeit. Im Zentrum steht eine dem Zyklus und konstitutionell angepasste Lebensführung mit Stressreduktion, um den Teufelskreis zu durchbrechen.

Ernährungsheilkundliche Massnahmen bei Zyklusbeschwerden

- Antientzündliche, konstitutionell angepasste Ernährung v. a. auf Lebensmittel mit tiefer glykämischer Last und reichlich SPS aus Beeren, Kräutern und Gewürzen achten.
- Regelmässig Magnesium und B-Vitamin-reiche Lebensmitteln wie Blattgemüse, Nüsse, Samen und Hülsenfrüchte einbauen.
- Täglich Hanföl zur besseren Versorgung mit Vitamin E und Gamma-Linolensäure (GLA) einsetzen.
- Genussmittel wie Alkohol, Zucker und grosse Mengen Koffein meiden.
- Auf ausreichende Trinkmenge achten.
- Seed-Cycling durchführen (siehe Rezept).
- In der zweiten Zyklushälfte Histamin aus der Ernährung reduzieren.
- Evtl. Fasten/Teilfastenkur mit Darmsanierung zur Unterstützung der Entgiftung und Optimierung des SBH (Fasten bzw. Teilfasten eher in der ersten Zyklushälfte in Betracht ziehen)

Diätetische Massnahmen bei Zyklusbeschwerden

Allgemein gelten die diätetischen Massnahmen unter «Rhythmus und Diätetik», insbesondere sollen folgende Aspekte beachtet werden:

- Auf eine gute Schlafhygiene achten.
- Sport im moderaten Bereich angepasst an den Menstruationszyklus ausüben (1. Zyklushälfte bis und mit Eisprung intensiver Sport möglich, ab Eisprung nur noch leichte sportliche Intensität).
- In der zweiten Zyklushälfte bewusst vermehrt entspannende Tätigkeiten einbauen und beruflich wenn möglich kürzer treten.

Nahrungsergänzungen bei Zyklusbeschwerden

- Basenmischung mit Magnesium und Kalzium v. a. in der zweiten Zyklushälfte
- Vitamin-B-Komplex zur Hormon- und Histaminregulation
- Vitamin D_3 zur Erhöhung der Calciumaufnahme und Verbesserung der Stimmung
- Medizinal Zeolith vor dem Schlafen zum Binden von Histamin im Darm
- Nachtkerzen- oder Borretschöl (GLA) mit Vitamin E zur Mahlzeit
- evtl. zusätzlich Vitamin E v. a. bei Brustspannen und Schmerzen (Mastalgie)
- Mönchspfeffer als pflanzliches Progesteron über mindestens drei Monate
- Extrakte aus Bockshornklee, Ingwer, Fenchel und Baldrian
- Pygnogenol (Pinus-pinaster-Extrakt) als Antioxidans

Seed Cycling

Seed Cycling hilft die Hormonbalance zu regulieren. In der ersten Zyklushälfte werden Kerne eingesetzt, welche die Östrogenproduktion unterstützen. Danach werden in der zweiten Zyklushälfte progesteronunterstützende Kerne eingenommen. Nebst der Hormonstimulierung durch essenzielle Fettsäuren, liefern diese Kernen zudem wertvolle Vitamine sowie Mineralstoffe und unterstützen die Entgiftung sowie eine gesunde Verdauung.

Wann eignet sich Seed Cycling?

- Nach Absetzen von oralen Kontrazeptiva
- Bei Hormondysbalance
- Bei Menstruationsbeschwerden
- Unterstützend bei Polycystischem Ovariar Syndrom (PCOS)
- Menopause

1 Zyklushälfte: **täglich 1 EL Leinsamen & 1 EL Kürbiskerne (gut gekaut)**
Leinsamen und Kürbiskerne wirken in Richtung der Östrogene

2 Zyklushälfte: **täglich 1 EL Sesam & 1 EL Sonnenblumenkernen (gut gekaut)**
Sesam und Sonnenblumenkernen wirken in Richtung von Progesteron

Falls die Frau keine Menstruationsblutung mehr hat, kann das **Seed Cycling** im Mondzyklus gemacht werden.

14.4 Dritte Lebensphase: Erwachsene

Ab dem 25. bis 30. Lebensjahr finden Aufbauprozesse langsamer und Abbauprozesse schneller statt als in der Kindheit und Jugend. Es ist die Phase der äusseren Aktivitäten und des Erschaffens z. B. Familiengründung und/oder berufliche Laufbahn. Aus Sicht der TEN ist der Mensch auf dem Höhepunkt der biologischen Leistungsfähigkeit. Gemäss Säfteuhr befindet sich der Mensch in der feurigen Phase mit dem höchsten Wärme- und Aktionspotential. Der hohe Grad der Aktivität verbraucht Feuchtigkeit, deswegen kommt der Regeneration mehr Bedeutung zu. Wird dies nicht beachtet, besteht die Gefahr der Austrocknung und des Ausbrennens, was heute auch als «Burnout» bezeichnet wird. Je mehr in dieser Lebensphase dem Gleichgewicht der Säfte Sorge getragen wird, desto höher ist die Resilienz. Wird die Regeneration und damit das Säftegleichgewicht nicht beachtet, zeigen sich im Verlauf dieser Phase vermehrt körperliche und psychische Symptome. Die vielfältigen Herausforderungen können nicht nur das Säftegleichgewicht, sondern auch das sensible Hormongleichgewicht stören. Wie im Kapitel «Störungen des neuro-endokrinen Systems» beschrieben, gibt es vielfältige Zusammenhänge zwischen Ernährung, Lebensführung und Hormonstoffwechsel. Sind diese Aspekte nicht in Balance, kann sich dies mit Zyklusstörungen, unerfülltem Kinderwunsch oder heftigen Wechseljahrbeschwerden zeigen.

Die Wechseljahre bei Frau und Mann

Die Wechseljahre sind für beide Geschlechter eine wichtige Phase des Übergangs in einen neuen Lebensabschnitt. Es ist die Zeit der Abnahme der Sexualhormone, welche Kraft und Energie bringen und auf verschiedene Weise positiv auf den Stoffwechsel einwirken. Aus Sicht der TEN nehmen physiologische Wärme und Feuchtigkeit sowie auch die Entgiftungskapazität in den Wechseljahren langsam ab. Als Folge der verminderten Entgiftungskapazität können Schärfen entstehen, welche unphysiologische Hitze hervorrufen. Dies äussert sich mit Hitzewallungen, Schleimhauttrockenheit und Stimmungsschwankungen. Gelingt es die verminderte Entgiftungskapazität zu kompensieren, können Symptome milde ausfallen. Bei Frauen spricht man von den Wechseljahren, der Prämenopause. Bei Männern vom Klimakterium virile, der Andropause oder dem PADAM-Syndrom (Partielles Androgen-Defizit des alternden Mannes). Aufgrund der starken hormonellen Veränderungen kommt es bei Frauen häufiger zu Wechseljahrsymptomen. Acht von zehn Frauen leiden mehr oder weniger stark daran. Bei Männern verläuft der Abfall des Testosteronspiegels flacher und die physiologischen Symptome äussern sich entsprechend schwächer.

Mögliche Wechseljahrsymptome (seelisch und körperlich):

- Schlafprobleme
- Hitzewallungen, Schweissausbrüche
- Stimmungsschwankungen
- Verdauungsprobleme
- Herzrasen
- Blasen- und Prostatabeschwerden

- Depression
- Unruhe, Reizbarkeit, Aggressivität
- schnellere Erschöpfung, Kraftlosigkeit
- Vergesslichkeit, Konzentrations- und Wortfindungsstörungen
- Libido- und Potenzprobleme
- Gewichtszunahme
- dünneres Haar, Haarausfall
- dünnere trockene Haut und Schleimhäute
- Kopfschmerzen

Frauen und Männer zeigen beide häufig als erstes Schlafstörungen, Unruhe und Stimmungsschwankungen sowie Reizbarkeit. Wobei Männer eher mit Aggression und Frauen mehr mit Depression reagieren. Die in dieser Phase häufig auftretende Gewichtszunahme ist mit einer allgemeinen Kochungsschwäche mit kompensatorischem Essverhalten und Bewegungsmangel verbunden. Typischerweise verlieren Frauen das Gewicht an der Hüfte und nehmen durch die Hormonveränderungen an der Taille bzw. am Bauch zu. Die Gewichtszunahme zeigt sich bei beiden Geschlechtern vor allem am Bauch (Viszeralfett). Das Viszeralfett beeinflusst in der Folge den ganzen Stoffwechsel, was zum Metabolischen Syndrom führen kann (siehe Kapitel «Metabolisches Syndrom»). Ein leichtes Viszeralfett hat bei Frauen den Vorteil, dass dadurch ein Teil der physiologisch abnehmenden Östrogene im Bauchfett gebildet werden und so den Mangel etwas ausgleichen können. Problematisch ist jedoch, dass häufig Progesteron als Gegenspieler fehlt, sodass es zu einer Östrogendominanz kommen kann. Progesteronmangel fördert v. a. Schlafstörungen womöglich auch über den Mechanismus des gestörten Histaminabbaus. Erhöhte Histaminspiegel, z. B. auch in Folge eines Leaky Gut, verstärken Wechseljahrbeschwerden und können Schilddrüsenhormonstörungen begünstigen (siehe Kapitel «Histaminose»).

Pflanzenöstrogene in der Ernährung

Pflanzen- oder «Phytoöstrogene» sind sekundäre Pflanzenstoffe (Lignane, Isoflavone, Cumestane), welche in Lebensmitteln vorkommen und östrogenähnlich wirken, jedoch 100–1 000 mal schwächer als aktives, körpereigenes Östrogen. Werden phytoöstrogenhaltige Lebensmittel regelmässig konsumiert, können sie zu einer leichten Symptomverbesserung beitragen. Die wissenschaftliche Datenlage ist jedoch immer noch umstritten. Spannend ist, dass diese Lebensmittel in fermentierter Form und bei einer guten Darmflora eine deutlich bessere biologische Verfügbarkeit des Phytoöstrogens aufweisen. Studien zeigen zudem auf, dass «Isoflavon» das Brustkrebsrisiko bei Frauen in der Menopause reduzieren können.

Lignane	Leinsamen, Kürbiskerne, Getreide (Roggen, Hafer, Buchweizen), Nüsse, Beeren
Isoflavone	Sojabohnen, Tofu, Tempeh, Sojamilch, Miso, Bohnen, Erbsen
Coumestrol	Bohnen, Sojakeimlinge, Alfalfasprossen, Mungobohnensprossen

verschiedene Phytoöstrogene und deren Quellen

Ernährungsheilkundliche Massnahmen in den Wechseljahren

- Basis ist die antientzündliche, konstitutionell angepasste Ernährung mit Fokus auf pflanzliche Proteinquellen und ausreichend Antioxidantien aus Gemüse, Kräuter, Gewürze und Obst.
- Aufgrund des langsameren Stoffwechsels stärkehaltige Lebensmittel durch Gemüse mit Kräutern, Gewürzen und hochwertigen Pflanzenölen ersetzten.
- Fette mit gutem Omega-3 und 6-Verhältnis einsetzen, v. a. Hanföl, da es Gamma-Linolensäure enthält (Hormonregulation, antientzündlich, befeuchtend).
- Sekundäre Pflanzenstoffe vor allem progesteron- und östrogenfördernde Lebensmittel einsetzen z. B. Soja, Leinsamen, Bockshornklee, Rotklee, Hülsenfrüchte allgemein.
- Auf eine ausreichende Trinkmenge achten, als Tee eignet sich Schafgarbe, Weissdorn, Melisse, Salbei, Rotklee/Wiesenklee.
- Kürbiskerne und Kürbiskernöl wirken unterstützend auf die Prostata.
- Regelmässig bittere Gemüse einbauen zur Unterstützung der 2. Kochung.
- Vorsicht mit scharf, stark salzig und sauer, sie können trocknend wirken, dies gilt auch für die Genussmittel Kaffee und Alkohol.
- Eher warme und befeuchtende Nahrung einsetzen, Rohkost ist bei starker 1. Kochung in den Sommermonaten zur Mittagszeit möglich.
- Ausleitkuren und regelmässiges Teilfasten je nach Konstitution.

Diätetik bei Wechseljahrbeschwerden

Allgemein gelten die diätetischen Massnahmen unter «Rhythmus und Diätetik», insbesondere sollen folgende Aspekte beachtet werden:

- Pausen zwischen den Mahlzeiten einhalten und Teilfasten zur Förderung der Autophagie und die Bildung von Mitochondrien.
- Jahresrhythmen beachten v. a. ab Herbst und im Winter ausreichend Ruhen evtl. beruflich kürzertreten, wichtiger in dieser Zeit ist besinnliches Zusammensein.
- Ergänzend zu den Ausleitkuren können Wechselduschen, leichte Reiztherapien, Lymphdrainage und Wasseranwendungen eingesetzt werden.
- Nach der Pension/Ruhestand einer sinngebenden Tätigkeit nachgehen und sich zum Erhalt der geistigen Fitness immer neuen Denkaufgaben stellen.

Nahrungsergänzungen bei Wechseljahrbeschwerden

- Vitamin D_3 mit K_2 zur Unterstützung der Osteoblasten, Immunsystem und Stimmung
- Multivitamin-/Mineralstoffpräparat mit Zink, Kupfer, Selen, Jod sowie Vitamin B-Komplex
- Nachtkerzenöl zu den Mahlzeiten, die enthaltene Gamma-Linolensäure wirkt auf die Hormonregulation, Hautfeuchtigkeit sowie Gelenkgesundheit.
- Coenzym Q10 (Eigenproduktion lässt ab ca. 40. Lebensjahr ab)

- Antioxidantien wie Resveratrol, Quercetin, Traubenkernextrakt (OPC), Grünteeextrakt (EGCG), Carotinoide (z. B. Astaxanthin), Curcumin, Berberin mit Vitamin C und E.
- Basenmischung mit Magnesium, Kalzium, Zink, Silizium und/oder medizinal Zeolith v. a. bei hoher Stressbelastung und Histaminose.
- Traubensilberkerze
- Phytooestrogene: Soja-Isoflavone z. B. Genistein und Daizein
- Phytoprogesteron: Yams, Mönchspfeffer, Schafgarbe
- Bei Schlafstörungen: Glycin, L-Tryptophan evtl. Melatonin
- Vitalpilze in Absprache mit einer Fachperson. *Reishi:* Hormon- und histaminbalacierend bei Wechelsjahr- und Prostatabeschwerden. *Cordyceps:* Adaptogen und stärkt Niere und Nebenniere, libidofördernd. *Hericium:* Schleimhautaufbau- und Schutz, Demenzprophylaxe

Merke: Östrogenhaltige Arzneimittel wie orale Kontrazeptiva sowie Wechseljahrpräparate stören den Mikronährstoffhaushalt, sodass es zu diversen Nebenwirkungen wie Thrombose, Embolien, Störungen im Zucker- und Fettstoffwechsel, Gewichtszunahme, Depression oder Ödemen kommen kann. Das Risiko solcher Nebenwirkungen kann mit einem Multivitamin-Mineralstoffpräparat deutlich reduziert werden. Besonders betroffene Mikronährstoffe sind B-Vitamine v. a. Folat, Vitamin B6 und B12 sowie Zink, Kupfer und Magnesium. Auch der Bedarf an Vitamin C und E ist erhöht. Auf grosse Mengen Vitamin A sollte jedoch verzichtet bzw. nur in ärztlicher Begleitung eingenommen werden.

14.5 Vierte Lebensphase: Senioren und Greise

Mit dem Alter lassen die Kochungskräfte zunehmende nach und es kommt vermehrt zu Trockenheits- und Kältesymptomen mit degenerativen Prozessen. Der Mensch befindet sich in der melancholischen Lebensphase bzw. im Herbst seines Lebens. Es ist Zeit zur Ruhe zu kommen und den Lebensabend bei möglichst guter Gesundheit zu geniessen. Dem Melancholismus gilt es dabei entgegenzuwirken und reichlich Feuchtigkeit und Wärme zuzuführen, um die Anpassungsfähigkeit und damit die Vitalität des Organismus aufrecht zu erhalten. Die Altersforschung hat sich in Gebieten, in welchen überdurchschnittlich viele Hundertjährige leben, den sogenannten «Blue Zones», mit den Geheimnissen des gesunden Alterns beschäftigt. Dabei spielen neben einigen genetischen Faktoren hauptsächlich die Ernährung und der Lifestyle eine entscheidende Rolle. Folgende Punkte tragen zu einem gesunden Altern bei:

- einer sinngebenden Tätigkeit nachgehen bzw. ein Bewusstsein für den Lebenssinn schaffen

- Teil eines sozialen Netzwerks sein
- positive Grundeinstellung, Dankbarkeit
- tägliche Bewegung in der Natur
- regelmässige, bewusste Entspannung
- gute Schlafhygiene
- eine kleine und frühe Abendmahlzeit
- lokale, unverarbeitete Lebensmittel mit viel Gemüse, Obst, pflanzliche Eiweissquellen, wenig Fleisch, Fisch und Eier, fermentierte Produkte und mässiger Alkoholkonsum
- knappe Kalorienabdeckung bzw. leichte hypokalorische Ernährung

In der westlichen, industrialisierten Welt kumulieren sich negative Umwelt- und Lifestylefaktoren wie Überernährung, hoher Genussmittelkonsum, Bewegungsmangel sowie Abgase, Strahlung, Medikamente, Schlafmangel und chronischer Stress, welche alle gemeinsam die drei Kochungen schwächen und damit zu chronischen Zivilisationserkrankungen beitragen. Fehlen dem Organismus mit zunehmendem Alter Kompensationsmöglichkeiten kommt es zu Phlegmatismus oder Melancholismus, welche zu chronischen Erkrankungen führen können. Sie sind zudem auch Grundlage für Tumorentstehung. Wer gesund alt werden möchte, fängt daher so früh wie möglich mit einer bewussten und konstitutionell angepassten Lebensführung an.

Mangelernährung bei Über- und Untergewicht

Übergewicht kommt im Laufe der Wechseljahre bis zum 70. Lebensjahr häufiger vor. Danach scheint Untergewicht, vor allem bei Hochbetagten, ein Problem zu sein. Sowohl bei Über- als auch Untergewicht steht die Mikronährstoffmangelernährung im Vordergrund. Die Schwierigkeit besteht darin, aufgrund des tiefen Kalorienbedarfs und dem mit zunehmendem Alter verminderten Appetit, genügend essenzielle Nährstoffe zuzuführen. Zudem können eingenommene Medikamente den Stoffwechsel stören und ebenfalls zu Gewichtszu- oder abnahmen beitragen.

Faktoren, welche zu einer Mangelernährung führen können:

- diverse Medikamente
- zu wenig Magensäure und Verdauungsbeschwerden
- Einsamkeit, Depression
- verminderte Geruchs- und Geschmackswahrnehmung
- Mundtrockenheit
- reduziertes Durstgefühl
- Kauschwierigkeiten
- Inappetenz (z. B. durch Schmerzen)

- Existenzängste (z. B. wegen tiefer Rente)
- Vergesslichkeit bis zu Demenz

Da alte Menschen weniger Reserven haben, zeigen sich Mangelzustände häufig durch mehr oder weniger deutliche Symptome. Meist werden diese Symptome mit der normalen Alterung in Verbindung gebracht, doch oft handelt es sich um Mikronährstoffdefizite, welche durch einseitige Ernährung und Multimedikation zustande gekommen sind.

Typische Mangelsymptome sind:

- Abnahme der mentalen Leistungsfähigkeit
- diffuse bzw. stille Entzündungen
- Appetit- und Verdauungsstörungen
- eingeschränkte Beweglichkeit
- Abnahme der Libido
- Knochenbrüchigkeit
- Gewichtsabnahme v. a. Muskelverlust an den Extremitäten
- Ängste und Depressionsneigung
- Schlafstörungen
- erhöhte Gangunsicherheit
- erhöhte Neigung zu Infekten und gestörter Wundheilung

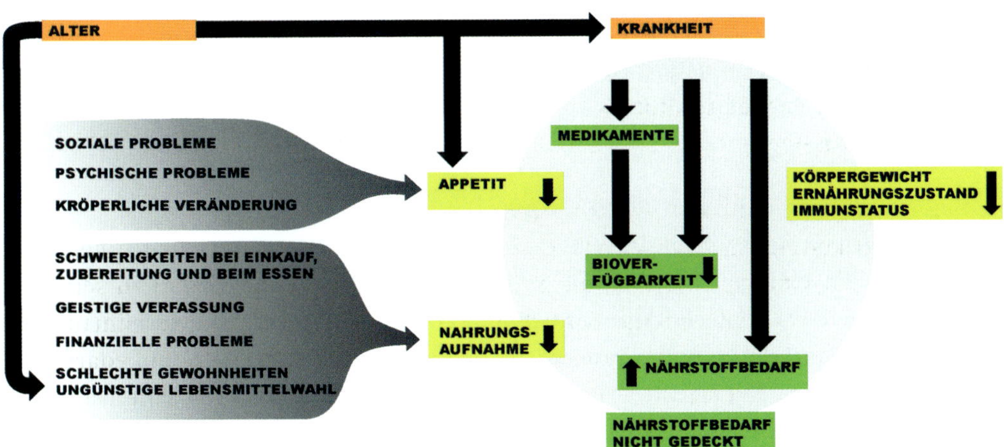

Teufelskreis der Mangelernährung im Alter.

Well-Aging statt Anti-Aging

Das Älterwerden lässt sich nicht aufhalten, doch die Art und Weise, wie die Alterung von statten geht kann epigenetisch beeinflusst werden. Ziel ist es mit einer angepassten Lebensführung, das biologische Altern zu verlangsamen. Das chronologische Alter entspricht je nach Gesundheitszustand nicht dem biologischen Alter. So hinterlassen oxidative Prozesse Spuren in der DNS, sodass die Zellteilung und -erneuerung eingeschränkt wird. Es gibt verschiedene Möglichkeiten das biologische Alter zu messen. So kann zum Beispiel die Telomerlänge Alterungsprozesse aufzeigen. Inzwischen sind einige Ernährungs- und Lifestylefaktoren zum Erhalt der Telomerlänge bekannt, diese werden beim Well-Aging berücksichtigt.

Ernährungsheilkundliche Empfehlungen im Alter

Der Ernährungsstatus und die Kochungsstärke sollten individuell abgeklärt und entsprechend unterstützt werden, um Well-Aging zu ermöglichen. Insbesondere der Bedarf an Antioxidantien sowie Proteinen ist im Alter erhöht.

- Regelmässige Mahlzeitenverteilung. Bei gesunden, normal- bis übergewichtigen älteren Menschen können zwei Hauptmahlzeiten und eine kleine Mahlzeit am Abend ausreichend sein. Bei Einnahme von Medikamenten und fortgeschrittener Kochungsschwäche kann die Erhöhung der Mahlzeitenfrequenz auf 3-5 Mahlzeiten vorteilhaft sein.
- Zum Erhalt der Knochen, Muskulatur und Immunkompetenz auf eine ausreichende, typgerechte und an die 1.Kochungkraft angepasste Proteinversorgung achten.
- Lebensmittel mit tiefem glykämischen Index und hoher Mikronährstoffdichte auswählen, z. B. Nüsse, Samen, Kerne, Hülsenfrüchte, Wurzelgemüse, Beeren und frische Kräuter.
- Vermehrt Kreuzblütler und Lauchgemüse einsetzen zur Unterstützung der Entgiftungsleistung.
- Mehrheitlich warme Mahlzeiten bevorzugen, da meist eine alters oder medikamentös bedingte Kochungsschwäche vorliegt.
- Befeuchtende, wärmende Speisen wie Früchtekompott, gedünstetes Gemüse oder Getreidesuppen, leicht verdauliche und lang gekochte Eintöpfe, sanfte Schmorgerichte aus dem Ofen und diverse Kraftbrühen sind besonders empfehlenswert.
- Möglichst alle Geschmäcke einbauen, was gut durch Gewürze und Kräuter umsetzbar ist. Vorsicht mit bitter und scharf, da sie trocknend wirken, nur in kleinen Mengen einsetzen.
- Auf raffinierte Kohlenhydrate, Zucker, Alkohol und grosse Mengen Koffein verzichten.
- Trinken über das Durstgefühl hinaus wird empfohlen. Dabei sind warme Getränke wie Kräutertees besonders empfehlenswert, da sie die Kochungen stärken und die Ausleitung unterstützen. Auf Harntreibende Tees eher verzichten, aufgrund der meist bereits eingeschränkten Nierenfilterfunktion, kommt es dadurch zum Verlust von wichtigen Elektrolyten.
- Kleine, leicht verdaubare Abendmahlzeit vor 19.00 Uhr einnehmen.

Merke: In der TEN gilt der Rotwein seit der Antike als ein wertvolles Geriatrikum, das im Mass genossen Kochungskräfte und Blutbildung fördert. Dabei soll die Wechselwirkung mit Medikamenten und Mikronährstoffen berücksichtigt werden.

Diätetische Massnahmen im Alter

Allgemein gelten die diätetischen Massnahmen unter «Rhythmus und Diätetik», insbesondere sollen folgende Aspekte beachtet werden:

- tägliches Gedächtnistraining, sich neuen geistigen Aufgaben stellen, z. B. neue Sprachen lernen

- einer sinngebenden Tätigkeit nachgehen, sich sozial engagieren
- Dankbarkeit für das, was möglich ist
- täglicher Mittagsschlaf in Erwägung ziehen, um den Körper durch Regeneration zu befeuchten

Nahrungsergänzungsmitteln im Alter

Aufgrund der vielen Wechselwirkung mit Medikamenten und der Kochungs- und Schleimhautschwächen kommt es in dieser Altersgruppe besonders häufig zu vielfältigen Mikronährstoffdefiziten mit weitereichenden Folgen. Besonders betroffen sind folgende Mikronährstoffe:

- Vitamin D_3 und K_2 zum Erhalt der Knochen- und Gefässgesundheit (Hautalterung und Cholesterinsenker beeinträchtigen die körpereigene Vitamin D-Synthese).
- Vitamin B-Komplex v. a. Vitamin B12 durch Magensäuremangel z.T. aufgrund von Säureblocker.
- Essenzielle Fettsäuren v. a. Omega-3-Fettsäuren EPA/DHA aus Fisch- oder Algenöl zum Erhalt der Zellmembranflexibilität sowie geistigen Leistungsfähigkeit und Sehkraft.
- Coenzym Q10 als Antioxidans und Mitochondrien-Nährstoff v. a. bei Einnahme von Statinen.
- Zink und Vitamin C zur Verbesserung der Immunkompetenz und Wundheilung.
- Magnesium und Calcium zum Ausgleich renaler Verluste und zum Erhalt der Knochen- und Herzgesundheit.
- Vitalpilze in Absprache mit einer Fachperson. *Reishi:* starker Zellschutz gilt als «Pilz der Unsterblichkeit». *Cordyceps:* bei Nieren- und Nebennierenschwächen und Krebsprävention. *Hericium:* Demenz- und Parkinson-Vorsorge, stärkt Schleimhäute, bringt Feuchtigkeit und stärkt Nerven.

Merke: Bei der Einnahme von Blutverdünner sollte nicht mehr als 50 µg Vitamin K_2 pro Tag eingenommen werden. Ist die Abdeckung mit essenziellen Aminosäuren über die Ernährung aufgrund einer starken Kochungsschwäche nicht möglich, können Präparate oder Pulver mit allen essenziellen Aminosäuren im Rahmen einer wärmenden Ernährung sinnvoll sein.

Literatur/Studien Ernährung in den verschiedenen Lebensphasen

Amalia, N. et al. (2019). Systematic review and meta-analysis on the use of probiotic supplementation in pregnant mother, breastfeeding mother and infant for the prevention of atopic dermatitis in children. Australasian Journal of Dermatology Volume61, Issue2, May 2020

Baroni, L., et al. (2019). Vegan nutrition for mothers and children: Practical tools for healthcare providers. Nutrients, 11(1), 1–16.doi:10.3390/nu11010005

Chango, A., & Pogribny, I. P. (2015). Considering maternal dietary modulators for epigenetic regulation and programming of the fetal epigenome. Nutrients, 7(4), 2748–2770. doi:10.3390/nu7042748

Coulman, K. D., et al. (2009). Fatty acids and lignans in unground whole flaxseed and sesame seed are bioavailable but have minimal antioxidant and lipid-lowering effects in postmenopausal women. Molecular nutrition & food research, 53(11), 1366–1375. https://doi.org/10.1002/mnfr.200900032

De Cabo, R., & Mattson, M. P. (2019). Effects of Intermittent Fasting on Health, Aging, and Disease. New England Journal of Medicine, 381(26), 2541–2551. doi:10.1056/nejmra1905136

Dias, J. A., et al. (2022). The Role of Infant Formulas in the Primary Prevention of Allergies in Non-Breastfed Infants at Risk of Developing Allergies – Recommendations from a Multidisciplinary Group of Experts. Nutrients, 14(19), 1–13. doi:10.3390/nu14194016

Ernährungskommission der Schweizerischen Gesellschaft für Pädiatrie (2017). Empfehlungen für die Säuglingsernährung. In Zusammenarbeit mit dem Bundesamt für Lebensmittelsicherheit und Veterinärwesen BLV und der Schweizerischen Gesellschaft für Ernährung SGE

Jeurink, P. V. et al. (2019). Importance of maternal diet in the training of the infant's immune system during gestation and lactation. Critical Reviews in Food Science and Nutrition, 59(8), 1311–1319. doi:10.1080/10408398.2017.1405907

Koletzko, B., et al. (2019). Ernährung und Lebensstil vor und während der Schwangerschaft – Zusammenfassung aktualisierte Handlungsempfehlungen. Die Hebamme, 32(02), 8–15. doi:10.1055/a-0861-0392

Korell, M. (2011). Endometriose und Ernährung, 693–694.

Lajnaf, R. et al. (2023). Cow's milk alternatives for children with cow's milk protein allergy - Review of health benefits and risks of allergic reaction. International Dairy Journal. Volume 141, June 2023, 105624

Littlecott, H. J., et al. (2016). Association between breakfast consumption and educational outcomes in 9–11-year-old children. Public Health Nutrition, 19(09), 1575–1582. doi:10.1017/S1368980015002669

Mun, J. G., Legette, L. L., Ikonte, C. J., & Mitmesser, S. H. (2019). Choline and DHA in Maternal and Infant Nutrition : Synergistic Implications in Brain and Eye Health.

Müller, P., et al. (2020). Handlungsanweisungen vegetarische und vegane Ernährung im Säuglings- und Kleinkindesalter. Swiss Society of Paediatrics, 1–20.

Nowak, D. A., et al. (2007). The Effect of Flaxseed Supplementation on Hormonal Levels Associated with Polycystic Ovarian Syndrome: A Case Study. Current topics in nutraceutical research, 5(4), 177–181.

O'Sullivan, T. a, et al. (2009). A good-quality breakfast is associated with better mental health in adolescence. Public Health Nutrition, 12(02), 249.doi:10.1017/S1368980008003935

Rager A; et al. (2022). Vitamin-C-haltiger Kaugummi zur Therapie der Emesis gravidarum: eine randomisiert-kontrollierte Studie. Geburtshilfe Frauenheilkd, 82(06), 37. doi:10.1055/s-0042-1750248

Schurgast H., Zimmermann M. (2023). Burgerstein Handbuch Nährstoffe, 14. Auflage, TRIAS Verlag in Georg Thieme Verlag KG, Stuttgart. ISBN: 978-3-432-11588-7

Sinai T, Ben-Avraham S, Guelmann-Mizrahi I et al. (2019). Consumption of soy-based infant formula is not associated with early onset of puberty. European Journal of Nutrition. 58 (2) 681-687.

Stordal, B. (2023). Breastfeeding reduces the risk of breast cancer: A call for action in high-income countries with low rates of breastfeeding. Cancer Medicine, 12(4), 4616–4625. doi:10.1002/cam4.5288

Sundararajan, S., & Rabe, H. (2021). Prevention of iron deficiency anemia in infants and toddlers. Pediatric Research, 89(1), 63–73. doi:10.1038/s41390-020-0907-5

Testa, I., et al. (2018). Soy-Based Infant Formula: Are Phyto-Oestrogens Still in Doubt? Frontiers in Nutrition, 5(November), 1–8. doi:10.3389/fnut.2018.00110

Walker, M. (2014). Formula Supplementation of the Breastfed Infant: Assault on the Gut Microbiome. Clinical Lactation, 5(4), 128–132.doi:10.1891/2158-0782.5.4.128

Wilson, S. M. C., et al. (2011). Oral contraceptive use: Impact on folate, vitamin B 6, and vitamin B 12 status. Nutrition Reviews, 69(10), 572–583.doi:10.1111/j.1753-4887.2011.00419.x

Zierden I. Dr.med. (2018). Viel Pro wenig Contra; Phytoöstrogene bieten Schutz für alle. Biogena Inside

PRAXIS DER INTEGRATIVEN ERNÄHRUNG

Nachdem im ersten Teil des Lehrbuchs die Grundlagen der integrativen TEN Ernährung vorgestellt wurden, widmet sich der zweite Teil ganzheitlichen Therapiekonzepten bei ausgewählten Stoffwechselstörungen und Krankheitsbildern unter Berücksichtigung der verschiedenen Konstitutionen. Zunächst werden grundlegende diätetische Aspekte in den Kapiteln «Salutogenese und Krisis» sowie «Vier Grundformen der Säfteentgleisungen» vertieft erörtert. Die darauf folgenden Kapitel 17 bis 20 widmen sich den verschiedenen Dimensionen des Stoffwechsels, die bei der Entwicklung jedes Therapiekonzepts berücksichtigt werden sollten. Ab Kapitel 21 werden konkrete Stoffwechselstörungen und Krankheiten mit entsprechenden Therapiekonzepten aus der integrativen TEN Ernährung ausführlich beschrieben.

Kapitel, die Stoffwechselentgleisungen, manifeste Beschwerdebilder und Pathologien beschreiben, sind jeweils wie folgt strukturiert:

- Einer einleitenden Darlegung der Pathologie aus TEN Perspektive folgen Aufzählungen häufiger Ursachen, Symptome und Zusammenhänge.
- Im Anschluss werden konkrete diätetische und ernährungsheilkundliche Massnahmen vorgestellt. Allgemeine Empfehlungen der Diätetik aus dem Kapitel «Rhythmus und Diätetik» gelten für alle Pathologien. Bei einigen Störungen und Krankheitsbildern werden ergänzende diätetische Massnahmen aufgeführt, die zusätzlich oder besonders beachtet werden sollten.
- Abschliessend ist jeweils eine Übersicht von Nahrungsergänzungen mit ausgewählten orthomolekularen Substanzen, Vitalpilzen und Phytotherapeutika zu finden. Auf konkrete Dosierungen wird verzichtet, da diese individuell angepasst und mit einer Fachperson abgesprochen werden müssen.

Einige Kapitel bieten zusätzlich konkrete Rezeptideen, passend zum jeweiligen Thema.

15 SALUTOGENESE UND KRISIS

Krankheit gehört zum Leben, muss oder soll aber als solche nicht als unüberwindbar akzeptiert werden. Die Pathologie ist veränderbar, wenn die Situation verstanden, als sinnhaft und deren Überwindung als machbar erkannt wird. Die Kraft eine Krise zu bewältigen und überwinden wird als Resilienz bezeichnet. Die Resilienz verbunden mit einem hohen Kohärenzgefühl ermöglicht es einer betroffenen Person auf innere und äussere Ressourcen zurückzugreifen und Heilungsprozesse einzuleiten. Dies zeigt die intensive Salutogeneseforschung von Aaron Antonovsky und die Stressforschung von Seyle. Die Resilienzforschung nennt sieben Säulen, auf welchen Resilienz basiert:

- Optimismus
- Akzeptanz
- Lösungsorientierung
- Opferrolle verlassen
- Verantwortung übernehmen
- Netzwerkorientierung
- Zukunftsplanung

Die Ernährung und Diätetik sind wichtige Teilaspekte der Salutogenese. Die Ernährung als unterstützende Massnahme zur Überwindung der Pathologie und Unterstützung der Heilungsprozesse orientiert sich an der Krisenlehre der TEN.

Salutogenese und Krisis

Die TEN beschreibt den natürlichen Heilungsverlauf grundsätzlich in drei Phasen. Optimalerweise wird der krankmachende Einfluss, auch *materia peccans*, also schädlicher Stoff genannt, von der Selbstheilungskraft, der sogenannten *vis medicatrix naturae* überwunden und danach eliminiert. Die Selbstheilungskraft, genauso wie die Selbstdestruktionskraft, sind Teil der Lebenskraft, wie die Gesamtheit der Spirituskräfte genannt wird.

Apepsis – die Roheit

Diese Phase ist gekennzeichnet durch das Auftreten der *materia peccans*. Die *materia peccans* muss von der Selbstheilungskraft erkannt und dadurch die nächste Phase eingeleitet werden.

Pepsis – die Kochung

In dieser Phase wird die *materia peccans* durch Aktivierung der Regulationskräfte des Psycho-Neuro-Immuno-Endokrinums unschädlich gemacht. Diese Phase geht notwendigerweise mit dem Anstieg des Wärmeprinzips einher und kann daher Symptome wie Entzündung, Fieber oder allgemein Erwärmung zeigen.

Krisis – die Entscheidung und Ausscheidung

Die Krisis bringt die Elimination der *materia peccans* mit sich. Wurde die *materia peccans* in der Pepsisphase vollständig unschädlich gemacht und danach über die Eliminationswege störungsfrei ausgeschieden, ist die Krisis vollständig und somit die Gesundheit wiederhergestellt, bestenfalls sogar optimiert, ein Zustand, der auch «Restitutio ad Integrum» genannt wird.
Läuft die Krisis unvollständig ab, bleibt die *materia peccans* bestehen und der Überwindungsprozess ist gezwungen, von vorne zu beginnen. Unvollständig ablaufende Krisen führen zu Bildung von Schärfen, also unphysiologische Stoffe mit erhöhter Pathogenität, die eine Dyskrasie zur Kakochymie hin verschlechtern. Schlimmstenfalls führt die unvollständige Krisis in die chronische Pathologie oder gar zum Tod.

Quellen der Selbstheilungskräfte

Die Überwindung einer Krankheit und somit die Heilung, sei sie akuter oder chronischer Natur, ist in der TEN nur durch eine vollständige Krisis zu erreichen. Eine vollständige Krisis wird durch das Wirken der Selbstheilungskräfte erreicht. Sind diese schwach, sind Pepsis und Krisis ungenügend. Die Selbstheilungskräfte sind Ausdruck der Lebenskraft, also der Gesamtheit der Spirituskräfte, und damit ausnahmslos individuell angelegt.
Das Wirken der Lebenskraft innerhalb eines Menschen drückt sich vor allem in seinem Regulationsvermögen auf innere und äussere Reize aus. Die Ernährung sowie die allgemeine Diätetik beeinflussen durch stärkende oder schwächende Faktoren die Lebenskraft. Gemeinsam mit den individuellen Ressourcen unterstützen sie den Heilungsprozess. Darum wird die Diätetik und Ernährung in der TEN an erster Stelle eines Therapiekonzeptes gesetzt.

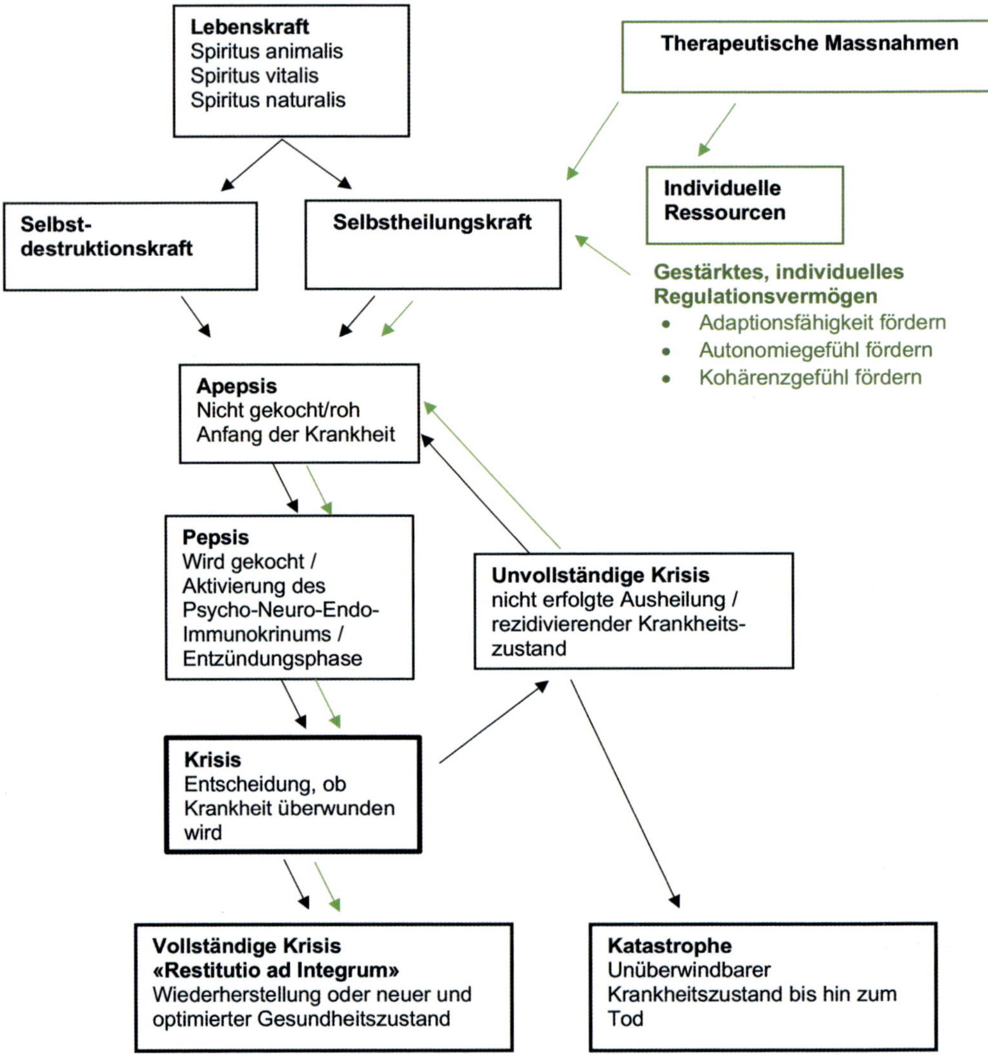
Lebenskraft
Spiritus animalis
Spiritus vitalis
Spiritus naturalis
Therapeutische Massnahmen
Individuelle Ressourcen
Selbst-destruktionskraft
Selbstheilungskraft
Gestärktes, individuelles Regulationsvermögen
• Adaptionsfähigkeit fördern
• Autonomiegefühl fördern
• Kohärenzgefühl fördern
Apepsis
Nicht gekocht/roh
Anfang der Krankheit
Pepsis
Wird gekocht /
Aktivierung des
Psycho-Neuro-Endo-
Immunokrinums /
Entzündungsphase
Unvollständige Krisis
nicht erfolgte Ausheilung /
rezidivierender Krankheits-
zustand
Krisis
Entscheidung, ob
Krankheit überwunden
wird
Vollständige Krisis
«Restitutio ad Integrum»
Wiederherstellung oder neuer und
optimierter Gesundheitszustand
Katastrophe
Unüberwindbarer
Krankheitszustand bis hin zum
Tod

16 VIER GRUNDFORMEN DER SÄFTEENTGLEISUNGEN

Die TEN kennt vier Grundformen der Säfteentgleisungen, auch Dyskrasien genannt. Dabei handelt es sich um das Überwiegen einer der vier Säfte, also einem quantitativen Ungleichgewicht. Gleichzeitig wird über kürzere oder längere Zeit der Saft, welcher dem übermässig vorhandenen Saft polar gegenübersteht, Schaden erleiden. Das heisst, wenn auf der thermischen Achse die Gelbgalle (Feuerprinzip) in ein Übermass gerät, der ihm gegenüberliegende Schleim (Wasserprinzip) Schaden davonträgt. Dies gilt sowohl umgekehrt sowie auch für die hygrische Achse.
Diese vier Grundformen der Entgleisung der quantitativen Säftemischung, die Dyskrasien, müssen wieder in die Eukrasie gebracht werden. Als Eukrasie wird die der Konstitution individuell entsprechende ausgeglichene Säftemischung genannt.

Die vier Grundformen der Säfteentgleisungen sind:

Phlegmatismus/Überwiegen des Wasserprinzips	Kälte und Feuchtigkeit dominieren
Sanguinismus/Überwiegen des Luftprinzips	Feuchtigkeit und Wärme dominieren
Cholerismus/Überwiegen des Feuerprinzips	Wärme und Trockenheit dominieren
Melancholismus/Überwiegen des Erdprinzips	Trockenheit und Kälte dominieren

Jeder Mensch und jedes Temperament können in eine Dyskrasie geraten. Dabei wird ein kaltes Temperament mit einer tendenziell energieschwachen Konstitution, schneller in eine kalte Dyskrasie entgleisen als in eine warme Dyskrasie. Allerdings ist die Entgleisung eines kalten Temperaments in eine warme Dyskrasie möglich und nicht im Vornherein auszuschliessen. Dies gilt für jedes Temperament, jede Konstitution und jede Dyskrasie gleichermassen.

16.1 Phlegmatismus

	Empfehlenswert	Moderat einsetzen
Qualitäten	wärmend, tendenziell trocknend, sthenisierend	kühlend, stark befeuchtend, detonisierend
Konservierungsform	Fermentieren, Trocknen, Pökeln, Räuchern, Dörren	Gefrieren, in Essig einlegen, in Honig einlegen, in Pflanzenöl einlegen. Allgemein stark Verarbeitetes/ Denaturiertes: Gefrieren, Begasen, Bestrahlen, Hochpasteurisieren (>100 °C), Ultrahochdruck (UHT), Konserven
Geschmack	bitter, herb, scharf, salzig	sauer, fade, süss
Pflanzenteile	Blüten, Früchte, Samen, Wurzeln	Blätter, Stängel
Farben	Rot, Orange, Gelb	Blau, Violett, Grün, Braun, Weiss
Zubereitungsform	Schmoren, Sieden, Braten im Ofen, Grillen, mit Rotwein zubereiten, Trocknen, Pökeln (wenig), Rösten	Rohkost, Dünsten, Dämpfen, Quellen lassen, Blanchieren
Speisen, Getränke	wärmende und trocknende Nahrung (siehe Link im Anhang)	kühlende und befeuchtende Nahrung (siehe Link im Anhang)
Bewegung	regelmässige Bewegung, die das Schwitzen fördert (Ausdauersport)	

16.2 Sanguinismus

	Empfehlenswert	Moderat einsetzen
Qualitäten	leicht kühlend, leicht trocknend, leicht detonisierend	wärmend, befeuchtend, sthenisierend
Konservierungsform	Pökeln, Räuchern, Dörren, in Essig einlegen, Fermentieren	Allgemein stark Verarbeitetes/ Denaturiertes: Gefrieren, Begasen, Bestrahlen, Hochpasteurisieren (>100 °C), Ultrahochdruck (UHT), Konserven

Geschmack	wenig bitter, leicht scharf, leicht salzig, leicht herb	sauer, süss, fade, stark salzig
Pflanzenteile	Wurzeln, Stängel	Blüten, Blätter, Samen, Früchte
Farben	Orange, Grün, Weiss, Blau, Braun, Violett	Rot, Gelb
Zubereitungsform	Rohkost, Sieden, Dämpfen, Dünsten	Schmoren, Braten im Ofen, mit Rotwein zubereiten, Quellen lassen, Grillen, Rösten, Blanchieren
Speisen, Getränke	kühlende und trocknende Nahrung (siehe Link im Anhang)	wärmende und befeuchtende Nahrung (siehe Link im Anhang)
Bewegung	regelmässige Bewegung, die das Schwitzen fördert (leichter Ausdauersport)	

16.3 Cholerismus

	Empfehlenswert	Moderat einsetzen
Qualitäten	kühlend, befeuchtend, detonisierend	wärmend, trocknend, sthenisierend
Konservierungsform	Fermentieren, Gefrieren, in Pflanzenöl einlegen	in Essig einlegen, Trocknen, Pökeln, Dörren, Räuchern, in Honig einlegen, allgemein stark Verarbeitetes/Denaturiertes: Gefrieren, begasen, bestrahlen, hochpasteurisieren (>100 °C), Ultrahochdruck (UHT), Konserven
Geschmack	sauer, fade, leicht süss	scharf, bitter, salzig, herb
Pflanzenteile	Stängel, Wurzel, Blätter	Früchte, Samen, Blüten
Farben	Blau, Weiss, Grün, Braun, Violett	Rot, Orange, Gelb
Zubereitungsform	Rohkost, quellen lassen, Blanchieren, Dämpfen, Dünsten	Schmoren, Sieden, Braten im Ofen, Grillen, mit Rotwein zubereiten, Trocknen, Pökeln, Rösten
Speisen, Getränke	kühlend-befeuchtende Nahrung (siehe Link im Anhang)	wärmend-trocknende Nahrung (siehe Link im Anhang)
Bewegung	Sanfte, entspannende Bewegung (z. B. Waldspaziergang)	

16.4 Melancholismus

	Empfehlenswert	Moderat einsetzen
Qualitäten	wärmend, befeuchtend, tonusregulierend	kühlend, trocknend
Konservierungsform	Fermentieren, in Honig einlegen, in Pflanzenöl einlegen	Gefrieren, in Essig einlegen, Trocknen, Pökeln, Dörren, Räuchern, allgemein stark Verarbeitetes/Denaturiertes: Gefrieren, Begasen, Bestrahlen, Hochpasteurisieren (>100 °C), Ultrahochdruck (UHT), Konserven
Geschmack	süss, leicht bitter, leicht scharf	sauer, herb, fade, stark bitter, salzig, scharf
Pflanzenteile	Blüten, Früchte, Blätter, Stängel	Wurzeln, Samen
Farben	Rot, Orange, Gelb, Grün	Violett, Blau, Braun
Zubereitungsform	Schmoren, Sieden, Dämpfen, Dünsten, Braten im Ofen, mit leichtem Rotwein zubereiten, Quellen lassen, Blanchieren	Rohkost, Grillen, Rösten
Speisen, Getränke	wärmende und befeuchtende Nahrung (siehe Link im Anhang)	kühlende und trocknende Nahrung (siehe Link im Anhang)
Bewegung	Wichtig sind spielerische, freudvolle Bewegungen z. B. Tanzen	

17 SÄURE-BASENHAUSHALT

Der SBH, wie der Säuren-Basenhaushalt gekürzt genannt wird, betrifft im Kontext dieses Buches nicht das Blut, sondern die Wechselwirkung von Interstitium und Zellen. Daher differenzieren wir den Säure-Basen-Wert von Blut und Interstitium. Eine Entgleisung des SBH ist aus naturheilkundlicher Sicht die Grundlage der Entwicklung von verschiedensten Störungen und Krankheiten, da alle Zellen mit ihrer Umgebung, dem Interstitium, in wechselseitiger Beziehung stehen. Genauso wie das Meer Lebensraum und damit primäres Regulationssystem der ersten Einzeller war, ist das elektrolytreiche Wasser des Extrazellulärraums elektrisch geladen und bietet die Grundvoraussetzung für unzählige Stoffwechselprozesse.
Das Interstitium wird auch «Pischinger-Raum» oder extrazelluläre Matrix genannt. Aus Sicht der TEN erhält die Zelle als Ort der 3. Kochung ihre Nährstoffe durch diesen Raum, verstoffwechselt sie und gibt ihre Zwischen- und Endprodukte wieder an diesen ab. Ein ausgeglichener SBH ist die Voraussetzung für gesundes Zell- und Gewebewachstum, deren Stoffwechselaktivität und Regeneration.

> *«Der Zellbegriff ist genau genommen nur eine morphologische Abstraktion. Biologisch gesehen kann er nicht ohne das Lebensmilieu der Zelle genommen werden»*
> Alfred Pischinger (1899-1983)

17.1 Aufbau und Aufgabe des Interstitiums

Das Interstitium ist ein komplexes Maschwerk aus verschiedenen Fasertypen, welches in einer salzig wässrigen Lösung liegt. Gefässstrombahnen, Bindegewebszellen, nervale Versorgungsenden und die offenen Lymphbahnen gehören zu diesem System. Im Interstitium findet der Austausch von Stoffen des arteriellen und venösen Blutes statt. So schwimmen in ihm Nährstoffe, Mineralien und Vitamine aber auch Abbauprodukte wie Harnsäure, Proteinkomplexe und Zuckerarten. Die Elektrolyte des Interstitiums sind entscheidend für den jeweiligen pH-Wert der Flüssigkeiten und für die Beschaffenheit des Systems. Durch die Nervenfasern des vegetativen Nervensystems finden hier auch elektrische Ladungsverschiebungen statt, welche in Wechselwirkung mit dem Milieu stehen. Grundgerüst des Interstitiums sind Zelltypen wie die weichen und beweglichen Fibroblasten und die eher starren Fibrozyten. Diese Zellen bilden ein Geflecht aus hochpolymeren Zucker-Proteinkomplexen. Diese bestehen vor allem aus Glucosaminglykanen (GAG), Proteoglykanen (PG) sowie aus Strukturproteinen, zu denen das Kollagen, das Elastin und andere gehören. Grösse und Konzentration der PG sind entscheidend dafür, welche Stoffe durch das Maschwerk transportiert werden können.

Zusammenfassend hat das Interstitium folgende Aufgaben:

- Struktur und Tonus (Kollagenfasern)
- Filterfunktion (Proteoglykane PG, Glukosaminglykane GAG)
- Kommunikationsfunktion (Glykokalix, vegetative Nervenfasern-Axone)
- Ernährung der Zelle (arterielles Blut)
- Entsorgung Stoffwechselendprodukte (Lymphe, venöses Blut)
- Immunregulation (Leukozyten z. B. Mastzellen und Makrophagen)
- Reservoir, Zwischenlager und Körpergedächtnis
- ermöglicht reibungslose Bewegung (Faszien)

Aufbau des Interstitium

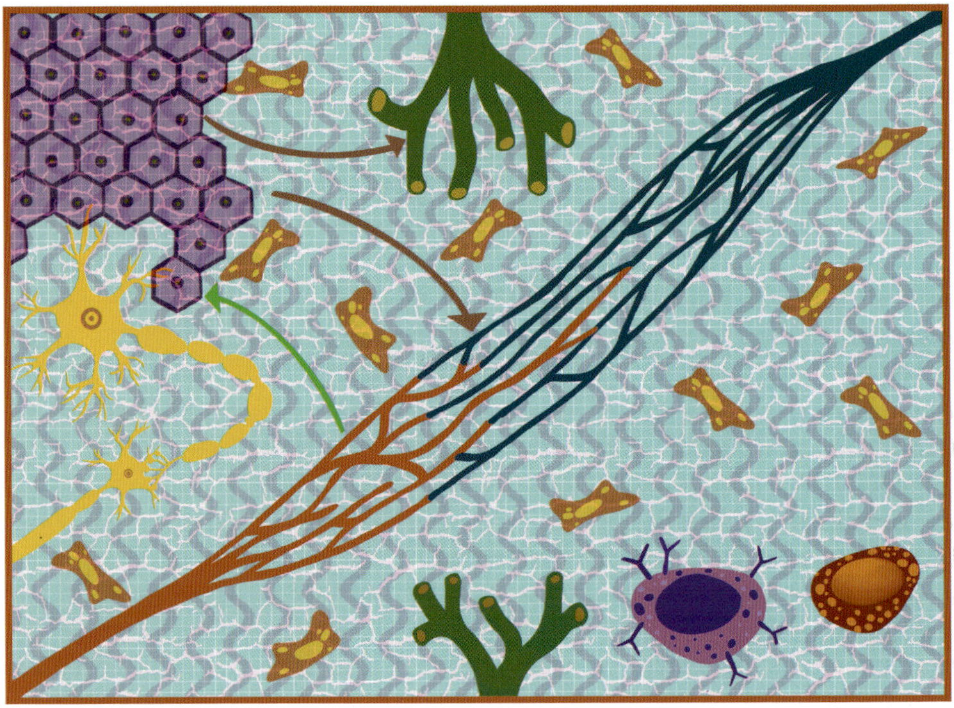

Nervenfasern	gelb
Körperzellen	violett
arterielles Kapillargefäss	rot
venöses Kapillargefäss	blau
Lymphgefässe	dunkelgrün
(kleine Zellen) Fibroblasten	orange-gelb
Mastzelle	grosse violette Zelle unten rechts
Immunzelle (weisses Blutkörperchen)	rot-orange-Zelle neben Mastzelle
Kollagen (Wellenförmig)	im Hintergrund dunkel-violett
Grundsubstanz (Proteoglykane PG mit Glucosaminoglykan-Ketten GAG) (Chondroitinsulfate sind Teil der GAG)	im Hintergrund hell-violett

pH-Werte der verschiedenen Säfte

Die verschiedenen Flüssigkeiten und Organe weisen sehr unterschiedliche, physiologisch wichtige pH-Wertschwankungen auf, um ihre Aufgaben wie Enzymaktivierung oder Verdauungsprozesse optimal erfüllen zu können. Jeder Raum hat seine ihm eigene pH-Wertgrösse, die mehr oder weniger Schwankungen zulassen.

Saft	pH-Wert-Bereich	Saft	pH-Wert-Bereich
Blut	7.36 - 7.42	**Liquor (Gehirn)**	7.25 - 7.45
Lymphflüssigkeit	7.41	**Magen**	1.2 - 3.0
Gallenflüssigkeit	7.1 - 8.0	**Pankreassäfte**	8.3
Dünndarm	7.5	**Dickdarm**	5.5 - 6.8
Scheide	4.0 - 4.5	**Sperma**	7.0 - 7.8
Schweiss	4.5 - 7.0	**Urin**	4.5 - 8.0
Muskel-Organzellen	6.9	**Interstitium**	6.0 - 7.5

Wenn man Aussagen über den SBH machen möchte, ist es darum wenig aussagekräftig, nur den Blut pH-Wert zu betrachten. Eine Schwankung des Blutes weist schnell auf lebensbedrohliche Zustände hin, während Schwankungen im Interstitium und anderen Körperflüssigkeiten Hinweise auf Stoffwechselentgleisungen geben können, ohne dass das System lebensbedrohlich gefährdet ist.
Dadurch dass das Interstitium ein offenes System ist, können hier die Schwankungen weit grösser sein als im Blut, wo sie eng zwischen 7.36 – 7.42 reguliert sind. Auch die semipermeablen Membranen der menschlichen Zellen sowie die unterschiedlichen Verhältnisse verschiedener Substanzen wie Mineralien, Fettsäuren, Glucose und Aminosäuren tragen zu diesen Schwankungen bei. Je nach pH-Wert verändern sich zudem die elektrischen Ladungen und damit auch die Aktivität von Enzymen. Ebenso beeinflusst die Zusammensetzung der Stoffe die Viskosität der Flüssigkeit und damit die Spannkraft des Gewebes. Das Interstitium ist demnach ein sehr dynamischer Raum, der durch unterschiedliche Faktoren in seinem pH-Wert in gewissen Bereichen schwanken darf.

Der Säure-Basenhaushalt aus Sicht der TEN

Der pH-Wert ist abhängig von gut funktionierenden Spiritūs- und Säftekochungen. Sinkt der pH-Wert entstehen sthenische, cholerische Schärfen. Steigt der pH-Wert entstehen asthenische, melancholische Schärfen. Die Beobachtung, dass der pH-Wert des heutigen Menschen im Vergleich zu vor 50 Jahren immer tiefer wird, spricht für die zunehmende Entwicklung in die cholerische Kakochymie, die sich zur melancholischen Kakochymie weiterentwickeln kann. Diese Entwicklung ist mit der Theorie der *Silent Inflammation* vergleichbar, die zunehmend in die Degeneration führt.

17.2 Verdauungssäfte im SBH

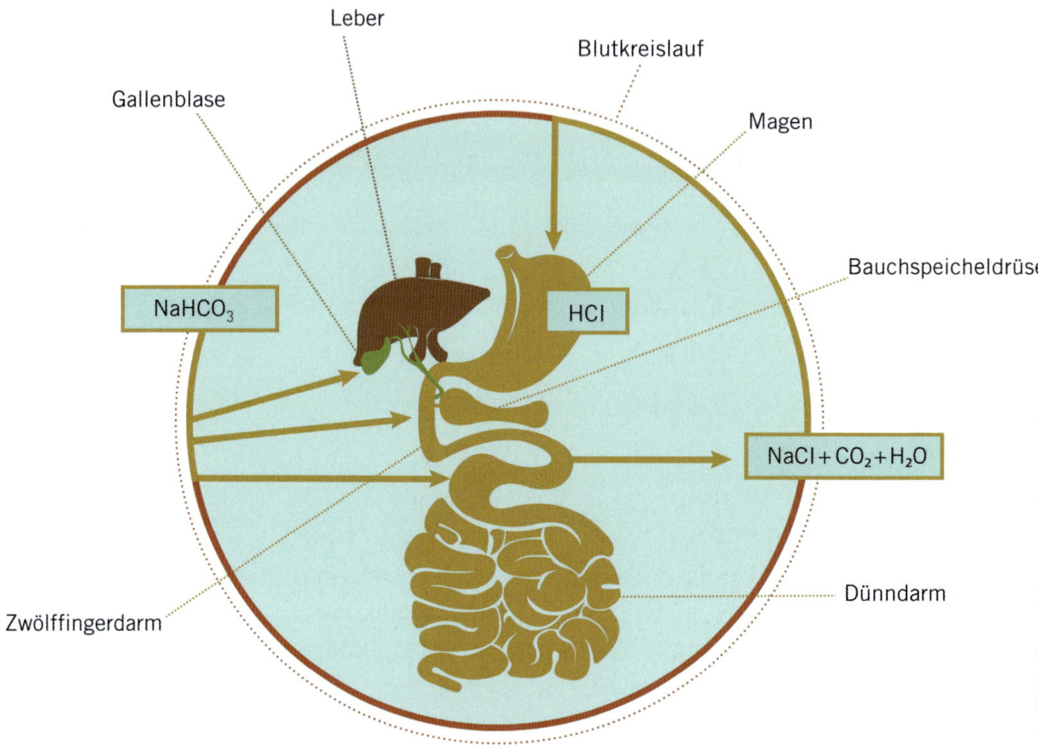

Na	Natrium
NaCl	Natriumchlorid (Kochsalz)
HCl	Chlorwasserstoff (Salzsäure)
$NaHCO_3$	Natriumhydrogencarbonat (Natron)
H_2O	Wasser
CO_2	Kohlendioxid

Der SBH wirkt sich vielfältig und kompelx auf diverse Stoffwechselprozesse aus. Exemplarisch wird hier die zusammenhängende Dynamik zwischen Säuren und Basen innerhalb der drei Kochungen dargestellt. Voraussetzung für eine physiologische Zusammensetzung der Verdauungssäfte ist ein ausgeglichener SBH. Kommt es aufgrund einer 3. Kochungsschwäche zu Säurelast im Gewebe, werden Basen als Puffer dem Verdauungssystem entzogen, sodass das Natriumhydrogencarbonat zum Aufbau der Gallen- und Pankreassäfte fehlt. Dies wiederum führt zu einer ineffizienten Aktivierung der Verdauungsenzyme im Zwölffingerdarm und damit zur 1. Kochungsschwäche. Die TEN spricht von einem atonischen Magen, der zu unvollständig gekochtem Chymus und Chylus bei gleichzeitiger Schärfenbildung führt. Dadurch entsteht eine Maldigestion mit Dysbiose und folglich toxischen Metaboliten, welche die Leber schwächen und ihre Funktionen beeinträchtigen. Das unzureichend gekochte Nährphlegma belastet die 2. Kochung und führt dort zu unvollendet gereiften Nährsäften die der 3. Kochung zugeführt werden. Auf Gewebs- und Zellebene belasten die bereits gebildeten Schärfen und unreifen Nährsäfte die 3. Kochung. Dadurch ist die Sanguisbildung qualitativ gemindert, was wiederum eine Säurebelastung im Gewebe nach sich zieht.

Im Folgenden wird ein Teil des beschriebenen Stoffwechsels auf biochemischer Ebene erklärt (grün neutral, rot sauer, blau basisch):

1. Bei der zellulären Energiegewinnung (3. Kochung) entstehen als Nebenprodukte Kohlenstoffdioxid (CO_2) und Wasser (H_2O) sowie freie H+ Ionen und Laktat. Zur Elimination wird ein Teil diese Metabolite dem Blutkreislauf zugeführt.
2. Natriumchlorid (NaCl) wird im Dünndarm aus der Nahrung aufgenommen und gelangt über den Blutkreislauf zusammen mit dem in der 3. Kochung gebildeten CO_2 und H_2O zu den Belegzellen des Magens.
3. Hier wird Chlor (Cl) vom Natriumchlorid (NaCl) mit Hilfe von Säure (freie H+ Ionen) abgespalten. Aus CO_2, H_2O und NaCl entstehen nun als saure Komponente Salzsäure (HCl) und Natriumhydrogencarbonat bzw. Natron ($NaHCO_3$) als basische Komponente. Dieser Prozess ist ein umkehrbarer chemischer Vorgang. Die Belegzellen des Magens sind somit nicht nur für die Bildung der sauren Komponenten (freien H+ Ionen und Salzsäure HCl) verantwortlich, sondern auch für die basischem Komponenten (Bicarbonat HCO_3 und Natriumhydrogencarbonat $NaHCO_3$).
4. Die vom Magen nicht benötigten basischen Anteile HCO_3 und $NaHCO_3$ werden über die Blutbahn zur Leber (Galle), Pankreas und den oberen Dünndarm transportiert. Im Zwölffingerdarm puffern die basischen Verdauungssäfte der Galle und Pankreas den sauren Chymus des Magens, sodass Verdauungsenzyme aktiv werden können.
5. Durch die Vermischung der sauren und basischen Komponenten entstehen nun wieder Kochsalz (NaCl), Wasser (H_2O) und Kohlendioxid (CO_2). Zudem wird Wasser und Salz auch über die Nahrung zugeführt, um Verluste dieser Komponenten durch Urin und Schweiss zu kompensieren. Der Kreislauf kann nun wieder von vorne beginnen.

Sowohl der vermehrte Verlust von Säuren als auch der Verlust an Basen unterbrechen dieses für die 1. Kochung zentrale Regulationssystem. Werden vom Gewebe vermehrt Basen zum Abpuffern von Stoffwechselendprodukten wie Laktat oder freien H+-Ionen benötigt, werden diese dem Blut entzogen und fehlen dann im Gallen- und Pankreassaft. So übt eine Störung der 3. Kochung, mit übermässiger Säurebildung einen direkten negativen Einfluss auf die 1. Kochung aus.

17.3 Entgleisungen des SBH

Der menschliche Körper reguliert den SBH durch verschiedene Puffersysteme und schützt sich dadurch selbst vor einer Azidose. Folgend zeigt eine Aufzählung die verschiedenen Puffersysteme des menschlichen Körpers mit ihren dazugehörigen Funktionen auf.

Puffersysteme

Lunge	Regelmässige Abatmung von Kohlendioxid (CO_2).
Niere	Die Niere ist das einzige Organ, welches freie Säuren (H+) aber auch gebundene Säuren wie Harnsäure oder Kreatinin ausscheiden kann.
Leber	Entgiftet Stickstoff und baut organische Säuren wie Milchsäure (Laktat) ab. Gemeinsam mit der Niere ist sie für Ammoniakabbau und -ausscheidung verantwortlich.
Knochen und Gewebe	Dienen als Basen- und Proteindepot.
Blut	Hämoglobin- und Bicarbonat (HCO_3) als schnelle jedoch beschränkte Puffer.
Haut	Ausscheidung von Säuren über Schweiss und Talg.
Nahrung	Als Basenquelle im Zusammenspiel mit der 1. Kochung.
Intrazellulär	Proteinpuffer wirken intrazellulär für das Säure-Basen-Gleichgewicht.

Die Entgleisung des SBH im Interstitium ist fast immer multifaktoriell bedingt und kann folgende Ursachen haben:

- Übermässige Bildung saurer Stoffwechselendprodukte wie Milchsäure (Laktat), CO_2 und freie H+ Ionen durch anaerobe Energiegewinnung bei Leistungssport, Stress und Mitochondriopathie.
- Leberbelastungen durch endogene und exogene Toxine wie Medikamente oder Alkohol.
- Geschwächte Nierentätigkeit z. B. nach Burnout oder im hohen Alter mit erhöhter Basenausscheidung oder eingeschränkter Säureelimination.
- Eingeschränkte oder geschwächte Kohlendioxidausscheidung über die Lungen durch oberflächliche Atmung oder Umweltbelastungen wie Abgase oder Rauchen.
- Beschränkte Kapazität der Körperdepots an Basen in Knochen- und Muskelmasse sowie Bindegewebsstrukturen (schlanke/ektomorphe Menschen haben weniger Puffer zur Verfügung als korpulente/meso- bis endomorphe Menschen).
- Gestörte Selbstregulation aufgrund eines überaktiven vegetativen Nervensystems, auch Sympathikus-Dominanz genannt.
- Fehlende Mahlzeitenpausen und unregelmässiger Essrhythmus, Überernährung an Protein und mikronährstoffarmen Lebensmitteln.
- Mangel an sauberem Wasser zum Abtransport und Elimination von Säuren.

Die auslösenden Faktoren für eine latente Gewebsazidose können somit sehr komplex sein. Die Faktoren sind von Person zu Person verschieden und bedürfen einer individuellen Therapie mit einer konstitutionell angepassten Ernährung und Diätetik nach TEN.

Typische Krankheiten im Zusammenhang mit dem SBH:

- Störungen im Bewegungsapparat von Krämpfen, Zerrungen, Bandscheibenleiden, Hexenschuss bis hin zu rheumatischen Erkrankungen, Osteoporose oder Gicht.
- Störungen der Haut als Ersatzausscheidungsorgan wie Cellulite, Krampfadern, Hautunreinheiten bis hin zu Akne, Neurodermitis und Psoriasis.
- Kristallisationen von Harnsäure (Gicht) und Steinbildung wie Gallen- und Nierensteine.
- Übergewicht und Metabolisches Syndrom.
- Chronische Gewebsazidose verursacht nicht nur Entzündungen, sondern auch Immun- und Kommunikationsstörungen des Organismus. Als letzter Ausgleich gilt das Tumor- und Krebsgeschehen aus schwarzgalligen Schärfen.

Merke: Die Regulation des SBH ist eine Grundvoraussetzung von Genesungsprozessen jeder Stoffwechselstörung oder stoffwechselbedingten Krankheit.

Messmethoden des SBH

Um eine Gewebsübersäuerung zu messen, ist der Urin-pH eine Möglichkeit. Es können aber auch Stuhl- und Schweiss-pH-Werte gemessen werden. Dies wird in der Praxis jedoch kaum angewendet. In spezialisierten Kliniken sind zudem auch Gewebsmessungen möglich.

Bei der gängigen Urin-pH-Messung werden im Urin die freien Wasserstoffionen gemessen. Die Angaben der Messung werden kontrovers diskutiert. Wichtig ist zu erkennen, dass über die Urin-pH Messungen keine direkten Rückschlüsse über den Anteil von Säuren im Körper gemacht werden können. Wichtig ist, dass mehrere Messungen über den Tag verteilt mit Hilfe von Urin-pH-Messstreifen gemacht werden. Wenn die Werte in einem bestimmten Spektrum schwanken, ist dies Zeichen einer gesunden Regulation. Bleiben die Werte starr im sauren oder gar basischen Bereich ist dies als Entgleisung zu werten.

Eine von Therapeuten und einigen Ärzten angewendete Messmethode ist der Urintest als Titration nach Sander. Bei dieser Testmethode sammeln Klienten den Urin vom Morgen bis zum späten Abend und senden diese zusammen mit einem Essprotokoll ans Labor. Neben dem pH-Wert wird im gesammelten Urin auch die Pufferkapazität des Körpers gemessen, was aussagekräftiger ist als der pH-Wert allein.

17.4 Symptome eines gestörten SBH

Eine latente Hyperazidität des Interstitiums kann sich durch folgende Symptome bemerkbar machen:

Beobachtungen im Alltag	Fettige Haut, trockene rissige Nägel, trockenes Haar, rote Gesichtsfarbe oder rote Flecken auf dem Körper, feuchte und kalte Hände, übermässiges Schwitzen an Händen und Füssen, unruhiger Schlaf, morgendliche Müdigkeit, Mundtrockenheit, belegte Zunge, morgendlicher Mundgeruch, vermehrte Muskelverspannungen und Schmerzen im Nacken und Rücken.
Psychisch	Konzentrationsschwierigkeiten, erhöhte Schmerzempfindlichkeit, Migräne, Neigung zu chronischen Kopfschmerzen, allgemeines Unwohlsein in der eigenen Haut, Gereiztheit bis hin zu innerer Unruhe bei gleichzeitigem Energiemangel, übersteigerter Aktivitätsdrang und ständige Unruhe, insbesondere bei Kindern.
Verdauung	Appetitstörung verbunden mit unbegründeten Heisshungerattacken, Völlegefühl, Gefühl nicht rasch genug verdauen zu können, Aufstossen und Magenbrennen nach den Mahlzeiten, Gasbildung im Darm (Gärungs- und Fäulnisflora), chronische Verstopfung oder Durchfall.
Immunsystem	Hypertrophie der Rachenmandeln (Lymphschwellung), Anfälligkeit für Schnupfen und Nasen-Rachen-Infektionen insbesondere bei Kindern, Vaginalinfektionen mit Weissfluss, wiederkehrende Blasen- und Pilzinfektionen.

Ernährungsheilkundliche Massnahmen zur Regulation des SBH

Listen mit Angaben von basenbildenden und säurebildenden Lebensmitteln sind oft irreführend, da sie der Komplexität des individuellen Stoffwechsels nicht gerecht werden. Lebensmittel können unterschiedlich stark säure- oder basenbildend wirken, je nachdem wie gut sie durch die drei Kochungsschritte verstoffwechselt werden. Folgende Faktoren sind zu beachten, um mit der Ernährung das Säure-Basengleichgewicht des Interstitiums positiv zu beeinflussen:

- Einhalten von 3–5-stündigen Pausen zwischen den Mahlzeiten und mindestens 12 Stunden über Nacht, um dem Körper genügen Zeit für die Säureelimination und Regeneration zwischen der Nahrungsverarbeitung zu geben (Entlastung der 1. und 2. Kochung).
- In Ruhe und langsam Essen, gut kauen sowie weitere Massnahmen zur Stärkung der 1. Kochung. Jedes Lebensmittel wird sauer verstoffwechselt, wenn es nicht richtig verdaut und aufgenommen werden kann.
- Hunger- und Sättigungssignale beachten. Über die Sättigung hinaus essen schwächt die 1. Kochung und in der Folge die 2. und 3. Kochung, was zur Säureakkumulation im Gewebe beiträgt (siehe Kapitel «Ernährungspsychologie – Bedarf und Bedürfnis»).
- Auf eine ausreichend hohe Trinkmenge in Form von Wasser und ungesüssten Tees achten, um Säuren über die Nieren auszuscheiden. Faustregel: ca. 30 ml pro kg Kör-

pergewicht pro Tag. Urinfarbe beachten, bei dunkler Farbe und intensivem Geruch Trinkmenge erhöhen. Dabei auf grosse Mengen Süssgetränke, Koffein sowie kohlensäurehaltige Getränke verzichten.

- Empfehlungen der antientzündlichen Ernährung bilden die Basis mit besonderem Fokus auf Lebensmittel mit hohem Anteil basischer Mineralien (Kalium, Magnesium, Calcium).
- Mineralien aus pflanzlichen Quellen wie Nüsse , Hülsenfrüchte und Getreide sind besser verfügbar, wenn sie gewässert oder gekeimt werden und genügend Magensäure vorhanden ist. Durch den Wasserkontakt beim Einlegen von Nüssen und Hülsenfrüchten wird das Enzym Phytase aktiv, welches den Antinährstoff Phytinsäure abbaut. So können Nüsse und Hülsenfrüchte nicht nur vorverdaut, sondern in ihrer Wirkung auch basischer gemacht werden.
- Sole-Lösung vor den Mahlzeiten v. a. am Morgen und bei schwacher 1. Kochung zur Tonisierung des Magens.
- Eher sanfte Zubereitungsformen wie Dünsten, Dämpfen, Schmoren, Niedergaren und Poschieren bevorzugen.
- Alle Geschmäcke ausgewogen einbauen. Wenn die Geschmacksrichtungen dominant eingesetzt werden, fördern diese ein Säfteungleichgewicht mit entsprechender Wirkung auf den SBH.

Diätetische Massnahmen zur Regulation des SBH

Allgemein gelten die diätetischen Massnahmen unter Kapitel «Rhythmus und Diätetik», insbesondere sollen folgende Aspekte beachtet werden:

- Atembewusstsein üben mit Atemübungen, bei Bedarf Atemtherapie, regelmässige tägliche leichte Bewegung im Freien, um die Säureelimination über die Lunge zu steigern.
- leichte nicht zu anregende Sportarten wie Walking, Wandern, Velofahren, Yoga oder Schwimmen, um in der aeroben Energiegewinnung zu bleiben und den Lymphfluss anzuregen.
- Regelmässige Fasten- oder Teilfastenkuren, dabei eine gute Vor- und Nachbereitung beachten (siehe Kapitel »Fasten und Teilfasten«).
- Basenbäder oder Meersalzbäder können eingebaut werden.
- Kneippen, Saunagänge, Bürstenmassagen oder Wechselduschen zur Anregung der Durchblutung und damit Säuremobilisation aus dem Gewebe.
- Manuelle Therapien wie Lymphdrainage, Schröpfen oder Fussreflexzonentherapie zur Stimulation der Ausscheidungssysteme.

Nahrungsergänzungen zur Regulation des SBH

Sämtliche Nahrungsergänzungen, welche bei einer Mitochondriopathie eingesetzt werden, können zur Regulation des SBH beitragen. Da sie dabei helfen die meist zugrundeliegende 3. Kochungsschwäche zu regulieren. Ein besonderes Augenmerk gilt hierbei den basischen Mineralien. Basenmittel sollten achtsam und nur dann eingesetzt werden, wenn die Ernährung schon angepasst wurde und sich weiter Symptome einer Gewebsazidose zeigen. Es empfiehlt sich vorab während einigen Tagen den Urin-pH-Wert mehrere Male pro Tag zu messen. Basenmittel, welche Citrat- und Carbonat-Verbindungen enthalten, sind eher zu empfehlen als Basenmittel auf reiner Carbonatbasis. Es ist darauf zu achten, dass Basenmittel keinen Zucker enthalten, da dieser im Stoffwechsel kontraproduktiv wirkt. Um die Ausscheidung von überschüssigen Säuren zu unterstützen, enthalten einige Basenmittel zusätzlich Zink und andere Mineralien, was bei chronischer Säurebelastung empfehlenswert und sinnvoll sein kann.

Merke: Basenmischungen sollten nicht zur Mahlzeit eingenommen werden, um die 1. Kochung nicht zu schwächen. Zur optimalen Verwertung sollten Basenmischungen mit mindestens zwei Stunden Abstand zu einer Mahlzeit und idealerweise vor dem Schlafen eingenommen werden. So stehen Sie der Leber in der nächtlichen Regeneration des Interstitiums zur Verfügung. Basenmischungen können übermässig oder unsachgemäss eingenommen die Nieren belasten. Darum sollten Nierenwerte beachtet und der Urin-pH-Wert im Verlauf der Therapie regelmässig und über den Tag verteilt gemessen werden.

Basensuppe (Rezept für 4 Personen)

Zutaten:
wenn möglich in Bioqualität verwenden

1.5 l **Wasser**
150 g **Stangen- oder Knollensellerie**
150g **Wurzelgemüse** (Karotte, gelbe Rübe, Petersilienwurzel)
100 g **Fenchelknolle**
1 **Zwiebel** mittelgross
2 **Lorbeerblätter**, 4 **Pfefferkörner**, **Selleriegrün**, **Liebstöckel**
frische **Kräuter** inkl. Stiele

Zubereitung: Gemüse sauber waschen und bürsten, klein schneiden (oder in der Küchenmaschine raffeln), mit kaltem Wasser ansetzen, Gewürze zugeben. 20 Minuten köcheln lassen, dann die Brühe durch ein Sieb giessen und wie Tee trinken.
Gemüse noch ein bis zweimal mit kaltem Wasser aufsetzen, erst dann ist das Gemüse ausgelaugt.
Evtl. abschmecken mit Meersalz, Sojasauce und hochwertigem Pflanzenöl.

Die Basensuppe kann bei längerem Fasten auch mit Protein ergänzt werden. Es kann Siedfleisch oder zum Schluss Fisch zugegeben werden. Oder es kann, je nach Konstitution, Quark oder Hüttenkäse dazu gegessen werden.

Literatur/Studien Säure-Basenhaushalt

Alexy, U., Kersting, M., & Remer, T. (2008). Potential renal acid load in the diet of children and adolescents: impact of food groups, age and time trends. Public Health Nutrition, 11(3), 300–6. doi:10.1017/S1368980007000328

Arnett, T. (2003). Regulation of bone cell function by acid-base balance. Proceedings oft he Nutrition Society, 62, 511-520. Doi: 10.1079/PNS2003268

Bergsmann, R. (2012). Grundregulation–das längste Kontinuum der Medizingeschichte. Neuraltherapie.At. Retrieved from http://www.neuraltherapie. at/docs/bergsmann_r.grundregulation.pdf

Buclin, T., et al. (2001). Diet acids and alkalis influence calcium retention in bone. Osteoporosis International, 12(6), 493–499. doi:10.1007/s001980170095

Charoenkiatkul, S., et al. (2008). Calcium absorption from commonly consumed vegetables in healthy Thai women. Journal of Food Science, 73(9), H218–21. doi:10.1111/j.1750-3841.2008.00949.x

König, D., et al. 2009). Effect of a supplement rich in alkaline minerals on acid-base balance in humans. Nutrition Journal, 8, 23. doi:10.1186/1475-2891-8-23

Kracke, A. (2001). Die Grundregulation nach Pischinger. Sanum-Post, 17–24.

Pischinger, A. & Heine, H.(2021). Das System der Grundregulation, Grundlagen einer ganzheitsbiologischen Medizin. 13. Auflage, 216 Seiten, Thieme-Verlag. ISBN 978-3-13-244338-9

Remer, T. (2001). Influence of nutrition on acid-base balance--metabolic aspects. European Journal of Nutrition, 40(5), 214–220. doi:10.1007/s394-001-8348-1

Sebastian, A., et al. (2002). Estimation of the net acid load of the diet of ancestral preagricultural Homo sapiens and their hominid ancestors. American Journal of Clinical Nutrition, 76(6), 1308–1316.

Vormann, J., et al. (2001). Supplementation with alkaline minerals reduces symptomes in patients with chronic low back pain. Trace Elem. Med. Biol. Vol. 15, pp. 179-183

18 FASTEN UND TEILFASTEN

Der Begriff Fasten geht auf das altdeutsche Wort Fest zurück und meint «fest» im Sinn von festigen. Im übertragenen Sinne ist das Festigen der Verbindung von Körper, Seele und Geist und damit auch die Stärkung der persönlichen Spiritualität gemeint.

Alle chronischen Krankheiten entstehen im Ursprung durch eine Störung des Katabolismus. Das bedeutet, dass unsere Zellen und Organe, wenn sie mit Abbauprodukten beschäftigt und belastet werden, ihren eigentlichen Aufgaben nicht mehr ausreichend nachkommen können. Im Sinne der TEN heisst dies, die Säfte werden zu wenig bewegt und können nicht mehr umgewandelt werden. Dadurch ist die Sanguisbildung geschwächt und qualitativ gemindert.
Fasten gibt dem Körper den Raum und die Ruhe, katabole Prozesse zu Ende zu führen, sodass Aufbauprozesse wieder möglich sind und neue Zellen und mit ihnen Lebensenergie entstehen können. Fasten ermöglicht somit auch die vollständige Krisis (siehe Kapitel «Salutogene und Krisis»).

«Wer stark, gesund und jung bleiben will, heile sein Weh eher durch Fasten als durch Arzneimittel.»

Altes Sprichwort

In Sibirien behandelt man Diabetes, Rheuma, Bluthochdruck und Allergien schon seit Langem erfolgreich mit Hilfe von Fastenkuren. Auch die alten Römer kannten Fasten als Heilmittel und behandelten damit unterschiedliche Krankheitsbilder. Alle alten Kulturen und Weltreligionen haben dem Fasten und Ausleiten grosse Beachtung geschenkt. So sind auch in der TEN seit jeher verschiedene Fastenkuren bekannt und zur Heilung von Krankheiten, zur Stärkung der eigenen Persönlichkeit und zur Entwicklung aussergewöhnlicher Fähigkeiten empfohlen worden. In der ursprünglichen Form des Fastens suchte der Mensch immer Ruhe. Man zog sich aus dem Alltagsleben in ein Kloster oder in die Natur zurück. Selten wurde voll gefastet, das heisst nur wenige Menschen enthielten sich der Nahrung gänzlich. Viele Klöster und Heilstätten kannten das Fasten in Form eines Teilfastens. Es wurden nur bestimmte Lebensmittel, vor allem tierischer Art oder auch Genussmittel wie Alkohol und Zucker, für eine bestimmte Zeit weggelassen.

Folgende Tabelle zeigt eine Gegenüberstellung des Teil- und Vollfastens, wobei in den folgenden Kapiteln vertieft auf die einzelnen Aspekte eingegangen wird.

Vollfasten	Teilfasten
Keine feste Nahrung nur Wasser und Brühe, evtl. Molke, Säfte oder Tee z.T. etwas Honig → komplette Darmentleerung durch Abführen und/oder Einläufe sinnvoll	Diverse Möglichkeiten z.B. Basenfasten: kein tierisches Protein, evtl. Kohlenhydratverzicht. Gemüsebasiert mit Ölen, milden Gewürzen → evtl. 1-2 Mal Abführen zu Beginn
Bei relativ starker Konstitution oder chronischem Stoffwechselleiden geeignet, nicht aber in Akutsituationen. Nicht geeignet für Schwangere, Stillende, Untergewichtige, Kinder, Jugendliche und Menschen mit Schwächezuständen oder in der Kachexie.	Für die breite Bevölkerung geeignet, nicht jedoch für Schwangere, Stillende, Untergewichtige, Kinder und mangelernährte SeniorInnen.
Sollte beim ersten Mal und zu therapeutischen Zwecken in einer Fastenklinik mit ärztlicher und therapeutischer Begleitung durchgeführt werden.	Kann unter Anleitung zu Hause durchgeführt werden.
Es sollten ca. 2 Wochen eingerechnet werden (mind. 3 Vor- und Nachbereitungstage). Ca. 4-7 Vollfasten-Tage mit komplettem Rückzug, leichter körperlicher Tätigkeit und viel Flüssigkeitszufuhr.	Kann längere Zeit und bei normaler Arbeits- und sportlicher Tätigkeit durchgeführt werden. Vermehrtes Ruhen ist trotzdem indiziert.
Fasten-Brechen: muss sehr sanft und achtsam passieren. Gemüsebasierte, warme, leichte und kleine Mahlzeiten, Genussmittel am Schluss, auf Lebensmittelverträglichkeit und Sättigung achten.	**Fasten-Brechen:** ist ein schleichender Übergang. Genussmittel am Schluss wieder einführen und auf Lebensmittelverträglichkeit und Sättigung achten.

18.1 Vollfasten-Kuren

Beim Voll- oder Totalfasten wird nur getrunken. Einige Formen befürworten nur Tee und Wasser, während andere auch Gemüse- und Fruchtsäfte empfehlen. Aus ernährungsphysiologischer Sicht sind Fruchtsäfte aufgrund ihres hohen Anteils an Saccharose, welcher zu Hyper- und Hypoglykämien führen kann, und den ebenfalls hohen Anteil an Fructose, der die Leber belasten kann, nicht zu empfehlen. Wenn Fruchtsäfte eingesetzt werden, sollten diese nur einen kleinen Teil der Flüssigkeitszufuhr ausmachen. Bei Vollfastenkuren werden 2-3 Liter Flüssigkeit in Form von klaren Gemüsebrühen, Tees oder Wasser mit Zimmertemperatur oder leicht erwärmt empfohlen. Begleitend können Basenmittel zum Einsatz kommen, um die entstandenen Stoffwechselsäuren, die Ketone, auszugleichen und damit unangenehme Nebeneffekte wie Gelenk- oder Kopfschmerzen zu minimieren.

Was im Stoffwechsel passiert – die vier Phasen des Vollfastens

1. Kurze erste Phase des Glucoseabbaus aus den Glykogenreserven der Leber und Muskulatur während ungefähr 18-24 Stunden. Je nach Füllgrad der Glykogenspeicher dauert diese Phase etwas kürzer oder länger. Wird Sport getrieben oder bereits während der Abbautage nur noch wenige Kohlenhydrate konsumiert, ist diese Phase kürzer.
2. Zweite kurze Phase der Glucoseneogenese aus Proteinen. Vorübergehend wird aus den 13 glucogenen Aminosäuren Glucose hergestellt, um die erste Phase der Stoffwechselumstellung zu unterstützten.
3. Es folgt die lange dritte Phase der Fettverbrennung in welcher nur noch 4 % der Energie aus Proteinreserven und 96 % aus Fettreserven bezogen werden. Die Umstellung auf die Fettverbrennung erfolgt meist ab Tag zwei bis drei und ist als Fastenkrise spürbar. Bei 15 kg Körperfett reichen die Reserven bei einem Erwachsenen für ca. 40 Tage. Der Körper geht somit während der längsten Zeit des Fastens sehr sparsam mit seinen Proteinreserven um, damit alle lebenswichtigen Funktionen wie Herz- und Lungenmuskeltätigkeit aufrechterhalten bleiben.
4. Zum Schluss kommt die kritische vierte Phase. Erst wenn 80 % der Fettreserven verbraucht sind, wird vermehrt Protein aus der Muskulatur abgebaut. Ist die Hälfte der Proteinspeicher geleert, wird die Situation für den Organismus kritisch.

Selbstreinigung «Sanogenese»

Beim Vollfasten, aber auch Teilfasten, tritt das Autophagie-Programm in Kraft. Dies ist ein biochemischer Prozess, bei welchem die Zelle beginnt, sich selbst zu reinigen. Dabei werden angehäufte Stoffwechselend- und Zwischenprodukte, wie etwa Proteinbruchstücke, abgebaut und der Zelle als neues Substrat zur Verfügung gestellt. Dank diesem und weiteren Recyclingmechanismen ist es dem Körper möglich, in eine Art Selbstheilungsprogramm, auch Selbstreinigung oder «Sanogenese» genannt, zu gehen. Durch diesen Prozess werden Stoffwechselkreisläufe wieder geschlossen. In der TEN wird dies durch den Prozess der Krisis beschrieben (siehe Kapitel «Salutogenese und Krisis»).

Fastenzeitpunkt

Der Fastenzeitpunkt ist sehr entscheidend für den Erfolg der Kur. Grundsätzlich sind die milden Übergangszeiten wie Frühling und Herbst ideal für Fastenkuren. So können pro Jahr ein bis zwei Fastenphasen eingehalten werden. Wobei mindestens drei Tage als Vor- und Nachbereitungszeit mit vier bis sieben Tagen Vollfastenzeit eingeplant werden sollten. Der Frühling eignet sich ganz besonders aufgrund der vielen entgiftenden und stärkenden Wildkräuter wie Löwenzahn, Brennnessel oder Bärlauch. Im Winter sollte kein Fasten geplant werden, da sich unser Körper in der kalten Jahreszeit auf das Speichern von Energiereserven und nicht auf die Mobilisation von Toxinen fokussiert. Im Frühling hingegen ist die Zeit reif, um den angesammelten Winterspeck und die Altlasten des Vorjahres wieder abzubauen und neue Energie fürs kommende Jahr zu schöpfen. Entsprechend des Tagesrhythmus entspricht der Frühling dem Morgen und damit dem Erwachen und der Ausscheidung (siehe Kapitel «Rhythmus und Diätektik»). Auch der Sommer ist mit seinen hohen Temperaturen in unseren Breitengraden nicht für eine körperlich anspruchsvolle Vollfastenkur geeignet. Der mildere Frühherbst hingegen eignet sich wiederum zur Vorbereitung auf den bevorstehenden Winter. So kann das Fasten in dieser Zeit das Immunsystem stärken, sodass der Winter gut überstanden wird.

Voraussetzungen zum Vollfasten

Grundsätzlich können alle normal- und übergewichtigen Menschen, die sich leistungsfähig fühlen und sich zuvor ausgewogen ernährt haben, ein- bis zweimal pro Jahr zu Hause oder an einem Kurort vollfasten. Beim ersten Mal sollte eine fachliche Begleitung hinzugezogen werden, bevor eigenständig gefastet wird.

Geeignet für folgende Krankheitsbilder oder Situationen	Nicht geeignet für folgende Krankheitsbilder oder Situationen
• Erkrankungen der Bronchien z.B. Asthma • Herzkreislauferkrankungen v.a. Hypertonie • Magendarmerkrankungen z.B. Morbus Crohn und Colitis ulcerosa • Endokrine Störungen (bis auf Hyperthyreose) • Rheumatischer Formenkreis • Hautkrankheiten z.B. Neurodermitis und Psoriasis • Metabolisches Syndrom z.B. Fettleber, Dyslipidämie, Diabetes Typ 2 • Depression	• Tuberkulose • Chronische Hepatitis • Diabetes Typ 1 • Anorexie und andere Essstörungen • Hyperthyreose • Gicht • Gallensteine • Krebs (allerdings kann Vollfasten rund um die Chemotherapie-Zyklen laut diverseren Fallstudien die Nebenwirkungen der Chemotherapie lindern)
• Menschen mit Normal- bis Übergewicht • Alter zwischen 18 bis 70 Jahre (je nach Konstitution) • Sanguiniker und Choleriker in gutem Allgemeinzustand • Phlegmatiker in gutem Allgemeinzustand, tendenziell ist Teilfasten besser um den «Jojo-Effekt» zu vermeiden.	• Kinder und Jugendliche • Schwangere und Stillende • Burnout-PatientInnen, allgemein Menschen mit Mikronährstoffmangel • Kurz nach Operationen oder schweren Erkrankungen • Geschwächte Senioren mit diversen Medikamenten • Labile/geschwächte Melancholiker • Sehr träge Phlegmatiker mit Mikronährstoffmangel

Merke: Zu beachten ist, dass Menschen mit chronischen Erkrankungen und Einnahme von Medikamenten wie Blutdruck-, Blutzucker- oder Cholesterinsenker ihre Werte während einer Vollfastenkur regelmässig überprüfen und die Medikation gegebenenfalls anpassen müssen. Daher ist eine therapeutische oder ärztliche Begleitung sinnvoll und wichtig. Diverse Patientenbeispiele haben gezeigt, dass fachlich korrekt durchgeführte Fastenkuren den Bedarf an Medikamenten nachhaltig senken können. Entscheidend für den Erfolg ist jedoch eine gute Vor- und Nachbereitung der Vollfastenkur.

Vorbereitungen

- Teilfasten als Vorbereitung, dabei jedoch Mikronährstoffmängel ausgleichen.
- Entgiftungsorgane Leber, Niere und Darm einige Wochen im Vorfeld stärken.
- Mindestens eine Woche davor auf Genussmittel wie Kaffee, Alkohol, Nikotin und Zucker verzichten. Idealerweise langsame Reduktion bei hohem Genussmittelkonsum, um Entzugserscheinungen wie Kopfschmerzen zu vermeiden.
- Bewusster Rückzug aus dem hektischen Alltagsleben planen.
- Bei hoher sportlicher Aktivität, diese etwas dezimieren.
- Viel Wasser trinken, optimal ca. 2 Liter gekochtes Wasser über den Tag verteilt. Gekochtes Wasser wirkt durch das Ausfällen von Kalk reinigender und die Wärme unterstützt den Säftefluss.
- Überlegen, welche Ess- und Lifestyle-Gewohnheiten geändert werden möchten.
- Überlegen, welche begleitenden Therapien gemäss Konstitution sinnvoll sind.
- Den richtigen Zeitpunkt wählen (Jahreszeit: Frühling oder Herbst, Mondphase: eher abnehmender Mond)

Mögliche Fastenreaktionen

Folgende Anzeichen können in unterschiedlich starker Ausprägung beim Voll- aber auch Teilfasten auftreten:

Entgiftungsreaktionen	Stoffwechselreaktionen
belegte Zunge / Kopf- und Muskelschmerzen / unreine Haut und verstärktes Schwitzen evtl. mit unangenehmem Geruch / vermehrt intensives Träumen / Veränderung der Urin- und Stuhlausscheidung (häufig geruchsintensiver, erhöhte Menge und dunklere Farbe)	Reduktion der Körpertemperatur / anfänglich vermehrte Müdigkeit, innere Unruhe oder Gereiztheit, welche zum Teil ein erhöhtes, nach einigen Tagen dann verringertes Schlafbedürfnis fordert / Verbesserung von Blutdruck, Blutfette oder Blutzucker / Verbesserung des Darmmilieus / kurzfristige Erhöhung der Harnsäure möglich / Endorphinausschüttung als Gegenreaktion auf den Fastenstress / Verstärkung der Sensorik bei Geruchs- und Geschmackswahrnehmungen

In den meisten Fällen kommt es zur Gewichtsabnahme von durchschnittlich zwei bis fünf kg pro Woche. Dies ist vor allem Wasser, Fett- und kaum Muskelmasse. Wenn keine Gewichtsabnahme erfolgt, weist dies auf eine Stagnation hin, welche durch eine starke Belastung von Schärfen entstehen kann. Oder es fehlt an Wärme und Kraft, die Säfte zu bewegen und Schärfen auszuscheiden. In diesen Fällen sollte der Organismus zuerst gestärkt und keine weiteren Vollfastenkuren geplant werden.

Unterstützende Ausleitverfahren während Fastenkuren

Um die Entgiftung und Erholung des Stoffwechsels zu unterstützen, sind bei jeder Fastenkur unterschiedliche Begleitmassnahmen empfehlenswert. Diese sollten jedoch der Konstitution angepasst eingesetzt werden.

- Tägliche leichte Bewegung an der frischen Luft wie Spaziergänge im Wald, Yoga oder leichtes Krafttraining. Allgemein tiefe Atmung praktizieren zur Ausscheidung von Säuren über die Lunge.
- Leberstärkende Pflanzen wie Mariendistel, Artischocke, Löwenzahn oder Schafgarbe als Tee oder Tinktur einsetzen.
- Harntreibende Pflanzen als Tee oder Tinktur. Es eignen sich Birke, Brennnessel oder Schachtelhalm.
- Lymphflussanregende Therapien wie Lymphdrainage oder lymphflussfördernde Pflanzen als Tee oder Tinktur wie Steinklee oder Storchenschnabel.
- Manuelle Therapien wie Fussreflexzonentherapie, Schröpfen, Lymphdrainage oder Massagen, welche unterstützend auf die Entgiftungsorgane wirken.
- Schweisstreibende Therapien wie Biosauna und Dampfbad sowie Tees aus Lindenblüten und Holunderblüten.
- Kältereize bei sanguinischem und cholerischem Temperament mittels Kneippen oder kalten Güssen.
- Basenbäder mit Produkten aus dem Fachhandel oder ca. 100 g Natron für mindestens 30 Minuten, danach Trockenbürsten und Ruhen.
- Wechselduschen und Trockenbürsten zur Anregung der Blutzirkulation.
- Morgendliches Zungenschaben und/oder Ölziehen.
- Zusätzliche basische Mineralien wie Magnesium, Kalium, Kalzium und Zink.
- Essenzielle Fettsäuren v. a. Omega-3 zuführen.
- Darmreinigende Massnahmen wie sanftes Abführen, Einläufe oder Oreganoöl, Schwarzkümmelöl oder Bärlauch, aber auch Heilerden und Gesteinspulver wie medizinal Zeolith oder Huminsäure zum Binden und Ausscheiden von Toxinen über den Darm.
- Vitalpilze in Absprache mit einer Fachperson einsetzen.

Darm und Fasten

Fasten kann die 1. und 2. Kochung stärken aber auch schwächen. Deshalb sollte vor, während und nach dem Fasten der Unterstützung des Darms grosse Beachtung geschenkt werden. Durch Gas aus Fäulnis- und Gärungsprozessen kommt es zu pH-Verschiebungen und als Folge zu Störungen des Darmmilieus sowie eventuellen Resorptionsstörungen. Dies kann zur Mangelversorgung an essenziellen Nährstoffen führen, was den Erfolg einer Fastenkur beeinträchtigt. Zusätzlich kommt es durch die im Darm produzierten Stoffwechselgifte, den Endotoxinen, zu Befindlichkeits- und Funktionsstörungen des ganzen Körpers. Darum sollten der Darm als 1. Kochung sowie nachgeschaltete Entgiftungssysteme wie die Leber (2. Kochung), aber auch die Niere und Lymphe, unterstützt werden. Da der Darm durch das Fasten die peristaltischen Bewegungen reduziert, durch bakterielle Tätigkeit und Entgiftungsprozesse jedoch trotzdem Stuhl entsteht, ist es wichtig dem Darm täglich die Möglichkeit zu geben, sich zu entleeren. Bei einem Totalfasten sollte eine Darmentleerung vor und Darmmassagen zusätzlich während des Fastens durchgeführt werden. Dadurch wird nicht nur der Reinigungsprozess unterstützt, sondern auch hungersignalauslösende Bakterien ausgeschieden. So berichten Fastende, dass es nach der Darmentleerung leichter fällt auf Nahrung zu verzichten, da die Hungersignale des intestinalen Mikrobioms wegfallen.

Mögliche Ausleitverfahren über Salze:

- Glaubersalz bzw. Natriumsulfat Na_2SO_4. Weniger empfehlenswert, da es eher aggressiv wirkt und Wassereinlagerungen fördern kann.
- Bittersalz bzw. Magnesiumsulfat $MgSO_4$. Eher empfehlenswert, da viele Menschen unter Magnesium-Mangel leiden und somit gleichzeitig von einer erhöhten Magnesiumaufnahme profitieren.

Einnahme: Bitter- oder Glaubersalz morgens nüchtern nach dem Aufstehen oder abends vor dem Schlafen wie folgt einnehmen:

1 Esslöffel (ca. 15-20 g) Salz in ungefähr 1.5 dl lauwarmem Wasser auflösen, trinken und danach mit 2-3 dl nachspülen.

Die abführenden Salze helfen, möglichst täglich Stuhl auszuscheiden. Bittersalz eignet sich meist besser, da der hohe Anteil von Magnesium die Darmbewegungen unterstützten kann. Es ist möglich, dass es trotz Abführsalzen nicht zur Stuhlentleerung kommt. Dies ist ein Zeichen für einen starken Mineralienmangel im Organismus, sodass der Darm die Mineralien dem Salz entziehen und resorbieren. Es ist auch möglich, dass durch die starken Reizimpulse der Salze der Magen in eine Hypoazidität kommt, was die 1. Kochung schwächen kann.

Kontraindikationen: Überempfindlichkeit des Darms, Darmverschluss, entzündliche Darmerkrankungen, Bauchschmerzen unbekannter Herkunft, Niereninsuffizienz, Elektrolytstörungen. Für Kinder und Schwangere nicht geeignet.

Sanftere Alternativen:

- Einlauf: Weniger tief entleerend, da nur der Enddarm gespült wird. Einlauf mit warmem Wasser, Salzwasser, Kräuterauszügen oder verdünntem Kaffee.
- Vor einer Fastenkur kann eine Colonhydrotherapie durchgeführt werden.
- 3-5 getrocknete, ungeschwefelte Feigen oder Pflaumen über Nacht in Wasser eingelegt essen oder zu einem Smoothie püriert über den Tag verteilt trinken.
- Zusätzlich können Flohsamen sowie Lein- und Chiasamen zur Unterstützung der Darmschleimhaut und -bewegung eingesetzt werden.

Fastenbrechen und Kostaufbau nach einem Vollfasten

Ein altes Sprichwort besagt: «Jeder Dumme kann fasten, aber nur der Weise kann das Fasten richtig brechen». Das Fasten fachgerecht zu brechen ist essenziell für den Erfolg der ganzen Fastenkur. Das Fastenbrechen sollte sich über einen Tag hinweg auf zwei bis drei Mahlzeiten verteilen, gefolgt von zwei bis vier Aufbautagen. Das Fastenbrechen ist vor allem bei Vollfastenkuren wichtig, bei Teilfasten kann direkt zum Kostaufbau übergegangen werden.

Konkrete Möglichkeiten des Fastenbrechens

Im Sinne der 1. Kochungsstärkung ist eine warme Speise empfehlenswerter als Rohkost. Gedämpftes Gemüse oder Gemüsesuppe mit etwas hochwertigem Pflanzenöl oder geraffelter Apfel mit gekochten Haferflocken. Auch Smoothies mit Gemüse und wenig Obst sowie etwas Pflanzenöl eignen sich.

Kostaufbau

Während des Kostaufbaus ist es wichtig, auf die natürlichen Hunger- und Sättigungszeichen zu achten. Auch Unverträglichkeiten gegenüber Fleisch, Alkohol und Kaffee sollten beachtet werden. Nach dem Fasten sind Hunger- und Sättigungszeichen häufig wieder besser wahrnehmbar, dies sollte zugunsten eines neuen, bewussteren Ernährungsverhaltens genutzt werden. Wer nach einem Fasten in unkontrollierbare Essattacken fällt, hat den Körper durch das Fasten zu stark belastet und möge beim nächsten Mal eher ein Teilfasten einhalten. Die Mahlzeiten sollten nach dem Fasten im Sinne der antientzündlichen Ernährung eingehalten werden. Wenn die Mahlzeit ab dem zweiten Tag mit etwas Protein gestartet wird, kommt es längerfristig weniger zu Kohlenhydrathunger. Fermentierte Lebensmittel und Produkte wie Naturjoghurt, Kefir oder Kombucha können helfen, das bakterielle Gleichgewicht im Darm nach einer Fastenkur zu unterstützen. Es können auch Probiotika eingesetzt werden. Dies ist bei einer ausgewogenen Ernährung jedoch nicht zwingend notwendig. Wenn anfänglich weiterhin auf Genussmittel verzichtet wird oder diese nur selten und in kleinen Mengen konsumiert werden, kann der Stoffwechsel weiter entlastet werden. Es empfiehlt sich ausreichend Wasser zu trinken und auf eine allgemein pflanzenbasierte Kost zu achten. Wenn von einer Belastung mit toxischen Metallen ausgegangen werden muss, empfiehlt es sich über die Fastenzeit hinaus ca. zwei bis drei Wochen lang medizinal Zeolith einzunehmen. So werden mobilisierte Metalle und andere Giftstoffe im Darm weiterhin gebunden und ausgeschieden.

Merke: Da sich heute viele Menschen infolge diverser Umweltfaktoren wie toxische Metalle, Strahlung, Pestizide und Stress bereits vor dem Fasten in einer Mikronährstoffmangelsituation befinden, sind Nahrungsergänzungsmittel wenn möglich vor und während des Fastens zu empfehlen. Ohne optimale Abdeckung diverser Spurenelemente, Amino- und Fettsäuren ist eine optimale Entgiftung nicht möglich. Manchmal zeigen sich Mängel erst einige Zeit nach der Fastenkur infolge von Blähungen, Konzentrations- und Leistungsmangel sowie Appetitstörungen. Eine Mangelversorgung an Mikronährstoffen kann auch schwächend auf die Kochungen wirken. Daher sind Teilfastenkuren für die breite Bevölkerung heute eher zu empfehlen und können mit wenig Aufwand auch im Alltag und zu Hause durchgeführt werden.

18.2 Teilfasten-Kuren

Ein sanftes Ausleiten, also ein Teilfasten ohne gänzlichen Nahrungsverzicht, kann von den meisten Person bei vielen Krankheitsbildern durchgeführt werden. Allerdings muss heute nicht selten der Organismus zuerst aufgebaut werden. Das bedeutet, dass die Umstellung auf eine antientzündliche Ernährung als Basis und gezielte Nahrungsergänzungen den Stoffwechsel stabilisieren sollen, bevor das Teilfasten mit ausleiteten Verfahren durchgeführt wird.

Möglichkeiten des Teilfastens

Wer nicht regelmässig fasten kann oder möchte, für den empfehlen sich wöchentliche Entlastungstage. Auch diese unterstützen, regelmässig eingehalten, eine Stoffwechselentlastung sowie Gewichtsabnahme oder -stabilisierung. An solchen Entlastungstagen werden bestimmte Lebensmittel weggelassen oder nur ganz bestimmte Lebensmittel verzehrt. Man nennt diese Art des Fastens auch 6:1 (bei einem Tag pro Woche) oder 5:2 (bei zwei Tagen pro Woche). Basis aller Entlastungstage ist der Verzicht auf sämtliche Genussmittel wie Zucker, Alkohol und Nikotin. Folgend einige Beispiele für Entlastungstage:

Teetag	Kompletter Nahrungsverzicht und 2.5-3 Liter Kräutertee über den Tag verteilt.
Safttag	Kompletter Nahrungsverzicht und 7-10 dl Gemüsesaft sowie Wasser und Tee.
Suppentag	1-1.5 Liter Gemüsesuppe (Gemüse nach Wahl mit wenig Salz und Kräutern gekocht, püriert oder mit kleingeschnittenem Gemüse) auf drei Mahlzeiten verteilt.
Reis-/ Hafertag	Auch Mono-Diät-Tag genannt, 200 g Rohgewicht Vollreis oder Hafer (als Flocken oder Körner) in Wasser weichkochen, leicht gesalzen auf 4-6 Mahlzeiten verteilen, zusätzlich reichlich Wasser und Tee trinken.

Rohkosttag	Zum Frühstück nur Obst, zum Mittagessen eine grosse Portion Rohkostsalat mit leichter Sauce. Abendessen weglassen oder Gemüse als Rohkost (nicht geeignet bei 1. und 2.Kochungsschwäche sowie Melancholismus und Phlegmatismus).
Gemüsetag	300-500 g gedünstetes oder gedämpftes Gemüse leicht salzen und würzen und wenig hochwertiges Pflanzenöl dazu. Das Gemüse kann auch als Suppe gekocht genossen werden.

Die hier genannten Beispiele für Entlastungstage eignen sich nicht für alle Menschen. Sie sollten der jeweiligen Konstitution und Jahreszeit angepasst werden und die Kochungsstärken berücksichtigen.

«Time-Restricted-Fasting» – Zeitbeschränktes Fasten im Alltag

Im Alltag kann auch die Zeit der Nahrungsaufnahme beschränkt werden, um dem Körper täglich eine längere Pause mit Nahrungskarenz zwischen den Mahlzeiten zu geben. Die Pausen zwischen den Mahlzeiten ermöglichen den Verdauungsorganen sich immer wieder zu erholen und zu reinigen. Zudem wird das Immunsystem entlastet, da es mit jeder Nahrungsaufnahme mit Fremdstoffen konfrontiert und beschäftigt wird.

Möglichkeiten des zeitbeschränkten Fastens

14:10 Fasten	16:8 oder 17:7 Fasten	36:12 Fasten
Während 14 Stunden wird gefastet und im Zeitfenster von 10 Stunden wird gegessen. Dabei 4-5 Stunden Pausen zwischen den Mahlzeiten einhalten. Als Beispiel: 9.00-10.00 Uhr Frühstück 13.00-14.00 Uhr Mittagessen 18.00-19.00 Uhr Abendessen	Während 16-17 Stunden wird gefastet und im Zeitfenster von 7-8 Stunden wird gegessen. Dabei 4-5 Stunden Pausen zwischen den Mahlzeiten einhalten. Als erstes Beispiel: 7.00-8.00 Uhr Frühstück 12.00-13.00 Uhr Mittagessen um 16.00 Uhr kleiner Snack Als zweites Beispiel: um 11.00 Uhr kleiner Snack, 12.00-13.00 Uhr Mittagessen 18.00-19.00 Uhr Abendessen	wird auch «Alternate-Day-Fasting» genannt. Während 36 Stunden bzw. jeden zweiten Tag, wird voll gefastet, am anderen Tag wieder normal gegessen.

Die Forschung beschäftigt sich intensiv mit verschiedensten Arten des Fastens und es kann noch nicht abschliessend gesagt werden, welche Fastenform die Beste ist. Gemäss TEN gehen wir davon aus, dass jeder Mensch mit seiner individuellen Konstitution seine eigene beste Fastenform finden muss.

Merke: Die meisten sekundären Pflanzenstoffe sind in der Lage das Enzym Sirtuin-1 (SIRT1) zu aktivieren. Dieses Enzym wird aber auch durch Nahrungsverzicht oder -reduktion vermehrt gebildet. Man geht davon aus, dass SIRT1-aktivierende Lebensmittel sogenannte «SIRT-Foods» ein Fasteneffekt imitieren und zu diversen gesundheitsfördernden Effekten beitragen können. Zu den besten Quellen dieser Fasten imitierenden Lebensmittel gehören Wildkräuter, Beeren, schwarzer Kaffee, Grüntee, Rotwein, rote Zwiebel, Kreuzblütler wie Rucola und Brokkolisprossen, Chilli, Nüsse und diverse Kräuter.

Literatur/Studien Fasten

Brandhorst, S., & Longo, V. D. (2019). Protein Quantity and Source, Fasting-Mimicking Diets, and Longevity. Advances in Nutrition, 10, S340–S350. doi:10.1093/advances/nmz079

Daniel, M., & Tollefsbol, T. O. (2015). Epigenetic linkage of aging, cancer and nutrition. Journal of Experimental Biology, 218(1), 59–70. doi:10.1242/jeb.107110

De Cabo, R. Ph.D.& Mattson, M.P., Ph.D. (2019). Effects of Intermittent Fasting on Health, Aging, and Disease. The new england journal of medicine. (N Engl J Med 2019;381:2541-51.). DOI: 10.1056/NEJMra1905136. Copyright © 2019 Massachusetts Medical Society.

Kogure, A., et al. (2017). The microRNA machinery regulates fasting-induced changes in gene expression and longevity in Caenorhabditis elegans. Journal of Biological Chemistry, 292(27), 11300–11309. doi:10.1074/jbc.M116.765065

Lee, I. H. (2019). Mechanisms and disease implications of sirtuin-mediated autophagic regulation. Experimental and Molecular Medicine, 51(9). doi:10.1038/s12276-019-0302-7

Mattson, M. P., et al. (2018). Impact of Intermittent Fasting, 46–58. doi:10.1016/j.arr.2016.10.005.Impact

Melnik, B. C. (2015). Milk—a nutrient system of mammalian evolution promoting mTORC1-dependent translation. International Journal of Molecular Sciences, 16(8), 17048–17087. doi:10.3390/ijms160817048

Michalsen, A. (2010). Ernährungstherapie und therapeutisches Fasten in der Naturheilkunde. Schweizerische Zeitschrift Für Ganzheitsmedizin / Swiss Journal of Integrative Medicine, 19(5), 260–268. doi:10.1159/000283799

Michalsen, A. (2010). "Prolonged fasting as a method of mood enhancement in chronic pain syndromes: a review of clinical evidence and mechanisms," Current Pain and Headache Reports, vol. 14, no. 2, pp. 80–87, 2010.

Müller H, Wilhelmi de Toledo F, Resch KL. (2000). A systematic review of clinical studies on fasting and vegetarian diets in the treatment of rheumatoid arthritis. Scand. J. Rheumatol. 2000;30:1–10.

Kjeldsen-Kragh J, Haugen M, Borchgrevink CF, et al. (1991). Controlled trial of fasting and one- year vegetarian diet in rheumatoid arthritis. Lancet. 1991;338:899–902.

Raffaghello, L., et al. (2010). Fasting and differential chemotherapy protection in patients. Cell Cycle, 9(22), 4474–4476. doi:10.4161/cc.9.22.13954

Safdie, F. M., et al. (2009). Fasting and cancer treatment in humans: A case series report. Aging, 1(12), 988–1007. doi:10.18632/aging.100114

Wang, Y., & Wu, R. (2022). The Effect of Fasting on Human Metabolism and Psychological Health. Disease Markers, 2022.doi:10.1155/2022/5653739

Yurista, S. R., et al. (2021). Therapeutic Potential of Ketone Bodies for Patients With Cardiovascular Disease: JACC State-of-the-Art Review. Journal of the American College of Cardiology, 77(13), 1660–1669. doi:10.1016/j.jacc.2020.12.065

Zhang, X., et al. (2020). Effects of alternate-day fasting, time-restricted fasting and intermittent energy restriction DSS-induced on colitis and behavioral disorders. Redox Biology, 32(March), 101535. doi:10.1016/j.redox.2020.101535

19 ENTZÜNDUNGSGESCHEHEN UND IMMUNSYSTEM

Immer mehr erkennt die Wissenschaft und Medizin, dass vielen Krankheiten ein komplexes Entzündungsgeschehen zu Grunde liegt. Dieses zeigt sich selten oder nur in Schubphasen mit den klassischen, akuten Leitsymptomen wie Rötung, Schwellung und Schmerz. Stattdessen kommt es zu chronisch «stillen» oder als «kalt» bezeichneten Entzündungsprozessen, auch unter dem englischen Ausdruck «silent inflammation» bekannt, welche sich lokal oder systemisch zeigen können. Die Symptome sind meist diffus und die Chronifizierung ermüdet das Gesamtsystem zunehmend. Man kann diese in der modernen Welt häufig vorkommende Art der Entzündung als verzweifelte Überlebensstrategie eines grundsätzlich bereits geschwächten Organismus verstehen.
Aus naturheilkundlicher Sicht liegt der chronisch, stillen Entzündung eine längerfristige Störung des Säure-Basenhaushalts mit schwarzgalligen Schärfen zugrunde. Entzündungen sind primär als notwendige, den Krankheitsreiz neutralisierende und Krisis vollendende Prozesse zu betrachten (siehe Kapitel «Salutogene und Krisis»). Verläuft die Phase der Pepsis allerdings nicht korrekt oder unvollständig, kann es nicht zur Überwindung (Krisis) des pathologischen Prozesses kommen. Gleichzeitig entstehen immer mehr schwarzgallige Schärfen, was zur Chronifizierung beiträgt. Die moderne Lebensweise und oft unachtsame Ernährung hält eine Reihe möglicher Entzündungstrigger bereit, welche bei einem bereits geschwächten und kalten Organismus, bei dem oft eine 1. bis 3. Kochungsschwäche mit Gewebsazidose vorherrscht, eine Chronifizierung auslösen kann. Hinzu kommt, dass sich pathogene Viren, Bakterien, Parasiten und Pilze in einem Milieu mit bereits vorhandener Säfteentgleisung besonders schnell verbreiten und weitere Entzündungen anstossen können.

19.1 Sauerstoffradikale

Wissenschaftlich betrachtet können Entzündungen durch ein Übermass an freien Radikalen entstehen. Freie Radikale sind Moleküle, welche ein freies, ungepaartes Elektron haben und darum sehr reaktionsfreudig sind (siehe Abbildung «Elektronen-Wechsel von Antioxidans zu freiem Radikal»). Ein gewisses Mass an freien Radikalen ist wichtig für verschiedene Stoffwechselreaktionen. Ohne Radikale wäre die Einleitung von Entzündungen

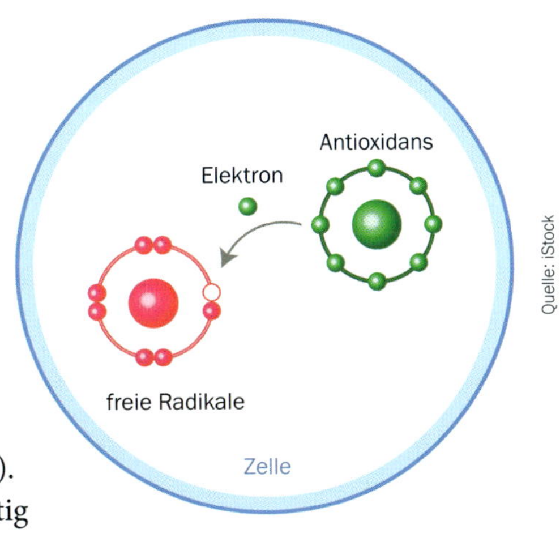

Elektronen-Wechsel von Antioxidans zu freiem Radikal

zur Infektabwehr sowie Apoptose nicht möglich. Doch wenn sie nicht gebunden und gepaart werden, können sie an Zellen und Zellbestandteilen zu Schädigungen führen in dem sie dort das fehlende Elektron entreissen. Insbesondere Fettverbindungen mit ungesättigten Fettsäuren werden rasch oxidiert und damit «ranzig». Labordiagnostisch kann oxidiertes LDL-Cholesterin zur Einschätzung des oxidativen Stresses gemessen werden. Es sind verschiedene reaktive Sauerstoffverbindungen bekannt, in der Summe spricht man von «Reactive Oxygen Species» (ROS), aufgrund der Schädigung durch Oxidationsprozesse. Gegenspieler sind Antioxidantien, welche durch die Gabe von Elektronen ROS unschädlich machen (siehe Kapitel «Antioxidantien»).
Bei der Energiegewinnung entstehen als Nebenprodukt eine bestimmte Menge an ROS. Erhöht sich der Energiebedarf bei Stress, Sport oder Krankheit, werden entsprechend mehr ROS freigesetzt. Bei Sport kommt es dank einer gewissen Menge oxidativem Stress zum gewünschten Trainingseffekt und bei Krankheit zur Elimination der Pathogene durch Entzündung. Stimmt die Anzahl körpereigener sowie zugeführte Antioxidantien, kann ein zu viel an ROS neutralisiert und somit unschädlich gemacht werden. Der Körper und sein Immunsystem wird heute jedoch mit einer Vielzahl von Einflüssen wie Strahlung, chronischer Stress, Umwelttoxine, Viren, Bakterien, Medikamente und Abgase überfordert, sodass es zu übermässiger Belastung mit freien Radikalen kommt. Je nach genetischer Veranlagung ist es dem Organismus nicht mehr möglich genügend körpereigene Antioxidantien zu bilden. Meist fehlen zugleich auch die nutritiven Antioxidantien aufgrund einseitiger Ernährung. Eine durch ROS induzierte Mitochondriopathie führt wiederum aufgrund unvollständiger Oxidationsprozesse zu endogener ROS-Bildung bei gleichzeitigem Energiemangel, sodass ein Teufelskreis entsteht. Mit der Zeit werden auch Stickstoffverbindungen oxidiert und es entsteht der hochtoxisch nitrosative Stress.

19.2 Stickstoffradikale

Stickstoffradikale auch «Reactive Nitrogen Species» (RNS) genannt, sind hoch reaktive Verbindungen die aus einer Oxidation von Stickstoffmonoxid (NO) entstehen. NO spielen bei einer Reihe physiologischer Prozesse eine wichtige Rolle, so unter anderem für Gefässdilatation und damit Blutdruckregulation, zur Elimination von pathogenen Viren und Bakterien, als Botenstoff des Nervensystems sowie zur Regulation von Entzündungsprozessen.

Kommt es jedoch aufgrund übermässiger ROS-Bildung zur Oxidation von Stickstoffverbindungen, entsteht Stickstoffdioxid (NO_2) sowie das hochtoxische Peroxynitrit (ONOO-). Analog zu den reaktiven Sauerstoffspezies, die oxidativen Stress bewirken, verursachen reaktive Stickstoffspezies nitrosativen Stress. Weitere Gründe für die Entstehung und Aufrechterhaltung von NO-Stress sind:

- virale, bakterielle, parasitäre Infekte z. B. Borreliose
- Traumata physisch und/oder psychisch z. B. Schleudertrauma
- diverse Medikamente wie Statine, ACE-Hemmer, Betablocker, Antidiabetika (Metformin), Säureblocker (PPI), Potenzmittel (inkl. L-Arginin)
- Belastung mit toxischen Metallen

Nitrosativer Stress wirkt sich auf vielfältige Art und Weise auf den gesamten Stoffwechsel aus:

- fördert Mitochondriopathie
- Eisenmangel und Blutbildungsstörung
- stört Insulinsensitivität
- verstärkt Entzündungsgeschehen, Zykotine wiederum fördern die Bildung von Stickstoffradikalen
- stört Gallensäurebildung aus Cholesterin (Folge: Hypercholesterinämie und Fettverdauungsstörung, Schwächung 1. Kochung)
- vermehrte Histaminfreisetzung
- Vitamin B12 Mangel (B12 puffert Stickstoffradikale)
- gestörte Bildung von Hormonen und Neurotransmitter mit Folgen wie Depression, Schlafstörungen und Angststörungen

Nitrotyrosin entsteht durch eine Reaktion von Thyrosin mit ONOO- und kann labordiagnostisch als Hinweis auf nitrosativen Stress im Blutplasma gemessen werden. Auch sind chronisch tiefe B12 Spiegel ein typischer Hinweis auf NO-Stress.

Radikale aus Sicht der TEN

Freie Radikale sind Endprodukte des Katabolismus, die als solches zum physiologisch Stoffwechsel gehören und von schwarzgalliger Qualität sind. Sie haben das Potential bei unphysiologischer Vermehrung zu Schärfen zu werden, die sich sowohl als gelbgallige wie auch schwarzgallige Schärfen zeigen können.
Gemeinsam ist den physiologischen und unphysiologischen Radikalen der Verbrauch von Feuchtigkeit und der damit verbunden degenerativen Konsequenzen. Es ist festzuhalten, dass die physiologischen freien Radikalen (schwarze Galle) auch anabole Prozesse anstossen können z. B. Muskelaufbau nach sportlicher Tätigkeit. Um den angestossenen aufbauenden Prozess vollenden zu können, ist eine Regenerationsphase als befeuchtendes Prinzip einzuhalten.

19.3 Metabolischer Stress

Unter metabolischem Stress versteht man Belastungen des Stoffwechsels durch verschiedene endo- und exogene Einflüsse, welche zu Veränderungen der Organfunktionen führen und deren Zusammenwirken stören. In der Folge kommt es vermehrt zu katabolen Prozessen mit Auswirkungen auf den Zellstoffwechsel. Metabolischer Stress kann aus Kochungsschwächen und daraus resultierenden Säfteverschiebungen und Dysbakterie sowie verletzungsbedingten Stoffwechselverschiebungen entstehen und wirkt sich negativ auf das Immunsystem aus. Der überforderte Stoffwechsel reagiert bei einer solchen Belastung mit inadäquater Ausschüttung von Abwehrzellen, Hormonen, Zytokinen und Botenstoffen. Mögliche Folgen davon sind Autoimmunreaktionen bis hin zu Autoimmunerkrankungen.

Immunkompetenz

Das menschliche Immunsystem ist ein sehr komplexes und äusserst intelligentes System, zu welchem verschiedene Organe, Zellen und Enzyme gezählt werden. Alle Häute und Schleimhäute sind Teil davon, wobei der Darm und die Lungen einen wichtigen Stellenwert einnehmen, aufgrund ihrer grossen Kontaktfläche zur Aussenwelt. Die auf der Haut und in Schleimhäuten lebenden Mikroorganismen stehen in engem Kontakt mit dem Immunsystem und beeinflussen dieses. Eine intakte Darmschleimhaut mit harmonischer Besiedlung ist Voraussetzung für eine hohe Immunkompetenz. Das Immunsystem und der Darm sind wiederum sehr eng mit dem Nerven- und Hormonsystem verbunden, sodass die Stimmungslage und die entsprechende Sympathikus- oder Parasympathikus-Aktivität bei der Immunregulation eine zentrale Rolle spielt.

Ein Teil des Immunsystems ist angeboren, ein Teil erworben. Das angeborene Immunsystem reagiert auf alle Krankheitserreger gleich unspezifisch etwa durch den Haut- und Schleimhautschutz sowie Fresszellen (Makrophagen). Makrophagen gehören zu den Leukozyten, den weissen Blutkörperchen, und werden zunächst als Monozyten im Knochenmark gebildet, bevor sie mit Hilfe von Zytokinen zu ausdifferenzierten Fresszellen mit einer Lebensdauer von etwa drei Monaten werden. Fresszellen eliminieren sämtliche Eindringlinge sowie tote Zellen durch Phagozytose. Als ein angeborener immunologischer Faktor bzw. Schleimhauteigenschaft gilt das ABO-System in Kombination mit dem Sekretor-Status. So weisen Studien darauf hin, dass Sekretoren, welche ihre Blutgruppen-Antigene in sämtlichen Sekreten und Schleimhäuten zeigen, immunologisch besser geschützt sind als Non-Sekretoren. Wobei ca. 80 % der Bevölkerung zu den Sekretoren (Lewis Antigene a-b+) und 20 % zu den Non-Sekretoren (Lewis Antigene a+b-) gehören. Diese genetischen Faktoren beeinflussen nicht nur die Beschaffenheit aller Sekrete und Schleimhäute, sondern auch die 1. Kochung und darunter unter anderem die Menge der intestinalen alkalischen Phosphatase (IAP) und damit das Mikrobiom (siehe Kapitel «Ernährung der vier Bluttypen»).

Gelingt es dem angeborenen Immunsystem nicht, den Erreger zu beseitigen, kommt das erworbene Immunsystem zum Zuge. Das erworbene Immunsystem agiert spezifisch mit Hilfe verschiedener Immunzellen. Dazu zählen T- und B-Lymphozyten im Gewebe sowie Antikörper im Blut und anderen Körperflüssigkeiten. Nachdem es zum ersten Kontakt gekommen ist, dauert es einige Zeit bis der Erreger beseitigt ist, da erst verschiedene Immunzellen auf den Plan gerufen werden müssen. Beim zweiten Kontakt hat das Immunsystem bereits gelernt, wie es auf den spezifischen Erreger reagieren muss, sodass es dank dieser Erinnerung fortan schnell zur Reaktion kommt. Antikörper werden von B-Lymphozyten als Reaktion auf Antigene hergestellt. Dabei handelt es sich um Eiweiss-Zuckerverbindungen. Krankheitserreger und spezifische Eiweissverbindungen wirken als Antigene und fördern die Antikörperbildung.
Die spezifischen Blutgruppen-Antikörper werden während der ersten Lebensmonate gegen Lebensmittel- und Umweltantigene gebildet. Unverdaute Lektine aus Lebensmittel sowie Mikroben, welche ebenfalls Lektinstrukturen aufweisen und ins Blutsystem gelangen, wirken als Antigene und können somit eine spezifische Antigen-Antikörper-Reaktion auslösen, sodass es beim weiteren Kontakt zu latenten Hämagglutiantionen kommt. Die Blutgruppe inklusive Sekretor-Status spielt damit als genetischer Faktor eine wichtige Rolle beim Erhalt der Darmintegrität sowie der adaptiven Immunantwort. Zur Regulation der T-Lymphozyten und damit des Immunsystems gelten Vitalpilze mit ihren Polysacchariden als wertvolle Helfer der Ernährungsheilkunde. Nicht zuletzt sind sekundäre Pflanzenstoffe als Immunsystem der Pflanzen wertvolle Schutz- und Trainingssubstanzen für das menschliche Immunsystem, sodass eine abwechslungsreiche pflanzenbasierte Ernährung zur Immunregulation wichtig ist.
Ziel ist es, ein bis ins hohe Lebensalter lern- und anpassungsfähiges Immunsystem zu erhalten. Da es darauf ausgerichtet ist, sich immer wieder neuen Herausforderungen zu stellen, will und muss das Immunsystem regelmässig stimuliert werden, ohne es dabei zu überfordern. Salutogenetisch betrachtet sind Toxine und pathogene Mikroorgansimen ein wichtiger Teil des Immuntrainings. Schon Paracelsus sagte: «Die Dosis macht das Gift». Die moderne Wissenschaft beschreibt diesen Effekt als Hormesisprinzip. Das Immunsystem wird durch externe und interne Stressfaktoren herausgefordert und damit trainiert. Übertreffen die Reize die individuelle Immunkompetenz, kommt es zunächst zu Überreaktionen wie Allergien und Autoimmunreaktionen und längerfristig zu Immunschwäche mit stillen und kalten Entzündungen. Die Krux besteht darin das Immunsystem zu fordern, ohne es zu überfordern.
Das Autorenteam legt darum Wert auf ein 80:20-Verhältnis zwischen bekömmlichen und reizenden Lebensmitteln sowie auch Genussmitteln im Sinne des Hormesisprinzips. Dennoch gilt zu beachtet, dass es bei bereits überreiztem Immunsystem und konstitutioneller Schwäche wichtig ist, über die Ernährung keine weiteren Reizstoffe zuzuführen.
Endo- und exogen ausgelöste «Reactive Oxygen and Nitrogen Species» (RONS) stören in der Summe die mitochondriale Funktion sowie Immunkompetenz, sodass es zu chronisch stillen oder schubweise akuten Entzündungen bei gleichzeitigem Energie-

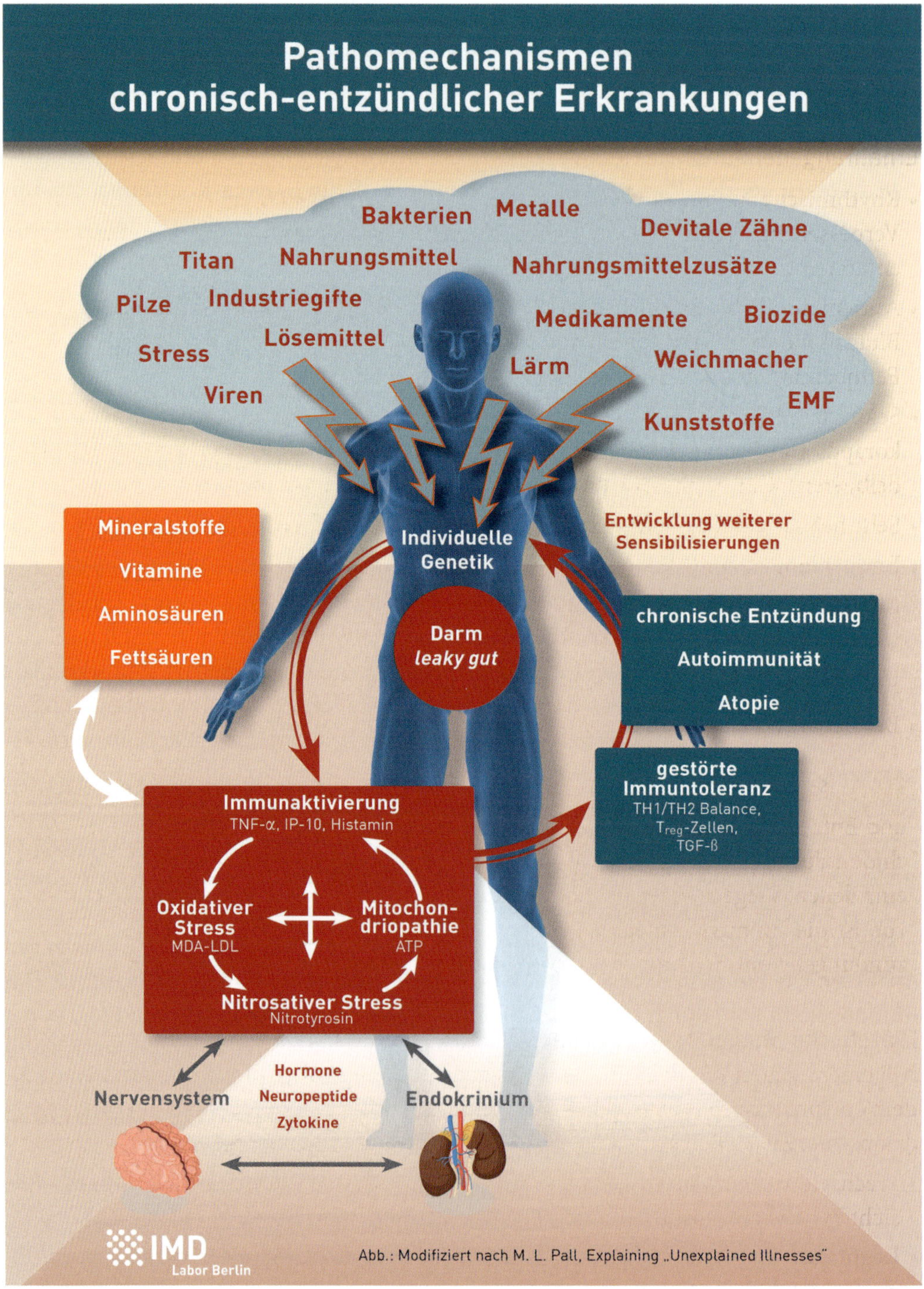

Umwelttoxine und Entzündungsgeschehen

mangel kommt. Die Folgen sind weitreichend und betreffen auch das neuro-endokrine System sowie die Darmintegrität (siehe Abbildung «Pathomechanismen chronisch-entzündlicher Erkrankungen» links).

Ernährungsheilkundliche Massnahmen bei chronischen Entzündungen

- Rhythmische Mahlzeitenverteilung, Mahlzeitenpausen einhalten und Teilfasten zur Verbesserung der Insulinsensitivität, Mitochondrientätigkeit und zur Entlastung des enteralen Immunsystems.
- Antientzündliche Ernährung unter Einbezug der individuellen Konstitution sowie Blutgruppe inkl. Sekretor-Status. Insbesondere sollte dabei auf die Trinkmenge, die Fettqualität und die Zufuhr von SPS geachtet werden.
- Sekundäre Pflanzenstoffe: Capsaicin (Chilli), Catechine (Grüntee), Sulforaphan/Glukoraphanin (Brokkoli), Traubenkernextrakt (OPC), Antocyane (Aroniabeeren, Heidelbeeren), Curcumin (Kurkuma) und Resveratrol/Pterostilben (rote Trauben).
- Sehr heisse oder kühlschrankkalte Getränke und Speisen eher meiden.
- Empfehlungen zur Stärkung der 1. und 2. Kochung
- Regelmässig fermentierte Produkte geniessen, sofern keine Histaminose vorliegt.
- Vorsicht mit sehr scharfen, salzigen Lebensmitteln.
- Auf nitratreiche Lebensmittel verzichten z. B. gepökeltes Fleisch und Wurstwaren.
- Bei Bedarf eine Darmsanierung und Symbioselenkung durchführen.

Merke: Nicht nur Omega-3-Fettsäuren sind wichtig zur Regulation des Immunsystems und Entzündungen, sondern auch Omega-6-Fettsäuren wie die Arachidonsäure. Arachidonsäure ist wichtig, um eine Entzündung und damit die Vollendung einer Krisis einzuleiten. Liegen Omega-3 und Omega-6-Fettsäuren nicht im richtigen Verhältnis vor, ist die Immunkompetenz gestört und es kann zu mehr akuten oder stillen Entzündungen kommen. Der Fettsäure-Status kann Labordiagnostisch überprüft werden.

Diätetische Massnahmen bei chronischen Entzündungen

Allgemein gelten die diätetischen Massnahmen unter «Rhythmus und Diätetik», zudem entsprechen sie weitestgehend denjenigen zur Regulation des SBH und Mitochondriopathie. Zusätzlich sollte der Fokus auf folgende Aspekte gelegt werden:

- Wechselduschen, Sauna (kalt-warm Reize zur Stimulation der Durchblutung, Vorsicht bei Histaminose)
- Regulation des Sympathikus und Parasympathikus durch Atemtechniken (Nasen-Atmung, tiefe Bauchatmung)
- Störfelder in der Mundhöhle beachten und wenn möglich eliminieren z. B. NICOs, wurzelbehandelte Zähne oder metallische Zahnfüllungen.

- manuelle Therapien zur Regulation körperlicher Traumata und Halswirbelsäuren-Instabilität z. B. Osteopathie und Craniosacral-Therapie
- elektromagnetische Störfelder (EMFs) wenn möglich minimieren (WLAN, Handy-Strahlung etc.)

Nahrungsergänzungen bei chronischen Entzündungen

- Vitamin D_3 auf Ölbasis v.a. ab Oktober bis April
- Antioxidantien durch SPS und Chlorophyll z. B. Astaxanthin, Curcumin, Grünteeextrakt (EGCG), Traubenkernextrakt (OPC), Bioflavonoide allgemein ideal in Kombination mit Vitamin C, E und D
- Vitamin B-Komplex v. a. B12, B6 und B9 (Folat) evtl. zusätzlich B12 bei nitrosativem Stress
- Co-Faktoren körpereigener Antioxidantien Selen, Zink, bei Bedarf Eisen, Mangan und Kupfer
- Galactose zur Regulation der Energiegewinnung und Gehirnleistung
- Omega-3-Fettsäuren EPA/DHA bei starker Omega-6-Dominanz
- Vitalpilze in Absprache mit einer Fachperson. *Reishi:* antimykotisch, Strahlenschutz, antikanzerogen. *Coriolus:* antimykotisch, antiviral, antikanzerogen. *ABM:* DNA- und Hautschutz, Immunstimulation sowie -regulation

19.4 Mitochondriopathie

Mitochondrien sind hochsensibel, ihre DNS ist 10- bis 20-mal häufiger von Mutationen betroffen als die DNS im Zellkern. Auch die Reparaturfähigkeit der Mitochondrien-DNS ist geringer als die der Zell-DNS. Oxidativer und nitrosativer Stress trifft Mitochondrien somit besonders stark.

Fehlernährung, chronischer physischer und psychischer Stress, Schlafmangel, Rauchen, Strahlenbelastungen sowie diverse Medikamente erhöhen den oxidativen Stress und führen schliesslich zu Mitochondrienstörung und -zerstörung. Bei Sauerstoff- und Mikronährstoffmangel greift der Körper vermehrt auf die anaerobe Energiegewinnung aus Kohlenhydraten zurück. Was als Notstromversorgung gedacht war, wird zum Dauerzustand wobei einerseits weniger Energie und gleichzeitig mehr Säure entsteht. Wird die entstandene Säure nicht effizient abgebaut oder wiederverwertet, entsteht mit der Zeit eine Gewebsazidose, was die Mitochondrienfunktion stört. Gestörte Mitochondrien werden selbst zu Produzenten von übermässig viel oxidativem Stress, sodass ein Teufelskreis entsteht. Unter normalen Umständen tragen mitochondrial produzierte ROS zum Einleiten der natürlichen Apoptose bei, was besonders bei der Verhinderung von Tumorbildung wichtig ist. Im Falle der Mitochondriopathie übersteigt je-

doch die ROS-Menge den gesunden Level, sodass längerfristig auch Stickstoffmonoxid (NO) oxidiert. Der so entstandene «nitrosative Stress» wiederum macht mitochondriale Energiegewinnung unmöglich, sodass ein weiterer Teufelskreis beginnt. Man geht heute davon aus, dass die Ursachen diverser Krankheiten wie Fibromyalgie, Migräne, Adipositas, Fatique, Autoimmunerkrankungen und Krebs in einer Mitochondriopathie und einhergehender Energiemangel und Gewebsübersäuerung liegen.
Die Regeneration der Mitochondriopathie als 3. Kochungsschwäche besteht in erster Linie in der Verbesserung der 1. und 2. Kochung sowie der circadian angepassten Lebensführung (Diätetik). Parallel sollte der Schutz vor oxidativem Stress mit Hilfe von Antioxidantien, sowie die Versorgung essenzieller Mikronährstoffe sichergestellt werden. Zudem sind Ausleitkuren in Kombination mit Vollfasten oder Teilfasten, Bewegung und Sport sowie eine Verbesserung der Sauerstoffversorgung zentral für die Neubildung von Mitochondrien.

Ernährungsheilkundliche Massnahmen bei Mitochondriopathie

- 1. und 2. Kochungsschwächen erkennen und ausgleichen
- Vollfasten- und Teilfastenkuren, 4-5 Stunden Pause zwischen den Mahlzeiten und mindestens 12 Stunden über Nacht einhalten
- natürliche Antioxidantien aus Gemüse wie den Kreuzblütlern Brokkoli, Ruccola, Federkohl, Blumenkohl, Rosenkohl, Radieschen, Romanesco, Kohlrabi, Senf, Kresse und Rettich
- natürliche Antioxidantien aus saisonalem Obst, vor allem wilde Beeren
- natürliche Antioxidantien aus Blaualgen (Carotinoide, Chlorophyll etc.) und wilden Kräutern
- Schwefelverbindungen aus Lauchgewächsen wie Zwiebeln aller Art, Knoblauch, Lauch und Bärlauch
- B-Vitamin-reiche Lebensmittel wie Eier, Spinat, Sonnenblumenkerne, Erdnüsse, Erbsen, Vollgetreide, Fisch, Fleisch und Nährhefe
- täglich Omega-3-Fettsäure-reiche Pflanzenöle und Nüsse
- täglich magnesiumreiche Lebensmittel wie grünes Gemüse, Nüsse, Samen, Hülsenfrüchte, Vollgetreide und hochwertiger Kakao
- 1 EL naturtrüber Apfelessig vor oder zu einer Mahlzeit (Acetyl-CoA enthält Essigsäure)
- Genussmittel wie Alkohol, Zucker und Koffein eher meiden und bewusst geniessen
- künstliche Zusatzstoffe wie Glutamat, Aspartam und Farbstoffe meiden
- Alle Geschmäcke sanft einsetzen, damit die Säfte bewegt und schädliche Stoffe ausgeleitet werden können.
- Grosse Beachtung auf sanfte Zubereitungsformenlegen, damit eine weitere Schärfenbelastung vermieden werden kann.

Merke: Häufig kommt es bei einer Mitochondriopathie nicht nur zu einer Akkumulation von ROS und Gewebssäure, sondern auch Histamin. So können Histaminliberatoren sowie histaminreiche und DAO-blockierende Lebensmittel problematisch sein. Dies ist auch der Grund, warum es häufig zu allergischen oder pseudoallergischen Symptomen bis hin zu Autoimmunreaktionen kommt. Der Weg aus der Histaminose liegt in der Stressreduktion, der Stärkung der 1. und 2. Kochung sowie einem zeitweiligen Verzicht auf histaminreiche und Histamin freisetzende Lebensmittel (siehe Kapitel «Histaminose»).

Diätetische Massnahmen bei Mitochondriopathie

Allgemein gelten die diätetischen Massnahmen unter «Rhythmus und Diätetik», insbesondere sollen folgende Aspekte beachtet werden:

- Kältebäder in Kombination mit Atemtechniken zur Mitochondrienneubildung (bei Phlegmatismus Sauna bevorzugen oder in Kombination mit Sauna anwenden)
- Sauna zur Steigerung der Mitochondrieneffizienz (bei Cholerismus Biosauna oder Dampfbad bevorzugen)
- Ausdauersport im aeroben Bereich zur Anregung der mitochondrialen Energiegewinnung
- Sauerstoffversorung und Sympathikusregulation durch bewusstes Bauchatmen und Atemtechniken verbessern.

Nahrungsergänzungen bei Mitochondriopathie

Entsprechen den Empfehlungen bei chronischen Entzündungen (S. 294). Zusätzlich können folgende Mikronährtoffe zentral sein:

- Coenzym Q10
- Basische Mineralien: Magnesium, Kalium, Kalzium
- Bei Mangelernährung und starker 1. und 2. Kochungsschwäche: essenzielle Aminosäuren. Für eine bessere Aufnahme, Aminosäuren ausserhalb der Mahlzeiten einnehmen.

Ausserdem können in Absprache mit einer Fachperson der orthomolekularen Medizin Alpha-Liponsäure, L-Carnitin sowie Glutathion in therapeutischen Mengen zum Einsatz kommen.

Literatur/Studien Entzündungsgeschehen und Immunsystem

Friedrichsen, H.-P. (2018). Mechanismen bei oxidativem Stress und Entzündung. Zeitschrift Für Orthomolek ulare Medizin, 16(01), 4–10. doi:10.1055/a-0575-2894

Haß, U., et al.. (2021). Dietary Inflammatory Index (DII) - Useful Guide in Practical Advice or a Purely Theoretical Model in Nutritional Research? Aktuelle Ernahrungsmedizin, 46(3), 174–185. doi:10.1055/a-1299-1190

Hosoi, E. (2008). Biological and clinicel aspects of ABO blood group system. Journal of Medical Investigation, 55(3-4), 174–182. doi:10.2152/jmi.55.174

Hosseinzade, A., et al. (2019). Immunomodulatory effects of flavonoids: Possible induction of T CD4+ regulatory cells through suppression of mTOR pathway signaling activity. Frontiers in Immunology, 10(JAN), 1–12. doi:10.3389/fimmu.2019.00051

Kersten, W. (2009). Paradigmenwechsel im Verständnis chronischer Zivilisationskrankheiten. KIM - Komplementare Und Integrative Medizin, Artztezeitschrift Fur Naturheilverfahren, 50(4), 7–15. doi:10.1016/j.kim.2009.03.012

Maes, M., et al. (2011). Depression's multiple comorbidities explained by (neuro)inflammatory and oxidative & nitrosative stress pathways. Neuroendocrinology Letters, 32(1), 7–24.

Nachbar, M. S., & Oppenheim, J. D. (1980). Lectins in the United States diet: A survey of lectins in commonly consumed foods and a review of the literature. American Journal of Clinical Nutrition, 33(11), 2338–2345. doi:10.1093/ajcn/33.11.2338

Nayebi, A., et al.. (2022). Association between dietary inflammatory index scores and the increased disease activity of rheumatoid arthritis: across-sectional study. Nutrition Journal, 21(1), 1–10. doi:10.1186/s12937-022-00805-w

Ock, K. C., et al. (2008). Serum C-reactive protein concentrations are inversely associated with dietary flavonoid intake in U.S. adults. Journal of Nutrition, 138(4), 753–760. doi:10.1093/jn/138.4.753

Rühlemann, M. C., et al. (2021). Genome-wide association study in 8,956 German individuals identifies influence of ABO histo-blood groups on gut microbiome. Nature Genetics, 53(2), 147–155. doi:10.1038/s41588-020-00747-1

Shivappa, N., et al. (2014). Designing and developing a literature-derived, population-based dietary inflammatory index. Public Health Nutrition, 17(8), 1689–1696. doi:10.1017/S1368980013002115

Soares, F. L. P., et al. (2013). Gluten-free diet reduces adiposity, inflammation and insulin resistance associated with the induction of PPAR-alpha and PPAR-gamma expression. The Journal of Nutritional Biochemistry, 24(6), 1105–11. doi:10.1016/j.jnutbio.2012.08.009

Wolf, A. (2020). Inflammation als Ursache oder Folge der Erkrankung? InFo Hämatologie + Onkologie, 23(11), 15–23. doi:10.1007/s15004-020-8272-4

20 STÖRUNGEN DES NEURO-ENDOKRINEN SYSTEMS

Ein harmonisches Zusammenspiel von Nerven-, Hormon- und Immunsystem ist entscheidend für das physische und psychische Wohlbefinden des Menschen. Alle drei Systeme können einzeln betrachtet Auffälligkeiten zeigen, welche labordiagnostisch messbar sind. Nerven-, Hormon- und Immunsystem agieren jedoch in Abhängigkeit voneinander, sodass sie angesichts neuster Erkenntnisse nicht mehr isoliert beschrieben und behandelt werden sollten. Eine neue interdisziplinäre Fachrichtung die «Psycho-Neuro-Immunologie» (PNI) beschäftigt sich mit diesen Wechselwirkungen und bezieht dabei Erkenntnisse der Umweltmedizin ein. Die eigene Lebensführung und die psychischen Prozesse, welche durch Sinneswahrnehmung in Gang gesetzt werden, entscheiden darüber, in welche biochemische Stoffwechsellage sich der Organismus bewegt. Die Art und Weise wie das Bewusstsein Umweltreize verarbeitet, ist dabei von grosser Bedeutung. Diese Erkenntnis geht so weit, dass man im Bereich der Epigenetik davon ausgeht, dass das Bewusstsein auch die Genaktivität bestimmt. Um gesund zu bleiben, ist daher nicht nur eine Lebensführung im Rhythmus der Natur und eine naturbelassene Ernährung, sondern auch eine positive innere Grundhaltung entscheidend.

Das System, welches am schnellsten auf Umweltreize reagiert ist das vegetative, autonome Nervensystem. Es pendelt jeweils zwischen zwei sich entgegengesetzten Polen hin und her. Dem Stresszustand, Sympathikus genannt, und der entspannten Stoffwechsellage, Parasympathikus genannt. Man spricht auch vom «fight or flight»-Modus und dem «rest and digest»-Modus. Dabei ist tagsüber der Sympathikus-Anteil, nachts der Parasympathikus-Anteil höher. Wobei auch während des Tages immer wieder parasympathische Momente vorkommen sollten. In der Folge geben Drüsen anregende oder beruhigende Hormone ins System ab, welche dann die Funktion des Immun- aber auch Verdauungssystems entscheidend beeinflussen. Dies bestätigen auch Erkenntnisse der Chronomedizin, welche unter anderem die circadian gesteuerte Ausschüttung des Stresshormons Cortisol in den Morgenstunden und des Schlafhormons Melatonin am Abend beobachten konnten (siehe Kapitel «Rhythmus und Diätetik»).

Der menschliche Stoffwechsel ist evolutionär nur für kurze, akute Stresssituation ausgelegt, worauf längere Phasen der Entspannung folgen. Chronischer Stress ist historisch gesehen unnatürlich und dennoch zeigt die Realität, dass sich viele Menschen auch ohne akute Lebensbedrohung sympathikoton durch ihren Alltag kämpfen. Das hat zu neuen, komplexen neurologischen und endokrinen Krankheitsbildern geführt, welche im Grunde aus einer Dysregulation des vegetativen Nervensystems, meist in Kombination mit Umwelttoxinen, entstanden sind.

Zu den neurologischen und degenerativen Störungen gehören unter anderem:

- Migräne
- Restless leg
- Multiple Sklerose
- Parkinson
- Alzheimer Demenz
- Amyotrophe Lateralsklerose (ALS)

Zu den endokrinen Störungen gehören unter anderem:

- Hyper- und Hypothyreose (Schilddrüsenfunktionsstörungen)
- Hyper- und Hypoparathyreoidismus (Nebenschilddrüsenfunktionsstörung)
- Morbus Addison (primäre Nebenniereninsuffizienz)
- Diabetes Typ 1 und 2 (Zuckerstoffwechselstörungen)
- Prämenstruelles Syndrom (PMS)
- Polycystisches Ovarialsyndrom (PCOS)
- gewisse Formen der Depression

Auffallend ist, dass eine Reihe an Autoimmunerkrankungen zu den neuro-endokrinen Störungen zählen. Das Immunsystem versucht in letzter Instanz die psychische und hormonelle Dysbalance mit chronischen, immunologischen Prozessen auszugleichen. Histamin als zentraler Botenstoff des Immunsystems wird übermässig stark ausgeschüttet, sodass es vermehrt zu Histaminose mit diffusen Symptomen kommt (siehe Kapitel «Lebensmittelunverträglichkeiten»). Eine Histaminose wiederum stört die Hormonregulation sowie die Regenerationsfähigkeit des Körpers, sodass ein Teufelskreis entsteht.

20.1 Neuro-endokrine Störungen aus Sicht der TEN

Die Erkenntnisse der PNI zeigen deutlich auf, dass den modernen Krankheitsbildern komplexe Stoffwechselprozesse zu Grunde liegen. Damit ähnelt die PNI in Grundsätzen der Humoralmedizin, die ein qualitatives und quantitatives Ungleichgewicht der Säfte (Dyskrasie und Kakochymie) in Störungen der Kochungsabläufe und somit ebenfalls in Stoffwechselvorgängen findet. Aus Sicht der PNI führen eine Hyperaktivität des Nerven- und Hormonsystems auch zu Störungen des Immunsystems, was den Anstieg entzündlicher und autoimmuner Erkrankungen erklären kann.
Aus Sicht der Humorallehre besteht bei diesen Krankheitsbildern eine grundlegende Schwäche aller drei Kochungen, für welche es verschiedene Ursachen gibt. Diese Schwächen führen zu einem Übermass an Phlegma, was sich an verschiedenen Körpergeweben anreichert und dort regulative, aber insuffiziente Entzündungsprozesse in Gang

setzt. Diese Entzündungen können sich im Verborgenen chronifizieren, man spricht von «silent inflammation». Innerhalb dieses Geschehens entstehen Säuren die als hitzige, gelbgallige Schärfen die Entzündung unterhalten und als kalte, schwarzgallige Schärfen Gewebedegenerationen verursachen. Dabei wird zunächst lokal, dann mit der Ausweitung des Prozesses auch systemisch, das Sanguis mit seinen Regenerations- und Restaurationskräften geschwächt. Die Folge ist ein zunehmender Anstieg von schwarzer Galle (Melancholismus) sowie eine zunehmende Übersäuerung des Gewebes, bis hin zur Säure- und Kältestarre. In diesem sauren, kalten und entzündlichen Milieu ist eine adäquate Stressreaktion mit entsprechender Ausschüttung von Neurotransmittern und Hormonen sowie deren Reizweiterleitung und Beantwortung erschwert. Es zeigen sich diverse Resistenzen wie Insulinresistenz, Dopaminresistenz oder Leptinresistenz, sodass Rückkopplungsprozesse im Regelkreis der Hormone nicht mehr funktionieren. Aufgrund der Dysregulation greift der Mensch in solchen Situationen oft zu kompensatorisch stimulierenden Subtanzen wie Zucker, Koffein, Alkohol und andere Drogen. Dies wiederum schwächt die Kochungen weiter und überreizt das Nervensystem zunehmend, was wiederum die Überaktivität des Sympathikus zur Folge hat.

Aus Sicht der TEN sind Stressreaktionen der Sthenie zuzuordnen, welche auf Dauer zur Hypersthenie führen. Chronische Hypersthenie kann zu einem Kräfteverbrauch und anschliessend zur Erschöpfung, Asthenie und «Burnout» führen. Asthenie kann auch als Spiritusmangel bezeichnet werden. Den Spiritūs kommen bei neuro-endokrinen Krankheiten eine wichtige Rolle zu. Mangelnder Spiritus führt zu irritabler Schwäche, einer Form von Stress, die schwächebedingt ist. Übermässiger Spiritus und Hypersthenie führt zu einer Stressform, die mit hohem Druck einhergeht. Spiritusverteilungsstörungen, die oft Folge von verschleimten Nerven sind, führen zu Blockaden und somit Reizleitungsstörungen. Alle drei Formen können bei länger andauernden Zuständen Schärfen entstehen lassen, die zu Entzündung und Degeneration führen.
Krankheiten des Nerven- und Hormonsystems sind im Ursprung somit meist auf einen Mangel an Wärme zurückzuführen. Ein Übermass an Kälte, wie sie im sympathikotonen Stoffwechsel vermehrt entsteht, ist auch der Grund für die vorangegangenen Kochungsschwächen. Wärme kann durch geeignete Lebensmittel und Zubereitungsformen mit Kräutern und Gewürzen sowie gezielter Reduktion des Sympathikus erreicht werden. Für einen nachhaltigen Aufbau von Nerven- und Hormonsystem sind alle drei Kochungen von grundlegender Bedeutung. Da Störungen des Neuroendokrinums in der TEN als Drittkochungsschwäche verstanden werden, müssen zunächst die 1. und 2. Kochung gestärkt werden.
Damit Neurotransmitter und Hormone ausreichend gebildet und balanciert werden können, benötigt es bestimmte Mikronährstoffe. Neben dem Wärmemangel spielen also auch diverse Mikronährstoffmängel eine wichtige Rolle bei der Entstehung oder der Weiterentwicklung von neurologischen und endokrinen Krankheitsbildern. Auch Nerven können sich gemäss neusten Untersuchungen regenerieren und teilweise neu

aufgebaut werden (Neuroplastizität). Voraussetzung dafür sind ausreichende Mengen an Nährstoffen aus der Ernährung sowie ein Milieu, welches den Zellaufbau ermöglicht. Die TEN bezieht sich dabei auf die Reduktion von gelb- und schwarzgalligen Schärfen.

20.2 Nerven und Neurotransmitter

Neurotransmitter sind Botenstoffe, welche im zentralen Nervensystem (ZNS) und im peripheren Nervensystem für die Übertragung des elektrischen Signals zwischen zwei Nervenzellen (Neuronen) verantwortlich sind. Der Transmitter wird von einer Nervenzelle freigesetzt und passiert den synaptischen Spalt, den winzigen Raum zwischen zwei Nervenzellen. Synapsen sind somit die Kontakt-, Kommunikations- und Austauschstellen zweier Neuronen. Bekannte Neurotransmitter sind Serotonin, Noradrenalin, Dopamin, Acetylcholin, GABA (Gamma-Amino-Buttersäure) und Glutamat (chemisch verwandt mit dem bekannten Geschmacksverstärker Mononatriumglutamat). Die Botenstoffe können je nach Wirkung auf das postsynaptische Neuron in aktivierende (exzitatorische) oder hemmende (inhibitorische) Transmitter eingeteilt werden. Gemäss dem Polaritätsprinzip gibt es immer Gegenspieler, welche in einem gesunden Stoffwechsel harmonisch zusammenspielen. Ein Fehlen oder Übermass an Neurotransmittern sowie eine gestörte Nervenreizleitung führen zu diversen Störungen, bevor es zu manifesten Krankheitsbildern kommt. Zu den ersten Symptomen zählen: depressive Verstimmung, Angststörungen bis Panikattacken, Passivität sowie Konzentrations- und Gedächtnisstörungen. Grund für eine Neurotransmitter-Dysbalance können Traumata, chronischer Stress, Darmdysbiose, übermässiger Genussmittel- und Drogenkonsum, Umwelttoxine sowie Fehl- und Mangelernährung und auch Medikamente sein.

20.3 Drüsen und Hormone

Hormone bestehen je nach ihrer Gruppenzugehörigkeit aus Aminosäuren, Fettsäuren und Cholesterin. Sie werden vor allem in Drüsen gebildet, welche für die Synthese auch auf diverse Mikronährstoffe angewiesen sind. Die Hormone werden durch Impulse des Nervensystems und komplexe Regelkreise innerhalb des Hormonsystems ausgeschüttet. Das Nervensystem ist dem Hormonsystem somit vorgeschaltet und reagiert als Erstes auf Reize. Eine Hormonstoffwechselstörung

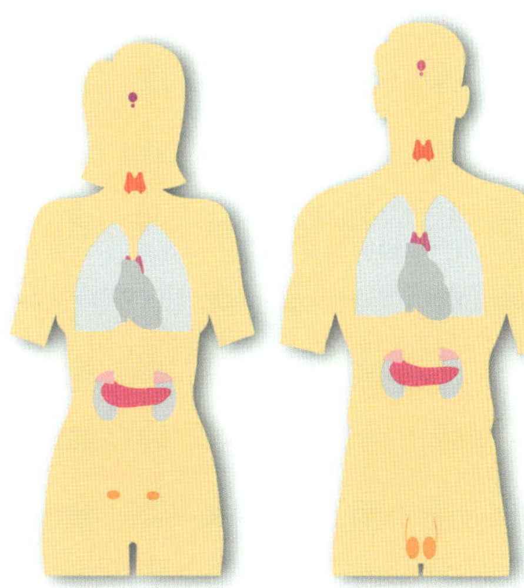

Quelle: Pixabay.com

Endokrin-Drüsen bei Frau und Mann

kann also nicht isoliert vom Nervensystem betrachtet werden und entwickelt sich in engem Zusammenspiel mit anderen Hormondrüsen. Traditionelle Medizinsysteme haben das Zusammenspiel der Drüsenzentren schon früh erkannt und nannten sie «Energie-Zentren» oder auch «Chakren».
Die Reize werden ans Hirn geleitet, dort als neuronale Informationen bewertet um anschliessend darauf adäquate Reaktionen auszulösen. Zu Beginn des Prozesses steht das veränderte Gefühl, dieses entsteht biochemisch betrachtet durch die Aktivität verschiedener Hormone und Neurotransmitter. Hormone werden als Aktivatoren von Stoffwechselprozesse bezeichnet, sie wirken entweder selbständig oder in Zusammenarbeit mit Neurotransmittern. Es gibt aber auch Hormone, welche zusätzlich Neurotransmitterwirkung haben, so zum Beispiel das Noradrenalin. Im endokrinen System kommt es im Laufe des Lebens immer wieder zu Verschiebungen. Im Kapitel Ernährung in den verschiedenen Lebensphasen wird auf einzelne Aspekte im Zusammenhang der Ernährung darauf eingegangen. Frauen sind Hormonschwanken grundsätzlich stärker unterworfen als Männer. Zyklus, Schwangerschaft und Stillzeit sind Phasen in denen Frauen die Schwankungen immer wieder mehr oder weniger stark wahrnehmen. Dabei gibt es komplexe Wechselwirkungen zwischen Stress- und Sexualhormonen. Durch akute und chronische Stressbelastungen kommt es häufig zu Verschiebungen und dadurch Störungen der Sexualhormone. Dies nehmen Frauen im Laufe des Monatszyklus und der Schwangerschaft und beide Geschlechter während den Wechseljahren wahr (siehe Kapitel «Ernährung in den verschiedenen Lebensphasen»).

Ernährungsheilkundliche Massnahmen bei neuro-endokrinen Störungen

Es wird im Folgenden nicht auf einzelne spezifische Krankheitsbilder wie Multiple Sklerose (MS), Demenz und viele weitere eingegangen, sondern die neuro-endokrinen Krankheiten als Ganzes im Sinne der TEN behandelt. Folgende allgemeine, ernährungsheilkundliche Massnahmen gilt es zu berücksichtigen:

- Die Grundsätze der antientzündlichen Ernährung unter Berücksichtigung der individuellen Konstitution beachten. Vor allem biologische Lebensmittel bevorzugen, um den Kontakt mit endokrinen Disruptoren und Neurotoxinen aus Pestiziden zu minimieren.
- Innerhalb der antientzündlichen Ernährung auf die Zufuhr von sekundären Pflanzenstoffen achten, welche nicht nur entzündungshemmend, sondern auch stimmungsaufhellend und spiritusbewegend wirken. Es eignen sich Kurkuma, Safran, Lavendel, Chilli, Kakao sowie frische Kräuter. Zudem dunkle, farbige flavonoidreiche Gemüse- und Obstsorten, welche gemäss Studien eine besonders antientzündliche und antidepressive Wirkung entfalten.
- Auf die Abdeckung mit wichtigen Spurenelementen wie Jod, Selen, Zink, Kupfer und Eisen aus der Ernährung achten.

- Die Abdeckung mit allen essenziellen Aminosäuren sicherstellen, dabei die Proteinquellen konstitutionell anpassen und auf leichtverdauliche Zubereitungsformen achten.
- Vorsicht mit starken Reizstoffen wie Kaffee, Alkohol und Zucker, diese sollten eher vermieden werden.
- Vorsicht mit stark reizenden Geschmäcken wie scharf, stark salzig, bitter und sauer. Bei Inappetenz und Verdauungsstörungen können leichte Bitterstoffe und Saures jedoch hilfreich sein.
- Auf Trinkmenge achten, eher warme und verdauungsfördernde sowie beruhigende Tees einsetzen, passend sind Lavendel-, Melissen-, Kurkuma- und Orangenblütentee.
- Fette mit gutem Omega-3 und Omega-6 Verhältnis in Kombination mit Antioxidantien einsetzen.
- Mahlzeitenrhythmus: 4-5 Stunden Pause zwischen den Mahlzeiten und mind. 12 Stunden über Nacht einhalten. Teilfasten kann die Neuroplastizität verbessern, bei Nebennierenerschöpfung bzw. Melancholismus jedoch regelmässige Mahlzeiten bevorzugen.
- Eher warme Mahlzeiten mit sanften Zubereitungsformen einhalten und Massnahmen zur Stärkung und Entlastung der 1. und 2. Kochung beachten.
- Unverträglichkeiten beachten, häufig liegen Lebensmittelunverträglichkeiten und Histaminosen sowie Allergien vor.
- Falls ein Leaky Gut besteht, dieses beheben und eine Darmsymbioselenkung durchführen (siehe Kapitel «Krankheiten des Verdauungssystems»).

Merke: Bei Schilddrüsenunterfunktionen sollten Kreuzblütler nur in gekochter Form eingesetzt werden. In roher Form enthalten sie den SPS «Goitrogen», welcher die Jodaufnahme hemmen kann. Bei Schilddrüsenüberfunktion hingegen sollte darauf geachtet werden, dass die Nahrung keine grossen Jodmengen enthält, z. B. Kelp-Algen oder Meerfisch.

Diätetische Massnahmen bei neuro-endokrinen Störungen

Allgemein gelten die diätetischen Massnahmen unter «Rhythmus und Diätetik», insbesondere sollen folgende Aspekte beachtet werden:

- Atemübungen als Weg zur bewussten Entspannung, Atembeobachtung im Alltag. Auf Bauchatmung vor den Mahlzeiten achten, um die 1. Kochung zu unterstützen.
- Während des Tages immer wieder bewusst Pausen einhalten und entschleunigen.
- Die Leber und Nebennieren als zentrale Organe im Hormonstoffwechsel mit Phytotherapeutika unterstützen.
- Den Spiritusaspekt durch Meditation, Achtsamkeit und Gedankenhygiene üben v. a. für Blutgruppe A.

- leichte, aber regelmässige sportliche Tätigkeit (nicht über Leistungsgrenze hinaus) v. a. für Blutgruppe 0
- vermehrt kreative und musische Arbeit v. a. für Blutgruppe B

Nahrungsergänzungen bei neuro-endokrinen Störungen

- Vitamin D_3 und Eisenversorgung sicherstellen. Insbesondere gute Vitamin D_3 -Werte sind entscheidend für die Immunkompetenz aber auch das psychische Wohlbefinden.
- Sekundäre Pflanzenstoffe z. B. Astaxanthin in Kombination mit anderen Antioxidantien wie Vitamin C und E
- Omega-3-Fettsäuren zur Mahlzeit v. a. EPA und DHA aus Algen
- Galactose als Therapiezucker bei Insulinresistenz im Gehirn (Diabetes Typ 3)
- Vitamin B-Komplex ideal in Kombination mit Cofaktoren Cholin, Betain und Inositol
- Zink, Selen, Mangan, Kupfer evtl. Jod als Cofaktoren von Enzymen im Hormonenstoffwechsel
- Magnesium und Kalzium bei neurologischen Krankheiten ausserhalb der Mahlzeiten
- Bei Unruhe und Schlafstörungen Glycin, Tryptophan, Griffonia (5-HTP), GABA oder Melatonin in Kombination mit Lavendel vor dem Schlafengehen einnehmen.
- Zur Unterstützung der Stresshormon-Bildung und bei 1. und 2. Kochungsschwäche essenzielle Aminosäuren ergänzen. Für eine bessere Aufnahme sollten Aminosäuren ausserhalb der Mahlzeiten eingenommen werden.
- Adaptogene wie Rosenwurz, Ashwaghanda, Ginseng oder Cordyceps
- Die Leber und Nebennieren als zentrale Organe im Hormonstoffwechsel mit naturheilkundlichen Massnahmen unterstützen.
- Vitalpilze in Absprache mit einer Fachperson. *Hericium:* stimuliert das Nerven-Wachstum und die Regeneration der Darmschleimhaut. *Reishi:* besonders zur Stärkung der Hormonregulation und Entgiftung sowie Zellschutz, bei Schlaf- und Schilddrüsenstörungen, Candidose, Histaminose und Allergien.

Merke: Tryptophan, 5-HTP nicht in Kombination mit Johanniskraut und Antidepressiva (MAO-Hemmer, SSRI) aufgrund der Gefahr eines Serotoninsyndroms. Zink wiederum kann die Wirkung von Antidepressiva verbessern und ist für die Regulation des Histaminspiegels sowie den Schutz der Darmschleimhaut von zentraler Bedeutung. Insbesondere da chronischer Stress zu einem erhöhten Zinkbedarf führt. Bei Schilddrüsenüberfunktion sollte auf Jod in Form von Nahrungsergänzungen verzichtet werden. Auch bei Schilddrüsenunterfunktionen sollte die Jodabdeckung untersucht werden, bevor Ergänzungen eingesetzt werden.

Algensalat (Rezept für 4 Personen)

Zutaten:
wenn möglich in Bioqualität verwenden

50 g getrocknete **Arame** oder **Wakame Algen**
Wasser
1 **Zwiebel** feingehackt
1 mittelgrosser **Apfel** feingeraffelt
2 EL **Reisessig** oder nach Bedarf
3 EL **Sesam-** oder **Olivenöl**
Ingwer, Zitronenschale, Soyasauce
Sesam geröstet zum Garnieren
2 EL **Koriandergrün**, fein gehackt

Zubereitung: Algen 1-2 Stunden in Wasser einlegen.
Wasser abschütten und in neuem Wasser 10-15 Minuten leicht köcheln lassen. Mit allen anderen Zutaten vermischen und nach Bedarf würzen.
Nochmals 10 Minuten ziehen lassen vor dem Servieren.

Tipp: Der Salat kann zusätzlich mit geröstetem Sesam, Koriandergrün und Chili garniert werden.

Dieser Salat eignet sich bei Jodmangel zum Beispiel bei Schilddrüsenunterfunktion.

Literatur/Studien neuro-endokrines System

De La Monte, S. M., & Wand, J. R. (2014). Alzheimer ' s Disease Is Type 3 Diabetes — Evidence Reviewed. Eur Neuropsychopharmacol., 24(12), 1954–60.

Ghosh, S., Banerjee, S., & Sil, P. C. (2015). The beneficial role of curcumin on inflammation, diabetes and neurodegenerative disease: A recent update. Food and Chemical Toxicology, 83, 111–124. doi:10.1016/j.fct.2015.05.022

Head, K. a., & Kelly, G. S. (2009). Nutrients and botanicals for treatment of stress: Adrenal fatigue, neurotransmitter imbalance, anxiety, and restless sleep. Alternative Medicine Review, 14(2), 114–140.218

Kisters, K., & Gröber, U. (2017). Magnesiummangel und Demenz. Zeitschrift Für Orthomolekulare Medizin, 15(04), 6–9. doi:10.1055/s-0043-122188

Krause, E. G., et al. (2011). Hydration state controls stress responsiveness and social behavior. The Journal of Neuroscience : The Official Journal of the Society for Neuroscience, 31(14), 5470–6. doi:10.1523/JNEUROSCI.6078-10.2011

Lin, B., et al. (2020). Gut microbiota regulates neuropathic pain: Potential mechanisms and therapeutic strategy. Journal of Headache and Pain, 21(1), 1–16. doi:10.1186/s10194-020-01170-x

Lin, K., et al. (2021). Effects of Polyphenol Supplementations on Improving Depression, Anxiety, and Quality of Life in Patients With Depression. Frontiers in Psychiatry, 12(November), 1–13. doi:10.3389/fpsyt.2021.765485

Mählmann, L. (2017). Darmmikrobiota als Behandlungsansatz in der Psychiatrie . Schweizer Zeitschrift Für Ernährungsmedizin, (5), 6–12.

Meister, D. (2018). Aminosäuren und chronische Erschöpfung – Welche Möglichkeiten zur Besserung gibt es? Zeitschrift Für Orthomolekulare Medizin, 16(04), 31–35. doi:10.1055/a-0761-2374

Mischley, L. K., Lau, R. C., & Bennett, R. D. (2017). Role of diet and nutritional supplements in Parkinson's disease progression. Oxidative Medicine and Cellular Longevity, 2017. doi:10.1155/2017/6405278

Schek, A. (2003). Einfluss der Ernährung auf Depressivität und Stresstoleranz. Ernahrungs Umschau, 50(5), 163–172. doi:10.1026//1616-1041.3.4.163

Schneider, H. J., Jacobi, N., & Thyen, J. (2020). Hormone – ihr Einfluss auf mein Leben.. doi:10.1007/978-3-662-58978-6

Schulte-Uebbing, C., et al. (2018). Schadstoffe als Ursache oder Auslöser endokriner Störungen und chronischer Erkrankungen. Zeitschrift Für Orthomolekulare Medizin, 16(03), 15–21. doi:10.1055/s-0038-1675438

Thayer, J. F., & Sternberg, E. M. (2010). Neural aspects of immunomodulation: focus on the vagus nerve. Brain, Behavior, and Immunity, 24(8), 1223–8. doi:10.1016/j.bbi.2010.07.247

Wipfli, B., et al. (2011). An examination of serotonin and psychological variables in the relationship between exercise and mental health. Scandinavian Journal of Medicine and Science in Sports, 21(3), 474–481. doi:10.1111/j.1600-0838.2009.01049.x

Wirtz, P.H., et al. (2014): Dark chocolate intake buffers stress reactivity in humans. In: Journal of the American College of Cardiology, (accepted manuscript, März 2014), doi:10.1016/j.jacc.2014.02.580

Wu, H., et al. (2015). Astaxanthin as a potential neuroprotective agent for neurological diseases. Marine Drugs, 13(9), 5750–5766. doi:10.3390/md13095750

Yang, K., Chen, J., Li, X., & Zhou, Y. (2019). Vitamin D concentration and risk of Alzheimer disease: A meta-analysis of prospective cohort studies. Medicine (United States), 98(35). doi:10.1097/MD.0000000000016804

Zhang, L., et al. (2021). Beneficial Effects on Brain Micro-Environment by Caloric Restriction in Alleviating Neurodegenerative Diseases and Brain Aging. Frontiers in Physiology, 12(November), 1–17. doi:10.3389/fphys.2021.715443

21 PSYCHISCHE ERKRANKUNGEN

Dass Nahrungsmittel unsere Stimmung beeinflussen, kennen viele aus eigener Erfahrung. Besonders anregende Substanzen wie Koffein und Zucker, welche beide unter anderem in Schokolade enthalten sind, werden gerne zur Verbesserung der Stimmung konsumiert (siehe Kapitel «Genussmittel»).

Eine besonders gute oder schlechte Stimmung kann jedoch auch ein fehlendes Hungergefühl (Inappetenz) auslösen. Im Folgenden werden vor allem die Wechselwirkungen von Nahrungsmitteln, Ernährungsverhalten und psychischen Dysbalancen behandelt. Viele dieser Zusammenhänge findet man auch im Kapitel «Störungen des neuro-endokrinen Systems». Es wird darauf verzichtet, detailliert auf einzelne psychische Krankheitsbilder einzugehen, dafür wird die Komplexität von Stimmung und Ernährung als Ganzes behandelt.

Zu den psychischen Krankheitsbildern gehören:

- Affektive Störungen (Depression, Manie)
- Abhängigkeitserkrankungen
- Angststörungen und Panikattacken
- Aufmerksamkeitsstörungen (ADH, ADHS)
- Borderlinestörung
- Schizophrenie
- Burnout
- Demenz

Immer mehr wird klar, dass die Behandlung psychischer Erkrankungen ohne Berücksichtigung der Ernährung längerfristig keine zufrieden stellenden Resultate bringen kann. Zielführend ist meist die Verbindung verschiedener ursachenbezogener, therapeutischer Interventionen mit einer antientzündlichen und konstitutionell angepassten Ernährung als Basis. Bei psychischen Beschwerden liegen oft ein Ungleichgewicht des neuro-endokrinen-Systems sowie stille Entzündungen vor. Ebenso können Belastungen mit toxischen Metallen eine psychische Verstimmung oder Erkrankung hervorrufen oder verstärken. Diese gilt es zu erkennen und ursächlich zu behandeln. Zudem spielen ernährungspsychologische Faktoren eine zentrale Rolle. Viele Menschen neigen bei einem emotionalen Ungleichgewicht dazu, die im Kapitel «Ernährungspsychologie – Bedarf und Bedürfnis» beschriebenen Appetitformen nicht mehr unterscheiden zu können. Es kommt immer häufiger zu kompensatorischem Einsetzen von Genussmitteln und/oder zu einseitiger Über- sowie Mangelernährung.

Im Zentrum des Geschehens steht die Gehirngesundheit, wobei sich verschiedene Bereiche im Gehirn immer wieder auf- und abbauen. Eine Schlüsselstellung für die psychische Regulation nimmt der Hypocampus ein. Sämtliche Informationen, welche wahrgenommen werden, gehen durch diesen Bereich des Gehirns. Ist der Hypocampus nicht in der Lage, mit Hilfe von hirneigenen Nervenwachstumsfaktoren (englisch Brain-Derived Neurotrophic Factor kurz BDNF) seine Nervenzellen zu erneuern, machen sich Stresssymptome breit.

Typische Zeichen eines geschwächten oder alternden Hypocampus sind:

- Stressintoleranz
- sich innerlich getrieben fühlen
- schlechtes Kurzzeitgedächtnis
- Dumpfes Gefühl im Kopf, sodass keine klaren Entscheidungen getroffen oder kreative Lösungen gefunden werden können.
- Sich nicht mehr flexibel an neue Situationen anpassen können.
- Stimmungsschwankungen und nachlassende Lebensfreude
- Antriebslosigkeit
- Sucht nach aufputschenden Substanzen wie Zucker, Koffein oder Nikotin

Faktoren welche den BDNF hemmen	Faktoren welche den BDNF fördern
Ängste und Sorgen	Freude und Liebe
Ständiges Essen	12 Stunden fasten über Nacht 3-5 Stunden Pausen zwischen den Mahlzeiten
Gesättigte tierische Fette und Frittiertes	Mehrfachungesättigte Fettsäuren v.a. DHA
Raffinierte Kohlenhydrate und Zucker	Pflanzenbasierte Ernährung reich an Nahrungsfasern und SPS
Allgemein Entzündungen	Antioxidantien (Polyphenole v. a. dunkle Flavonoide)
Alkohol	Vitalpilz Hericium

Psyche und Darm

Die Mikrobiomforschung zeigt klare Zusammenhänge zwischen pathologischen Verschiebungen und daraus folgender Reduktion der Diversität des Mikrobioms mit psychischen Störungen und Krankheiten auf. Es liegt also nahe, dass die Ernährung via Mikrobiom und Leber (1. und 2. Kochung) die Psyche (3. Kochung) stark beeinflusst. Man spricht auch von der Darm-Leber-Hirnachse, wobei viele Menschen mit psychischen Beschwerden auch unter Magen-Darm-Beschwerden wie Reizmagen oder Reizdarm leiden (siehe Kapitel «Reizmagen und Sodbrennen“ und „Reizdarmsyndrom»).

Die vom Darmmikrobiom produzierten Metabolite, auch «Postbiotika» genannt, beeinflussen die Magen-Darm-Regulation und damit auch die Aktivität des Nervus Vagus. Das enterale Nervensystem (ENS) steht somit in ständigem Kontakt mit dem zentralen Nervensystem (ZNS), wobei etwa 80 % der Informationen vom Darm zum Hirn verlaufen und nur etwa 20 % vom Hirn zum Darm. Die Integrität der Darmschleimhaut ist zudem entscheidend für die Aufnahme der für die Bildung von Stresshormonen und Neurotransmittern benötigten Mikronährstoffe.

Mikronähstoffe und Psyche

In der orthomolekularen Medizin ist bekannt, dass Mängel an diversen Mikronährstoffen für ein psychisches Ungleichgewicht mitverantwortlich sind, da ein Mangel dieser Substanzen die Bildung von Neurotransmittern und Hormonen beeinträchtigt.
Wenn der Stoffwechsel kurz- und langfristig an einer Mangelversorgung leidet, zeigen Nerven- und Hormonsystem relativ rasch Symptome, die jedoch häufig überhört oder missverstanden werden. Dabei sollten emotionale Verstimmungen als Frühhinweis für ein Mikronährstoffungleichgewicht beachtet werden. Insbesondere treten diese bei einer Überregulation des Immunsystems, aufgrund von stillen Entzündungen auf.

Aus Sicht der TEN liegt bei emotionalem Ungleichgewicht immer eine Verschiebung der Säfte, vorallem in Richtung Phlegmatismus oder Melancholismus, vor. Bei gelbgalliger Schärfenbelastungen zeigen sich aggressives Verhalten oder affektartig, unkontrolliertes Verhalten. Die Spirituskräfte sind ebenso in der Schwäche und führen zu einer allgemeinen Schwächung der Kochungen und der Säftebewegung. Die TEN, als ein ganzheitliches System, wird die Psyche niemals vom Körper getrennt betrachten, sondern allen Grundfunktionen des Lebens eine biopsychosoziale Dimension zusprechen.
Die Fähigkeit über Kochungsprozesse transformatorisch zu wirken, erstreckt sich bei weitem nicht allein auf den flüssigen, festen und gasförmigen Ernährungsprozess, sondern erweitert sich natürlicherweise auch auf die psychischen Funktionen. Die TEN hebt dabei hervor, dass der Sitz dieser Transformationsprozesse im Bauchraum zu orten ist und deshalb eine gesunde Psyche, genauso wie jede andere Funktion ihren Ursprung in einer gut funktionierenden 1. Kochung hat (siehe Kapitel «Das Prinzip der Kochungen»). Störungen innerhalb der Kochungsprozesse führen zu Entgleisungen der Säfte, die sich als Dyskrasien auch psychisch manifestieren (siehe Kapitel «Vier Grundformen der Säfteentgleisungen») und in Form von Kakochymien Extremzustände wie Psychosen erreichen können. Eine Beruhigung oder Besserung psychischer Symptome ohne Ausgleichung der zugrundeliegenden Säftemischung wird immer Flickwerk bleiben, was sich in der heutigen Zeit leider vielfach am hohen Verbrauch von Psychopharmaka beobachten lässt. Problematisch an Psychopharmaka ist, dass sie genauso auf das Nervensystem des Bauches wirken wie auf das des Gehirns und Störungen innerhalb der 1. Kochung nicht nur aufrechterhalten, sondern geradezu verschärfen.

Ernährungsheilkundliche Massnahmen für die Psyche

Als Grundlage gelten hier die Empfehlungen, die unter dem Kapitel «Störungen des neuro-endokrinen Systems» aufgeführt sind. Weitere Empfehlungen sind:

- Das Gehirn ist auf ausreichend sauberes, ungesüsstes Wasser angewiesen, um klar denken zu können. Die Trinkmenge von ca. 30 ml pro Kilogramm Körpergewicht sollte beachtet werden. Dabei können abends auch beruhigende oder ausgleichende Tees aus Gold- oder Zitronenmelisse, Lavendel, Hopfen und Gewürzen wie Zimt zum Einsatz kommen.
- Vorsicht mit starken Reizstoffen mit Suchtpotential wie Koffein, Alkohol und Zucker. Diese sollten vermieden werden.
- Unverträglichkeiten beachten, da häufig Lebensmittelunverträglichkeiten, Histaminosen sowie Allergien vorliegen. Dabei vor allem abends auf eine histaminarme Mahlzeit achten, um die Schlafqualität und damit die nächtliche Hirn-Regeneration zu verbessern.
- Ein mögliches Leaky Gut beheben und eine Darmsymbioselenkung durchführen (siehe Kapitel «Krankheiten des Verdauungssystems»).
- Vorsicht mit Fasten, dies kann bei einer psychischen Verstimmung kontraproduktiv sein, insbesondere ein Vollfasten. Dennoch sollte ein Ryhthmus mit 3-5 Stunden Pause zwischen den Mahlzeiten eingehalten werden.

Merke: Kleine Mengen Koffein und Zucker können zwar stimmungsaufhellend wirken, sie können jedoch bei bereits vorhandenen psychischen Entgleisungen rasch zu einem Übermass an Dopamin im Gehirn führen, was Depression, Angststörungen und Panikattacken verstärken kann. Daher Genussmittel minimieren oder zeitweise ganz darauf verzichten.

Diätetische Massnahmen für die Psyche

Allgemein gelten die diätetischen Massnahmen unter «Rhythmus und Diätetik», insbesondere sollen folgende Aspekte beachtet werden:

- Auf tiefe Nasenatmung achten, um den Parasympathikus anzuregen, vor allem vor den Mahlzeiten (Stichwort «rest and digest»).
- Allgemein den Spiritusaspekt durch bewusste Atemübungen, Meditation, Gedankenhygiene oder Gesprächstherapie aufbauen.
- Körpertherapien konstitutionell angepasst einbeziehen z. B. Fussreflex-Zonen-Massage, Craniosacral-Therapie, Osteopathie oder Lymphdrainage

Nahrungsergänzungen für die Psyche

Die Empfehlungen der Nahrungsergänzungen entsprechen weitestgehend denen der neuro-endokrinen Störungen.

Gewürz-Kakao (Zutaten für eine Tasse Gewürz-Kakao)

Zutaten:
wenn möglich in Bioqualität verwenden

2dl **Wasser** oder **Hafermilch**
2 TL **Kakaopulver** (ohne Zucker)
½ TL **Zimt**
1 Prise **Vanille-, Nelken-, Muskat-** und **Galgantpulver**
1 Prise **Cayennepfeffer**
1 Prise **Salz**
1 TL **Galactose** oder **Honig**

Zubereitung: Wasser oder Hafermilch mit dem Kakao und den Gewürzen aufkochen und auf kleiner Flamme ca. 10-15 Minuten leicht köcheln lassen, damit ein cremiges Getränk entsteht. Mit Galactose und oder Honig süssen.

Tipp: Zur besseren Entspannung und Einschlafhilfe kann auch 3 g Glycin-Pulver beigegeben werden (vermindert die Erregbarkeit der Nervenzellen).

Literatur/Studien psychische Erkrankungen

Campisi, S. C., et al. (2020). Assessing the evidence of micronutrients on depression among children and adolescents: An evidence gap map. Advances in Nutri tion, 11(4), 908–927. doi:10.1093/ADVANCES/NMAA021

Di Nicolantonio, J. J., O'Keefe, J. H., & Wilson, W. L. (2018). Sugar addiction: Is it real? A narrative review. British Journal of Sports Medicine, 52(14), 910–913. doi:10.1136/bjsports-2017-097971

Elder, J. H., et al. (2006). The Gluten-Free , Casein-Free Diet In Autism : Results of A Preliminary Double Blind Clinical Trial, 36(3). doi:10.1007/s10803-006-0079-0

Hadjivassiliou, M., et al. (2010). Gluten sensitivity: from gut to brain. The Lancet Neurology, 9(3), 318–330. doi:10.1016/S1474-4422(09)70290-X

Häberle, J.(2017). Unklare Bewusstseinsstörung ? Ammoniak messen !. Interview Kinderspital Zürich, ARS Medici, 4: 164–167.

Head, K. a., & Kelly, G. S. (2009). Nutrients and botanicals for treatment of stress: Adrenal fatigue, neurotransmitter imbalance, anxiety, and restless sleep. Alternative Medicine Review, 14(2), 114–140.

Krause, E. G., et al. (2011). Hydration state controls stress responsiveness and social behavior. The Journal of Neuroscience : The Official Journal of the Society for Neuroscience, 31(14), 5470–6. doi:10.1523/JNEUROSCI.6078-10.2011 222

Liao, Y., Xie, B., Zhang, H. et al. (2019). Efficacy of omega-3 PUFAs in depression: A meta-analysis. Transl Psychiatry 9, 190 (2019). https://doi.org/10.1038/s41398-019-0515-5

Lin, K., et al. (2021). Effects of Polyphenol Supplementations on Improving Depression, Anxiety, and Quality of Life in Patients With Depression. Frontiers in Psychiatry, 12(November), 1–13. doi:10.3389/fpsyt.2021.765485

Maes, M., et al. (2011). Depression's multiple comorbidities explained by (neuro)inflammatory and oxidative & nitrosative stress pathways. Neuroendocrinology Letters, 32(1), 7–24.

Marx, W., et al. (2022). Diet and depression: future needs to unlock the potential. Molecular Psychiatry, 27(2), 778–780. doi:10.1038/s41380-021-01360-2

Mählmann, L. (2017). Darmmikrobiota als Behandlungsansatz in der Psychiatrie . Schweizer Zeitschrift Für Ernährungsmedizin, (5), 6–12.

Meister, D. (2018). Aminosäuren und chronische Erschöpfung – Welche Möglichkeiten zur Besserung gibt es? Zeitschrift Für Orthomolekulare Medizin, 16(04), 31–35. doi:10.1055/a-0761-2374

Obeid, R., McCaddon, A., & Herrmann, W. (2007). The role of hyperhomocysteinemia and B-vitamin deficiency in neurological and psychiatric diseases. Clinical Chemistry and Laboratory Medicine, 45(12), 1590–1606. doi:10.1515/CCLM.2007.356

Qian, H., et al. (2022). Histamine and histamine receptors: Roles in major depressive disorder. Frontiers in Psychiatry, 13(September), 1–10. doi:10.3389/fpsyt.2022.825591

Schek, A. (2003). Einfluss der Ernährung auf Depressivität und Stresstoleranz. Ernahrungs Umschau, 50(5), 163–172. doi:10.1026//1616-1041.3.4.163

Van De Sande, M. M. H., et al. (2014). Autism and nutrition: The role of the gut-brain axis. Nutrition Research Reviews, 27(2), 199–214. doi:10.1017/S0954422414000110

Wirtz, P.H., et al. (2014): Dark chocolate intake buffers stress reactivity in humans. In: Journal of the American College of Cardiology, (accepted manuscript, März 2014), doi:10.1016/j.jacc.2014.02.580

22 KRANKHEITEN DES VERDAUUNGSSYSTEMS

Störungen und Krankheiten des Verdauungssystems sind immer häufiger zu beobachten und reichen von diffusen Beschwerden wie Blähungen bis zu akuten und chronischen Entzündungen wie Morbus Crohn. Die Ursachen für Beschwerden im Zusammenhang mit dem Verdauungssystem sind vielfältig, wobei einige Entwicklungen der modernen Welt zum häufigeren Auftreten dieser Krankheiten beitragen. Zu nennen sind hierbei eine unzureichende Zufuhr pflanzlicher Nahrungsmittel und damit auch Nahrungsfasern, verarbeitete Produkte anstelle von einfachen Grundnahrungsmitteln, künstliche, dem Körper fremde Zusatzstoffe, aber auch Bewegungsmangel, Umwelttoxinbelastungen, chronischer Stress und schnelles Essen bei gleichzeitigem Mangel an Verdauungssäften. Zudem kommt es womöglich aufgrund der Globalisierung und Klimaerwärmung vermehrt zu parasitären, viralen und bakteriellen Infektionen im Verdauungssystem. Der Einsatz von Antibiotika und anderen Medikamenten verschärfen die mikrobielle Dysbalance zusätzlich, sodass es ausgehend von einer gestörten Darmintegrität, dem sogenannten «Leaky Gut», auch zu mehr immunologischen Störungen kommt.

Der menschliche Darm stellt mit seiner immensen Oberfläche von 300 bis 400 Quadratmeter das grösste Eingangstor in den Körper dar, weshalb dort die meisten Immunzellen lokalisiert sind. Bewacher dieses Eingangstors sind die in und auf der Schleimhaut lebenden Mikroorganismen. Heute wird davon ausgegangen, dass der Mensch ca. 1.3 mal so viele Bakterien wie eigene Körperzellen besitzt und diese im engen Austausch mit dem menschlichen Immun- sowie Hormon- und Nervensystem sind. Von den bislang ca. 1500 bekannten Bakterienstämmen leben durchschnittlich 500 Stämme im menschlichen Darm, dabei gilt die Regel «je vielfältiger, desto besser» ähnlich wie in einem Wald mit hoher Biodiversität und entsprechend harmonischem und stabilem Ökosystem. Damit dieses Ökosystem stabil und harmonisch bleibt, ist es auf eine starke 1. Kochung angewiesen und auf Nahrung, welche der individuellen Kochungskraft entspricht. Im Laufe eines Lebens durchqueren 30 bis 80 Tonnen Nahrung und rund 55 000 Liter Flüssigkeit das etwa 5 Meter lange Verdauungsrohr. Dabei wird vom Immun- und Verdauungssystem Höchstleistung abverlangt, da dieses täglich mit unzähligen Fremdstoffen, Krankheitserregern und Toxinen umgehen muss. Der Darm und das Immunsystem haben die wichtige Aufgabe Nützliches aufzunehmen und Schädliches zu erkennen, zu bekämpfen und auszuleiten.

In diesem Kapitel wird neben typischen Krankheiten des Verdauungssystems auch auf verschiedene Lebensmittelunverträglichkeiten und Allergien eingegangen:

- Mundhygiene und Paradontitis
- Reizmagen und Sodbrennen (Hyper- und Hypoazidität des Magens)
- Reizdarmsyndrom inkl. SIBO (Small Intestinal Bacterial Overgrowth) und SIFO (Small Intestinal Fungal Overgrowth)
- Lebensmittelunverträglichkeiten: Lactoseintoleranz, Fructosemalabsorption, Weizen- und Glutenunverträglichkeiten, Allergien- und Kreuzallergien
- Histaminose
- Durchfall (Diarrhoe) akut und chronisch
- Verstopfung (Obstipation) und Divertikulose
- Chronisch entzündliche Darmerkrankungen (CED)

Am Ende des Kapitels folgt ein 3-Phasen Konzept für eine Darmsanierung und Symbioselenkung als wichtige therapeutische Massnahme bei diversen Störungen auch ausserhalb des Verdauungssystems. Das vorgestellte Konzept gibt eine Auswahl konkreter therapeutischer Massnahmen, welche je nach zugrundeliegender Störung und individueller Konstitution gewählt werden können. Dem Autorenteam ist es wichtig zu betonen, dass es nicht als ein allgemeingültiges und starres Konzept verstanden werden soll, sondern als Rahmen zum möglichen Vorgehen.
Viele Krankheiten des Verdauungssystems gehören zu den funktionellen Magen-Darmstörungen, das heisst, es können keine physischen oder organischen Begründungen für die Beschwerden gefunden werden. Neuere Forschungsergebnisse zeigen, dass das enterale Nervensystem (ENS) und die Verbindung zum Gehirn (Darm-Hirn-Achse) eine zentrale Rolle spielen. Aus Sicht der TEN ist es daher wichtig neben der 1. und 2. Kochung insbesondere das vegetative Nervensystem und damit auch die Spirituskräfte mit allgemeinen diätetischen Massnahmen wie Atem, Ruhe und Rhythmus zu stärken. In der Folge wird auf Drittkochungsebene auch der SBH reguliert, was wiederum Voraussetzung für eine physiologische Bildung von Verdauungssäften ist (siehe Kapitel «Verdauungssäfte im SBH»).

Folgende Fragen sollten im Rahmen einer Anamnese zur Beurteilung des Verdauungssystems gestellt werden:

- Wurden mögliche, zugrundeliegende Krankheiten als Ursache der Symptome in der Gastroenterologie bereits ausgeschlossen?
- Wie ist das Appetitverhalten?
- Gibt es regelmässige Übelkeit, Sodbrennen, Magendruck oder Völlegefühl?
- Räuspern nachts ohne Grund?
- Stuhlgang: Frequenz, Konsistenz, Farbe, Geruch?

- Gasbildung: Frequenz, Volumen, Geruch?
- Allgemeine Beschwerden im Zusammenhang mit Stuhlgang und Gasbildung: Schmerzen, Krämpfe, Gefühl von nicht vollständiger Entleerung, Abgang von Schleim?
- Ernährung- und Diätetik welche die 1. Kochung schwächen?
- Evtl. erweiterte komplementärmedizinische Stuhluntersuchung?
- Einnahme von Medikamenten (Antibiotika, PPI, etc.)?
- Auslandreisen mit Durchfallerkrankungen? Mögliche parasitäre Belastungen?

22.1 Mundhygiene und Parodontitis

Der Mund und die dort stattfindende mechanische sowie enzymatische Vorverdauung wird in der TEN als Vorkochung bezeichnet. Ein intakter Kauapparat und funktionierende Speicheldrüsen sowie Geschmacksknospen sind zentral, um die folgenden Kochungen zu entlasten und zu unterstützen. Schliesslich findet im Mund der erste Kontakt mit der Nahrung statt, was den folgenden Kochungen vorzeitig Informationen über die strukturelle und biochemische Beschaffenheit der Nahrung übermittelt. So kann sich die 1. Kochung noch vor Eintreffen der Nahrung mit dem entsprechenden Säftegemisch vorbereiten. Ein harmonisches Bakterienmilieu ist Voraussetzung für eine gute Zahngesundheit. Dadurch wird nicht nur die Vorverdauung verbessert, sondern auch Karies und Zahnfleischentzündungen und -rückgang (Paradontitis) vorgebeugt. Untersuchungen weisen immer wieder auf einen möglichen Zusammenhang zwischen Paradontitis und entzündlichen Erkrankungen wie Arthritis und Herzkreislauferkrankungen hin. Auch kann Paradontitis im fortgeschrittenen Stadium zu Zahnverlust führen. Entsprechend sollte der Mundhygiene und damit der Beschaffenheit des bakteriellen Milieus im Mund vermehrt Beachtung geschenkt werden. Ist das Milieu gestört kommt es eher zu Mundgeruch, Rötungen, Schwellungen und Blutungen des Zahnfleischs sowie Schmerzen beim Essen und Zähneputzen.

Ernährungsheilkundliche Massnahmen

- In Ruhe langsam essen, gut kauen und einspeicheln bis ein homogener Speisebrei entsteht.
- Auch breiige Speisen wie Suppen und Smoothies sollen ausreichend eingespeichelt werden.
- Sich vor dem Essen mit dem Duft der Speisen auseinandersetzen, was den Speichelfluss anregt.
- Antientzündliche Ernährung mit Mahlzeitenpausen einhalten, als Süssungsmittel eher Birkenzucker (Xylit) einsetzen.
- Genügend trinken zwischen den Mahlzeiten.

- aromatische Speisen zur Anregung des Speichelflusses
- vermehrt warm, feuchte Speisen bei Mundtrockenheit
- sämtliche Empfehlungen, welche den Säure-Basenhaushalt (SBH) ausgleichen einhalten

Diätetische Massnahmen

- Regelmässiges Zähneputzen inkl. Zahnzwischenräume mit natürlicher Zahnpasta ohne künstliche Zusatzstoffe und das Zahnfleisch mit der Zahnbürste massieren.
- Zungenreinigung und Ölziehen mit Sesamöl oder speziellen Zahnziehölen, welche neben Minzöl auch Nelken-, Thymian- und Salbeiöl enthalten.
- Statt Kaugummi Propolis kauen.
- Natürliche Mundspühlungen ohne künstliche Zusatzstoffe dafür mit ätherischen Ölen einsetzen.
- Jährliche Zahnkontrolle mit Dentalhygiene bei Zahnstein.

Von täglichen Fluorbehandlungen durch fluorhaltige Zahnpasta und/oder -spülungen rät das Autorenteam ab, da ein Fluorüberschuss unter anderem mit Störungen der Mundflora und Paradontitis in Zusammenhang gebracht wird (siehe Kapitel «Mineralien»).

22.2 Reizmagen und Sodbrennen

Der Reizmagen (funktionelle Dyspepsie) zeigt sich häufig mit wechselnden Symptomen von Hypo- oder Hyperazidität (zu wenig oder zu viel Magensäure), wobei die Hypoazidität im Rahmen von Dysregulationen des SBH häufiger vorkommt (siehe Kapitel «Verdauungssäfte im SBH»).
Bei der Hypoazidität fehlen dem Körper die Kraft und/oder die Mikronährstoffe, um genügend Säfte zu bilden. Bei der Hyperazidität wird zu viel Säure produziert oder die Schleimhautschicht ist zu wenig ausgeprägt, weshalb die vorliegende Säure ein Sodbrennen und eine mögliche Entzündung mit Schmerzen verursacht. Sodbrennen kann durch zu viel aber auch durch zu wenig Magensäure entstehen. Da der Speiseröhrensphinkter (Schliessmuskel zwischen Magen und Speiseröhre) nur dann richtig schliesst, wenn im Magen ein ausreichend saurer pH-Wert vorliegt, kann die vorhandene Säure aufsteigen und Symptome auslösen. Zudem kann Sodbrennen auch Folge eines Zwerchfellbruchs (Hiatus-/Zwerchfellhernie) oder einer Helicobacter Infektion sein, dies sollte in der Gastroenterologie abgeklärt werden.

Blutgruppe und 1. Kochung

Bei Menschen mit Blutgruppe 0 und Non-Sekretor-Status, kommt es laut Studien häufiger zu Ulzerationen im Magen und Zwölffingerdarm sowie Helicobacter-Infektionen. Grund dafür scheint die im Vergleich zu anderen Blutgruppen unterschiedlich glycosylierte Schleimhaut sowie eine erhöhte Sekretion von Magensäure zu sein.

Weitere Faktoren wie die unterschiedliche Menge Intestinaler Alkalischer Phosphatase (IAP) charakterisieren das Verdauungssystem verschiedener Bluttypen und deren Reaktion auf Lebensmittelbestandteile und Mikroben. Menschen mit Blutgruppe A weisen weniger IAP auf, eine eiweiss- und fettreiche Ernährung sowie tierische Milch als Getränk wirken daher schwerverdaulich für diesen Bluttypen. Gewürze wie Kreuzkümmel, Ingwer und Cayennepfeffer sowie fermentierte Milchprodukte und Vitamin D können die IAP wiederum erhöhen. Die Aktivitätsmessung der IAP kann zudem Aufschluss über die Integrität der Darmschleimhaut geben. Eine niedrige Aktivität weist, unabhändig von der AB0-Blutgruppe, auf Endotoxin-induzierte Entzündungen, Dysbiose und Leaky-gut hin. Wobei Menschen mit Non-Sekretor-Status im Allgemeinen weniger IAP-Aktivität aufweisen und daher eher zu Dysbiose und CED neigen.

Magensäure-Selbsttest mit Natron

Zur Überprüfung der Magensäure kann am Morgen zwischen ca. 7 bis 9 Uhr 1 TL Natron in 2dl Wasser aufgelöst, auf nüchternen Magen getrunken werden. Bei vorliegender Hyperazidität kommt es aufgrund der Basen-Säuren-Interaktion relativ rasch zu Gasbildung, was sich mit Aufstossen/Rülpsen zeigt. Bleibt die Gasbildung bzw. das Rülpsen aus oder zeigt sich erst sehr spät und schwach, dann ist dies ein Hinweis auf Hypoazidität.

- Hyperazidität: Aufstossen während des Trinkens oder 40 Sekunden nach dem Trinken.
- Optimale Magensäure: Aufstossen nach 40 Sekunden bis 1.5 Minuten.
- Wenig Magensäure: Aufstossen nach 1.5 Minuten bis 3 Minuten (für Menschen mit Blutgruppe A normal)
- Hypoazidität: Aufstossen nach 3 Minuten, oder nach 4-5 Minuten bei Blutgruppe A

Hinweis: Dies ist eine Messmethode und sollte nicht all zu häufig durchgeführt werden.

Ernährungsheilkundliche Massnahmen bei Hypo- und Hyperazidität

- Grundsätzlich alle Empfehlungen zur Stärkung und Entlastung der 1. Kochung in Kombination mit einer pflanzenbasierten, antientzündlichen Ernährung.
- Rhythmische Mahlzeitenverteilung gemäss Säfteuhr, dabei Überessen und naschen vermeiden.
- Bei Übergewicht: Gewichtsreduktion
- Reduktion von Genussmittel (Alkohol, Zucker, Rauchen, Kaffee, Frittiertes/Fertigprodukte)
- Säure-Basenhaushalt ausgleichen
- Unverträglichkeiten beachten v. a. Histaminose

Spezifisch können folgende Massnahmen zum Ausgleich einer Hyper- oder Hypoazidität beachtet werden:

Hyperazidität	Hypoazidität
• Histaminose ausschliessen oder ganzheitlich therapieren. • Bei starken Beschwerden mehrere kleine Mahlzeiten auf den Tag verteilen. • Reizstoffe wie scharfe Gewürze, Frittiertes, Alkohol, Kaffee, Schwarz- und Grüntee sowie Rauchen meiden. • Kräutertees mit Fenchel, Anis, Kümmel, Kamille, Bergtee sowie verdünnte Gemüsesäfte regelmässig einsetzen. • kohlensäurehaltige Getränke vermeiden. • Süssholzwurzel auch bei Gastritis • Letzte Mahlzeit mit mind. 3-4 Stunden Abstand vor dem Zubettgehen einnehmen. • Akut zur Symptomlinderung: 1 Hand voll Mandeln oder 1-2 EL Haferflocken gut gekaut und eingespeichelt schlucken. Schleimstoffe: Lein/Chia/Floh-Samen, Kartoffelsaft. Mineralische Puffer in Wasser aufgelöst: Heilerde, Natron, Bentonit, medizinal Zeolith-Pulver (v. a. bei Histaminose), Sango Meereskoralle, Fulvo- und Huminsäure.	• Morgendlich auf nüchternen Magen Solelösung mit warmem Wasser, evtl. mit wenig Zitronensaft zur Anregung der Magensäfte und Salzsäure. • Naturtrüber Apfelessig und Zitronensaft mit Wasser verdünnt vor den Mahlzeiten einnehmen. • Ingwertee/Ingwerwasser vor und zwischen den Mahlzeiten trinken. • Allgemein zwischen und nicht zu den Mahlzeiten trinken. • Eher salzig frühstücken. • Bitterstoffe vor und zum Essen: Kräuter, Gemüse wie Rucola, Bittertees, Bittertropfen, Apéritiv. • Kaffee kann helfen die Magensäure anzuregen (Konstitution beachten). • Betain-HCL z. B. während SIBO-Therapie einsetzen.

Merke: Von der Einnahme von Säureblocker über mehrere Wochen oder gar Monate ist aufgrund der Schwächung der 1. Kochung und der entsprechenden zahlreichen Nebenwirkungen abzuraten. Zudem handelt es sich bei dieser Art der Therapie nicht um eine ursachenbezogene Massnahme. Stattdessen können neben einer ganzheitlichen Umstellung der Ernährung und Diätetik verschiedene naturheilkundliche Massnahmen zur akuten Symptomlinderung eingesetzt werden.

Diätetische Massnahmen bei Hyper- und Hypoazidität

- Stressregulation – Entspannungstechniken v. a. via Atmung integrieren
- allgemein auf gutes Kauen achten, Ablenkung während den Mahlzeiten vermeiden
- Faktoren zur besseren Schlafhygiene beachten
- Genussmittel reduzieren (Alkohol, Zucker, Koffein, Nikotin)

- manuelle Therapien einbeziehen z. B. Viszeral-Therapie
- regelmässig Bewegung im moderaten bzw. aeroben Bereich
- alle Massnahmen, welche den SBH ausgleichen

Besonders bei Sodbrennen:

- sich nach dem Essen nicht direkt hinlegen
- Kopfende des Bettes erhöhen
- nachts auf der linken Körperseite schlafen

Solelösung bei Hypoazidität

Salzkristallsteine oder **grobes Salz** z. B. Berg- oder Meersalz ohne Zusätze in ein kleines (ca. 200 ml) Einmachglas geben, mit Wasser auffüllen und während 24 Std auflösen lassen. Dem Glas so viel Salz zugeben bis es sich nicht mehr auflöst, dann ist eine gesättigte Solelösung entstanden. Bleibt am Boden des Einmachglases Salz liegen, so kann davon ausgegangen werden, dass das Wasser vollkommen mit Salz gesättigt ist. Die Solelösung ist durch den hohen Salzgehalt steril und kann so über sehr lange Zeit aufbewahrt werden.

Einnahme: Von der Solelösung kann täglich je nach Bedarf morgens 1-2 Teelöffel in ca. 1.5 dl warmes Wasser gegeben und auf nüchternen Magen getrunken werden. Nach Bedarf kann die Solelösung-Wassermischung auch vor den Mahlzeiten eingenommen werden. Die Solelösung unterstützt die Salzsäure-Sekretion des Magens, wirkt tonisierend sowie ausgleichend auf den Säure-Basenhaushalt. Besonders bei Menschen mit Erschöpfung zeigt die Solelösung in der Praxis eine gute Wirkung. Zeigt der Körper starken Widerstand bei der Einnahme der Solelösung, so ist dieses Mittel nicht das geeignete Therapeutikum.

22.3 Reizdarmsyndrom

RDS steht für Reizdarm-Syndrom, häufig wir auch die englische Bezeichnung «Irritable Bowel Syndrome» IBS oder der Begriff «Colon irritabile» verwendet. Es handelt sich um eine Irritation des Darms inklusive des enteralen Nervensystems (ENS) mit entsprechender Störung der Peristaltik und weiteren Symptomen. In den westlichen Industrienationen leidet im Schnitt jeder vierte Mensch an funktionellen Störungen der Darmmotorik, wobei Frauen doppelt so häufig betroffen sind wie Männer. Das RDS tritt meist im Alter zwischen 20 und 40 Jahren auf. Betroffene klagen über chronische Verdauungsbeschwerden wie Verstopfung, Durchfall, Druckgefühl, Völlegefühl, krampfartige oder dumpfe Schmerzen oder übermässige Gasbildung. Die Lebensqualität wird durch die chronischen Beschwerden und der einhergehenden psychischen Belastungen stark eingeschränkt. Medizinisch können keine organischen Ursachen gefunden werden, sodass es sich bei RDS um eine funktionelle Magendarmstörung handelt, welche meist mittels Ausschlussdiagnose festgestellt wird. Bekannt ist, dass die Mehrheit der Betroffenen neben Magen-Darm-assoziierten auch psychische Beschwerden wie Depression und Angststörungen zeigen. Auch konnte man beobachten, dass Betroffene in vielen Lebensbereichen zu Perfektionismus neigen. Im Zentrum steht die Darm-Hirn-Achse (ENS und ZNS) mit einer Dysregulation von Sympathikus und Parasympathikus.

Unterschiedliche Formen des Reizdarmsyndroms

Verstopfungstyp	Häufigste RDS-Form. Grund ist eine Verkrampfung des Dickdarms (spastisches Kolon). Symptome: Darmträgheit, ein Gefühl von unvollständigem entleert sein auch nach Stuhlgang, dumpfe, krampfartige und/oder brennende Bauchschmerzen v. a. im linken Unterbauch. Verbesserung der Schmerzen nach Stuhlgang, bei körperlicher Bewegung und in der Nacht (Liegeposition). Kot ist allgemein trocken in Form von kleinen Kügelchen oder bleistiftförmig.
Mischform	Etwa 30 % der RDS PatientInnen leiden an einer Mischform, wobei sich Durchfall und Verstopfung abwechseln. Nach monatelanger Phase der Verstopfung folgen plötzlich kürzere Phasen von Durchfall. Das ENS ist besonders empfindsam, sodass dieselben Lebensmittel in unterschiedlichen Stresssituationen mal vertragen und mal Durchfallauslöser sein können. Typisch ist ein Nachlassen der Beschwerden nach Darmentleerung.
Durchfalltyp	Zu rasche Darmpassage mit entsprechend eingeschränkter Resorptionsrate und in der Folge Nährstoffdefizite und Dysbiose. Mehrere breiig bis wässrige Stuhlgänge pro Tag mit zum Teil sichtbar unverdauten Nahrungsbestandteilen und Schleimbeimengungen.

Verschiedene Faktoren können zu einem RDS führen:

- chronische Stressbelastungen mit überreiztem Nervensystems «Darm-Hirn-Achse»
- Antibiotika-Behandlungen
- Medikamente v. a. Säureblocker (PPI) und dadurch 1. Kochungsschwäche
- bakterielle oder fungale Überwucherung des Dünndarms (SIBO und SIFO) meist in Folge einer 1. Kochungsschwäche
- Histaminose, meist aufgrund chronischer Stress- und Umwelttoxinbelastung
- übermässiger Konsum von Genussmitteln (Alkohol, Kaffee, Zucker, Nikotin)
- übermässiger Konsum verarbeiteter Lebensmittel (künstliche Zusatzstoffe)
- Belastung mit toxischen Metallen
- nicht entdeckte Pankreasschwäche (Pankreaselastase im Stuhl messen)

- nicht entdeckte parasitäre und/oder fungale Belastung des Darms

All diese Faktoren führen zu Dysbiose und chronischen «Mikroentzündungen» der Darmwand, was wiederum zu Überreizung des Enteralen Nervensystems (ENS) führt. In der Folge kommt es zu Koordinationsstörungen zwischen zentralem und enteralem Nervensystem. Es kommt zu einer gestörten Regulation der Darmperistaltik und Sekretion der Verdauungssäfte mit entsprechenden Symptomen.

Merke: Empfehlenswert sind Stuhluntersuchungen, welche ein umfassendes Bild der Verdauungskraft, Darmschleimhaut und des Mikrobiomzustandes inklusive Pilz- und Parasitenbelastung geben können. Therapeutisch werden in der klassischen Schulmedizin vor allem Säureblocker, sogenannte Protonenpumpenhemmer (PPI), und Antibiotika eingesetzt, was leider keiner ursachenbezogenen Therapie entspricht, sodass das Beschwerdebild meist nach kurzer Zeit wieder auftritt.

SIBO und SIFO

RDS-Betroffene mit immer neuen Unverträglichkeiten oder Lebensmittelallergien weisen häufig ein SIBO und/oder SIFO teilweise zusätzlich mit parasitärem Befall auf. SIBO steht für «Small Intestinal Bacterial Overgrowth», SIFO für «Small Intestinal Fungal Overgrowth». Es kommt meist aufgrund einer schwachen 1. Kochung und/oder Störung der Ileozökalklappe (Übergang Dünn/Dickdarm) zu einer Verschiebung vor allem von Lactobazillen in den Dünndarm. Die veränderten Bedingungen im Dünndarm, wie etwa pH-Wert Verschiebungen, fördern zudem das Ausbreiten anderer Pathogene wie Pilze und Parasiten. Nach dem Essen kann es bereits nach 15 Minuten zu starken Beschwerden wie Gasbildung im Oberbauch und Schmerzen kommen. Diese treten aufgrund der Fermentation von Kohlenhydratverbindungen durch Lactobazillen auf, dabei entsteht unter anderem D-Milchsäure. Diese kann anders als die vom Körper selbst gebildete L-Milchsäure nur schwer abgebaut werden, sodass sie lange im Darm verweilt und über die Darmschleimhaut aufgenommen wird. Die meist bereits vorhandene Gewebsazidose wird dadurch verstärkt, was diverse weitere systemische Symptome wie Konzentrationsstörungen nach sich zieht. Hinzu kommt, dass die bakteriell induzierte pH-Wert Verschiebung im oberen Dünndarm die Aktivierung von Verdauungsenzyme hemmt. Dadurch kommt es zu Mangelernährung mit Symptomen wie Erschöpfung, Gewichtverlust und Depression sowie weiteren Verdauungsbeschwerden wie Blähungen, Verstopfung oder Durchfall aufgrund der unverdauten Nahrung, die in den Dickdarm gelangt. Die Betroffenen weisen oft ein «Leaky Gut» und mit der Zeit eine starke 2. und 3. Kochungsstörung auf.

Bis es zur SIBO- oder SIFO-Diagnose kommt, durchlaufen Betroffene meist eine Odysse an Untersuchungen. Eine valide Methodik ist aktuell der «Lactulose-Test». Lactulose ist ein Zweifachzucker aus Galactose und Fructose und wird unter normalen Bedingungen nur im Dickdarm zersetzt. Nach der Einnahme von Lactulose, kann bei SIBO-Betroffenen innerhalb von zwei Stunden eine übermässige Bildung von Wasserstoff sowie Methangas gemessen werden. Die klassische Schulmedizin setzt spezifische Antibiotika sowie eine Ernährung ohne fermentierbare Kohlenhydratverbindungen (FODMAP) ein. Die Therapie kann kurzfristig zur Verbesserung der Symptomatik führen. Leider verstärkt die Antibiotikatherapie jedoch die Dysbiose, sodass sich pathogene Pilze (SIFO) und/oder Parasiten weiter ausbreiten können.

Ernährungsheilkundliche Massnahmen und Nahrungsergänzungen bei RDS und SIBO/SIFO

Aus naturheilkundlicher Sicht sollte als ursachenbezogene Therapie bei RDS mit SIBO und/oder SIFO eine individuell abgestimmte Darmsanierung und Symbioselenkung durchführen werden. Die Stärkung der 1. Kochung ist dabei ein absolutes Muss inklusive Berücksichtigung einer meist vorliegenden Hypoazidität (Phase 1). Dabei ist es sinnvoll, in der ersten Phase eine FODMAP-arme Ernährung unter Berücksichtigung der Blutgruppe einzuhalten. Für Menschen mit Blutgruppe 0 und B kann auch eine ketogene Ernährung mit MCT-Öl (kohlenhydratfreie Ernährung) stimmig sein. Parallel sollten natürliche Antimikrobiotika wie Berberitze eingesetzt werden. Auch Vitalpilze wie Reishi und Coriolus sind zum Eindämmen des Pilzbefalls bei SIFO empfehlenswert (Phase 2). Achtung: Beim Abtöten von pathogenen Mikroorgansimen durch Antimikrobiotika kommt es zur Freisetzung von Endotoxinen, diese sollten mit Fluvo- und Huminsäuren oder ultrafeinem medizinal Zeolith gebunden und ausgeschieden werden. Eine behutsame Erweiterung der Lebensmittelauswahl ist in der dritten Phase genauso wichtig wie die Wahl spezifischer Probiotika z. B. Bacillus subtilis bei SIBO. Gleichzeitig sollte die Ernährung weiterhin natürliche Antimikrobiotika aus Gewürzen und Kräutern enthalten.

> **Merke:** Bei der Symbioselenkung bei RDS-Betroffenen mit SIBO/SIFO kann sich eine zu frühe und unspezifische Probiotikagabe negativ auf die bakterielle Überwucherung auswirken. Insbesondere Lactobazillen sollen zu Beginn ohne auch aufgrund der meist parallel vorhandenen Histaminose nicht zum Einsatz kommen.

Diätetische Massnamen bei Reizdarm und SIBO/SIFO

Allgemein gelten die diätetischen Massnahmen unter «Rhythmus und Diätetik», insbesondere sollen folgende Aspekte beachtet werden:

- alle Massnahmen zur Regulation der Hyper- und Hypoazidität des Magens
- Entspannungstechniken via Atem zur Sympathikus-Parasympathikus-Regulation
- manuelle Therapien zur Regulation des Nervensystems und manuelle Viszeral-Therapie
- evtl. psychologische Begleitung und/oder SIBO-Meditation
- hilfreiche Fragen beim Verstopfungstyp (Verbindung zum Thema Loslassen): «Was blockiert mich?», «Was kann nicht losgelassen werden?»
- hilfreiche Fragen beim Durchfalltyp (Verbindung zum Thema Angst): «Wovor habe ich Schiss?» «Wie kann ich dieses Problem lösen»

22.4 Lebensmittelunverträglichkeiten

Unter dem Begriff Lebensmittelunverträglichkeiten werden sowohl immunologische als auch nicht immunologisch vermittelte, unphysiologische Reaktionen auf Lebensmittelbestandteile beschrieben. Dabei werden immunologisch vermittelte Allergien und Autoimmunerkrankungen von nicht-immunologisch bedingten Enzymdefekten und Malabsorptionen unterschieden. Im Folgenden werden einige Nahrungsmittelunverträglichkeiten beschrieben, im Wissen, dass dies keine abschliessende Aufführung von möglichen Unverträglichkeiten ist.

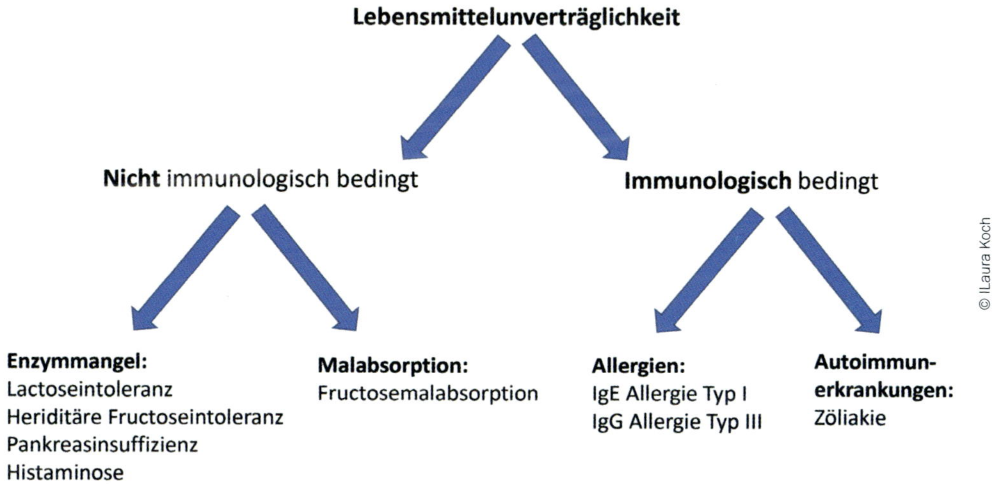

Immunologische und nicht-immunologische Lebensmittelunverträglichkeiten

Aus Sicht der TEN handelt es sich bei Intoleranzen häufig um Kochungsschwächen, bei Allergien um eine durch Schärfen entwickelte Kakochymie. Im Falle der Allergien sind die Schärfen meist aggressiverer Natur. Lebensmittelunverträglichkeiten und Allergien sind meist Ausdruck einer 1. und 2. Kochungsstörungen und können entsprechend behandelt werden.

Lactoseintoleranz

Bei einer Lactoseintoleranz handelt es sich um eine Kohlenhydratmaldigestion. Durch das Fehlen des Enzyms Laktase wird der Zweifachzucker Lactose nicht in die Einfachzucker Glucose und Galactose abgebaut. Die Lactose kommt in die unteren Abschnitte des Darms, verschiebt dort das Bakteriengleichgewicht und führt zu folgenden Symptomen:

- Gasbildung/Blähungen mit Flatulenz
- Meteorismus (Gasbauch mit Schmerzen ohne Flatulenz)
- Unwohlsein, Völlegefühl, Übelkeit
- krampfartige Bauchschmerzen
- Diarrhoe (Durchfälle)

Primäre Lactoseintoleranz

Zu beachten ist, dass 75 % der Weltbevölkerung lactoseintolerant ist. Es ist evolutionär gesehen normal, dass die Produktion von Laktase nach dem Abstillen mit Muttermilch reduziert bis gestoppt wird. Durch eine Mutation vor etwa 15 000 Jahren, war es für Menschen in nördlichen Regionen möglich, Lactose aus der Milch anderer Säugetiere auch im erwachsenen Alter zu verwerten. Es muss ein evolutionärer Vorteil gewesen sein, auf diese Art in vorwiegend nördlichen Regionen zu mehr Energie und Vitamin D zu kommen.

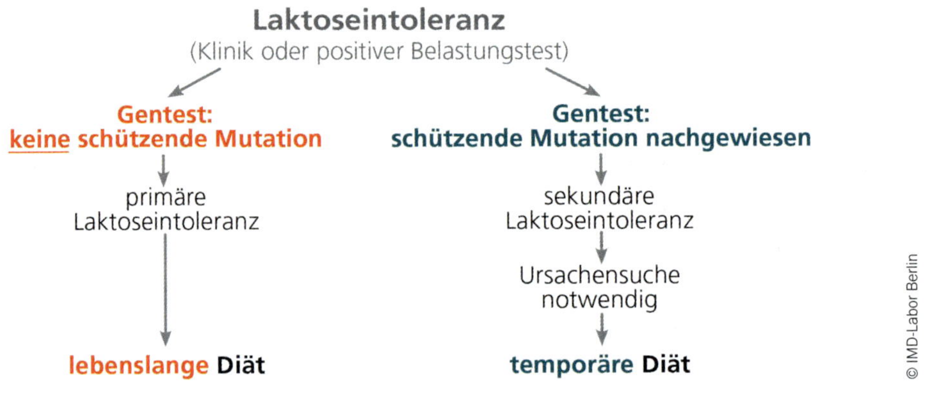

Genetische (primäre) und erworbene (sekundäre) Lactoseintoleranz

Sekundäre Lactoseintoleranz

Bei einer sekundären Lactoseintoleranz ist die Laktaseproduktion nicht genetisch, sondern in Folge einer Bakterienverschiebung oder durch andere Grunderkrankungen reduziert oder fehlt ganz. Da Laktase in der Dünndarmschleimhaut produziert wird, kommt es bei Schädigungen in diesem Bereich zu einer reduzierten oder fehlenden Laktaseproduktion. Grund für die Schädigung können beispielsweise Leaky Gut nach Antibiotika- oder Zytostatikatherapie, Zöliakie oder Morbus Crohn sein. Nach einer Darmsanierung und Symbioselenkung kann ein sekundärer Laktasemangel behoben werden, so dass eine lactosefreie Ernährung nur eine vorübergehende Therapiemassnahme ist.

Diagnosestellung

Zur Diagnostik der Lactoseintoleranz wird ein Wasserstoff-Atemtest (H_2-Atemtest) durchgeführt. Hier wird eine Wasser-Lactose-Lösung zum Trinken verabreicht. In den darauffolgenden zwei bis drei Stunden wird durch ein spezielles Messgerät der Wasserstoffgehalt der Atemluft gemessen. Enthält die Atemluft mehr als 20ppm Wasserstoff erhärtet sich der Verdacht der Lactoseunverträglichkeit. Kommt es zugleich zu gastrointestinalen Symptomen, kann die Diagnose gestellt werden. Achtung: Wenn die Dünndarmpassage beschleunigt oder die Magenentleerung verzögert ist, kann es zu falsch-positiven Ergebnissen kommen. Auch Rauchen kann zu falsch positiven Resultaten führen, da die H_2-Produktion durch Rauchen ansteigt.

Ernährungsheilkundliche Massnahmen bei Lactoseintoleranz

- Allgemein antientzündliche Ernährung unter Berücksichtigung der Blutgruppe und Stärkung der 1. Kochung.
- Darmsanierung und Symbioselenkung durchführen.
- Anfänglich alle Tiermilchen und daraus hergestellten lactosehaltigen Produkte wie Kuh-, Schaf-, Ziegenmilch, Joghurt und Weichkäse meiden. Ziel bei einer erworbenen Lactoseunverträglichkeit ist es nach einer Darmsanierung und Symbioselenkung gewisse Lebensmittel wie Joghurt, Kefir oder Quark wieder zu integrieren.
- Butter und Hartkäse sind nahezu lactosefrei, nur bei starker und möglicher angeborener Lactoseunverträglichkeit sind sie zu vermeiden.
- Lactosehaltige Lebensmittel über den Tag verteilt und in Kombination mit anderen Lebensmitteln einnehmen, um die Verträglichkeit zu verbessern.
- Auf pflanzliche Calciumquellen wie Sesam, Mandel, Haselnuss, grüne Blattgemüse v.a. Brennnessel, Brokkoli, Mineralwasser, pflanzliche Ersatzmilch mit Calciumzusatz achten.
- Auf verarbeitete Produkte, wenn möglich verzichten. Lactose ist in versteckter Form als Bindemittel- und Geliermittel in vielen Produkten enthalten, darum sollten folgende Produkte überprüft und eventuell ganz gemieden werden: Wurstwaren, Salatsaucen, Gebäck, Glace (Speiseeis), Milchschokolade, Molkegetränke etc.

Merke: Menschen mit Blutgruppe B zeigen die beste Verträglichkeit gegenüber Milchprodukten, dennoch kann auch hier eine genetische oder erworbene Lactoseintoleranz vorkommen. Menschen mit Blutgruppe A und 0 sollten Kuhmilchprodukte und Kuhmilch als Getränk generell eher meiden.

Nahrungsergänzungen bei Lactoseintoleranz

- In Absprache mit einer Fachperson können für Restaurantbesuche und bei Einladungen Laktase-Tabletten eingenommen werden, um mögliche vorhandene Lactose zu spalten (Faustregel: 100 mg Laktase pro 5 g Milchzucker).
- Bei der Symbioselenkung sollte vermehrt Probiotika, welche Lactobazillen enthalten eingesetzt werden, da diese dabei helfen im Darm Laktase zu bilden.
- Vitamin D_3 mit K_2 von Oktober bis April

Fructoseunverträglichkeit

Bei Fructoseunverträglichkeiten muss zwischen der heriditären (angeborenen) Fructoseintoleranz (HFI) und der intestinalen Fructosemalabsorption (IFM) unterschieden werden. Bei der HFI handelt es sich um einen autosomal-rezessiv vererbten Mangel des fructoseabbauenden Enzyms Aldolase B, welcher sehr selten auftritt. Erst beim Einführen der Beikost werden Symptome wie Übelkeit, starke Bauchschmerzen, Erbrechen, Blähungen, Zittern, Ödeme und Unterzuckerungen bemerkt. Es kann längerfristig sogar zu Krampfanfällen sowie Leber- und Nierenversagen kommen, wenn Fructose

nicht vollständig vermieden wird. Wurde via Gen-Test eine Mutation des Aldolase-B-Gens ermittelt, so gilt es zunächst eine strikte fructose- sowie sorbitfreie Ernährung unter Einnahme von Multivitaminpräparaten einzuhalten. Im erwachsenen Alter werden meist kleine Mengen von 2 bis 3 Gramm Fructose pro Tag vertragen.
In der täglichen Ernährung kommen im Schnitt ca. 15 bis 25 g Fructose vor, wobei bei einer IFM nur ca. 10 g vertragen werden. Bei einer Menge von über 25 g Fructose treten bei den meisten Menschen, auch ohne IFM, Verdauungsbeschwerden auf.

Fructosemalabsorption (IFM)

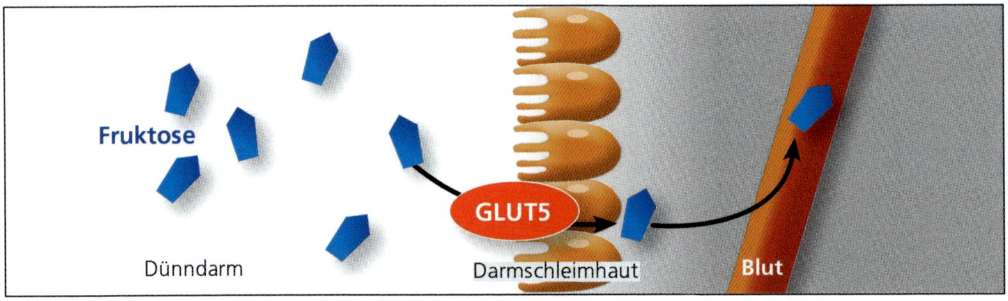

Fructoseabsorption im Dünndarm via Fructosetransporter (GLUT5)

Die intestinalen Fructosemalabsorption entsteht in Zusammenhang mit der Menge und Aktivität des Glucosetransporters GLUT5 . Dabei kann eine primäre von einer sekundären IFM unterschieden werden.

Primäre Fructosemalabsorption	Sekundäre Fructosemalabsorption
Genetisch zu wenig GLUT5 in der Dünndarmwand.	Eine zu schnelle Dünndarmpassage des Speisebreis.
Unzureichende Leistung der GLUT5 in der Dünndarmwand.	Schädigung der Dünndarmschleimhaut z. B. durch andere Krankheiten und/oder Medikamente, dadurch Einschränkung der GLUT5 Anzahl und Kapazität.

Unterschiede zwischen primärer und sekundärer Fructosemalabsorption

Wird die Fructose im Dünndarm nicht aufgenommen (Malabsorption), so gelangt der Fruchtzucker in grösseren Mengen in den Dickdarm. Dort wird er von Bakterien vergärt was zu ähnlichen Symptomen wie bei einer Lactoseunverträglichkeit führt: Blähungen, Bauchschmerzen, Krämpfe, Durchfall teilweise in Abwechslung mit Verstopfung. Weiter kann es zu Depressionsneigung und Schlafproblemen kommen, da die nicht absorbierte Fructose Komplexe mit der Aminosäure Tryptophan bildet. Das Tryptophan steht dann dem Organismus nicht mehr bzw. nur in kleinen Mengen zur Bildung von Serotonin (Glückshormon) und Melatonin (Schlafhormon) zur Verfügung.

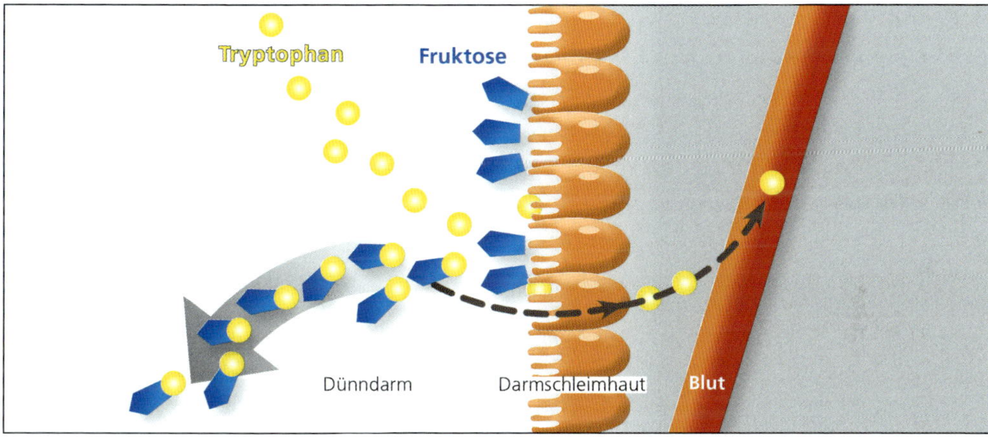

Interaktion Fructose und Tryptophan im Darm

Diagnosestellung

Zur Diagnostik der Fructosemalabsorption wird wie beim Lactoseintoleranztest ein Wasserstoff-Atemtest (H_2-Atemtest) durchgeführt. Hier wird eine Wasser-Fructose-Lösung zum Trinken verabreicht. In den darauffolgenden zwei bis drei Stunden wird durch ein spezielles Messgerät der Wasserstoffgehalt der Atemluft gemessen. Enthält die Atemluft mehr als 20ppm Wasserstoff kann die Diagnose gestellt werden.

Ernährungsheilkundliche Massnahmen bei Fructosemalabsorption

- Allgemein antientzündliche Ernährung unter Berücksichtigung der Blutgruppe und Stärkung der 1. Kochung.
- Darmsanierung und Symbioselenkung durchführen.
- Meiden von Fruchtsäften und Dörrobst.
- Meiden von folgenden Süssungsmitteln: Agavensirup, Ahornsirup, Honig, Maissirup stattdessen kann Erythrit, Glucose (Dextrose, Traubenzucker), Reissirup, Stevia, Maltose eingesetzt werden.
- Meiden von Zuckersatzprodukte wie Sorbit (E420), Xylit (E967), Mannit (E421), Maltit (E965), Laktit (E966), Isomalt (E953). Allgemein sollte der Zuckerkonsum reduziert werden.
- Früchte mit hohem Fructoseanteil im Verhältnis zum Glucoseanteil meiden bzw. durch solche mit einem guten Fructos-Glucose-Verhältnis ersetzen (siehe Tabelle nächste Seite).

Merke: Nach Einschränkung der Fructosezufuhr und Darmsanierung sowie Symbioselenkung sollten Früchte in kleinen Mengen wieder vertragen werden. Wenn Früchte in eine Mahlzeit eingebaut werden, sind die Symptome häufig weniger stark. Zudem kann die Kombination mit Glucose oder wenig Salz sowie Eiweiss die Verträglichkeit verbessern.

Glucose-Fructose Verhältnis

Das Verhältnis von Glucose zu Fructose sollte für eine gute Verträglichkeit eins oder grösser sein, dabei die Gesamtfructosemenge beachten. Pro Tag werden meist bis zu 10 g Fructose vertragen. Bei Trockenobst ist diese Menge schnell erreicht, sodass es auch trotz gutem Glucose-Fructose-Verhältnis zu Symptomen kommen kann. Die meisten Früchte (grün, gelb) werden in kleinen Mengen z. B. 2 x 50 g pro Tag gut vertragen.

Obst	Glucose pro 100 g	Fructose pro 100 g	Glucose : Fructose
Apfel	2	6	0.3
Aprikose frisch	3	1.75	1.7
Aprikose, trocken	19	9	2.1
Ananas	2.7	2.9	0.93
Banane	4.5	4.1	1.0
Birne	2	7	0.3
Brombeere	2.7	2.7	0.98
Dattel, trocken	27	27	1.0
Erdbeere	2.3	2.4	0.96
Feige, trocken	26.6	24.4	1.1
Grapefruit	2.6	2.45	1.1
Granatapfel	7.5	8.0	1.1
Guave	2.3	3.2	0.7
Heidelbeere	3.1	3.9	0.8
Himbeere	2.0	2.3	0.9
Honig	34	39	0.9
Johannisbeere, rot	1.8	2.9	0.6
Johannisbeere, schwarz	2.9	2.1	1.4
Kaki	8	9	0.9
Kirsche	8.2	7.3	1.1
Kiwi	4.5	4.8	0.9
Limette	0.9	0.9	1.0
Litschi	6.0	4.3	1.4
Melasse	8.0	8.0	1.0
Mandarine	2.4	2.0	1.2
Mango	2.0	4.0	0.5
Nektarine	2.5	2.5	1.0
Orange	2.8	3.2	0.9

Obst	Glucose pro 100 g	Fructose pro 100 g	Glucose : Fructose
Papaya	1.4	0.9	1.5
Pfirsich	1.6	1.7	0.9
Pflaume, frisch	3.2	2.4	1.3
Pflaume, trocken	18	10	1.8
Preiselbeere	2.6	3.1	0.8
Quitte	3.0	4.6	0.7
Rhabarber	0.56	0.55	1.0
Rosinen	21	31	0.7
Sauerkirsche	5.0	4.25	1.2
Stachelbeere	3.3	3.6	0.92
Sternfrucht	4.5	4.8	0.94
Weintrauben	7.3	7.9	0.92
Wassermelone	2	4	0.5
Zitrone	1.25	1.2	1.04
Zwetschge	3.0	2.2	1.3

Glucose-Fructose-Verhältnis diverser Obstsorten: rot = ungünstiges Verhältnis, es kommt bereits bei kleinen Mengen zu Symptomen, gelb = wird in kleinen Mengen meist toleriert, grün = wird in kleinen Mengen gut vertragen.

Weizen- und Glutenunverträglichkeiten

Reaktionen auf Weizen und glutenhaltige Produkte treten in Industrieländern immer häufiger auf. Beobachtungen zeigen, dass je höher der Anteil an Weizen, vor allem an neuen, veränderten Weizensorten, in der Ernährung der Bevölkerung ist, desto häufiger kommen Unverträglichkeiten und Allergien vor. Auch gibt es immer mehr Hinweise, dass Pestizide wie Glyphosat eine zentrale Rolle für Weizen- und Gluten-assoziierte Beschwerden spielen. Im Folgenden werden verschiedene Weizen- und Gluten-assoziierte Lebensmittelunverträglichkeiten kurz vorgestellt.

Krankheit	Merkmal und Diagnostik	Therapie / Massnahmen
Zöliakie	Autoimmunerkrankung gegen Gluten. Diagnosestellung durch: Ernährungs-symptomprotokoll, Transglutaminase-Antikörper, Dünndarmbiopsie, evtl. Gentest (HLA DQ2/8) → mehr dazu siehe separater Abschnitt S. 331 zu Zöliakie.	Strikte langfristige bzw. lebenslange glutenfreie Ernährung und Empfehlungen zur Stärkung der 1. und 2. Kochung. (siehe separater Abschnitt S. 331 zu Zöliakie)

Krankheit	Merkmal und Diagnostik	Therapie / Massnahmen
Weizenallergie (6 % aller Kinder mit Nahrungsmittelallergie)	IgE-Allergie gegen Weizenproteine (Albumine, Globuline und ATIs in der äusseren Kornschale und Gluten im Mehlkörper), Diagnosestellung durch: Ernährungssymptomprotokoll, IgE-Test (Blut), Pricktest (Haut). Symptome: • Juckreiz im Mund, Hautrötungen, Quaddeln, Urtikaria, Schwellungen, Atemwegsbeschwerden möglich. • Erwachsene: weizenabhängige, anstrengungsbedingte Anaphylaxie (Einnahme von Weizen in Kombination mit körperlicher Anstrengung oder Medikamenten). • Bäckerrhinitis oder Bäckerasthma: ähnliche Symptome wie Pollenallergie.	Meiden von Weizen, verwandte Getreidesorten probieren, wie gut sie vertragen werden. Meist besteht eine Kreuzreaktion auf andere Getreide wie Roggen und Gerste. Allergie kann sich bei Kindern auswachsen.
Nicht-Zöliakie-Glutensensitivität, englisch »Non-Celiac Gluten Sensitivity (NCGS)"	Keine Allergie oder Autoimmunerkrankung. Reaktionen ähnliche wie Weizenallergie und Zöliakie. Wahrscheinlich nicht nur auf Gluten, sondern auch andere Weizenproteine wie ATIs. Zusätzliche Symptome: • «Brain Fog» • Müdigkeit • Gelenkschmerzen • Kopfschmerzen • Taubheitsgefühle in Armen und Beinen • Diffuse Reizdarm-Symptome	Weizen- und Glutenhaltige Produkte meiden oder in kleinen Mengen und nicht regelmässig geniessen. Längerfristig Darmsanierung und Symbioselenkung sinnvoll.
Weizenunverträglichkeit	Unverträglichkeit auf das Weizenkeimagglutinin (WAK) und/oder Amylasetrypsininhibitoren (ATIs). Die Symptome ähneln der einer NCGS.	Meist werden Urgetreide wie Urdinkel, Kamut, Emmer besser vertragen. Aus einer Weizenunverträglichkeit kann eine Glutensensitivität und aus dieser bei genetischer Veranlagung eine Zöliakie entstehen.

Unterschiedliche Weizen- und Glutenunverträglichkeiten

Zöliakie

Zöliakie (früher Sprue) ist eine chronische Erkrankung (Autoimmunerkrankung) der Dünndarmschleimhaut aufgrund einer übersteigerten Immunreaktionen auf Gluten aller Art. Die Krankheit kann bereits im Säuglingsalter auftreten oder erst im Erwachsenenalter bei häufigem Kontakt von glutenhaltigen Getreiden zum Ausbruch kommen. Dabei haben die Betroffenen eine genetische Veranlagung übermässig auf Gluten zu reagieren.
Gluten kommt vom englischen Begriff «Glue» für kleben. Es handelt sich also um ein sogenanntes Kleberprotein, welches in vielen Getreidesorten vorkommt. Der Verzehr von glutenhaltigen Lebensmitteln löst eine Dünndarmentzündung aus. Dies führt dazu, dass die Darmzotten mit der Zeit abflachen, wodurch essenzielle Nährstoffe nicht mehr aufgenommen werden können, was zu Nährstoffmängeln und damit verbundenen diversen Symptomen führt. In der Schweiz ist eine von 100 Personen betroffen, wobei mit einer grossen Dunkelziffer gerechnet wird. Ob jemand an Zöliakie leidet, kann über einen Antigen-Test im Blut oder via Stuhluntersuchung überprüft werden. Dabei ist es wichtig, dass die Person vor der Testung mit Gluten in Kontakt war, um kein falsch negatives Ergebnis zu erhalten. Zudem kann die Veranlagung für Zöliakie durch einen Gentest (HLA-DQ2 und DQ8) ermittelt werden. Dazu ist zu sagen, dass obwohl viele Menschen Träger dieser Genetik sind, dies nicht zwangsläufig zum Auftreten von Zöliakie führt. Bei Menschen mit Typ 1 Diabetes, welche eine genetische Zöliakieveranlagung haben, kommt es deutlich häufiger zur Ausprägung dieser zweiten Autoimmunerkrankung.

Symptome bei Kleinkindern	Symptome bei Jugendlichen/Erwachsenen
• Durchfall oder massiger stark riechender Stuhlgang • Blähbauch • Bauchschmerzen • Gewichtsverlust • Wachstumsstill- oder -rückstand • Blässe (Blutarmut) • Übelkeit	• Müdigkeit • Erschöpfung • Blutarmut • Eisenmangel und andere Vitaminmangel (z. B. Vitamin B12, Vitamin D) • Gewichtsverlust • Durchfall oder Verstopfung • Blähungen • Appetitlosigkeit • Erbrechen • Bauch- oder Knochenschmerzen • Ängste, Depressionen, «Brain Fog»

Merke: Gleichzeitig zur Zöliakie liegt in vielen Fällen eine Lactoseintoleranz vor, was bedeutet, dass diese Empfehlungen auch berücksichtigt werden müssen.

Glutenfreie Ernährung

Damit sich die Darmzotten wieder regenerieren können und zur Vermeidung weiterer Autoimmunerkrankungen, muss eine strikte glutenfreie Ernährung eingehalten werden. Dabei ist es wichtig auf glutenhaltige Lebensmittel sowie auf Lebensmittel mit Spuren von Gluten zu verzichten. Bei glutenfreien Spezialprodukten sollte darauf geachtet werden, dass diese möglichst wenig raffiniert und nicht mit Zusatzstoffen versetzt sind. Hochverarbeitete, glutenfreie Produkte führen zu Störungen des Darmbakteriengleichgewichts und können ebenfalls Verdauungsstörungen und Mikronährstoffmängel auslösen.

Zu meiden sind folgende Lebensmittel und alle daraus hergestellten Produkte:

Von Natur aus glutenhaltige Lebensmittel	Daraus hergestellte Produkte
☒ Weizen ☒ Dinkel und Urdinkel ☒ Grünkern ☒ Roggen ☒ Gerste ☒ glutenhaltiger Hafer ☒ Emmer ☒ Kamut (Khorsan Weizen) ☒ Einkorn ☒ Malz	• Pasta • Couscous/Griess/Grütze • Schrot, Kleie • Seitan • Frühstücksflocken • Brot und Backwaren • Paniermehl • Bier • Desserts wie Kuchen, teils Pralinen bzw. Schokolade

Merke: Verarbeitete Lebensmittel und Getränke können glutenhaltig sein, beispielweise Ovomaltine, Getreidekaffee, Mixgetränke, Fruchtsäfte, Paniermehle, Fleischerzeugnisse, Wurstwaren und Fisch (Panade oder Marinade), Fleischersatzprodukte, Süsswaren und Snacks, Gewürzmischungen und Soja-Sauce.

Verträglich sind folgende Getreide und Lebensmittel:

Von Natur aus glutenfrei	Daraus hergestellte Produkte ohne glutenhaltige Zusatzstoffe
✓ Reis ✓ Mais ✓ Hirse ✓ Buchweizen ✓ Kartoffeln, Süsskartoffeln ✓ Teff ✓ Quinoa ✓ Amaranth ✓ Kastanien ✓ Maniok ✓ Hülsenfrüchte ✓ Gemüse, Obst, Nüsse, Samen, Fleisch, Fisch, Milch	• Pasta aus Mais, Reis, Buchweizen (Sobanudeln), Linsen, Kichererbsen oder Erbsen • Backen mit Reismehl, Kastanienmehl, Kichererbsenmehl oder Hirsemehl • Polenta aus Mais • Frühstücksflocken: Hirse-, Amaranth-, Quinoa- oder Kastanienflocken • Maisstärke oder andere glutenfreie Stärke z. B. aus Kartoffeln • reine Milchprodukte sofern keine Lactoseintoleranz vorhanden ist

Merke: Beim Kauf von glutenfreien Produkten sollte der Anteil von Zucker und Zusatzstoffen möglichst klein sein. Viele zurzeit auf dem Markt angebotene Produkte sind für ein ausgeglichenes Mikrobiom nicht empfehlenswert. Daher empfiehlt das Autorenteam zu von Natur aus glutenfreien Produkten zu greifen.

Wichtige Küchentipps bei Zöliakie:

Die folgenden Empfehlungen sind nur bei einer klar definierten Zöliakie einzuhalten.

- Eine glutenfreie Ecke in der Küche einrichten. Kontamination mit glutenhaltigen Produkten wie Mehlstaub oder Brotkrümel meiden.
- Immer alle Arbeitsflächen gründlich reinigen (evtl. separate Putzlappen benutzen).
- Separates Abtropfsieb, Schöpfbesteck, Kochlöffel, Toaster, Rührgerät, Geschirrtücher, etc.
- Backblech immer gründlich reinigen.
- Glutenfreie getrennt von glutenhaltigen Produkten aufbewahren.
- Wird in einem Rezept ein Mehl durch ein glutenfreies Mehl ersetzt, wird mehr Wasser benötigt, damit man die gleiche Konsistenz erhält.
- Glutenfreier Teig klebt stark, daher sind Silikonbackformen eine grosse Hilfe. Klebrige Teige können mit Hilfe von Backpapier ausgewallt werden.
- Hefe ist glutenfrei und kann daher zum Backen verwendet werden.
- Glutenfreies Brot schmeckt meist besser getoastet. Merke: Separaten Toaster verwenden, in welchem nur glutenfreies Brot getoastet wird.
- Glutenfreies Brot, welches mit Ober- und Unterhitze gebacken wird, trocknet weniger schnell aus als mit Umluft.

Nahrungsergänzungen bei Zöliakie

- Mikronährstoff- Basispräparat zur breiten Abdeckung mit Vitalstoffen, inklusive Vitamin-B-Komplex und Antioxidantien.
- Zink und L-Glutamin zur Reparatur und Wiederaufbau beschädigter Darmzotten.
- Omega-3-Fettsäuren zur Reparatur der beschädigten Darmzotten, zur Entzündungshemmung und Verbesserung des Mikrobioms.
- Eisenpräparate bei Blutarmut, dabei pflanzliche Quellen z.B. aus Spirulina oder Curryblatt bevorzugen, aufgrund der besseren Verträglichkeit im Darm.
- Vitalpilz in Absprache mit einer Fachperson: *Hericium:* zur Regeneration der Darmschleimhaut

Allergien und Kreuzallergien

Lebensmittelallergien kommen in der Bevölkerung mit ca. 2 % der Erwachsenen und 4-8 % der Kinder relativ selten vor. Dennoch sprechen viele Menschen von einer Allergie, wenn eine unerwünschte Reaktion nach dem Konsum von bestimmten Lebensmitteln auftritt. Häufig werden dabei nicht-immunologische Reaktionen mit immunologischen verwechselt.

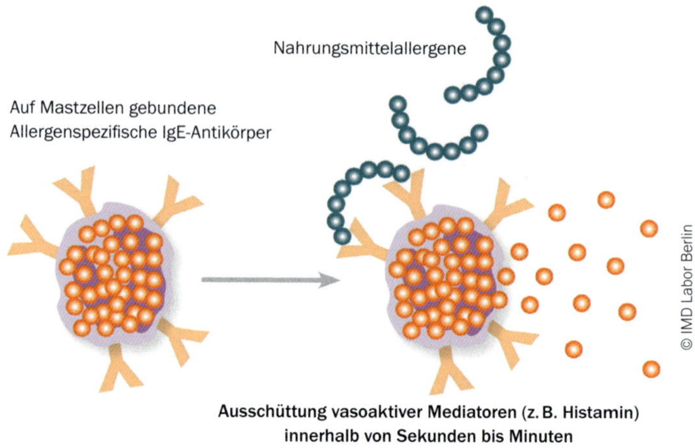

Freisetzung von Histamin aus Mastzellen durch Allergene

Bei Allergien kommt es nach dem ersten Kontakt (Sensibilisierung) mit dem Allergen (spezifische Proteinstruktur des Lebensmittels) zur Bildung von entsprechenden Antikörpern. Beim nächsten Kontakt mit dem Allergen kommt es aufgrund der nun vorhandenen Antikörper zur übermässigen Ausschüttung von Histamin aus Mastzellen. Dabei kann grob zwischen zwei Allergie-Typen unterschieden werden:

- IgE vermittelte Sofort-Typ-Allergien (Typ I), Symptome innert Sekunden bis Minuten.
- IgG / IgM vermittelte, verzögerte Allergie (Typ II und III), Symptome nach mehreren Stunden bis Tagen.

Typische Allergiesymptome sind:

- Magendarm-Trakt: Übelkeit, Erbrechen, Durchfall, Verstopfung, Sodbrennen, Blähungen
- Haut/Augen: Juckreiz, Nesselfieber, Ekzeme, Hautrötungen, gerötete Augen, Ödeme
- Mund (orales Allergiesyndrom): kribbelnde Schleimhäute (Gaumen, Hals, Zungengrund), Schwellungen im Mund- und Lippenbereich (bei starker Kehlkopfschwellung lebensbedrohlich)
- Atemwege: Atemnot, Husten, juckende, kribbelnde Schleimhäute
- Systemisch: Fieber, Kopfschmerzen bis Migräne, Tachykardie (hohe Herzfrequenz), tiefer Blutdruck, Entzündungen des Bewegungsapparats (rheumatischer Formenkreis)

Merke: In der Praxis hat sich gezeigt, dass eine IgG vermittelte immunologische Reaktion auf Lebensmittel meist aufgrund einer Leaky Gut-bedingten übermässigen Stimulation des Immunsystems auftritt. Dabei handelt es sich meist um Reaktionen auf Lebensmittel, welche regelmässig konsumiert wurden. Aufgrund eines positiven IgG-Tests diese Lebensmittel grundsätzlich zu meiden wäre jedoch falsch. Vielmehr sollte die zugrundeliegende «Leaky Gut Problematik» mit einer Darmsanierung und Symbioselenkung behoben werden.

Mögliche Faktoren, welche eine Allergie fördern:

- Kaiserschnittgeburt und keine oder sehr kurze Stillzeit
- körperlicher Stress sowie Überlastung durch Sport, einseitige körperliche Belastung durch Arbeit, chronische Krankheiten
- chronischer psychischer Stress durch hohe eigene oder fremde Erwartungshaltung
- allgemein 1. und 2. Kochungsschwächen
- längerfristige Fehl- und Mangelernährung mit einer fortschreitendenden Entgleisung des Mikrobioms aufgrund einer schwachen 1. Kochung
- Umwelttoxine über die Luft oder verarbeitete Lebensmittel: Pestizide, toxische Metalle, Implantate, künstliche Zusatzstoffe, Tabakrauch, Autoabgase, Medikamente etc.
- bakterielle, parasitäre und virale Belastungen aber auch übermässige Hygiene

Zu den typischen Lebensmittelallergien bei Kindern zählen Allergien auf Kuhmilcheiweiss, Fisch, Hühnerei, Soja, Haselnuss, Mandel, Walnuss und Erdnuss. Bei Erwachsenen hingegen sind meist Apfel, Haselnuss, Kiwi, Schalen- und Krustentiere, Sellerie, Walnuss sowie ebenfalls Erdnuss die Allergieauslöser. Viele Typ I-Allergien wachsen sich im Laufe der Kindheit und Jugend aus. Im erwachsenen Alter häufiger zu beobachten sind jedoch Kreuzreaktionen mit Pollen- und Latex-assoziierten Lebensmittelallergien.

Kreuzallergien

Bei einer Kreuzallergie liegt in vielen Fällen Heuschnupfen oder eine Hausstaubmilbenallergie vor, wobei Betroffene gleichzeitig auf Proteine ähnlicher Art reagieren. Das heisst es kommt aufgrund der ähnlichen Proteinstruktur z. B. in Pollen und Lebensmitteln zu allergischen Reaktionen. Typische Symptome z. B. bei Birkenpollen assoziierter Nahrungsmittelallergie ist das sogenannte orale Allergiesyndrom.
Der Grund für das vermehrte Auftreten von Pollenallergien und in der Folge Kreuzreaktionen auf Lebensmittel ist vielfältig. Ursachen werden auf Veränderungen der Umwelt, wie Klimaveränderung, Einsatz von immunbelastenden Mitteln aber auch mit Stress in Verbindung gebracht. Einerseits blühen Pflanzen durch die Klimaerwärmung früher und länger, andererseits fühlen sich durch das wärmere Klima auch immer mehr fremde Pflanzen wohl in nördlichen Breitengraden (z. B. Ambrosia). Ein weiterer Grund ist die zunehmende Luftverschmutzung durch Feinstaub. Feinstaub kann die Pflanzen stressen, sodass sie andere, womöglich aggressivere Pollen bilden. Zudem haben Pollen, welche mit Feinstaub versetzt sind womöglich ein höheres Allergiepotential. Diese Faktoren und die Tendenz zur übertriebenen Hygiene, würden Studien bestätigen, welche aufzeigen, dass Kinder, welche auf Bauernhöfen in ländlichen Regionen seltener Allergien entwickeln als Stadtkinder.

Typische Kreuzallergien:

Gräserpollen	Erdnuss, Getreideprodukte, Erbsen, Soja, Linsen, Tomate, Bohnen, Mais
Erlen-, Hasel-, Birke, Eschenpollen (eher erste Jahreshälfte)	Kern- und Steinobst: Apfel, Birne, Kirsche, Pflaume, Aprikose, Nektarine Hülsenfrüchte/Nüsse: Mandel, Hasel-, Wal-, Erdnuss, Soja, Mungbohne Gemüse/Obst: Karotte, Sellerie, Kiwi
Beifusspollen (Artemisia) Ambrosiapollen (Korbblütler) Kräuterpollen (eher zweite Jahreshälfte)	Gemüse: Sellerie, Karotte, Fenchel, Artischocke Gewürze, Kräuter: Petersilie, Kamille, Senf, Anis, Dill, Koriander, Kümmel, Paprika, Pfeffer, Zimt, Knoblauch, Sonnenblumenkerne, Cashew Obst: Litschi, Mango, Traube, Pfirsich
Hausstaubmilben	Weinbergschnecke, Insekten (als Lebensmittel) Meeresfrüchte: Muschel, Crevette, Garnele, Krabbe, Hummer, Flusskrebse
Vogelfedern	Hühnerei (Dotter), Geflügelfleisch
Katze	Schweinefleisch
Latex	Avocado, Banane, Edekastanie, Kiwi, Papaya, Buchweizen, Feige

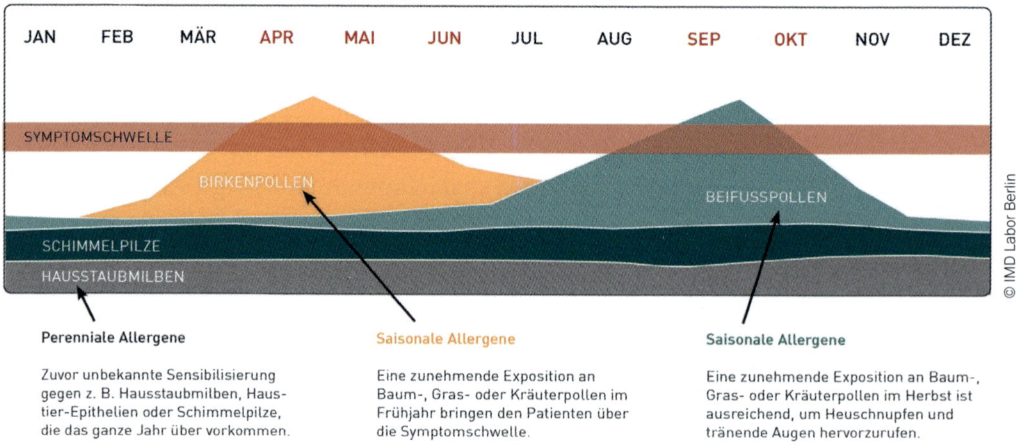

Birken- und Beifuss-Pollen-Saison

Ernährungsheilkundliche Massnahme bei Allergien und Kreuzallergien

- antientzündliche Ernährung unter Berücksichtigung der Blutgruppe und meiden der Allergene sowie auf ausreichender Trinkmenge achten
- alle Empfehlungen, welche die 1. und 2. Kochung stärken beachten

- Darmsanierung und Symbioselenkung, danach eventuell Sensibilisierung mit kleinen Mengen des Allergens.
- Quercetin als natürliches Antihistaminikum aus der Nahrung zuführen: Kapern, Dill, rote Zwiebel, Grünkohl, Radicchio, Brokkoli, Liebstöckel, histaminfreie Beeren, Traube, Kirsche, Apfel (sofern keine Allergien auf diese Lebensmittel vorhanden sind).

Merke: Durch Kochen, Wässern oder Keimen der Lebensmittel verändert sich die Proteinstruktur, sodass ihr allergenes Potential reduziert werden kann. In dieser Form werden die Lebensmittel meist gut vertragen.

Diätetik bei Allergien

Allgemein gelten die diätetischen Massnahmen unter «Rhythmus und Diätetik», insbesondere sollen folgende Aspekte beachtet werden:

- Faktoren wie hohe Stressbelastung, Infektionen, Medikamente und Schlafstörungen können die Verträglichkeit beeinträchtigen, darum diese Störfaktoren wann immer möglich minimieren.
- Parabene (E 214-219) z. B. in Kosmetika meiden.
- Alle Massnahmen berücksichtigen, welche die Antigene reduzieren (Milbenreinigung, gutes Durchlüften von Schlafräumen, geschlossene Fenster in der Nacht während der Pollensaison).
- Sämtliche diätetische Massnahmen, welche den Säure-Basenhaushalt ausgleichen beachten.

Nahrungsergänzungen bei Allergien

- Verdauungsenzyme bei Pankreas-Schwäche oder Insuffizienz
- Schwarzkümmelöl das entzündungshemmend, antioxidativ, immunmodulierend und zellschützend (zytoprotektiv) wirkt abwechselnd mit Algen- oder Fisch-Öl zu den Mahlzeiten
- Vitamin C mit Quercetin und anderen Polyphenolen
- Zink und Kupfer bei Mangel gemäss Labor im Vollblut
- Vitamin B-Komplex mit Betain und Cholin v. a. B6 bei Mangel gemäss Labor
- Medizinal Zeolith ultrafein zwischen den Mahlzeiten und vor dem Schlafengehen zum Binden von Histamin im Darm (Achtung: Kann bei unzureichender Trinkmenge zu Verstopfungen führen).
- Im Rahmen einer Symbioselenkung histaminsenkende Bakterien einsetzen, dazu gehören Probiotika mit Bifidobacterium infantis und longum. Zu meiden sind histaminbildende Probiotika wie Lactobacillus casei, reuteri und bulgaricus.
- Schwarzholunderkur in Form von Phythotherapie oder Spagyrik
- Vitalpilz in Absprach mit einer Fachperson. *Reishi:* wirkt histaminsenkend sowie darm- und immunregulierend

22.5 Histaminose

Immer mehr Menschen leiden an einer Histaminose. Ein Grossteil der Betroffenen ist weiblich und Personen mit Inhalationsallergien sowie Kreuzallergien zeigen ein erhöhtes Risiko gleichzeitig an einer Histaminose zu leiden. Die Histaminose ist jedoch keine IgE-vermittelte Allergie, sondern eine Unverträglichkeit mit pseudoallergischen Reaktionen. Deshalb wird Histaminose als «Pseudoallergie» bezeichnet. Anders als bei einer Allergie treten die Symptome häufig zeitversetzt und chronisch auf und sind dosisabhängig. Dabei handelt es sich um eine Ansammlung exogen sowie endogen zugeführtem Histamin bei gleichzeitiger Überlastung der Histamin-Abbausysteme. «Histamin» kommt vom griechischen Wort «histos» für Gewebe und «amin» für stickstoffhaltige Verbindung. Histamin kann von Menschen, Tieren und Pflanzen enzymatisch aus der Aminosäure «Histidin» mit Hilfe von Vitamin B6 gebildet werden. Auch Mikroorganismen wie Bakterien und Hefen bilden Histamin. Das ist der Grund warum lange gereifte, gelagerte oder fermentierte Lebensmittel besonders viel Histamin enthalten. Im Menschen wird Histamin als immunologische Alarmsubstanz gebildet und in Mastzellen des Gewebes und Gehirns gespeichert. Als Alarmstoff wird Histamin bei immunologischen Reaktionen (Allergien)

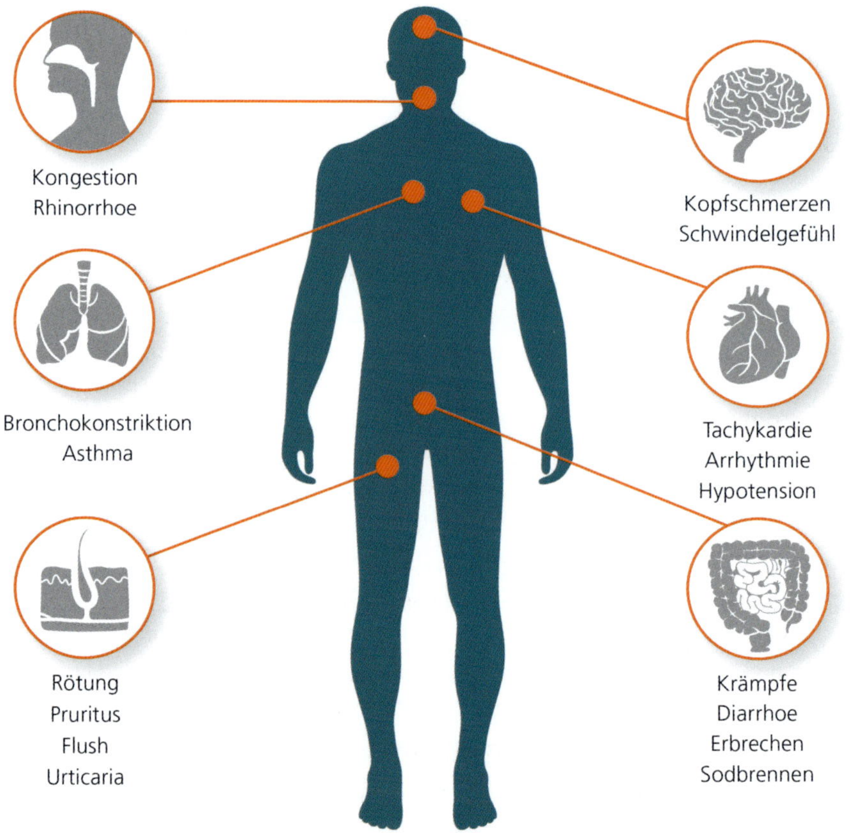

Symptome einer Histaminose

und nicht-immunologischen Reaktionen (Pseudoallergie) ausgeschüttet. Histamin wirkt zudem als Gewebshormon auf alle Organsysteme und als Neurotransmitter im zentralen und peripheren Nervensystem. Damit Histamin eine Wirkung entfalten kann, muss es an Rezeptoren binden. Im Menschen sind vier verschiedene Rezeptoren bekannt, welche auf verschiedensten Organen zu finden sind und entsprechende Symptome auslösen:

Akute Symptome (v. a. DAO-Problem)	Verzögerte/chronisch Symptome (HNMT- und DAO-Problem)
• Sodbrennen • Darmkrämpfe • Erbrechen • Durchfall • verstopfte Nase bis zu Rhinitis (Nasenschleimhautentzündung) • Herzrhythmusstörungen • Gerötete Augen • Anschwellen der Lippen (Quincke Ödeme) • Flush (Hitzegefühl meist erröten der Haut) und gerötete Augen durch Erweiterung der kleinen Arterien	• Ständige Müdigkeit bis Erschöpfung • Schlaf- und Konzentrationsstörungen • Chronisch entzündete Körperstellen • Nesselsucht (Flush Urticaria) • Niedriger Blutdruck, Schwindelgefühl • Unruhe und Nervosität, Hitzegefühl • Schmerzende Blase und Harndrang • Menstruationsbeschwerden und -unregelmässigkeit • Trockener Reizhusten bis Asthma • Gestörte Hunger-Sättigungsregulation • Kopfschmerzen, Migräne, «Katergefühl» • Depressionsartige Verstimmungen • Muskelverspannungen

Merke: Medizinisch können sogenannte Antihistaminika eingesetzt werden, welche jeweils einen oder mehrere Histamin-Rezeptoren blockieren und somit die Symptome verhindern. Dabei handelt es sich jedoch nur um eine Symptom- nicht um eine Ursachen-bezogene Therapie.

Histaminose aus Sicht der TEN

Die Histaminose kann als Symptomatik einer Reizüberflutung im Sinne des überlaufenden Fasses betrachtet werden. Es fehlt an Adaptionsfähigkeit, sodass ähnlich wie bei einer Allergie übermässige Reaktionen auf an sich harmlose Reize entstehen. Zugrunde liegt dabei eine 1. Kochungsschwäche bei gleichzeitiger Spiritusschwäche vor, welche die 1. Kochung weiter reduziert. Es kommt vermehrt unverdautes Protein in den Dickdarm, wo Bakterien daraus Histamin bilden. Gleichzeitig wird dadurch die Darmschleimhaut geschwächt, was zu einem DAO-Mangel führt. In der Folge gelangen mehr Darmmetabolite inklusive Histamin zur Leber. Fehlt es auf 2. Kochungsebene an Mikronährstoffen und Kraft mit diesen Reizen umzugehen, wird auf 3. Kochungsebene immer weniger Histamin abgebaut und es kommt zur typischen, allergieähnlichen Symptomatik. Liegen im Gewebe Säuren, also gelbgallige Schärfen vor, kommt es zu einem Herabsetzen der Reizschwelle der Mastzellen, sodass auch vermehrt körpereigenes Histamin ausgeschüttet wird.

Histamin Abbau

Eine Histaminose entsteht durch ein Ungleichgewicht von Histaminfreisetzung und -abbau (siehe Tabelle S. 341). Beim Abbau spielen verschiedene Enzyme eine Rolle. Von zentraler Bedeutung sind die Diaminoxidase (DAO) und die Histamin-N-Methyl-Transferase (HNMT). Die DAO wird vor allem von Schleimhautzellen des Dünndarms gebildet und ist auch im Blut sowie in Geweben wie Gebärmutter, Plazenta und der Niere zu finden. Im Darm sorgt die DAO für den Abbau von Histamin, welches von Bakterien gebildet oder durch die Nahrung zugeführt wurde. Neben Histamin baut die DAO auch Cadaverin ab, was bei einer Fäulnisflora im Darm oder bei verdorbener Nahrung vorkommt. Das Gewebe der Gebärmutter sowie auch die Plazenta tragen je nach Östrogen- und Progesteron-Verhältnis mehr oder weniger Mastzellen in sich. Bei der Menstruation gelangt Histamin aus den Gebärmuttermastzellen in die Gebärmutterhöhle, wo es von DAO abgebaut wird. Grosse Mengen Histamin in der Gebärmutter sowie in der Plazenta können Krämpfe und Wehen auslösen. Aus diesem Grund und um das Ungeborene vor zu viel Histamin zu schützen, steigt die DAO-Enzymzahl ab der 12. Woche der Schwangerschaft stark an. Die HNMT wird in der Leber, Niere, Lunge und im Gehirn gebildet und ist für die Inaktivierung von Histamin auf zellulärer Ebene verantwortlich. Sie baut das übrige Histamin, was die DAO nicht geschafft hat, sowie das endogen von Mastzellen freigesetzte Histamin ab. Mehr als die Hälfte des Histaminabbaus läuft über dieses Enzym. Die Aktivität dieses Enzyms hängt von der genetischen Methylierungsleistung sowie der Versorgung mit Methylgruppen via B-Vitamine ab.

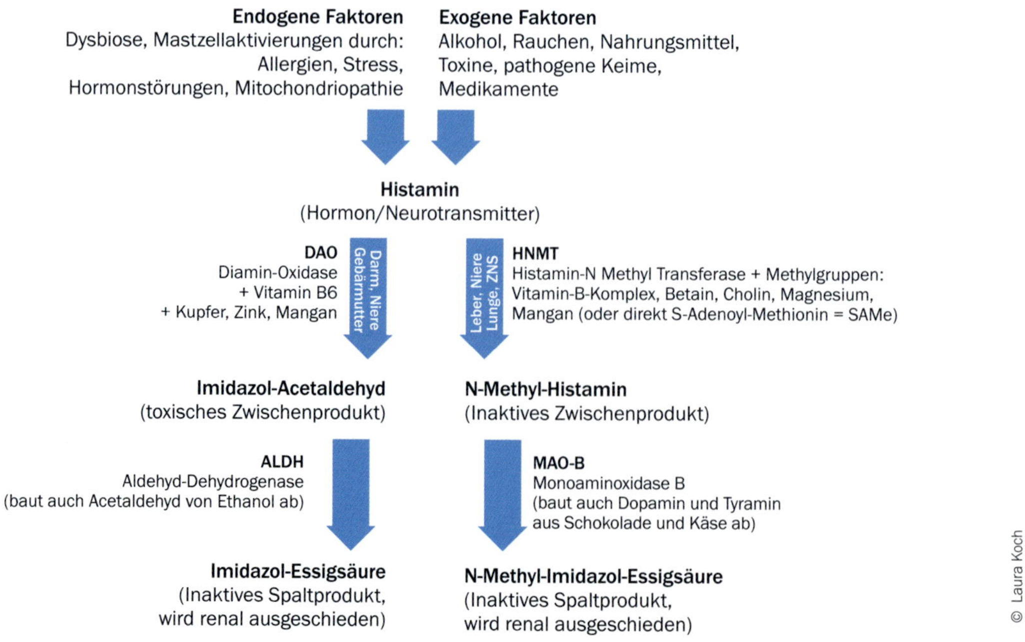

Exogene und endogene Faktoren der Histaminose und enzymatischer Histaminabbau

Unzureichender Histamin Abbau	Übermässige Ausschüttung und Zufuhr
• Angeborener bzw. genetischer DAO-Mangel (eher selten) • Vorübergehender DAO-Mangel verursacht durch Darminfektionen und Schleimhautschäden z. B. Leaky Gut (reversibel) • Fehlende Co-Faktoren zur Enzymaktivierung von DAO: Vitamin B6, Kupfer, Zink, Mangan • Überlastung der DAO durch andere biogene Amine z. B. Cadaverin bei bakteriellem Abbau von Proteinen (Fäulnis), verschiedene biogene Amine in Ananas, Banane, Kakao, Grapefruit, Papaya, Birne, Erdbeere, Zitrusfrüchte, reifer Käse, etc. • Zu hoher pH-Wert im Darm z. B. durch Fäulnisflora stört die DAO-Aktivität. • Hormonelle Störungen: Östrogendominanz, Progesteronmangel, Schilddrüsenstörungen • DAO-Blockierende Substanzen wie Alkohol, Nikotin, diverse Medikamente (Antibiotika, Antihypertensiva und Antidepressiva) • Mangel and HNMT-Cofaktoren bzw. Methylgruppen aus B-Vitaminen v. a. B12, B6 und Folat (B9). • Angeborene bzw. genetische Methylierungsschwäche durch verschiedene Polymorphismen (SNPs)	• Liegt eine Darmdysbiose vor wird aufgrund proteolytischer Bakterien vermehrt Histamin im Darm gebildet (Fäulnisflora, histaminbildende Bakterien). • Bei Leaky Gut treten vermehrt Fremdsubstanzen in den Organismus ein, worauf das Immunsystem mit Histamin als Allarmsubstanz reagiert. • Zinkmangel verstärkt Leaky Gut und führt gleichzeitig dazu, dass Histamin schneller von Mastzellen ausgeschüttet wird. • Da Histamin auch als Neurotransmitter im ZNS wirkt, gelten psychische Reize und Stress als Histamin-Liberatoren. • Bindegewebsübersäuerung lässt Mastzellen schneller und vermehrt Histamin freisetzten. • Äussere Trigger durch chemische und physikalische Reize wie Hitze und Kälte veranlassen Mastzellen zur vermehrten Freisetzung von Histamin. • Bei ca. 50 % der Menschen mit Halswirbelsäule-Instabilität kommt es zu erhöhten Histaminspiegel aufgrund überreizter Hirnnerven, sodass Nervenzellen vermehrt Histamin ausschütten. • Mastzellen-Aktivierungs-Syndrom kommt bei angeborener Bindegewebsschwäche häufiger vor (Ehlers-Danlos-Syndrom vom hypermobilen Typ).

Zur Diagnosestellung sollten immer mehrere Parameter gemessen werden:

- DAO-Spiegel im Blut
- Histamin-Abbauprodukte im Sammelurin
- histaminbildende Bakterien sowie Histamin und Leaky Gut-Parameter im Stuhl
- evtl. genetische Methylierungs-Kapazität und DAO-Mangel – oder Homocystein als Zwischenprodukt des Methioninstoffwechsels
- hormonelle Dysbalance z. B. Schilddrüsenhormone und Progesteronmangel sowie Östrogendominanz

Merke: Histaminose stört das hormonelle Gleichgewicht. Gleichzeitig kann ein hormonelles Ungleichgewicht den Histaminabbau stören. Vor allem Progesteronmangel und Östrogendominanz stehen in Zusammenhang mit Histaminose. Zudem lassen sich Schilddrüsenhormone schlecht regulieren, solange eine Histaminose vorliegt. Zugrunde liegt bei all diesen Verschiebungen eine übermässige Sympathikus-Aktivität bei gleichzeitigem Mangel an Mikronährstoffen und Regeneration.

Ernährungsheilkundliche Massnahmen bei Histaminose

- Im ersten Schritt Histaminquellen, Histaminliberatoren und DAO-blockierende Lebensmittel und Substanzen durch histaminfreie oder -arme Lebensmittel ersetzen (siehe Tabelle Seite 344 und 345).
- Die Mahlzeiten wann immer möglich aus frischen und unverarbeiteten Lebensmitteln zubereiten. Hinweis: Histamin ist sehr stabil, es wird durch Erhitzen oder Tiefkühlen nicht zerstört. Da der Histamingehalt mit der Lagerung steigt, sollten Lebensmittel rasch verarbeitet und nicht mehrmals aufgewärmt werden. Allgemein: vergärte, geräucherte, gereifte und fermentierte Lebensmittel gemäss Punk 1 meiden.
- Allgemein antientzündliche Ernährung unter Berücksichtigung der Konstitution und Blutgruppe. Dabei insbesondere auf eine ausreichende Trinkmenge (ca. 2-2.5l/Tag) achten, um die Elimination von Histaminabbauprodukten über die Nieren zu verbessern.
- Quercetin als natürliches Antihistaminikum aus der Nahrung zuführen: Kapern, Dill, rote Zwiebel, Grünkohl, Radicchio, Brokkoli, Liebstöckel, histaminfreie Beeren, Traube, Kirsche, Apfel
- alle Empfehlungen, welche die 1. und 2. Kochung stärken beachten
- bei Leaky Gut Darmsanierung und Symbioselenkung mit histaminsenkenden Probiotika

Merke: Es ist möglich, dass aufgrund einer Pankreasschwäche oder Insuffizienz Proteine und andere Nährstoffe unzureichend verdaut und somit bis in den Dickdarm gelangen. Dort entsteht aufgrund von unverdautem Protein eine Fäulnisflora, welche Histamin bildet und den pH-Wert anhebt, was die DAO-Aktivität mindert. Daher sollte im 1. Schritt an eine Verdauungsschwäche gedacht und diese anhand einer Stuhluntersuchung überprüft werden.

Diäteitk bei Histaminose

Allgemein gelten die diätetischen Massnahmen unter «Rhythmus und Diätetik», insbesondere sollen folgende Aspekte beachtet werden:

- Parabene (E214-219) z. B. in Kosmetika meiden
- Möglichst spiritusstärkende Massnahmen (Siehe Kapitel «Atem-Spiritūs-Nahrung») einsetzen
- Sämtliche diätetische Massnahmen, welche den Säure-Basenhaushalt ausgleichen beachten

Merke: Im Zentrum der Therapie steht die Wiederherstellung der Schlafqualität, Darmgesundheit und Entgiftungsfunktion des Körpers. Alle Massnahmen, welche zu einer physiologischen Körpertemperatur beitragen sind ebenfalls wichtig, um die Enzymfunktionen zu optimieren.

Nahrungsergänzungen bei Histaminose

- Verdauungsenzyme bei Pankreasschwäche oder Insuffizienz
- Schwarzkümmelöl das entzündungshemmend, antioxidativ, immunmodulierend und Zellschützend (zytoprotektiv) wirkt, abwechselnd mit Algen- oder Fisch-Öl zu den Mahlzeiten
- Vitamin C mit Quercetin und anderen Polyphenolen
- Zink und Kupfer bei Mangel gemäss Labor im Vollblut
- Vitamin B-Komplex mit Betain und Cholin v. a. B6 bei Mangel gemäss Labor, oder direkt SAMe bei genetischer eingeschränkter Methylierungskapazität
- Medizinal Zeolith ultrafein zwischen den Mahlzeiten und/oder vor dem Schlafengehen zum Binden von Histamin im Darm. Achtung: bei Neigung zu Verstopfungen nur kleine Mengen Zeolith einsetzen.
- Histaminsenkende Bakterien einsetzen, dazu gehören Bifidobacterium infantis und longum. Neutrale Bakterien bzgl. Histaminbildung sind allgemein Bifidobakterien, Lactobacillus gasseri, rhamnosus und salivarius.
- Zu meiden sind histaminbildende Bakterien wie Lactobacillus acidophilus, bulgaricus, casei, coli, fermentum, helveticus, lactis, thermophillus, faecalis, faecium, reuteri etc.
- Vitalpilz in Absprach mit einer Fachperson: *Reishi:* wirkt histaminsenkend sowie darm- und immunregulierend. *Hericium:* Schleimhautaufbau und nervenstärkend
- In Absprache mit einer Fachperson können kurzfristig auch DAO-Präparate oder Antihistaminika eingesetzt werden, diese beheben jedoch die Ursache nicht.

Hoher Histamingehalt	Histamin-Liberatoren	DAO-Blocker / Liberatoren
• Alkoholische Getränke • Aubergine • Avocado • Walnuss, Walnussöl • Buchweizen • Brennnessel • Bockshornklee • Carageen (E407) • Chinin (Tonic Water) • Erdnuss • Essiggurke (Pickles) • Glutamate (E620-625) • Carageen (E407) • Himbeere • Hülsenfrüchte: Linsen, Soja... • Innereien • Johannisbrotkernmehl (E410) • Käse, reif • Meeresfrüchte • Oliven, schwarze und grüne • Pfeffer • Pilze • Räucherfisch und Fleisch • Ruccola • Rot- und Weissweinessig • Salicylsäure • Sauerkraut • Schwarztee • Spinat • Süssholz, Sojasauce • Sulfite (E220-E228) • Tomate • Wurstwaren, Salami	• Alkoholische Getränke • Ananas • Avocado • Buchweizen • Cashew-Kern • Chilli • Eiklar • Erdbeere • Erdnuss • Haselnuss • Hefeextrakt • Hülsenfrüchte: Linsen, Soja... • Jod • Kakao • Ketchup • Kiwi • Lakritze • Meerrettich • Meeresfrüchte, Krustentiere • Nikotin (Rauchen) • Papaya • Rucola • Senf • Sonnenblumenkerne und -öl • Tomate • Weizen • Weizenkeime • Zitrusfrüchte: Zitrone, Limette, Mandarine, Orange, Grapefruit	• Alkoholische Getränke • Andere biogene Amine: Ananas, Banane, Kakao, Grapefruit, Papaya, Birne, Erdbeere, Zitrusfrüchte • Koffein und Theobromin: Kaffee, Schwarztee, Grüntee, Yerba Mate, Energy-Drinks, Kakaobohne • Medikamente: Antibiotika, Antidepressiva, Broncholytika, Antihypertensiva, Muskelrelaxantien, H2-Rezeptorantagonisen, Kontrastmittel etc. • Nikotin (Rauchen)

Proteinquellen, Samen, Nüsse	Kohlenhydrat-quellen	Gemüse	Obst Trockenobst*	Gewürze, Kräuter etc.
Chiasamen	Amaranth	Artischocke	Apfel	Ahornsirup
Eigelb	Dinkel/ Urdinkel	Blumenkohl	Aprikose	Apfelessig trüb
Erbsen (grün/gelb)	Gerste (wenig)	Brokkoli	Brombeere	Basilikum
Feta	Hafer	Chicorée	Schwarze, rote Johannis-beere	Bärlauch
Fisch (frisch / TK)	Hirse	Chinakohl	Cranberrys	Bohnenkraut
Frischkäse	Kartoffel	Eisbergsalat	Dattel	Backpulver
Geflügel (frisch)	Kastanie	Endiviensalat	Feige	Dill (wenig)
Gouda, jung	Mais, Polenta	Fenchel	Granatapfel	Eisenkraut
Hanfsamen	Quinoa	Grüne Bohnen	Heidelbeere	Hibiskustee
Hüttenkäse	Reis	Karotte	Kaki	Ingwer (wenig)
Joghurt (wenig)	Roggen (wenig)	Knoblauch	Kirsche	Kurkuma
Kefen (wenig)	Süss-kartoffeln	Kohlrabi (wenig)	Kokosnuss	Liebstöckel
Kürbiskerne	Wurzel-gemüse	Kürbis	Litschi	Lindenblüte
Leinsamen		Lauch (wenig)	Mango (wenig)	Majoran
Macadamia		Mangold (wenig)	Pfirsich	Muskat
Mandel (wenig)		Pak Choi	Nektarine	Oregano
Mascarpone		Radicchio	Preiselbeere	Paprika mild
Milch (PAST) keine Roh-milch		Pastinake	Rosine	Petersilie
Mozzarella		Peperoni / Paprika	Sanddorn	Pfefferminze
Pinienkerne		Radieschen	Sauerkirsche	Rosmarin
Quark		Rote Beete	Stachelbeere	Rooibostee
Rahm, Sauerrahm		Rotkohl, Weisskohl	Traube	Salbei
Ricotta		Salatgurke	Wasser-melone	Schnittlauch
Rindfleisch (frisch)		Sellerie	Zwetschge (wenig)	Stevia
Sesam		Spargel (weiss, grün)		Vanille
Wachteleier		Zwiebel		Zimt
		Zucchini		Zucker, Honig

*Histaminfreie oder -arme Lebensmittel, TK = Tiefkühlkost, *Trockenobst ungeschwefelt bevorzugen*

22.6 Durchfall akut und chronisch

Die Definition von Diarrhoe oder Durchfall lautet mehr als 3x sehr weicher oder wässriger Stuhlgang pro Tag. Begleitet wird der häufige Stuhldrang meist mit Bauchkrämpfen. Dabei kann zwischen akuter und kurzfristiger sowie chronischer Diarrhoe unterschieden werden.

Mögliche Ursachen akuter und kurzfristiger Diarrhoe:

- Stress und Angstsituationen
- Lebensmittelvergiftung (Salmonellen, Kolibakterien, Listerien etc.)
- nach sehr scharfen Speisen oder übermässigem Obstkonsum
- bakterielle, virale oder parasitäre Magen-Darm-Infekte
- Abführmittelüberdosierung
- übermässiger Kaffee und/oder Alkoholkonsum
- übermässiger Konsum von Zuckeraustauschstoffen: Xylit, Sorbit, Maltit etc.
- übermässige Magnesiumeinnahme über Nahrungsergänzungen

Akute Diarrhoe kann mit einem kurzzeitigen Fasten über ein bis zwei Tage und/oder «stopfenden» Lebensmitteln (siehe Liste Seite 347) behandelt werden. Danach sollte über ein bis zwei Tage eine leichtverdauliche Aufbaukost mit sanft zubereiteten Lebensmitteln eingenommen werden. Dauern Durchfälle länger als drei Tage und treten während eines Monats immer wieder auf, handelt es sich um eine chronische Diarrhoe. In diesem Fall sollte ein Arzt aufgesucht werden, um mögliche Ursachen zu ergründen.

Mögliche Ursachen für chronische Diarrhoe:

- chronischer Stress
- Lebensmittelunverträglichkeiten: Lactose, Fructose, Histamin
- chronisch entzündliche Darmerkrankungen (Morbus Crohn, Colitis Ulcerosa)
- Zöliakie
- schwache 1. Kochung z. B. mit Pankreasschwäche, Pankreatitis
- Schilddrüsenüberfunktion
- Medikamente

Aus Sicht der TEN ist eine kurzzeitig anhaltende Diarrhoe meist ein sinnvoller Ausgleichsprozess des Organismus als Ausdruck einer erfolgreichen Krisis und soll nicht unterdrückt werden. Eine Milderung der Symptome ist allerdings tolerierbar. Vorteilig ist die Gabe eines leichten Bindemittels, welches die Ausscheidung nicht unterdrückt, wie dies bei Schleimstoffdrogen der Fall ist. Die Unterdrückung der Ausscheidung und damit verbundene Resorption der Giftstoffe in Lymph- und Blutbahn kann zu weit übleren Schäden führen als es ein harmloser Durchfall sein kann.

Ernährungsheilkundliche Massnahmen bei Diarrhoe

- antientzündliche Ernährung mit reichlich löslichen Pflanzenfasern aus Gemüse, Obst und Kräuter unter Berücksichtigung der Blutgruppe, dabei 1. und 2. Kochung stärken bzw. entlasten
- genügend Flüssigkeitszufuhr, warme Getränke bevorzugen
- Salbei wirkt besonders krampflösend und antibiotisch
- eher flüssige, wasserreiche Gerichte wie Suppen und Eintöpfe einsetzen
- Heidel- und Aroniabeeren wirken adstringierend
- schleimbildende Suppen aus Reis, Gerste, Hafer zudem Flohsamen, Leinsamen, Chiasamen
- Vorsicht mit den Geschmäcken scharf, bitter, da diese reizen können

Tipp: besonders «stopfend» wirken

- gekochter Reis
- geraffelter Apfel mit Schale
- Schwarze Schokolade (>75% Kakao-Anteil)
- gekochte Karotten evtl. als Püree
- grüne Banane

Diätetische Massnahmen bei Diarrhoe

Allgemein gelten die diätetischen Massnahmen unter «Rhythmus und Diätetik», insbesondere sollen folgende Aspekte beachtet werden:

- achtsame und entspannende Bauchatmung praktizieren
- besonders hektische Situationen meiden, um das Vegetativum nicht zusätzlich zu reizen

Nahrungsergänzungen bei Diarrhoe

- Medizinal Zeolith ultrafein mit Wasser zwischen den Mahlzeiten und/oder vor dem Schlafen
- Huminsäure
- Heilerden
- Kohletabletten (medizinische Kohle oder Kaffeekohle)
- Kolostrum und/oder L-Gl utamin in Begleitung mit Diarrhoe-auslösenden Medikamenten
- Elektrolyt-Pulver aufgrund der erhöhten Verluste
- Probiotika wenn die Diarrhoe einige Tage angehalten hat

Merke: Medizinal Zeolith und Kohle sowie Huminsäure und Heilerden binden nicht nur Flüssigkeit, sondern auch toxische Metalle und schädliche bakterielle Metaboliten, sodass mit der stopfenden Wirkung auch eine reinigende Wirkung einhergeht. Zu beachten ist, dass auch Medikamente und wertvolle Mikronährstoffe gebunden und ausgeschieden werden können, sodass diese Produkte mit einem Abstand von mindestens einer Stunde zu Medikamenten und Mahlzeiten eingenommen werden sollten.

22.7 Verstopfung und Divertikulose

Verstopfung (Obstipation) kommt in westlichen Industrieländern mit einem Anteil von ca. 20 % der Bevölkerung relativ häufig vor. Von Obstipation wird gesprochen, wenn weniger als ein Stuhlgang in drei Tagen oder nur zwei bis drei Stuhlgänge pro Woche oder weniger auftreten. Die Konsistenz des Stuhlgangs ist dabei meist eher hart und trocken. Wird bei einer chronischen Obstipation immer wieder stark gepresst, um den Stuhlgang auszulösen, kann dies auch das Krankheitsbild Divertikulose und Hämorrhoiden fördern. Dabei handelt es sich um Ausstülpungen der inneren Darmwand, welche sich auch entzünden und damit zu einer Divertikulitis mit starken Schmerzen und Blutungen führen können. Divertikulose tritt bei jeder dritten über 65-jährigen Person auf und kommt allgemein bei Menschen mit Bindegewebsschwächen häufiger vor. Aus naturheilkundlicher Sicht ist es wichtig, dass eine tägliche Darmentleerung stattfindet, um den Organismus von möglichen Schadstoffen zu befreien und Raum zu schaffen für neuen Stuhlgang, welcher mit jeder Nahrungszufuhr entsteht.

Mögliche Ursachen für Obstipation:

- Flüssigkeitsmangel
- mangelnde Bewegung
- Schwäche der 1. Kochung z. B. fehlender Magensaft und/oder Pankreasschwäche
- Schwäche der 2. Kochung (fehlende Gallenbildung oder Gallenstau)
- Lebensmittelunverträglichkeiten
- allgemeine Kälte und Schwäche des Gesamtstoffwechsels
- Mangel an Mineralstoffen und Vitaminen vor allem Magnesium, Kalium, Vitamin B-Komplex
- Dysbakterie z. B. aufgrund von Medikamenten wie Antibiotika
- Medikamente wie Antazida, Antidepressiva, Eisenpräparate, opiathaltige Schmerzmittel etc.
- Darmverkrampfung, evtl. auch neuro-vegetative Störung (Psyche)
- «Mega Colon» (angeborener, überdurchschnittlich langer Dickdarm)
- Folge von Laxantienabusus

Aus Sicht der TEN handelt es sich bei der Verstopfung um eine Trockenheitssymptomatik mit möglicher Schwäche des Darms. Bei einer Verstopfung des Darms kommt es aus Sicht der TEN zu Schärfenentwicklung, die sich über unterschiedliche Wege im Organismus verbreiten und diverse Schäden bewirken können. Ursachen für die Darmverstopfung sind vielfältig und müssen genau eruiert werden. Zudem ist eine Verstopfung immer verbunden mit einer Verschiebung des Darmmilieus hin zu einer Dysbakterie, welche wiederum die 2. Kochung belastet.

Ernährungsheilkundliche Massnahmen bei Obstipation

- Antientzündliche Ernährung mit reichlich löslichen Pflanzenfasern aus Gemüse, Obst, Nüssen und Kräutern. Dabei die Blutgruppe berücksichtigen.
- Massnahmen zur Entlastung und Stärkung der 1. und 2. Kochung
- genügend Flüssigkeitszufuhr, dabei warme Getränke bevorzugen
- eher flüssige, wasserreiche Gerichte wie Suppen und flüssige Eintöpfe
- Gemüsesäfte zwischen den Mahlzeiten liefern mehr Magnesium und Kalium
- täglich Schleimstoffe integrieren: Leinsamen, Chiasamen, Flohsamen, Hafer-/Reisschleimsuppen, Lindenblütentee
- Fermentierte Produkte wie Gemüse oder angesäuerte Milchprodukte regelmässig einsetzen, sofern keine Histaminose vorliergt.
- Eingelegte Pflaumen, Feigen oder Säfte aus diesem Obst konsumieren.

Merke: Kaffee und Schwarztee können aufgrund der Gerb- und Bitterstoffe sowohl austrocknend und damit verstärkend auf eine Obstipation aber auch stimulierend auf die Darmperistaltik wirken. Die Reaktion gilt es individuell zu testen.

Diätetische Massnahmen bei Obstipation

Allgemein gelten die diätetischen Massnahmen unter «Rhythmus und Diätetik», insbesondere sollen folgende Aspekte beachtet werden:

- Zeit für die Stuhlentleerung einplanen
- Stuhlgang ist in der Hocke mit angewinkelten Beinen anatomisch besser möglich
- Colonhydrtotherapie oder Einläufe
- einfache Bauchmassage und therapeutische Viszeraltherapie

Nahrungsergänzungen bei Obstipation

- Magnesium in Kombination mit Calcium, Kalium als Basenmittel ausserhalb der Mahlzeiten
- Quellmittel und Schleimstoffe wie Flohsamenschalen
- Share-Pflaume zur Stimulation der Darmentleerung
- Vitamin B-Komplex zur Unterstützung des enteralen Nervensystems
- Probiotika mit verschiedenen Bakterienstämmen im Rahmen einer Symbioselenkung
- Vitalpilz in Absprache mit einer Fachperson: *Coprinus:* bei Obstipation und Völlegefühl, grundsätzliche wohltuende Regulation

Merke: Abführmittel sollten nur kurzzeitig eingesetzt werden, da sie die normale Darmperistaltik sowie die Mikronährstoffaufnahme beeinträchtigen können. Zudem können gewisse Abführmittel zu Kaliummangel führen und damit eine Gewebsazidose und Muskelträgheit fördern.

Sauerkrautsalat mit Nüssen und Apfel (Rezept für 4 Personen)

Zutaten: wenn möglich in Bioqualität verwenden

200 g **Sauerkraut**, wenn möglich unpasteurisiert
2 mittelgrosse **Äpfel** in kleine Würfel geschnitten
1 mittelgrosse **Karotte** grob geraffelt
2 EL **Apfelessig** (naturtrüb)
2 EL **Olivenöl** kaltgepresst
2 EL **Rapsöl** oder **Walnussöl** kaltgepresst
etwas **Salz**
30 g **Walnüsse** grob gehackt

Zubereitung: Alle Zutaten in einer Salatschüssel mischen und marinieren, durchziehen lassen. Die Nüsse leicht rösten und vor dem Servieren über den Salat geben. Dieses Rezept kann auch warm genossen werden.

22.8 Chronisch entzündliche Darmerkrankungen (CED)

Unter chronisch entzündlichen Darmerkrankungen versteht man wiederkehrende Entzündungsschübe des Magen-Darmsystems. Sie nehmen in den Zivilisationsländern stark zu und betreffen immer mehr auch junge Menschen. Zu den bekanntesten CED gehören Morbus Crohn und Colitis ulcerosa. Zum Teil sind sie nicht einfach zu differenzieren und gehen in eine Mischform über. Die Ursachen sind bei beiden Krankheiten nicht gänzlich geklärt, wobei neben der genetischen Veranlagung auch die Ernährung sowie Umweltfaktoren und die Psyche eine zentrale Rolle spielen.

Übersicht Unterschiede Morbus Crohn und Colitis Ulcerosa

Morbus Crohn	Colitis ulcerosa
Gehört nicht zu den klassischen Autoimmunerkrankungen, jedoch um eine Störung des Immunsystems.	Gehört nicht zu den klassischen Autoimmunerkrankungen, jedoch um eine Störung des Immunsystems.
Kann das gesamte Verdauungsrohr betreffen.	Betrifft nur den Dickdarm/Enddarm (Mastdarm).
Gewichtsverlust bei ca. 70 % der Betroffenen.	Gewichtsverlust bei ca. 40 % der Betroffenen.

Morbus Crohn	Colitis ulcerosa
Alle Schleimhautschichten inkl. Muskelfasern können betroffen sein.	Nur oberste Schleimhautschicht betroffen.
Naturheilkundlicher Bezug zur Lunge und Leber.	Naturheilkundlicher Bezug zum Herz.
Aktuell nicht heilbar mit schubfreien Phasen.	Grundsätzlich heilbar.
Eher kein Blut im Stuhl.	Blut im Stuhl.
Kompensatorische Verdickung der Schleimhaut.	Unterformen bekannt (Lymphatisch, Kollagene).

Symptome

Beide Krankheitsbilder zeigen sich durch bereits vorgängig langjährige Verdauungsstörungen meist anfänglich Blähungen, möglicher Meteorismus und heftige und häufige Durchfälle mit oder ohne Blut. Es können neben weiteren Verdauungsbeschwerden wie krampfartige Bauchschmerzen auch Reaktionen wie Entzündungen der Haut oder der Gelenke aufkommen. Ebenfalls kann es zu Fisteln in andere umliegende Hohlorgane wie Blase, Gebärmutter und Bauchdecke kommen. Die Symptome treten meist schubweise auf, wobei Stress bei vielen Betroffenen zu häufigeren und stärkeren Symptomen führt.

Diagnosestellung und klassische Therapie

Die Diagnose wird über eine Coloskopie, Blut- und häufig via Stuhluntersuchung gemacht. Ein bekannter Stuhlparameter bezüglich dem Entzündungsgeschehen ist das Calprotectin. Klassisch medizinisch werden CEDs mit antientzündlichen Medikamenten und Immunsuppressiva oder Biologica behandelt. Wenn diese zu wenig greifen, werden operativ Teile des Darms entfernt. Dabei gilt Colitis als heilbar, Morbus Crohn als chronische Krankheit die ruhen aber nicht gänzlich heilen kann. Nicht berücksichtigt werden dabei mögliche ursächliche Faktoren wie Dysbiose und Mikronährstoffmängel, Toxinbelastungen sowie Medikamente wie orale Kontrazeptiva.

Merke: Aus Studien ging hervor, dass es einen Zusammenhang zwischen genetischen Non-Sekretoren und CEDs gibt. Menschen, die ihre Blutgruppen-Antigene aufgrund einer genetischen Disposition nicht in ihren Sekreten präsentieren, sind somit häufiger betroffen. Unter Einhaltung einer Ernährung, welche diese Faktoren berücksichtig, haben CED-Betroffene womöglich eine schnellere und länger anhaltende Regeneration.

Aus Sicht der TEN liegen bei CEDs 1. Kochungsschwächen mit Entwicklung von gelbgalligen und im chronischen Verlauf schwarzgalligen Schärfen vor, welche für die Entzündungen verantwortlich sind. Diese wiederum belasten sehr häufig die Leber wodurch eine 2. Kochungsschwäche entsteht und sich damit ein Zirkulus vitiosus entwickelt.

Akute und Remissionsphasen

Die Ernährung bei CED unterscheidet sich je nach Krankheitsstadium. In einer Schubphase soll die Ernährung möglichst faserarm, antientzündlich und einfach zusammengestellt sein. Dies ist die Phase, in der es wichtig und sinnvoll ist, sich ärztlich oder sogar klinisch begleiten zu lassen, da in starken Entzündungsphasen eine parenterale Ernährung über Infusion zum Zuge kommen kann. Die aggressiven Entzündungen führen zu Mangelversorgung und dadurch zur Erschöpfung der Betroffenen und somit zur Verschlechterung der Wundheilung im Darm. Eine Abdeckung mit allen Nährstoffen unter Umgehung des Magen-Darmtrakts ist dann wichtig und bedarf eines klinischen Settings.
Wer sich in dieser Phase entscheidet, die klinische Begleitung und Betreuung nicht anzunehmen, braucht naturheilkundlich sehr gut fundiert ausgebildete Fachpersonen. Das Autorenteam empfiehlt die medizinische Begleitung anzunehmen bis der Darm sich wieder etwas erholt hat. In der Remissionsphase, das heisst in der Phase ohne Schübe, kann der Lebensmittelplan mit ernährungsheilkundlichen Massnahmen erweitert werden.

Ernährungsheilkundliche Massnahmen bei CED

- Antientzündliche Ernährung unter Berücksichtigung der Konstitution. Hier lohnt sich die Blutgruppe und den Sekretor-Status (Lewis-Antigene) besonders zu beachten, da gerade lektin- und antinährstoffreiche Lebensmittel individuell Entzündungen verstärken oder reaktivieren können.
- Auf polyphenolreiche Lebensmittel zur Reduktion der Entzündung achten z. B. wilde Heidelbeere.
- alle Empfehlungen zur Stärkung und Entlastung der 1. und 2. Kochung
- In Entzündungsphasen möglichst leichtverdauliche einfache Mahlzeiten, evtl. Monodiät einsetzen. Das heisst nur ein Lebensmittel in gekochter Form wie Karotten-, Süsskartoffel- oder Fenchelpüree, Reis, Apfelmus, gedämpfter Fisch oder weisses Fleisch mit sanften und verdauungsunterstützenden Gewürzen und Kräutern wie Fenchel, Anis, Kurkuma, Zimt, Bockshornklee oder Koriander.
- Hochwertige Öle und Nussmus als Energie- und Omega-3-Quelle. Mengen vorsichtig einsetzen, da bei allgemeiner 1. und 2 Kochungsschwäche Fette und Öle nicht immer gut vertragen werden.
- täglich Schleimstoffe integrieren: Leinsamen, Chiasamen, Flohsamen, Hafer-/Reisschleimsuppen, Lindenblütentee
- Die Geschmäcke sanft einsetzen. Scharfe, stark bittere sowie saure Lebensmittel eher meiden.
- Präbiotisch wirkende Lebensmittel vermehrt einsetzen (Wurzelgemüse und resistente Stärke).

Merke: Verdeckte Nahrungsmittelunverträglichkeiten können immer wieder Trigger von Entzündungen sein. Diese gilt es abzuklären und entsprechende Lebensmittel zu meiden.

Diätetische Massnahmen bei CED

Allgemein gelten die diätetischen Massnahmen unter «Rhythmus und Diätetik», insbesondere sollen folgende Aspekte beachtet werden:

- Alkohol komplett meiden aufgrund der schleimhautschädigenden Wirkung
- Rauchstopp, da Rauchen das Erkrankung- und Schubrisiko deutlich erhöht
- schärfenausleitende Massnahmen und Fasten individuell der Konstitution angepasst

Nahrungsergänzungen bei CED

- Mikronährstoff-Basispräparat zur breiten Abdeckung mit Vitalstoffen inklusive B-Komplex und Antioxidantien. Wichtig: Dosierung einschleichend. Zu Beginn kann es bei hoher Dosierung zu Durchfall kommen.
- Vitamin D_3 v. a. im Winter und bei Autoimmunerkrankungen
- Vitamin A z. B. Lebertran oder Carotinoid-Mischung zur Unterstützung der Schleimhaut
- Zink und L-Glutamin zur Reparatur und Wiederaufbau beschädigter Darmschleimhaut
- Omega-3-Fettsäuren zur Reparatur der beschädigten Darmschleimhaut, zur Entzündungshemmung und Verbesserung des Mikrobioms
- Weihrauch (Boswellia-Säuren) und Kurkuma (Curcumin) wirken besonders entzündungshemmend
- Eisenpräparate bei Blutarmut, dabei pflanzliche Quellen z. B. aus Spirulina oder Curryblatt bevorzugen aufgrund der besseren Verträglichkeit im Darm
- Essenzielle Aminosäuren bei Proteinmangel-Ernährung
- Vitalpilz in Absprache mit einer Fachperson: *Chaga:* Bei starker Schleimhautreizung als Haut- und Schleimhautschutz. *Hericium:* zur Regeneration der Darmschleimhaut

Merke: Bei allen CED kommt es häufig zu Mikronährstoffmängel. Diese sollten regelmässig untersucht und überprüft werden vor allem Vitamin D_3 und A, B12 und Folsäure sowie Eisen (Ferritin), Zink, Kupfer und Albumin (Proteinspiegel). In Remissionsphasen sollte eine Darmsanierung mit Symbioselenkung durchgeführt werden. Nahrungsergänzungsmittel wie sie unter der Darmsymbioselenkung angegeben sind beachten.

Karottencreme-Suppe mit Galgant und Bockshornklee (Rezept für 4 Personen)

Zutaten:
wenn möglich in Bioqualität verwenden

1 EL geklärte **Butter** (Ghee)
1 rote **Zwiebel**
¼ TL **Galgant, Bockshornkleepulver, Kurkuma**
350 g **Karotte**
150 g **Sellerie** oder **Süsskartoffel**
6 dl **Gemüsebouillon** oder **Kräutersalz**
Salz und wenig **Cayennepfeffer**

Zubereitung: Ghee in der Pfanne erwärmen, rote Zwiebeln fein gehackt dämpfen, danach Galgant-, Bockshornklee- und Kurkumapulver pulver dazugeben. Karotten, Sellerie oder Süsskartoffel in Würfel geschnitten beigeben und kurz mitdämpfen. Anschliessend die Gemüsebouillon dazu giessen, alles 10-15 Minuten weiterköcheln lassen und dann im Mixer fein pürieren. Zum Abschluss mit Salz und wenig Cayennepfeffer abschmecken.

Quittenmus mit gerösteten Pekannüssen (Rezept für 4 Personen)

Zutaten:
wenn möglich in Bioqualität verwenden

500 g **Quitten**
wenig Wasser
1 **Zimtstange** oder nach dem Pürieren gemahlener Zimt
etwas **Zitronenschale**
1 EL **Honig** oder **Birkenzucker**
1 Prise **Salz**
1 Handvoll **Pekannüsse** gehackt

Zubereitung: Quitten rüsten und in grobe Stücke schneiden.
Mit dem Wasser und der Zimtstange weichkochen.
Pürieren und mit den anderen Zutaten mischen, abkühlen lassen.
Pekannüsse hacken und rösten und Quittenmus damit garnieren.

22.9 Darmsanierung und Symbioselenkung

Unter einer Darmsanierung und Symbioselenkung versteht man eine Stabilisierung oder Korrektur der Darmschleimhaut und ihrer Bewohner. Seit einigen Jahren ist bekannt, dass eine Vielzahl von nützlichen Stoffen wie Amino- und Fettsäuren sowie Vitamine von den im Darm lebenden Mikroorganismen allen voran den Bakterien produziert werden. Vorausgesetzt sie erhalten ausreichend Nahrungsfasern, sogenannte Präbiotika als Substrat. Inzwischen wird das Mikrobiom aufgrund seiner vielfältigen und wichtigen Funktionen sogar als neu entdecktes Organ bezeichnet.

Mikrobiota/Mikrobiom

Unter Mikrobiota wird die Gesamtzahl aller im und auf dem Menschen lebenden Mikroorgansimen verstanden. Zu den Mikroorgansimen zählen sowohl Bakterien als auch Pilze, Viren sowie Parasiten. Nicht alle sind dem Menschen gut gesinnt. Mikroorganismen kommunizieren mit Hilfe von Botenstoffen untereinander und halten dadurch ihre eigene Dynamik aufrecht. Ziel der Symbioselenkung ist es, eine symbiotische Beziehung zwischen Mikrobiota und Mensch zu erreichen. Unter Mikrobiom wird genaugenommen nur das Genom der gesamten Mikrobiota verstanden. Dennoch wird der Begriff Mikrobiom oft als Synonym für die in und auf dem Menschen lebenden Bakterien verwendet. Im Folgenden wird ausschliesslich auf das intestinale also darmbezogene Mikrobiom eingegangen. Der Mensch besitzt mindestens so viele Bakterien wie eigene Zellen, wobei sich die grösste Anzahl und Vielfalt im Darm befindet. Die Bakterienzahl nimmt Richtung Dickdarmende zu, sodass sich dort um ein Vielfaches mehr Bakterien befinden als im Mund. Ein Ungleichgewicht verschiedener Darmbakterien, d.h. eine Unter- oder Überbesiedelung gewisser Bakterienstämme auch Dysbakterie genannt, entscheidet langfristig über die Gesundheit und das Wohlbefinden des ganzen Organismus. Das Mikrobiom beeinflusst somit den gesamten Stoffwechsel, das Hormonsystem, das Immunsystem sowie das Nervensystem direkt und indirekt. Eine Dysbalance des Mikrobioms hat daher weitreichende Folgen und sollte im Rahmen einer ganzheitlichen, ursachenbezogenen Therapie immer miteinbezogen werden.

Merke: Im Wissen um die vielfältigen Aufgaben des Mikrobioms und der engen Beziehung zwischen Darm-, Leber- und Hirnfunktion, kann eine Darmsanierung und Symbioselenkung nicht nur bei Krankheiten des Verdauungssystems, sondern auch bei allen weiteren chronischen Zivilisationskrankheiten Sinn machen.

Zentrale Aspekte für eine funktionierende Darmsanierung und Symbioselenkung

Erster und wichtigster Schritt ist immer die konstitutionell angepasste, antientzündliche Ernährung unter Berücksichtigung der Blutgruppen sowie Stärkung der 1. Kochung aber auch 2. Kochung. Dabei können ähnlich wie bei einer Fastenkur eine Darmentleerung sowie unterstützende Präparate zum Einsatz kommen, um folgende Effekte zu erzielen:

- Entzündungen reduzieren
- Toxine ausleiten
- Milieu (Schleimhaut) aufbauen
- Präbiotika, um Eubakterie aufrechterhalten
- Probiotika, um die bakterielle Vielfalt wieder herzustellen

Merke: Ein intaktes Mikrobiom ist wie ein Wald mit hoher Biodiversität. Je mehr Diversität vorhanden ist, desto stabiler ist das Gesamtsystem gegenüber schädlichen Fremdeinflüssen. Da verschiedene Bakterien unterschiedliche Vorlieben für Nahrungsfaserarten haben, sollten täglich mindestens 10 verschiedene pflanzliche Lebensmittel aufgenommen werden. Gleichzeitig ist der regelmässige Einsatz von Gewürzen und Kräutern entscheidend, um pathogene Mikroorganismen in Schach zu halten.

Aus Sicht der TEN ist die Entstehung und der Unterhalt des Mikrobioms ein komplexes Geschehen, wobei alle drei Kochungen sowie die Spiritūs beteiligt sind und es darum nicht funktioniert, sich ausschliesslich auf die Gabe einer eindimensionalen Ergänzung jeglicher Art von Nährstoffen und Probiotika zu konzentrieren.

Prä- und Probiotika aus der Nahrung

Zu den Präbiotika zählen unterschiedliche Pflanzenfasern:

- Inulin: Artischocke, Banane, Knoblauch, Lauch, Löwenzahnwurzel, Schwarzwurzel, Spargel, Topinambur, Yaconwurzel, Zichorienwurzel und Zwiebel
- Pektin: Apfel, Aprikose, Beeren, Birne, Karotte, Kirsche, Quitte, Zitrusfrüchte (weisser Teil) und der in Bioprodukten zugelassene und unbedenkliche Zusatzstoff E440
- Fructooligosaccharide, Oligofructose: Spargel, Artischocke, Chicorée, Zwiebel, Lauch und Knoblauch
- resistente Stärke aus abgekühltem Getreide und Wurzelgemüse
- Beta-Glucane: Pilze, Hafer und Gerste.

Zudem regelmässig Schleimstoffe zur Unterstützung der Darmschleimhaut einsetzen: Chiasamen, Flohsamen, Hafer, Leinsamen, Lindenblüten, Spitzwegerich und Okraschoten.

Zu den Probiotika aus der Nahrung zählen:

- Joghurt, Kefir
- Sauermilch
- fermentiert eingelegtes Gemüse z. B. Kimchi, Pickles und Sauerkraut
- Miso, Natto
- Fermentgetränke wie Kombucha und Wasserkefir

Merke: Psychischer Stress kann sich negativ auf die Bakterienvielfalt im Darm auswirken, sodass auch bei einer Symbioselenkung auf ein emotionales und psychisches Gleichgewicht geachtet werden soll. Zentral hierbei ist das Einhalten von Tagesrhythmen entsprechend der Säfteuhr mit Schlaf- und Gedanken-Hygiene durch Meditation und andere Rituale.

Probiotika-Präparate

Welche Probiotika wann und in welcher Dosierung als Präparat im Rahmen einer Symbioselenkung eingesetzt werden sollten, ist in der Fachwelt noch umstritten. Inzwischen gibt es symptom- und krankheitsbildausgerichtete Produkte wie beispielsweise gezielte Bakterienstämme zur Reduktion von Histamin oder auch Candida im Darm. Aus ganzheitlich, salutogenetischer Sicht, sind jedoch auf die Person abgestimmte und somit individualisierte Probiotika sinnvoller. Diese könnten dann mit den aktuell symptombezogenen Bakterienstämmen kombiniert verabreicht werden. Es gibt Hinweise darauf, dass die Blutgruppe und der Sekretor-Status einer Person valide, genetische Faktoren sind, welche das intestinale Mikrobiom bestimmen. Entsprechend können diese und weitere zukünftige genetische Faktoren bei der Wahl des Basis-Probiotikums berücksichtigt werden.

Einteilung einiger bekannten Bakterien

Abteilung	Gattung	Metabolite
Bacteriodetes	Bacteroides	Produziert Propionat aus Präbiotika
	Prevotella	Produziert Propionat aus Präbiotika
Firmicutes	Clostridien	Lebensmittelvergifter, Entzündungsauslöser
	Lactobacillus	Fördert Darmintegrität/ Epithelerneuerung
	Roseburia	Produziert Butyrat aus Präbiotika
	Ruminococcus	Setzt Cellulase frei
	Eubacterium	Produziert Butyrat aus Präbiotika
	Butyrivibrio	Produziert Butyrat aus Präbiotika
	Faecalibacterium prausnitzii	Produziert Butyrat aus Präbiotika
Actinobacteria	Bifidobacterium	Produziert u. a. Folat durch Milchsäuregärung
Verrucomicrobiota	Akkermansia	A. Muciphila für den Erhalt der Darmbarriere
Proteobacteria	Escherichia	Produziert Essig- und Milchsäure durch Gärung, Escherichia coli löst Harnwegsinfektionen aus
	Helicobacter pylori	Gastritis und Duodenalulkusauslöser
	Salmonella	Darmentzündungauslöser
	Shiigella	Durchfallauslöser z. B. in Tropen/Subtropen
	Yersinia	Yersinia pestis, Pesterreger

Merke: Butyrat ist die wichtigste Energiequelle der Darmzellen. Zudem wirkt es antientzündlich, antikanzerogen, mucinbildend und hilft dabei einen physiologisch sauren pH-Wert im Dickdarm zu erhalten, um damit das Wachstum von Pathogenen zu verhindern. Vor allem das zu den Firmicuten gehörende «Faecalibacterium prausnitzii» ist ein effizienter Butyratbildner.

Drei Phasen-Modell der Darmsanierung und Symbioselenkung

Das vorgestellte Konzept gibt eine Auswahl konkreter therapeutischer Massnahmen, welche je nach zugrundeliegender Störung und individueller Konstitution gewählt werden können. Dem Autorenteam ist es wichtig zu betonen, dass es nicht als ein alleingültiges und starres Konzept verstanden werden soll, sondern als Rahmen für ein mögliches Vorgehen.

Mögliches Modell zur Darmsanierung und Symbioselenkung in drei Phasen

Antientzündliche Ernährung und Blutgruppe beachten als Basis,
mind. 3-5 Stunden Pause zwischen den Mahlzeiten einhalten, reichlich Wasser trinken
+ Verdauungsenzyme bei Pankreasschwäche oder Insuffizienz

1. Phase ca. drei Monate: **Vorbereiten & Stärken**

- Mahlzeitenrhythmus mit Pausen üben
- Empfehlungen zur Stärkung der 1./2. Kochung
- Auf den Einsatz hochwertiger Pflanzenöle achten
- Schleimstoffe wie Lein-, Floh-, Chiasamen
- Genussmittelreduktion, 1-2 Wochen vor Phase 2 auf Genussmittel verzichten
- Schlafhygiene beachten

Mikronährstoffe auffüllen, Organe stärken:

- Mikronährstoff-Basispräparat
- Omega-3-Fettsäuren zu den Mahlzeiten
- Immunregulation: Vitamin D_3, Propolis
- Leber: Mariendistel, Artischocke, etc.
- Niere: Goldrute, Cordyceps, etc.
- Lymphe: Steinklee, etc.
- Evtl. Basenpräparat nüchtern

Toxine binden, Darm vorbereiten:

- Huminsäure v.a. bei Gasbildung
- Medizinal Zeolith ultrafein bei Histaminose und toxischen Metallen
- Heilerde bei Sodbrennen und Durchfall

Achtung:
etwa 1-2h Abstand zu Medikamenten

2. Phase ca. zwei Wochen: **Mobilisieren & Ausleiten**

- Teilfasten: Verzicht auf Genussmittel und z. B. 16:8 zur Entlastung des Magendarmsystems
- Entgiftende Gemüse: Lauchgewächse, Kreuzblütler
- Antimikrobielle Gewürze und Kräuter: Kurkuma, Rosmarin, Thymian, Salbei, Lavendel, Oregano
- 2-3l gekochtes Wasser plus ausleitende Tees: Brennnessel, Birkenblatt, Löwenzahn, Nelken, etc.

Zur Mobilisierung natürliche Antimikrobiotika:

- Schwarzkümmel/-Öl*
- Wermut
- Grapefruitextrakt
- Oregano/-Öl
- MCT-Öl aus Kokos
- Kürbiskernextrakt
- Berberitze/Berberin
- Schwarze Walnuss
- Nelkenextrakt
- Papaya-Kerne
- Süssholzwurzel
- Knoblauchextrakt

Ausleiten: Bitter-/ Glaubersalz / Share-Pflaumen 1-2 x am Anfang der Kur zur Darmentleerung
Achtung: nicht bei akuten Darmentzündungen!
Parallel: evtl. bindende Stoffe gemäss Phase 1 einsetzen (Zeolith, Huminsäure, Heilerde etc.)

* Achtung nicht bei Allergie auf Hahnenfussgewächse

3. Phase ca. zwei Monate: **Aufbauen & Rekultivieren**	
• Fokus Präbiotika: lösliche Pflanzenfasern via Gemüse und Obst, resistente Stärke aus Getreide und Wurzelgemüse • Genussmittelreduktion beibehalten	• Butyrat als Energiequelle für Darmzellen (Ghee) • Schleimstoffe: Lein-, Floh-, Chiasamen, Hafer-Reisschleim, Lindenblüten etc.
Darmzellen und Schleimhaut aufbauen: • Mikronährstoff-Basispräparat inkl. B-Komplex • L-Glutamin zwischen den Mahlzeiten • Zink mit Vitamin C ideal liposomal	• Omega-3-Fettsäuren zu den Mahlzeiten • Phospholipide /Lecithin zu den Mahlzeiten • Vitalpilz: Hericium (Schleimhautaufbau)
Rekultivieren: Probiotika angepasst an die Konstitution und das zugrundeliegende Krankheitsbild, ideal vor dem Schlafengehen und vor der ersten Mahlzeit.	

Vitalpilze: *Reishi* während 6 Monaten beginnend in Phase 1 in Kombination mit:

- *Chaga:* bei Allergien, chronisch entzündlichen Darmerkrankungen, Hauterkrankungen
- *Hericium:* Schleimhautaufbauend, bei Reizmagen, Reizdarm (stärkt Nerven), Oesophagitis, Gastritis, Magengeschwüren/Magenkrebs
- *Coriolus:* bei allen akuten/chronischen Infekten, antiviral (EBV), antibiotisch (Borrelien), antimykotisch (Hefepilzinfektionen: Herpes, Candida)
- *Shiitake:* zum Aufbau und Stabilisierung des Mikrobioms, bei Phlegmatismus (schleim- und feuchtigkeitlösend), antiviral, Rheumapilz
- *ABM* (Agaricus Blazei Murrill): Hautschutz, Immunstimmulation/Regulation, bei Nahrungsmittelunverträglichkeiten, antiallergisch

Literatur/Studien Krankheiten des Verdauungssystems

Bhalla, V. (2017). Revisiting D ' Adamo ' s Blood Type Diet : The Critical Role of Secreted Antigens in Digestive Health - An Evolutionary Perspective JMSCR Vol || 05 || Issue || 02 || Pages 17811-17820 || Febr, 05(02), 17811–17820. doi:10.18535/jmscr/v512.100

Bayer, P.M.; Hotschek, H.; Knoth, E. (1980). Intestinal alkaline phosphatase and the abo blood group system—A new aspect. Clin. Chim. Acta 1980, 108, 81–87.

Carroccio, A., et al.. (2011). Fecal assays detect hypersensitivity to cow's milk protein and gluten in adults with irritable bowel syndrome. Clinical Gastroenterology and Hepatology : The Official Clinical Practice Journal of the American Gastroenterological Association, 9(11), 965–971.e3. doi:10.1016/j.cgh.2011.07.030

Chakrani, Z., Robinson, K., & Taye, B. (2018). Association Between ABO Blood Groups and Helicobacter pylori Infection: A Meta-Analysis. Scientific Reports, 8(1), 1–11. doi:10.1038/s41598-018-36006-x

Costantini, L., et al. (2017). Impact of omega-3 fatty acids on the gut microbiota. International Journal of Molecular Sciences, 18(12). doi:10.3390/ijms18122645

Deepika Priyadarshani, W. M., & Rakshit, S. K. (2011). Screening selected strains of probiotic lactic acid bacteria for their ability to produce biogenic amines (histamine and tyramine). International Journal of Food Science & Technology, 46(10), 2062–2069.

Dethlefsen, L., & Relman, D. A. (2010). Incomplete recovery and individualized responses of the human distal gut microbiota to repeated antibiotic perturbation. PNAS, 108. doi:10.1073/pnas.1000087107/-/DCSupplemental.www.pnas.org/cgi/doi/10.1073/pnas.1000087107

Dev, S., et al. (2008). Suppression of histamine signaling by probiotic Lac-B: a possible mechanism of its antiallergic effect. Journal of pharmacological sciences, 107(2), 159–166.

Ding, J. H., et al. (2020). Role of gut microbiota via the gut-liver-brain axis in digestive diseases. World Journal of Gastroenterology, 26(40), 6141–6162. doi:10.3748/wjg.v26.i40.6141

Felber J (2014) S2k-Leitlinie Zöliakie, Weizenallergie und Weizensensitivität. Z Gastroenterologie, 2014; 52

Frank, I. (2019). Intestinale alkalische Phosphatase, neuer Biomarker für Metabolisches Syndrom und eine gestörte Darmpermeabilität. www.lab4more.de, 14, 1274–1274. doi:10.1007/978-3-662-48986-4_312046 Godet, G. (1995). Meta-analysis of the role of oral contraceptive agents in inflammatory bowel disease, (Ci), 668–673.

Gong, T., et al. (2017). Plant Lectins Activate the NLRP3 Inflammasome To Promote Inflammatory Disorders. The Journal of Immunology, 198(5), 2082–2092. doi:10.4049/jimmunol.1600145

Hadjivassiliou, M., et al. (2010). Gluten sensitivity: from gut to brain. The Lancet Neurology, 9(3), 318–330. doi:10.1016/S1474-4422(09)70290-X

IG Zöliakie - Interessante und hilfreiche Informationen rund ums Thema Zöliakie und glutenfreie Ernährung. (o. D.). IG Zöliakie. Abgerufen am 26. April 2021, von https://www.zoeliakie.ch/de/

Kaufmann (2021) Der Histamin Irrtum, weg von Radikaldiäten und Verbotslisten – die Formel für ein gesundes Leben mit Histamin. VAK Verlags GmbH, Freiburg

Koyyada, A. (2020). Long term use of proton pump inhibitors as a risk factor for various adverse manifestations. Therapies, 76. doi:10.1016/j.therap.2020.06.019

Layer, P., et al. (2011). S3-Leitlinie Reizdarmsyndrom: Definition, Pathophysiologie, Diagnostik und Therapie. Gemeinsame Leitlinie der Deutschen Gesellschaft für Verdauungs- und Stoffwechselkrankheiten (DGVS) und der Deutschen Gesellschaft für Neurogastroenterologie und Motilität. Zeitschrift Fur Gastroenterologie, 49(2), 237–293. doi:10.1055/s-0029-1245976

Le Blanc, J. G., et al. (2013). Bacteria as vitamin suppliers to their host: a gut microbiota perspective. Current Opinion in Biotechnology, 24(2), 160–8. doi:10.1016/j.copbio.2012.08.005

Li, M., et al. (2021). Role of dietary edible mushrooms in the modulation of gut microbiota. Journal of Functional Foods, 83, 104538. doi:10.1016/j.jff.2021.104538

Ohnishi, H., Sato, Y., & Hayashi, K. (2018). Gastroduodenal Ulcers and ABO Blood Group: the Japan Nurses' Health Study (JNHS), 28(1), 34–40.

Pferschy-Wenzig, E. M., et al. (2022). Medicinal Plants and Their Impact on the Gut Microbiome in Mental Health: A Systematic Review. Nutrients, 14(10), 1–76. doi:10.3390/nu14102111

Qian, H., et al. (2022). Histamine and histamine receptors: Roles in major depressive disorder. Frontiers in Psychiatry, 13(September), 1–10. doi:10.3389/fpsyt.2022.825591

Rinninella, E., et al. (2019). Food components and dietary habits: Keys for a healthy gut microbiota composition. Nutrients, 11(10), 1–23. doi:10.3390/nu11102393

Rühlemann, M. C., et al. (2021). Genome-wide association study in 8,956 German individuals identifies influence of ABO histo-blood groups on gut microbiome. Nature Genetics, 53(2), 147–155. doi:10.1038/s41588-020-00747-1

Sapone, A., et al. (2011). Divergence of gut permeability and mucosal immune gene expression in two gluten-associated conditions: Celiac disease and gluten sensitivity. BMC Medicine, 9. doi:10.1186/1741-7015-9-23

Schmidhauer C. (2015) Mikronährstoff-Coach. 1 Auflage. Verlagshaus der Ärzte: Wien

Shafiee, N. H., et al. (2021). Anti-inflammatory diet and inflammatory bowel disease: what clinicians and patients should know? Intestinal Research, 19(2), 171–185. doi:10.5217/ir.2020.00035

Vavricka, S. (2013). Nicht-Zöliakie-Glutensensitivität Hintergründe und Therapieoptionen. Schweizerische Zeitschrift für Ernährungsmedizin (6), 32–34.

Visser, J., et al. (2009). Tight junctions, intestinal permeability, and autoimmunity: celiac disease and type 1 diabetes paradigms. Annals of the New York Academy of Sciences, 1165, 195–205. doi:10.1111/j.1749-6632.2009.04037.x

Vojdani, A., Afar, D., & Vojdani, E. (2020). Reaction of Lectin-Specific Antibody with Human Tissue: Possible Contributions to Autoimmunity. Journal of Immunology Research, 2020. doi:10.1155/2020/1438957

Wu, H., et al. (2022). Protective Effect of Alkaline Phosphatase Supplementation on Infant Health. Foods, 11(9), 1–18. doi:10.3390/foods11091212

23 LEBER- UND GALLENERKRANKUNGEN

Leber und Gallenblase sind in ihrer Funktion aneinandergekoppelt und werden daher in diesem Buch gemeinsam aufgeführt. Es gibt keine Störungen der Galle oder Gallenblase, ohne dass nicht auch die Leber betroffen ist. Leider werden Lebererkrankungen in der klassischen Medizin häufig erst spät entdeckt, da die Leber ausser den Entzündungswerten keine für die Medizin klare Symptome zeigt. Leicht erhöhte Leberwerte werden in der Medizin häufig als keine klaren Signale erkannt. Deutlich erhöhte Leberwerte wie GOT, GPT, GGT und AP weisen darauf hin, dass die Leber und möglicherweise auch andere Organe entzündet und geschädigt sind. Medizinisch stehen Entzündungshemmer, Immunsuppressiva, Impfungen oder Operationen zur Verfügung. Diese Medikamente und Ansätze wiederum stören die Leber und schwächen sie längerfristig in ihren Funktionen. Kaum mit Nebenwirkungen versehen und trotzdem wirksam in der Stärkung der Leber sind pflanzliche Präparate aus Mariendistel, Schafgarbe, Artischocke und Löwenzahn. Als Phytotherapeutika werden sie erfolgreich eingesetzt und die meisten der genannten Pflanzen können auch gut in die Ernährung eingebaut werden.
Der Leber wird in der TEN eine grosse Bedeutung beigemessen, da sie Kardinalorgan für die Gelbgalle und zugleich auch Ort der 2. Kochung sowie Ausgangspunkt der Wirkung von Spiritus naturalis ist. Dadurch wirkt sie an allen Auf- und Abbautätigkeiten des Organismus entscheidend mit und steht mit dem Darm in einem besonderen Konsensus (Leber-Darm-Achse). Bei jeder Leber- und Gallenerkrankung gelten grundsätzlich die Ernährungsempfehlungen zur Unterstützung der 1. und 2. Kochung.

Gallensteine

Ungefähr 20 % der Bevölkerung leidet an Gallensteinen, wobei Frauen im gebärfähigen Alter allgemein häufiger betroffen sind. Die Beschwerden sind lange Zeit unspezifisch, bis es zu schmerzhaften Gallenkoliken kommt. Bei Gallensteinen handelt es sich um sonst gelöste Stoffe im Gallensaft, welche durch Eindicken zu Gries und mit der Zeit zu kirschkerngrossen, steinartigen Gebilden werden. Die meisten Gallensteine bestehen aus eingedicktem Cholesterin. Bei Vitamin C-, Magnesium- und Bicarbonatmangel kommt es unter anderem zu einer erhöhten Cholesterinkonzentration im Gallensaft und damit zum Gallensteinrisiko. Des Weiteren erhöht eine längerfristige Gewebsazidose die Entstehung von Gallensteinen.

Aus Sicht der TEN handelt es sich bei Gallensteinen um eine Zunahme des trockenen Prinzipes der Gelbgalle, die zu Kristallisierung und Beeinträchtigung des Säfteflusses sowie der Gefahr der Leberverstopfung führt.

Ernährungsheilkundliche Massnahmen

Besonders nach einer Gallenstein- oder Gallenblasenentfernung (Cholecystektomie) sollten die Ernährungsempfehlungen zur Unterstützung der 2. Kochung eingehalten werden. Über die Ernährung können bereits gebildete Gallensteine nicht aufgelöst, aber das weitere Wachstum und die Neubildung vermieden werden. Folgende ernährungstherapeutische Massnahmen sollten beachtet werden:

Fördert das Gallensteinrisiko:	Wirkt dem Gallensteinrisiko entgegen:
Zu viel Zucker, Fruchtzucker und raffinierte Kohlenhydrate	Antientzündliche Ernährung durch das Erhöhen der Pflanzenfasern mittels Gemüse, Obst, Nüssen und Vollgetreide.
Geringe Trinkmenge	Ausreichende Trinkmenge, um den Gallenfluss zu erhöhen.
Fettreiche Mahlzeiten mit gesättigten, langkettigen v. a. tierischen Fettsäuren sowie der Verzehr von Transfetten	Ausreichend Omega-3-Fettsäuren aus Pflanzenölen zuführen.
Hoher Alkoholkonsum	Magnesiumreiche Lebensmittel besonders beachten.
Hohe Mengen an oxalsäurereichen Lebensmitteln wie Rhabarber, Mangold, Spinat, Rote Bete, Sauerampfer, Amarant und Kakao	Bitterstoffe über die Ernährung einbauen wie durch Chicorée, Rucola und Artischocke.
Häufiges Konsumieren von sehr scharfen Speisen und Gewürzen	Knoblauch, Kurkuma und Bockshornklee. Geschmäcke wie sauer und bitter fördern die Gallengesundheit.
Auf Vollfastenkuren sollte bei bereits vorhandenen Gallensteinen verzichtet werden	Teilfastenkuren können das Gallensteinrisiko minimieren.

Merke: Auf stark gallentreibende Mittel wie Löwenzahn sollte bei Gallensteinleiden eher verzichtet werden. Die Gefahr eines Gallengangverschlusses durch abgehende Gallensteine kann dadurch erhöht werden.

Diätetik bei Gallensteinen

Allgemein gelten die diätetischen Massnahmen unter «Rhythmus und Diätetik», insbesondere sollen folgende Aspekte beachtet werden:

- orale Verhütungsmittel und östrogenhaltige Präparate können das Gallensteinrisiko erhöhen
- bei Übergewicht sollte eine langsame Gewichtsreduktion angestrebt werden

Nahrungsergänzungen bei Gallensteinen

- Magnesium- und Kaliumcitrat vor dem Schlafen
- Vitamin C (Hilfsstoff, um Cholesterin zu Gallensäure abzubauen)

- Vitamin D_3 + K_2 (Vitamin D Mangel ist bei Gallenfunktionsstörungen häufig)
- Omega-3-Fettsäuren aus Leinöl, Hanföl, Walnussöl oder auch Algenöl und Fischöl
- Lezithin kann durch seine emulgierende Wirkung zum Auflösen der Steine beitragen
- Taurin kann das Gallensteinrisiko senken
- Verdauungsenzyme zur Unterstützung der Verdauungsleistung

Nicht-alkoholischer Fettleber (NAFL)

Die Nicht-alkoholische Fettleber (NAFL) kommt in Industrieländern relativ häufig vor und ist auf eine Überernährung insbesondere an Zucker, Fructose und gesättigten Fetten sowie mangelnde Bewegung zurückzuführen. Sie tritt vor allem beim Metabolischen Syndrom zusammen mit hohem Viszeralfett auf, kann aber auch schlanke Personen mit hohem Zucker- und Fruchtzuckerkonsum und Dysbiose betreffen. Ernährungsheilkundliche Massnahmen sind:

- antientzündliche Ernährung als Basis, dabei vor allem auf Fruchtsäfte und sehr hohe Mengen an Obst verzichten
- alle Empfehlungen zur Unterstützung der 2. Kochung einhalten
- Süssstoffe, insbesondere Fructose als Süssmittel, Zucker generell und raffinierte Stärke meiden
- Genussmittelkonsum minimieren, insbesondere Alkohol und Zucker
- Teilfasten wirkt besonders unterstützend bei der Leberentfettung
- abends Rohkost vermeiden und eher kleinere Mahlzeiten einhalten
- Symbioselenkung des Darms in Betracht ziehen

Diätetik bei NAFL

Allgemein gelten die diätetischen Massnahmen unter «Rhythmus und Diätetik» unter besonderer Berücksichtigung von Fastenphasen zur Reduktion des Viszeralfetts. Wird die Fettleber nicht frühzeitig behandelt kann sie sich entzünden oder in einem späteren Stadium zu einer Zirrhose führen. Bei einer Hepatitis gelten somit dieselben Grundempfehlungen wie bei einer Leberverfettung, jedoch mit besonderem Fokus auf entzündungshemmende Mikronährstoffe und SPS.

Nahrungsergänzungen bei NAFL

- Mariendistel zum Schutz der Leberzellen
- Medizinal Zeolith-Pulver ultrafein zur Entlastung der Leber via Darm
- Cholin (Abtransport von Fetten aus der Leber)
- Schwarzkümmelöl verhindert die Lipidperoxidation in der Leber
- Verzweigtkettige Aminosäuren (BCAA) bei fortgeschrittener NAFL
- Gamma-Linolensäure aus Nachtkerzen- oder Borretschöl

Chimichurri

Zutaten:
wenn möglich in Bioqualität verwenden

2 Bund glatte **Petersilie**
1 **Limette** (Saft)
1 **Schalotte**
1 **Knoblauchzehe**
1 kleine **Chili** / Chilipulver
grobes **Salz**, schwarzer **Pfeffer**
150 ml **Olivenöl**
getrockneter **Thymian**
getrocknetes **Oregano**
1 **Lorbeerblatt**

Zubereitung: Alle Zutaten miteinander mixen und in ein Glas abfüllen.
Damit mariniert man Fleisch oder geniesst die Sauce zu Gemüse, Fleisch oder Getreide.
Im Kühlschrank aufbewahren und innert vier bis fünf Tagen konsumieren.

Literatur/Studien Leber- und Gallenerkrankungen

Compare, D., et al. (2012). Gut--liver axis: the impact of gut microbiota on non alcoholic fatty liver disease. Nutrition, Metabolism, and Cardiovascular Diseases.: NMCD, 22(6), 471–6. doi:10.1016/j.numecd.2012.02.007

Davaatseren, M., et al. (2013). Taraxacum official (dandelion) leaf extract alleviates high-fat diet-induced nonalcoholic fatty liver. Food and Chemical Toxicology.: An International Journal Published for the British Industrial Biological Research Association, 58, 30–6. doi:10.1016/j.fct.2013.04.023

Ding, J. H., et al. (2020). Role of gut microbiota via the gut-liver-brain axis in digestive diseases. World Journal of Gastroenterology, 26(40), 6141– 6162. doi:10.3748/wjg.v26i40.6141

Gaafar, A. A., et al. (2013). Antioxidant and AntiproliferativeEffects on Human Liver HePG2Epithelial Cells from Artichoke (Cynara scolymus L .) By-Products. Journal of Natural Sciences Research, 3(10), 17–25.

Johnson, M., et al. (2013). Diets containing traditional and novel green leafy vegetables improve liver fatty acid profiles of spontaneously hypertensive rats. Lipids in Health and Disease, 12(1), 168. doi:10.1186/1476-511X-12-168

Joven, J., et al. (2012). Plant-derived polyphenols regulate expression of miRNA paralogs miR-103/107 and miR-122 and prevent diet-induced fatty liver disease in hyperlipidemic mice. Biochimica et Biophysica Acta, 1820(7), 894–9. doi:10.1016/j.bbagen.2012.03.020

Madden, A., & Flum, D. (2021). Dietary management of gallstones: future possibilities. The Association of UK Dieticians, (December 2021), 2021– 2023.

Miele, L., et al. (2013). Gut-liver Axis and Microbiota in NAFLD.: Insight Pathophysiology for Novel Therapeutic Target. Current Pharmaceutical Design, 19(29). doi:10.2174/1381612811319290011

Mouzaki, M., et al. (2013). Intestinal microbiota in patients with nonalcoholic fatty liver disease. Hepatology (Baltimore, Md.), 58(1), 120–7. doi:10.1002/hep.26319

Seo, Y. S., & Shah, V. H. (2012). The role of gut-liver axis in the pathogenesis of liver cirrhosis and portal hypertension. Clinical and Molecular Hepatology, 18, 337–346.

Stagos, D., et al. (2012). Chemoprevention of liver cancer by plant polyphenols. Food and Chemical Toxicology : An International Journal Published for the British Industrial Biological Research Association, 50(6), 2155–70. doi:10.1016/j.fct.2012.04.002

Vancells Lujan, P., Viñas Esmel, E., & Sacanella Meseguer, E. (2021). Overview of non-alcoholic fatty liver disease (Nafld) and the role of sugary food consumption and other dietary components in its development. Nutrients, 13(5). doi:10.3390/nu13051442

Vos, M. B., & Lavine, J. E. (2013). Dietary fructose in nonalcoholic fatty liver disease. Hepatology (Baltimore, Md.), 57(6), 2525–31. doi:10.1002/hep.26299

Zhou, X., et al. (2020). Involvement of the autophagy-er stress axis in high fat/carbohydrate diet-induced nonalcoholic fatty liver disease. Nutrients, 12(9), 1–12. doi:10.3390/nu12092626

24 METABOLISCHES SYNDROM

Beim Metabolischen Syndrom handelt es sich um parallel auftretende Stoffwechselstörungen, die sich meist gegenseitig bedingen und beeinflussen. Eine einheitliche oder allgemein geltende Definition des Syndroms gibt es nicht, ebenso wenig einen eigenen ICD-10-Code. Zu den Stoffwechselstörungen des Metabolischen Syndroms gehören:

- Übergewicht bis Adipositas mit abdominalem Fettansatz
- Insulinresistenz / gestörte Glucosetoleranz (Zuckerstoffwechselstörung)
- Dyslipidämie (Fettstoffwechselstörung)
- Hypertonie (Bluthochdruck)

Oft werden die vier Grundstörungen von weiteren Stoffwechselentgleisungen begleitet:

- Hyperurikämie (hohe Harnsäurewerte bis zu Gicht)
- Silent Inflammation (chronische, stille Entzündungen)
- Hyperkoagulabilität (Neigung zu Blutgerinnung)

Alle Faktoren tragen zur Entstehung von Arteriosklerose und damit zur häufigsten Todesursache, den Herz-Kreislauferkrankungen bei. In Kombination multiplizieren sie sich in Bezug auf das Herz-Kreislaufrisiko weshalb sie auch als «Cluster kardiovaskulärer Risikofaktoren» bezeichnet werden.

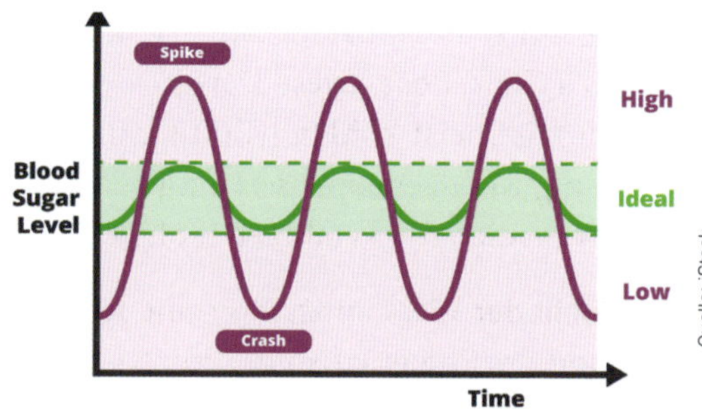

Blutzuckerkurve

Quelle: iStock

Das abdominale Übergewicht (Viszeralfett) sowie die Dysregulation des Blutzuckers mit einhergehender Bindegewebsübersäuerung bilden dabei die Grundlagen für die weitere Stoffwechselstörungen. Dabei spielt der ständige Wechsel von hohen Blutzuckerwerten (Hyperglykämie) durch zuckerreiche Lebensmittel und Getränke, gefolgt von nutritiven Unterzuckerungen (Hypoglykämien) als Folge übermässiger Insulinproduktion eine zentrale Rolle.

24.1 Übergewicht und Adipositas

Übergewicht und Adipositas (Fettleibigkeit) haben sich seit den 80er-Jahren in allen Industrieländern rasend schnell verbreitet. Diese Entwicklung ist in sämtlichen Altersklassen und unabhängig vom Geschlecht zu beobachten. Die zunehmende Verbreitung stellt eine grosse Herausforderung für das Gesundheitssystem und die Prävention dar.

Die Gesundheitskosten für die Therapie von Adipositas und deren Folgeerkrankungen haben sich innert kürzester Zeit vervielfacht. Das Risiko zu Herz-Kreislauferkrankungen, Virusinfektionen, Immunstörungen bis hin zu Tumor- und Krebserkrankungen erhöht sich signifikant, wenn starkes Übergewicht als Teil des Metabolischen Syndroms vorliegt.

Mögliche Ursachen von Übergewicht und Adipositas

Vereinfacht dargestellt ist Übergewicht die Folge eines Missverhältnisses zwischen Energiezufuhr und Energieverbrauch. Aber nicht alle Übergewichtigen essen massiv zu viel. Die Problematik ist viel komplexer. Übergewichtige haben nicht nur grössere, sondern auch mehr Fettzellen. Hinzu kommt ein verlangsamter Stoffwechsel aufgrund diverser Mikronährstoffmängel und Organ- sowie Kochungsschwächen, welche durch einseitige Ernährung zustande kommen. Insbesondere eine 2. Kochungsschwäche mit Gallenbildungsstörungen sowie Entgiftungsschwächen gehen häufig mit Übergewicht und Adipositas einher. Paradoxerweise leiden gerade Übergewichtige aufgrund der einseitigen Ernährung mit Kohlenhydraten und gesättigten Fetten an einer Mangelernährung hinsichtlich einer gesunden und ausreichenden Mikronährstoffabdeckung. Es fehlen essenzielle Vitalstoffe wie Vitamine und Mineralien aber auch SPS. Die einseitige Ernährung mit einer unzureichenden Zufuhr an Pflanzenfasern und SPS führt wiederum zu einer bakteriellen Fehlbesiedlung des Darms und bei Zuckerüberkonsum auch zu Candidose. Diese Darmdysbiose wiederum sendet Bedürfnisse an das Gehirn, welche die meist kohlenhydratdominierte Ernährung aufrechterhalten. Auch werden zu wenig Mahlzeitenpausen eingehalten, sodass die Blutzucker- und Insulinwerte nie in den Bereich der katabolen Stoffwechsellage kommen.

Aus Sicht der TEN können verschiedene Faktoren zu Übergewicht und Adipositas, dem Zustand des Phlegmatismus, führen. Ursächlich ist meist ein Nichterkennen der beiden unterschiedlichen Appetitformen, was zu einem Ungleichgewicht der Hunger-Sättigung-Regulation führt. Der körperliche Energiebedarf wird überschätzt und es kommt zu einem emotionalen, bedürfnisorientierten sowie kompensatorischen Essverhalten. Aus Kochungschwächen, seien sie konstitutionell oder erworben, entstehen Dyskrasien. Das Säfteungleichgewicht kann wiederum zu Veränderungen der Bedürfnisse führen, sodass der körperliche bzw. bedarfsorientierte Hunger nicht mehr erkannt wird (siehe Kapitel «Ernährungspsychologie -Bedarf und Bedürfnis»). In einigen Fällen führt der Weg auch über den Cholerismus zum Phlegmatismus. Dabei führt die übermässige Hitze zu Entgleisungen im Stoffwechselsystem mit entsprechendem Anstieg der Zucker-, Fett-, Harnsäure- und Blutdruckwerte. Bei Übergewicht sind die Kochungskräfte insuffizient, sodass es zu Dyskrasie mit oder ohne Entwicklung von Schärfen kommt. Darum ist es wichtig zu erkennen, dass es keine allgemeingültige Ernährung gibt, die für alle Situationen bei Übergewichtig gelten. Es ist wichtig zu eruieren, warum das jeweilige Temperament in eine Dysbalance gekommen ist und welche physischen und psychischen Faktoren dabei eine Rolle gespielt haben.

Folgende Faktoren können ursächlich zu Übergewicht und Adipositas beitragen:

- pränatal: übermässige Gewichtszunahme der Mutter in der Schwangerschaft
- pränatal: Vitamin D_3 Mangel der Mutter während der Schwangerschaft
- weniger als ein Monat Stillzeit (höheres Risiko für Übergewicht für Mutter und Kind)
- pompensatorisches Essverhalten in Stresssituationen
- Bewegungsmangel
- Dysbiose und/oder Candidose mit starken Süss- und Hungersignalen und leberbelastenden Stoffwechselprodukten, evtl. Leaky Gut (1. und 2. Kochungsstörung)
- Gewebsazidose bis hin zu Mitochondriopathie und oxidativem Stress (3. Kochungsstörung)
- reduziertes Sättigungsgefühl aufgrund von Leptin- und Insulinresistenz im Gehirn als Folge von übermässigem Viszeralfett und stillen Entzündungen sowie psychischem Stress
- Schlafmangel und Schlafstörungen erhöhen den Stresslevel und damit die Insulinresistenz
- mikronährstoffraubende Medikamente in Kombination mit den bereits genannten Faktoren

Es gibt auch genetische Faktoren, welche zu Übergewicht beitragen können. Im Allgemeinen spielen diese im Vergleich zu Umwelt- und Lifestylefaktoren jedoch eine deutlich untergeordnete Rolle. Zentral sind erworbene Verhaltensweisen, vor allem im Bereich der Hunger- und Sättigungswahrnehmung und der Essgeschwindigkeit sowie Coping-Strategien bei Stress. Laut Untersuchungen neigen Menschen mit starkem Übergewicht zudem eher dazu, sich von Werbungen mit ungesunden Lebensmitteln verführen zu lassen. So entsteht ein Teufelskreis, welcher für viele nur schwer zu durchbrechen ist. Hinzu kommen Erwartungen an ein schlankes Schönheitsideal, was ein Grossteil der Übergewichtigen unter psychischen Druck setzt.

Mögliche Begleit- und Folgeerscheinungen von Übergewicht und Adipositas sind:

- depressive Verstimmungen
- Essstörungen
- obstruktive Schlaf-Apnoe (Schlafstörungen)
- Anstrengungsdyspnoe bis Asthma
- Reflux, Sodbrennen
- Gallensteine
- Gelenkbeschwerden, Knickfuss, Spreizfuss
- Polyzystisches Ovar Syndrom (PCOS)
- Fruchtbarkeitsstörungen
- Kopfschmerzen
- Konzentrations- und Gedächtnisstörungen

Parameter des Metabolischen Syndroms

Zur Beurteilung des Körpergewichts gibt es eine Reihe standardisierter Messmethoden, dazu zählen der BMI (Body Mass Index), BIA-Messung (Body-Impedanz-Analyse) und der Bauchumfang sowie das Bauch-Hüftumfang-Verhältnis (WTH: Waist to Hip-Ratio). Zu den bekanntesten Messgrössen zur Einschätzung des Körpergewichts zählt der BMI. Hierbei wird das Körpergewicht in Kilogramm geteilt und durch die Körpergrösse in Metern zum Quadrat berechnet. Die resultierende Zahl gibt Auskunft darüber, ob das Körpergewicht grundsätzlich zur Körpergrösse passt.

Beispiel: 75 kg Gewicht und 1.70 m Körpergrösse
75 : (1.70 x 1.70) = 26 BMI

Klassifikation	BMI (kg : [m²])	Erkrankungsrisiko
Untergewicht	< 18.5	niedrig, Achtung: Mangelernährung/ Essstörungen ausschliessen
Normalgewichtig	18.5 - 24.9	durchschnittlich
Übergewicht ab BMI 25		
Präadipositas	25 - 29.9	je nach Konstitution leicht erhöht, für ein phlegmatisches Temperament evtl. Normalgewicht
Adipositas Grad 1	30 - 34.9	eher erhöht
Adipositas Grad 2	35 - 39.9	deutlich erhöht
Adipositas Grad 3	> 40	sehr stark erhöht, krankhaftes Übergewicht

Als Faustregel für ein Normalgewicht gilt Körpergrösse in Zentimeter minus 100.
Beispiel: 170 cm – 100 = 70 kg, das entspricht einem BMI von 24.
Wer bei einer Grösse von 1.70 m ein Gewicht von 70 kg hat, gilt als normalgewichtig.

Als Faustregel für ein therapiebedürftiges Risikogewicht gilt Körpergrösse in Zentimeter minus 100 + 20 %.

Beispiel: 170 cm -100 = 70 kg + 14 kg (+20 %) = 84 kg, das entspricht einem BMI von knapp 30. Wer bei einer Grösse von 1.70 m ein Gewicht von 84 kg hat, gilt als übergewichtig.

Beim BMI nicht berücksichtig wird jedoch die eigentliche Körperzusammensetzung. Da Muskelmasse ein höheres Gewicht als Fettmasse aufweist, kann bei sehr muskulösen Menschen ein BMI im Risikobereich liegen, obwohl der Körperfettanteil im gesunden Rahmen liegt. Als Gold-Standard für die Beurteilung und die Verlaufskontrolle von Übergewicht gilt daher die BIA-Messung (Body-Impedanz-Analyse) als detaillierte Messung der Körperzusammensetzung. Für solche Messungen sind jedoch teure Gerätschaften nötig, sodass sich in der Praxis einfachere Messmethoden bewährt haben. Dazu zählt die Messung des Bauchumfangs sowie die des Hüft- und

Taillenverhältnisses, die sogenannte Waist to Hip-Ratio (WTH). Übergewichtige mit einem grossen Bauchumfang werden auch als «Apfel-Typ» bezeichnet. Wer Fettgewebe eher im Bereich des Gesässes und der Hüfte anlegt, gilt als «Birnen-Typ» und wer dazwischen lieg als «Avocado-Typ». Allgemein kann gesagt werden, dass ein höherer Anteil an Bauchfett (viszerales/abdominales Fett) mit einem grösseren Risiko für Entzündungen und Herz-Kreislauferkrankungen einhergeht.

Bauchumfangmessung und Herz-Kreislaufrisiko

Der Bauchumfang wird im Stehen, ohne Kleidung und ungefähr zwei Fingerbreit oberhalb des Bauchnabels gemessen.

Männer: ab 94 cm Bauchumfang erhöhtes Risiko
ab 102 cm Bauchumfang stark erhöhtes Risiko

Frauen: ab 80 cm Bauchumfang erhöhtes Risiko
ab 88 cm Bauchumfang stark erhöhtes Risiko

Waist to Hip-Ratio

Der Taillenumfang entspricht bei dieser Berechnung dem Bauchumfang. Der Hüftumfang wird an der breitesten Stelle der Hüfte bzw. dem Gesäss gemessen und liegt ca. 15 bis 20 cm unterhalb der Taille.

Beispiel Frau: Taille/Bauch: 88 cm, Hüfte 100 cm. 83/100 = 0.83 = moderates Risiko

Herzkreislauf-Risiko	Form-Typ	Frauen	Männer
Klein	Birne	< 0.8	< 0.95
Moderat	Avocado	0.8 bis 0.85	0.96 bis 1.0
Erhöht	Apfel	> 0.85	> 1.0

Auch hier gilt es, die Körperform in Bezug auf das gesamte Erscheinungsbild und die individuelle Konstitution zu betrachten. Auch müssen weitere Herz-Kreislaufrisikoparameter berücksichtigt werden, bevor eine endgültige Einschätzung gemacht werden kann.

Risikoparameter des Metabolischen Syndroms

Um das Herz-Kreislaufrisiko von übergewichtigen Menschen beurteilen zu können, müssen verschiedene Parameter berücksichtigt werden:

- BMI über 30
- Risiko-Bauchumfang: Männer > 102 cm, Frauen > 88 cm
- ungünstiges Bauch-Hüft-Verhältnis «Waist To Hip-Ratio»:
  Männer > 1.0, Frauen > 0.85
- erhöhter Langzeitzucker: HbA1c > 6.5 %

- Insulinresistenz: HOMA-Index (Berechnung aus Nüchternblutzucker + Nüchterninsulin)
- erhöhte Blutfettwerte: Triglyceride (TG)
- Bluthochdruck > 130/85 mmHg
- erhöhte Entzündungswerte z. B. hsCRP
- Dyslipidämie (HDL zu tief, LDL zu hoch), LDL-HDL-Quotient (zu hoch = viel LDL bei wenig HDL, liegen gleichzeitig Entzündungen und oxidativer Stress vor, kann es zu oxidiertem LDL kommen)
- erhöhter Fettleberindex: Grösse, Gewicht, Bauchumfang, Triglyceride, GGT (Gamma GT = Leberenzym) im Risikobereich (siehe Berechnungsformel im Internet)
- Rauchen

24.2 Nicht-alkoholische Fettleber

Es ist bekannt, dass grössere Mengen Alkohol die Leber belasten und verfetten können. Inzwischen weiss man auch, dass hohe Mengen an Zucker, dabei vor allem Fruchtzucker, zur einer Leberverfettung führen können. Genannt wird dieses Phänomen NAFL «Nicht-alkoholische Fettleber» und kommt in der breiten Bevölkerung immer öfter vor, auch bei Kindern und Jugendlichen. Schätzungen zufolge haben 30-40 % der westlichen Bevölkerung eine Fettleber. Dies sehr oft, ohne es zu wissen, da sie nicht schmerzhaft ist. Typisch für eine belastete Leber sind jedoch subtile Symptome wie Müdigkeit und Völlegefühl (siehe Kapitel «Die gestörte 2. Kochung»). Haben mehr als 5 % der Leberzellen Fett eingelagert können sich Leber- und Entzündungswerte erhöhen, sodass es zu einer NASH «Nicht-alkoholische Steatohepatitis» bis hin zur Leberzirrhose kommen kann. Die Leber als 2. Kochung wird damit längerfristig in all ihren Funktionen geschwächt. Sie ist zum Beispiel nicht mehr in der Lage die Blutzucker- und Blutfett-Homöostase aufrechtzuerhalten und wird in ihrer entgiftenden und antioxidativen Kapazität eingeschränkt. Insbesondere erhöht sich dadurch die Neigung zu Entzündungen und diese wiederum fördern die Insulinresistenz sowie das kardiovaskuläre Risiko, sodass sie im Zentrum des Metabolischen Syndroms steht. Das Risiko für eine NAFL ist bei Übergewichtigen sehr hoch und bei Typ 2-Diabetikern kommt sie bei mehr als 60 % vor. Eine NAFL ist mit entsprechenden Ernährungs- und Lifestyle-Interventionen reversibel (siehe Kapitel «Leber- und Gallenerkranungen»).

Die Art des Fettgewebes

Im Allgemeinen werden zwei Arten von Fettgewebe unterschieden, das weisse und das brauen Fettgewebe. Dabei unterscheiden sich die verschiedenen Fettzellen bezüglich ihrer Wirkung auf den Stoffwechsel deutlich voneinander.

Weisses Fettgewebe

In Phasen, in denen dem Körper mehr Energie zugeführt wird als er im Moment für seinen Grund- und Leistungsumsatz braucht, werden weisse Fettzellen gebildet. Sie dienen vor allem als Energiespeicher und werden deshalb als weiss bezeichnet, weil die darin enthaltenen Fetttröpfchen unter dem Mikroskop weiss bis gelblich erscheinen. Weisse Fettzellen bestehen zu etwa 90 % aus Fett. Zucker, Fett, Alkohol aber auch glucogene Aminosäuren können so über verschiedene Stoffwechselwege in der Leber zu Fetttröpfchen umgewandelt und in den Adipozyten (Fettzellen) aber auch Leberzellen gespeichert werden. Dabei wird Fructose besonders schnell in Speicherfett (Triglyceride) umgewandelt. Weisses Fettgewebe spiel eine wichtige Rolle nicht nur als Energiespeicher für schlechte Zeiten, sondern auch als Kälteisolation sowie Polsterung von Organen. Bei chronisch hyperkalorischer Ernährung kommt es zu Fettanlagerungen im gesamten Bauchraum. Das viszerale bzw. abdominale Fettgewebe gilt dabei als besonders schädlich, da es hormonell und immunologisch aktiv ist und einen negativen Einfluss auf die Hunger-Sättigungsregulation hat.

Braunes Fettgewebe

Ganz anders als weisse Fettzellen wirken braune Fettzellen, welche nur zu 50 % aus Fett bestehen. Sie sind eine Art Heizkraftwerk und darauf spezialisiert, die ihnen zur Verfügung stehende Energie zu verbrennen, ein Prozess, bei dem Körperwärme entsteht (Thermogenese). Die Fettzellen wirken dunkler, weil sie weniger grosse Fetttropfen dafür sehr viele Mitochondrien enthalten. Vor allem Neugeborene haben im Bereich des Rückens und der Brustwirbel viele braune Fettzellen und regulieren damit ihre Körpertemperatur. Seit bekannt ist, dass auch Erwachsene solche Zellen besitzen, erforscht die Wissenschaft intensiv, wie diese entstehen. Man hat bereits aufzeigen können, dass sich braune und weisse Fettzellen ineinander umwandeln können. Zur Bildung von braunem Fettgewebe kann Frieren beitragen z. B. beim Eisbaden und kalten Duschen. Als Reaktion auf den starken Kältereiz bildet der Körper braunes Fettgewebe, welches reich an Mitochondrien ist und dadurch effizient Fett in Wärmeenergie umwandeln kann. Eine Studie konnte aufzeigen, dass sich das braune Fettgewebe deutlich erhöht, wenn man sich in Räumen mit einer Zimmertemperatur unter 20°C aufhält. Zudem fördert aerobes Intervalltraining wie etwa 150 Minuten Walken oder Wandern oder 75 Minuten Joggen oder Schwimmen pro Woche die Bildung von Mitochondrien und braunem Fettgewebe. Auch Omega-3-Fettsäuren, Coenzym Q10 und Sekundären Pflanzenstoffe wie Sulforaphan (Brokkolisprossen), Capsaicin (Cayenne-Pfeffer bzw. Chilli), Resveratrol (roten Weintrauben), Curcumin (Kurkuma) und Grüntee-Extrakt können dazu beitragen.

Fructose und Metabolisches Syndrom

Untersuchungen bzgl. Fructose und dem Metabolischen Syndrom haben einige Zusammenhänge aufzeigen können, sodass Fructose aus den folgenden Gründen besonders beachtet werden soll:

- Der Konsum von freier Fructose in grossen Mengen (>40 g/Tag) kann die Leberverfettung sowie die Insulinresistenz (längerfristig Diabetes Typ 2) fördern. Fructose wird bei hyperkalorischer Ernährung direkt als Fett (Triglycerid) gespeichert.
- Die Einnahme von fructosegesüssten Getränken führt zu unzureichender Appetitsuppression und kann die Entstehung von Übergewicht fördern. Dies liegt womöglich daran, dass Fructose andere Hirnareale stimuliert als Glucose.
- Die Einnahme von freier Fructose kann das Lipidprofil ungünstig beeinflussen, indem sie die postprandialen (nach der Mahlzeit) Blutfettwerte v. a. Triglyceride und LDL-Cholesterin-Wert ansteigen lässt.
- Bei etwa 50 % der Bevölkerung treten bei einem Konsum von über 25 g Fructose pro Tag Magen-Darmbeschwerden auf. Die mit Fructose verstärkte Dysbiose führt zur lebertoxischen Metaboliten, welche die Nicht-alkoholische-Fettleber (NAFL) weiter fördern.
- Hohe Mengen Fructose im Darm hemmen zudem die Aufnahme der Aminosäure Tryptophan, welche Ausgangssubstrat für das Glücks- und Sättigungshormon Serotonin ist.
- Hohe Mengen Fructose fördern die Harnsäurebildung und damit das Gicht-Risiko.

Es wird daher vom Konsum von Fructose in zugesetzter, reiner Form sowie grossen Mengen Fruchtsäften abgeraten. Fructose sollte in Form von zwei bis drei Portionen Obst und wenig Honig pro Tag zugeführt werden.

Beispiel: 2 dl Apfelsaft enthalten 11 g Fructose, ein Apfel (120 g) und 1 EL Honig (15 g) liefern je 6 g Fructose.

Als Faustregel gilt: ca. 0.4 g Fructose pro Kilogramm Körpergewicht aus natürlichen Quellen. Zur Zeit der Jäger und Sammler lag die durchschnittliche, tägliche Fructoseaufnahme bei ca. 15 g, in Europa sind es heute ungefähr 50 g und in den USA bis zu 80 g.

Ernährungsheilkundliche Massnahmen bei Adipositas und Metabolischem Syndrom

- Antientzündliche Ernährung, allgemein «Low Carb» (Pankreas-Entlastung) mit hochwertigen Pflanzenölen und täglich 1-2 Handvoll Nüssen, reichlich wasserreiches Gemüse (mind. 400 g pro Tag), ausreichend Proteine und faserreichen Kohlenhydratquellen.
- Teilfasten mit 4-5 Stunden Pause zwischen den Mahlzeiten und mind. 12 Stunden Fasten über Nacht. Auch ein 16:8-Fasten kann je nach Konstitution empfohlen werden, dabei auf ausreichende Mikronährstoffabdeckung achten. Hafer-Fasten-Tage eignen sich besonders gut als Kur, da enthaltene Beta-Glucane den Blutzuckeranstieg nach Mahlzeiten sowie das Gesamtcholesterin senken können.
- Zwischen den Mahlzeiten ausreichend trinken, auf Süssgetränke und künstlich gesüsste Getränke verzichten. Stattdessen bittere Kräuter- und anregende Gewürztees trinken. Auch ungesüsste, koffeinhaltige Getränke wie Grüntee, Yerba Mate und schwarzer Kaffee können den Fettstoffwechsel anregen, dabei auf die individuelle Verträglichkeit und die Leberentgiftungskapazität achten. Alkoholkonsum minimieren und mindestens fünf alkoholfreie Tage einhalten.

- Gemüse- und Proteinquellen als erstes sowie achtsam und langsam essen, für eine bessere Wahrnehmung der Sättigung und Verlangsamung der Glucoseaufnahme im Dünndarm.
- Zur Sättigung aber auch Darmgesundheit tragen Leinsamen, Flohsamen und Chiasamen bei, da ihre Quellstoffe in Verbindung mit Wasser ein zu einem grossen Volumen führen.
- Ca. 20-30 Minuten vor dem Essen 1 EL Essig z. B. Apfelessig mit einem Glas Wasser einnehmen, um die Blutzuckerwirkung der Mahlzeit positiv zu beeinflussen.
- Abends kleine gemüsebasierte Mahlzeit vor 19.00 Uhr. Fokus auf Gemüse- und Proteinquellen legen, um abendliche Zuckerpeaks zu verhindern, da die Insulinsensitivität abends abnimmt.
- Geschmäcke und Thermik: warm/scharf/bitter regt an und leitet aus. Süss, kalt, feucht fördert Phlegmatismus, daher eher meiden. Beispiel: Espresso statt Milchkaffee. Bitter auch als «Appetitzügler» z. B. Yerba-Mate, Gallen-Leber-Tee oder Bitter-Tropfen (Gallen-Leber-Tropfen).
- Desserts wie Datteln oder Schokolade mit mind. 75 %-Kakao-Anteil in kleinen Mengen, nicht täglich und eher am Mittag direkt nach der Mahlzeit.
- Die Empfehlungen, wie sie unter Kapitel «Ernährungspsychologie – Bedarf und Bedürfnis» angegeben sind, sind zu beachten.

Tipps: Nicht mit Nebenbeschäftigung essen, 20x Kauen, Gabel nach jedem Bissen ablegen, kleine Teller können dabei helfen, die Portionen nicht zu gross zu gestalten.

Merke: Kohlenhydratquellen abkühlen lassen, sodass sich resistente Stärke bildet. Die resistente Stärke wirkt dann deutlich weniger auf den Blutzucker und gleichzeitig als Präbiotikum für Darmbakterien. Auch beim Wiederaufwärmen von bereits gekühlten Kohlenhydraten wird nur ein Teil verdaubar. Wenn möglich Kohlenhydrat-Quellen erst nach Gemüse-, Protein- und Fettquellen essen, um die Magenverweildauer der Nahrung zu verlängern und damit eine langsame und kontinuierliche Glucoseaufnahme im Dünndarm zu ermöglichen.

Diätetische Massnahmen beim Metabolischen Syndrom

Allgemein gelten die diätetischen Massnahmen unter «Rhythmus und Diätetik», insbesondere sollen folgende Aspekte beachtet werden:

- Neue Copingstrategien für Stresssituationen erlernen.
- Nach den Mahlzeiten jeweils 15-20 Minuten eine leichte sportliche Aktivität oder Spaziergang v. a. nach dem Abendessen, um Blutzuckerspitzen zu verhindern.
- Bewusste Nasen- und Bauchatmung sowie langsames Essen üben.

- Wechselbäder, Sauna, Eisbaden bei entsprechender Konstitution, um die Mitochondrienbildung und die Blutzirkulation zu fördern.
- Belastung mit Toxinen abklären und fachgerecht ausleiten.

Nahrungsergänzungen beim Metabolischen Syndrom

- Antioxidantien aus Grüntee-Extrakt (EGCG), Traubenkern-Extrakt (OPC), Quercetin, Pinienrinden-Extrakt (Pycnogenol) in Kombination mit Vitamin C und E
- Fettlösliche Vitamine v. a. Vitamin D_3
- Omega-3-Fettsäuren aus Algen oder Fisch zu den Mahlzeiten
- Basenmittel mit Magnesium und Kalium ausserhalb der Mahlzeiten
- Vitamin B-Komplex (v. a. bei Einnahme von Metformin auf B12 und Folsäure achten)
- Spurenelemente Zink, Selen und Chrom
- Spirulina Algen (blutdruck- und fettregulierend)
- L-Carnitin und Coenzym Q10 zu den Mahlzeiten (v. a. bei Mitochondriopathie)
- Galactose bei starkem Zuckerhunger und zur Verbesserung der Insulinresistenz
- Vitalpilze in Absprache mit einer Fachperson. *Reishi:* allgemein Stoffwechselregulation, Antioxidans und gegen Candidose. *Maitake:* allgemein bei Metabolischem Syndrom. *Coprinus:* Fokus Zuckerstoffwechsel. *Shiitake:* Fokus Fettstoffwechsel und Bewegungsapparat

Allgemein wichtig zu beachten bei Menschen mit Metabolischem Syndrom:

Für die Entscheidung der geeigneten Ernährungstherapie steht nicht nur das Gewicht im Zentrum, es müssen auch seelische Belastungen und Begleiterkrankungen berücksichtigt werden. Um dies zu erreichen ist es unabdingbar, das Umfeld der Betroffenen miteinzubeziehen und allenfalls interdisziplinär mit anderen Fachbereichen zusammenzuarbeiten. Ziel aller Massnahmen ist die Gewichtsreduktion und deren Stabilisierung, da ständige Gewichtsschwankungen eine grosse Belastung für den Stoffwechsel darstellen. Die Gewichtsabnahme soll langsam, kontinuierlich und nachhaltig erfolgen und die Ziele realistisch gesetzt werden. Die WHO schlägt pro Jahr eine Abnahme von 10 % des Ausgangsgewichts vor. Das langsame und kontinuierliche Abnehmen durch langfristige Begleitung senkt zudem das Rückfallrisiko, den sogenannten «Jojo-Effekt». Bei stark adipösen Menschen kann es zu Beginn aufgrund der Bindegewebsumstrukturierung zu einer Reduktion von Wassereinlagerung kommen, sodass das Gewicht rasch sinkt. Nach dieser ersten Phase kommt es meist zu einer langsameren Gewichtsabnahme, wobei auch das Halten des Gewichts ein erstes Ziel sein kann.

24.3 Diabetes Typ 1 und 2

Die Wichtigkeit der Ernährung im Zusammenhang mit Diabetesentstehung und Behandlung, sollte von Anfang an im Zentrum der Therapie stehen. Der entgleiste Zucker- und Fettstoffwechsel führt zu erhöhtem Phlegma, was bewegt und ausgeleitet werden muss. Ziel der Ernährungstherapie ist das Vermeiden oder Reduzieren der Insulinresistenz sowie eine ausgeglichene Bilanz zwischen Nährstoffzufuhr und Insulin (eigenem oder fremdem). In der folgenden Tabelle wird auf die Unterschiede zwischen Diabetes Typ 1 und Typ 2 eingegangen:

Typ 1 Diabetes (DM1)	Typ 2 Diabetes (DM2)
Diagnose: Hyperglykämie (ab 11 bis über 20 mmol/l) führt zu «Ketoazidose». Typische Symptome: Gewichtsreduktion, viel Wasserlösen, Azeton-Geruch, Müdigkeit, Kopfschmerzen, Kussmaul-Atmung. Diagnosestellung meist bereits in der Kindheit oder Jugend. DM1 kann grundsätzlich in jedem Alter auftreten.	**Diagnose:** Oft im Rahmen des Metabolischen Syndroms, häufig abdominales Fettgewebe (Waist-to-Hip-Ratio), erhöhte Nüchtern-Glucose und HbA1c sowie HOMA-Index, meist auch erhöhte Entzündungswerte (hsCRP).
Ursache: Autoimmunerkrankung bei genetischer Disposition, Ursache meist unbekannt. Mögliche Auslöser werden diskutiert, darunter auch pränataler Vitamin D_3 Mangel und Umweltfaktoren.	**Ursache:** Meist im erwachsenen Alter erworben durch Bewegungsmangel, Überernährung bei gleichzeitigem Mikronährstoffmangel, Entzündungen und Leberverfettung (Metabolisches Syndrom). Im hohen Alter oft auch zusätzlich bedingt durch nachlassende Insulinsensitivität der Zellen und Pankreasschwäche (Alters-Diabetes).
Therapie: Aufgrund des absoluten Insulinmangels durch beta-Zelluntergang des Pankreas, Insulin spritzen oder via Insulinpumpe zuführen bei gleichzeitig kontrollierter Kohlenhydrataufnahme. Regelmässiges Blutzuckermessen ist zentral, da starke Hyper- und Hypoglykämien möglich sin d. Keine kurative Therapie bekannt. Langzeitzucker (HbA1c) Zielwert: 6.5 - 7 %	**Therapie:** 1. Lifestyle- und Ernährungsanpassung, 2. OAD (orale Anti-Diabetika), 3. Insulin spritzen (zu Beginn nicht Insulinpflichtig), regelmässiges Blutzuckermessen: Hyperglykämie möglich, ohne Insulin sind keine oder nur schwache Hypoglykämien möglich. Langzeitzucker (HbA1c) Zielwert: 5.5 - 6.5 %
Ernährung: Strenge KH-Berechnung mit Brotwerten «BW» (1 BW = 10 g KH) und entsprechender Insulin-Dosierung. Grundsätzlich gilt ebenfalls die konstitutionell angepasste, antientzündliche Ernährung als Basis. Auch bei DM1 ist eine verschlechterte Insulinempfindlichkeit aufgrund von stillen Entzündungen und Mikronährstoffmangel möglich.	**Ernährung:** Mediterrane, antientzündliche Low-Carb Ernährung mit tiefer glykämischer Last, dabei Konstitution beachten und integriertem Teilfasten. Besonders zu meiden sind grössere Mengen Fructose, gesättigte Fette und Alkohol.

Typ 1 Diabetes (DM1)	Typ 2 Diabetes (DM2)
Ziel: Gemäss aktuellem Wissen nicht heilbar. Lebensqualität bis ins hohe Alter erhalten, mögliche Spätfolgen vermeiden.	**Ziel:** Heilung durch Lifestyle- und Ernährungsinterventionen, langfristiger Gewichtserhalt und Mikronährstoffabdeckung.
Aus Sicht der TEN: Diverse Ursachen können zu gelbgalligen Schärfen führen, die eine Autoimmunreaktion gegen die beta-Zellen der Pankreasdrüse auslösen. Dies führt zu entsprechender Störung der 3. Kochung.	**Aus Sicht der TEN:** Schwäche aller drei Kochungen, die zu Verschleimungen unterschiedlicher Organe mit Bildung von gelb- und schwarzgalligen Schärfen führt. Dabei wirkt sich die Störung der 3. Kochung in allen Geweben auszehrend aus.

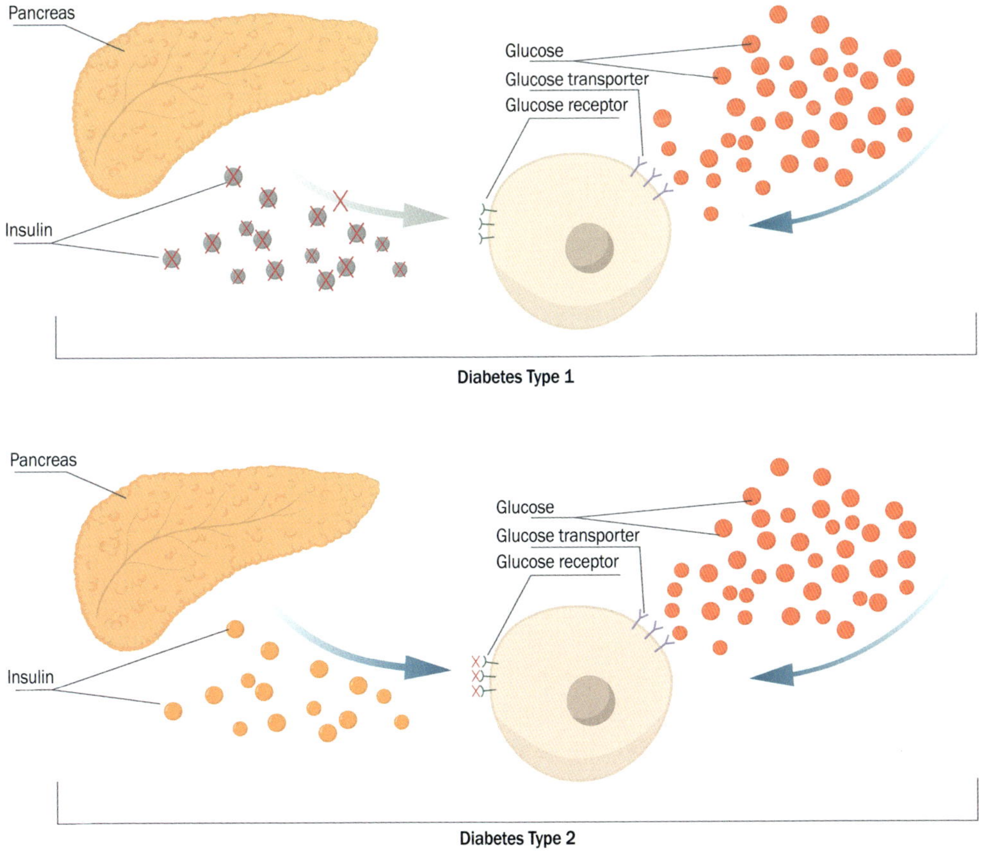

Quelle: iStock

Diabetes Typ 1 und Typ 2

Insulinresistenz im Gehirn

Der Gehirnstoffwechsel grenzt sich von dem des restlichen Organismus ab. Dadurch lassen sich Blutzuckerveränderungen im Gehirn nicht über den Blutzucker in der Peripherie messen. Dies erschwert die Diagnose einer vorliegenden Insulinresistenz an den Nervenzellen im Gehirn. Symptome können unter anderem Vergesslichkeit bis hin zu Alzheimer Demenz, ADS und ADHS sein. Die Symptomatik verstärkt sich unter Stressbelastung. In Fachkreisen wird diese Art der Zuckerstoffwechselstörung auch zu den Typ3-Diabetes-Formen gezählt. In diesem Fall sollten die Ernährungs- und diätetischen Empfehlungen bei neuro-endokrinen Störungen berücksichtigt werden, insbesondere können Galactose und Teilfasten hilfreich sein.

24.4 Dyslipidämie

Dyslipidämie bezeichnet die Fettstoffwechselstörung, welche ein ungünstiges Verhältnis verschiedener Cholesterinarten mit sich bringt. Cholesterin vom griechischen «Gallenfett» ist eine Substanz, welche zu den Lipiden zählt. Diese wachsartige, fettige Substanz übernimmt im Körper zahlreiche wichtige Funktionen. Cholesterin verleiht jeder Zelle die nötige Stabilität und auch das Gehirn besteht zu einem Grossteil aus Cholesterin. Zudem ist es Ausgangssubstrat von Vitamin D_3 und anderen Steroidhormonen sowie für die Bildung von Gallensaft zentral. Dabei stellt die Leber den grössten Teil des Cholesterins (ca. 85 %) selbst her. Lediglich 15 % oder ungefähr 0.3 Gramm stammen aus der Nahrung. Wird mehr Cholesterin über die Nahrung zugeführt, so reduziert die Leber die Eigenproduktion, um das Gleichgewicht zu halten. Bei Störungen der 2. Kochung, kann es zu Dysregulationen der Cholesterinmenge im Körper kommen. Daher sollte die Leber bei der Regulation von Fettstoffwechselstörungen stehts im Zentrum stehen.

Fettstoffwechsel

Das aufgenommene Fett (Triglyceride) und Cholesterin sowie fettlösliche Vitamine, werden in den Enterozyten zu Chylomikronen verpackt und gelangen so via Lymphe und Blutbahn zur Leber. Auf dem Weg dorthin, werden bereits einige Triglyceride mit Hilfe von Enzymen (Lipoproteinlipasen LPL) zu freien Fettsäuren abgebaut, sodass sie an Muskulatur und Fettgewebe abgegeben werden können. In der Leber werden die übrigen Triglyceride sowie fettlöslichen Vitamine gespeichert oder zur Versorgung peripherer Gewebe ans Blut abgegeben. Je nach Fettgehalt unterscheiden sich nun die verschiedenen Fettransportmoleküle in ihrer Dichte. Sodass VLDL durch den sehr hohen Lipidgehalt eine sehr tiefe Dichte (Very Low Density) und HDL durch den tiefen Lipidgehalt eine höhere Dichte (HDL = High Density Lipoprotein) aufweist. Ummantelt werden die Lipide mit Eiweissen, den sogenannten Lipoproteinen, welche den Transport im wässrigen Milieu des Blutes ermöglichen. VLDL besteht zu etwas mehr als 50 % aus Triglyceriden. Diese werden wiederum mit Hilfe von LPL abgebaut und verschiedenen Geweben zur Verfügung gestellt. Übrig bleibt eine schlankere Zwischenform das IDL (intermediate Lipoprotein) bevor es zum LDL wird, welches zu fast 50 % aus Cholesterin besteht. LDL versorgt nun die peripheren Gewebe mit Cholesterin, unter anderem zur Bildung von Steroidhormonen und Vitamin D_3. Das übrige LDL wird über LDL-Rezeptoren wieder von der Leber aufgenommen. Problematisch wird LDL dann, wenn es sich verkleinert (small dense LDL «sdLDL») und damit eine schlechtere Affinität zu LDL-Rezeptoren aufweist, sodass es deutlich länger im Blutstrom verweilt als grosse LDL. Dadurch neigen sdLDL eher zu Oxidation, was sie artherogen macht. Mittels Labordiagnostik kann oxidiertes LDL (oxLDL) im Blut gemessen werden.

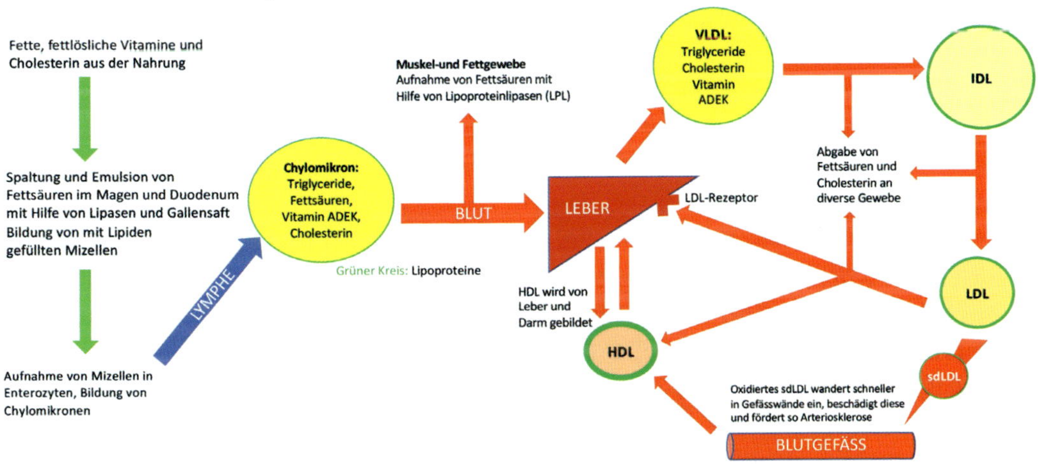

Chylomikronen: Transport von Fetten und fettlöslichen Vitaminen vom Darm zur Leber unter Abgabe von Fettsäuren an Muskel- und Fettgewebe
VLDL (Very Low Density Lipoprotein): Transport von Triglyceriden und fettlöslichen Vitaminen zu den Geweben
IDL (Intermediate Density Lipoprotein): Zwischenstufe von VLDL zu LDL
LDL (Low Density Lipoprotein): Versorgung der Gewebe mit Cholesterin z.B. zur Bildung von Steroidhormonen und Vitamin D
sdLDL (small dense LDL): längere Verweildauer im Blut durch geringere Affinität zu LDL-Rezeptoren, oxidiert eher als grosse LDL
HDL (High Density Lipoprotein): Transport von Cholesterin aus den Geweben und Gefässen zurück zur Leber

Fettstoffwechsel

Unter welchen Umständen kommt es vermehrt zu small dense LDL (sdLDL)?

- 35-45 % genetisch bedingt
- Fehlernährung mit hohem Kohlenhydratanteil bei genetischer Disposition
- Bewegungsmangel
- Medikamente
- Hormonmangel (Östrogen und Testosteron, wobei Östrogen schützend wirkt)
- Männer eher als Frauen, Frauen im Alter ab Menopause
- temporär während der Schwangerschaft
- Menschen mit Metabolischem Syndrom, zusätzlich kann auch die HDL-Qualität vermindert sein, was ebenfalls proentzündlich wirkt
- Menschen mit Diabetes Typ 2 (40-50 % der PatientInnen haben sdLDL)

Hypertriglyceridämie

Vor allem Mono- und Disaccharide sowie Alkohol steigern die hepatische VLDL-Triglyceridsynthese. Ob eine kohlenhydratinduzierte Hypertriglyzeridämie entsteht, hängt wesentlich vom Körpergewicht und vor allem von der körperlichen Aktivität ab. So können die negativen Effekte einer kohlenhydratreichen Ernährung (hohe Triglyzeride, niedriges HDL) schon durch eine moderate körperliche Aktivität von 30 Minuten schnellen Gehens beseitigt oder wesentlich minimiert werden. Einige Menschen neigen genetisch zu erhöhten Triglycerid-Werten. Hier gilt es die Leber zu unterstützen und ein besonderes Augenmerk auf die antientzündliche Ernährung zu legen.

Dyslipidämie und Arteriosklerose

Die Arteriosklerose, auch Atherosklerose oder Arterienverkalkung genannt, ist eine krankhafte Veränderung der Blutgefässe. Entzündliche Prozesse beschädigen die Epithelien der Arterien. Die Arterienwände verlieren auch durch einen Mangel an mehrfachungesättigten Fettsäuren an Elastizität und können sich verdicken. Verletzte Arterienwände sind die Eintrittspforte für LDL-Cholesterin sowie Kalzium, was die Schaumzellbildung fördert und somit den Blutstrom verengt. Mit der Zeit können sich auf den verdickten Stellen der Arterie sogenannte Plaques bilden, welche vor allem unter hohem Druck aufbrechen können. An der Bruchstelle bilden sich Blutgerinnsel, die den Blutfluss völlig blockieren können (Thrombose). Dies führt dazu, dass die nachfolgenden Gewebe und Organe unzureichend mit Sauerstoff und Nährstoffen versorgt werden.

Merke: Nicht die im Blut gemessene Menge von Gesamt-Cholesterin, LDL oder HDL ist entscheidend, sondern deren Beschaffenheit: Grösse, Fettsäurequalität und entsprechender Oxidationsgrad. Je kleiner die LDL-Partikel sind, desto eher neigen sie dazu zu oxidieren. Erst oxidiertes LDL wandert in Arterienwände ein und führt zu Schaumzell- und Plaquebildung. Besonders Menschen mit Metabolischem Syndrom weisen mehr kleine LDL-Partikel auf. Auch bei gleichzeitig vorliegenden stillen Entzündungen mit erhöhtem hsCRP, oxidiert Cholesterin schneller. Daher sollte labordiagnostisch das oxidierte LDL (oxLDL) sowie Homocystein als Herz-Kreislaufrisiko-Parameter untersucht werden.

Aus Sicht der TEN gehen der Arteriosklerose unterschiedliche Säfteentgleisungen voraus, die mit der Zeit zu gelb- und schwarzgalligen schärfendurchsetzten Phlegmaeinlagerungen in den Gefässwänden führen. Durch die unvollständige Krisis kommt es immer mehr zu Verhärtungen und Verkalkungen. Eine Verbesserung der 1. und 2. Kochung, bei gleichzeitiger Ausleitung der Schärfen sowie Optimierung der 3. Kochung innerhalb des Gefässwandendothels sind unabdingbare Pfeiler der Arteriosklerose-Therapie. Da die Leber als 2. Kochung die Fettbalance im Blut reguliert, wird dieser besondere Aufmerksamkeit geschenkt.

Ernährungsheilkundliche Massnahmen bei Dyslipidämie

Entsprechen allgemein dem des Metabolischen Syndrom mit besonderem Fokus auf folgende Aspekte:

- Natürliche Antioxidantien durch Lebensmittel wie Aroniabeeren, Granatapfel, dunkle Trauben mit Kernen, Knoblauch, Bärlauch, Sprossen, Kurkuma, Ingwer und Chili.
- Omega-3-Fettsäuren vor allem EPA und DHA aus Algen und fettem Fisch

- cholesterinreiche Lebensmittel in moderaten Mengen gemäss antientzündlicher Ernährung (keine strikte Einschränkung nötig)
- gesättigte und Transfettsäuren (Backwaren, Frittiertes etc.) meiden
- allgemein pflanzlichen Proteinquellen den Vorrang geben
- Die Geschmäcke bitter, aromatisch sowie milde Schärfe bevorzugen, süss, sauer und salzig moderat einsetzen.
- alle Empfehlungen zur Unterstützung der 2. Kochung

Nahrungsergänzungen bei Dyslipidämie und Arteriosklerose

Entsprechen allgemein dem Metabolischen Syndrom mit besonderem Fokus auf folgende Aspekte:

- Vitamin D_3 immer in Kombination mit K_2, um Kalkablagerung in den Gefässen zu verhindern
- Omega-3-Fettsäuren (EPA/DHA) zur Verbesserung von HDL-Werten
- Antioxidantien v. a. SPS wie Traubenkernextrakt (OPC) bei erhöhtem oxLDL und CRP
- Coenyzm Q10, L-Carnitin und L-Lysin bei erhöhtem Lipoprotein (a) kurz Lp(a) und C-reaktivem Protein (CRP = Entzündungswert)
- Vitamin B-Komplex inklusive Betain bei erhöhtem Homocystein
- Leberstärkende Pflanzen wie Mariendistel
- Spirulina-Algen, Artischocke und Löwenzahn (blutfett- und druckregulierend, Antioxidans)
- Vitalpilze in Absprache mit einer Fachperson. *Reishi:* Antioxidans, Leberregeneration- und Schutz. *Auricularia:* wirkt leicht blutverdünnend. *Maitake* und *Shiitake:* Allgemein Metabolisches Syndrom und Fettstoffwechselstörung.

24.4 Hypertonie

Erhöhter Blutdruck ist meist nicht spürbar und entsteht im Laufe des Lebens schleichend. Verengen sich die Blutgefässe so muss das Herz den Pumpdruck erhöhen, was auf Dauer nicht nur das Herz schwächt, sondern auch die Gefässe beschädigen kann. Dies wiederum fördert die Entstehung von Arteriosklerose.

Primäre oder essenzielle Hypertonie

Bei einem Grossteil der PatientInnen (ca. 85-90 %) kann keine Ursache für den erhöhten Blutdruck ausgemacht werden. Es scheint, dass viele verschiedene Faktoren beteiligt sind, eine abschliessende Klärung der Zusammenhänge existiert zurzeit noch nicht. Die häufig positive Familienanamnese bestätigt, dass genetische Komponenten eine Rolle spielen. Konstitution, Kochsalz-, Alkohol- und Tabakkonsum sowie Stress und hormonelle Veränderungen können Bluthochdruck begünstigen.

Folgende Faktoren können ursächlich zu Hypertonie beitragen:

- Alter: Männer > 55 Frauen > 65 Jahre (hormonell postmenopausal)
- hoher Alkoholkonsum
- Bewegungsmangel
- Arteriosklerose
- genetische Disposition
- chronischer Stress
- Übergewicht
- Diabetes

Sekundäre Hypertonie

Bei der sekundären Hypertonie handelt es sich um einen hohen Blutdruck, der durch andere Grundkrankheiten bedingt ist. Die häufigsten Ursachen sind Erkrankungen der Niere sowie der Gefässe oder Tumore. Ausserdem können folgende Faktoren eine zentrale Rolle spielen:

- chronische Schmerzen
- Antirheumatika und andere Medikamente
- hormonelle Ursachen z. B. Hyperaldosteronismus (Conn-Syndrom), Hyperthyreose
- Medikamente z. B. Kontrazeptiva, Schmerzmittel
- Rauschmittel z. B. Cocain, Amphetamine
- Schwangerschaft

Einstufung	Systolisch (mmHg)	Diastolisch (mmHg)
Normaler Blutdruck	120-129	70-84
Hoch normaler Blutdruck	130-139	85-89
Hypertonie 1. Grades (leicht)	140-159	90-99
Hypertonie 2. Grades (mittel)	160-179	100-109
Hypertonie 3. Grades (schwer)	Über 180	Über 110

Die Hypertonie aus Sicht der TEN

Aus Sicht der TEN wird die Kongestion (aktiver Blutandrang) als hypertoniebewirkend betrachtet. Dieser gehen gelbgallige Schärfen voraus, die aus unterschiedlichen Dyskrasien und Kakochymien entstehen. Die TEN unterscheidet zwei Formen der Hypertonie, die weisse Hypertonie mit einem melancholisch-degenerativen und die rote Hypertonie, mit einem cholerisch-entzündlichen Hintergrund.

Ernährungsheilkundliche Massnahmen bei Hypertonie

Entsprechen allgemein dem des Metabolischen Syndrom mit besonderem Fokus auf folgende Aspekte:

- Insbesondere pflanzliche Ernährung, mit magnesium- und kaliumreichem Gemüse, Obst, Nüssen und Hülsenfrüchten ist. Besonders reich an Kalium und Magnesium sind dunkles Blattgemüse, Wurzelgemüse, Fenchel, Stangensellerie sowie Nüsse v. a. Schwarzkümmelsamen und Haselnüsse.

- Saponinhaltige Lebensmittel zur Verbesserung des Blutflusses wie Quinoa, Spargel oder Nüsslersalat (Achtung: bei Leaky Gut nicht zu viele Saponine).
- Kieselsäurehaltige Lebensmittel zur Bindegewebspflege wie Braunhirse, Hafer oder Buchweizen.
- Flavonoidhaltige Lebensmittel als Endothelschutz und zur Verbesserung des Blutflusses z. B. Beeren, Sellerie, Kakao und Grüntee.
- Regelmässig hochwertige Pflanzenöle mit Omega-3-Fettsäuren z. B. Hanföl, Leinöl und Walnussöl.
- Auf grosse Mengen Koffein und Alkohol verzichten, mindestens fünf alkoholfreie Tage einhalten und wenn Alkohol getrunken wird, nicht mehr als ein bis zwei Standardgläser pro Tag (das sind ca. 3-4 dl Bier oder 1-2 dl Wein).
- Beruhigende Tees aus Melisse, Baldrian, Lavendel, Passionsblume, Weissdorn. Auch Hibiskus- und Maulbeerblatt-Tee sowie Rote-Beete-Saft haben eine blutdrucksendende Wirkung, sofern sie regelmässig getrunken werden.
- Leicht Saures und Bitteres wirken bewegend und können den Blutdruck regulieren helfen. Salzig, süss und scharf moderat einsetzen.

Bei roter Hypertonie	Bei weisser Hypertonie
scharfe Lauchgewächse z. B. Knoblauch eher meiden	scharfe Lauchgewächse z. B. Knoblauch sind geeignet
befeuchtend, ausgleichend	befeuchtend, erwärmend
entstauendes und Säftefluss anregendes z. B. Judasohr (Auricularia)	Aufbauendes und Nährendes z. B. Eintöpfe und Suppen
milde Kräuter wie Petersilie und Koriander	Kräuter wie Schnittlauch und Bärlauch
flavonoidhaltiges Getränk: Grüntee	flavonoidhaltiges Getränk: Kakao
rotes Fleisch meiden, eher Fisch und helles Fleisch	rotes Fleisch je nach Konstitution möglich
starke Reizstoffe meiden z. B. Spirituosen, Chilli, schwarzer Kaffee	nervenstärkendes z. B. Algenöl (DHA), Walnuss, Sonnenblumenkern, Gelberbse, Vollgetreide, Wurzelgemüse
wasserreiche Gemüse und Obstsorten z. B. Gurke, Peperoni, Stangensellerie, Wassermelone	dichtes Gemüse und Obst z. B. Kürbis, Süsskartoffel, rote Beete, Banane
Allgemein: siehe Kapitel «Cholerismus» und «Sanguinismus»	Allgemein: siehe Kapitel «Melancholismus»

Merke: Nur ein Teil der Bevölkerung reagiert mit Hypertonie auf Salzüberkonsum, sodass dieser Ernährungsfaktor in Bezug auf Hypertonie allgemein überbewertet wird. Problematisch ist der übermässige Verzehr von Fertigprodukten, welche sowohl viel Salz und gleichzeitig kaum basische Mineralien wie Kalium als Gegenspieler enthalten. Daher sollte vielmehr auf die Versorgung mit natürlichen, mineralstoffreichen Lebensmitteln geachtet werden, statt Salz per se zu meiden. Zudem kommt es bei Stress zu Verlusten von basischen Mineralien über den Urin und Verengung/Tonisieurng der Gefässe, sodass eine gute Stress-Regulation bei Hypertonie von zentraler Bedeutung ist.

Diätetische Massnahmen bei Hypertonie

Allgemein gelten die diätetischen Massnahmen unter «Rhythmus und Diätetik», insbesondere sollen die zusätzlichen Aspekte, die auch für das Metabolische Syndrom gelten beachtet werden.

Merke: Da Hypertonie meist nicht spürbar ist, sollte der Blutdruck präventiv zwei bis dreimal pro Jahr überprüft werden. Auch ist ein Screening auf toxische Metalle wie Quecksilber, Cadmium, Blei etc. und eine fachgerechte Ausleitung sinnvoll, da diese an der Entstehung und Aufrechterhaltung von Hypertonie beteiligt sind.

Nahrungsergänzungen bei Hypertonie

Entsprechen allgemein dem des Metabolischen Syndroms mit folgenden Schwerpunkten:

- Basenmischung mit Magnesium und Kalium, evtl. auch Kalzium
- Vitamin C in Kombination mit SPS wie Traubenkernextrakt (OPC), Grüntee-Extrakt (EGCG)
- Omega-3-Fettsäuren v. a. EPA aus Fischöl
- Spirulina-Algen
- Zink wenn ACE-Hemmer eingesetzt werden
- Vitalpilze in Absprache mit Fachpersonen. *Polyporus:* Senkung des diastolischen Blutdrucks ohne Kalium-Verlust. *Maitake:* Senkung des systolischen Blutdrucks

Merke: Diuretika führen zu Verlusten diverser Mikronährstoffen wie Kalium, Magnesium Zink und B-Vitaminen. Diese sollten mit der Ernährung und wenn nötig über Nahrungsergänzungen wie Basenmischungen ausgeglichen werden. Bei Hyperkaliämie, Nieren- und Nebenniereninsuffizienz und wenn kaliumsparende Diuretika oder ACE-Hemmer eingesetzt werden, sind Kaliumpräparate kontraindiziert.

Zitronen-Knoblauch-Kur bei weisser Hypertonie (für 2 Personen)

Zutaten für ca. 10 Tage:

wenn möglich in Bioqualität verwenden

5dl **Wasser**
2 **Zitronen** (mit Schale)
15 Zehen **Knoblauch**
2 cm grosses Stück **Ingwer**
1 TL **Kurkumapulver** oder ein Stück Wurzel
1 EL **Leinöl** oder **Walnussöl**
2 Prisen **Cayenne-Pfeffer**

Zubereitung: Die Zitronen unter warmem Wasser gut reinigen, vierteln und mit der Schale in einen Mixer geben. Die Knoblauchzehen schälen und zusammen mit dem Ingwer und Kurkuma ebenfalls in den Mixer geben. Wasser dazugeben und alles kurz und kräftig mixen.
Den Trank in einem Topf kurz aufkochen lassen. Dann sofort vom Herd nehmen. Das kurze Aufkochen dient der längeren Haltbarkeit sowie zur Reduktion des Knoblauch-Geruchs.
Ein feines Sieb über eine Schüssel legen, die aufgekochte Flüssigkeit vorsichtig hineingiessen und mit einem Löffel kräftig durch das Sieb streichen, bis keine Flüssigkeit mehr austritt. Das Sieb mit den Fasern beiseitestellen. Den Saft in eine Glasflaschen füllen.
Sobald der Saft abgekühlt ist, Leinöl oder Walnussöl dazugeben, die Flasche verschliessen gut schütteln und im Kühlschrank aufbewahren.

Durchführung der Kur

Vor einer Mahlzeit 1 Schnaps-Glas (25 ml) davon trinken für drei Wochen, dann eine Woche Pause machen. Das Ganze 3x wiederholen, sodass die ganze Kur 3-4 Monate dauert. Die Kur kann einmal bis zweimal pro Jahr durchgeführt werden. Es ist auch möglich 2 EL pro Tag in einem Glas Wasser zu trinken. Die positive Wirkung der Kur ist insbesondere auf den hohen Gehalt sekundärer Pflanzenstoffe der Zutaten zurückzuführen, welche sowohl gefässschützend als auch blutverdünnend und LDL-Cholesterin-senkend wirken.

Literatur/Studien Metabolisches Syndrom

Akilen, R., et al. (2012). Cinnamon in glycaemic control: Systematic review and meta analysis. Clinical Nutrition, 31(5), 609–615.doi:10.1016/j.clnu.2012.04.003

Aslani, N., et al. (2016). Effect of garlic and lemon juice mixture on lipid profile and some cardiovascular risk factors in people 30-60 years old with moderate hyperlipidaemia: A randomized clinical trial. International Journal of Preventive Medicine, 2016-JULY. doi:10.4103/2008-7802.187248

Cohen P., Spiegelman BM, (2015). Brown and Beige Fat: Molecular Parts of a Thermogenic Machine. Diabetes. 2015 Jul;64(7):2346-51. doi:10.2337/db15-0318. Epub 2015 Jun 7. PMID: 26050670; PMCID: PMC4477363.

De Cabo, R., & Mattson, M. P. (2019). Effects of Intermittent Fasting on Health, Aging, and Disease. New England Journal of Medicine, 381(26), 2541–2551. doi:10.1056/nejmra1905136

De La Monte, S. M., & Wand, J. R. (2014). Alzheimer's Disease Is Type 3 Diabetes — Evidence Reviewed. EurNeuropsychopharmacol., 24(12), 1954–60.

El Hadi H. et al. (2019). Food Ingredients Involved in White-to-Brown Adipose Tissue Conversion and in Calorie Burning. Front. Physiol., 11 January 2019. Sec. Lipid and Fatty Acid Research. Volume 9 - 2018 | https://doi.org/10.3389/fphys.2018.01954

Inchauspé, J. (2022). Der Glukose-Trick. Heyne-Verlag. ISBN: 978-3-453-60599-2

Kastorini, C.-M., et al. (2011). The effect of Mediterranean diet on metabolic syndrome and its components: a meta-analysis of 50 studies and 534,906 individuals. Journal of the American College of Cardiology, 57(11), 1299–313. doi:10.1016/j.jacc.2010.09.073

Lee P., et al. (2014). Temperature-acclimated brown adipose tissue modulates insulin sensitivity in humans. Diabetes. 2014 Nov;63(11):3686-98.doi: 10.2337/db14-0513. Epub 2014 Jun 22. PMID: 24954193; PMCID: PMC4207391.

Oh, E. S., et al. (2020). Spices in a High-Saturated-Fat, High-Carbohydrate Meal Reduce Postprandial Proinflammatory Cytokine Secretion in Men with Overweight or Obesity: A 3-Period, Crossover, Randomized Controlled Trial. Journal of Nutrition, 150(6), 1600–1609.doi:10.1093/jn/nxaa063

Post, R. E., et al. (2012). Dietary fiber for the treatment of type 2 diabetes mellitus: a meta-analysis. Journal of the American Board of Family Medicine: JABFM, 25(1), 16–23. doi:10.3122/jabfm.2012.01.110148

Roberts, C. K., & Sindhu, K. K. (2009). Oxidative stress and metabolic syndrome. Life Sciences, 84(21-22), 705–12. doi:10.1016/j.lfs.2009.02.026

Seo, Y. S., & Shah, V. H. (2012). The role of gut-liver axis in the pathogenesis of liver cirrhosis and portal hypertension. Clinical and Molecular Hepatology, 18, 337–346.

Soares, F. L. P., et al. (2013). Gluten-free diet reduces adiposity, inflammation and insulin resistance associated with the induction of PPAR-alpha and PPAR-gamma expression. The Journal of Nutritional Biochemistry, 24(6), 1105–11. doi:10.1016/j.jnutbio.2012.08.009

Spreadbury, I. (2012). Comparison with ancestral diets suggests dense acellular carbohydrates promote an inflammatory microbiota , and may be the primary dietary cause of leptin resistance and obesity. Targets and Therapy, 5, 175–189.

Stote, K. S., et al. (2012). Effect of cocoa and green tea on biomarkers of glucose regulation, oxidative stress, inflammation and hemostasis in obese adults at risk for insulin resistance. European Journal of Clinical Nutrition, 66(10), 1153–9. doi:10.1038/ejcn.2012.101

Torres-Duran, P. V., Ferreira-Hermosillo, A., & Juarez-Oropeza, M. a. (2007). Antihyperlipemic and antihypertensive effects of Spirulina maxima in an open sample of mexican population: A preliminary report. Lipids in Health and Disease, 6, 1–8. doi:10.1186/1476-511X-6-33

Van Dam, R. M. (2008). Coffee consumption and risk of type 2 diabetes, cardiovascular diseases, and cancer. Applied Physiology, Nutrition, and Metabolism = Physiologie Appliquée, Nutrition et Métabolisme, 33(6), 1269–83. doi:10.1139/H08-120

25 ERKRANKUNGEN DES BEWEGUNGSAPPARATES

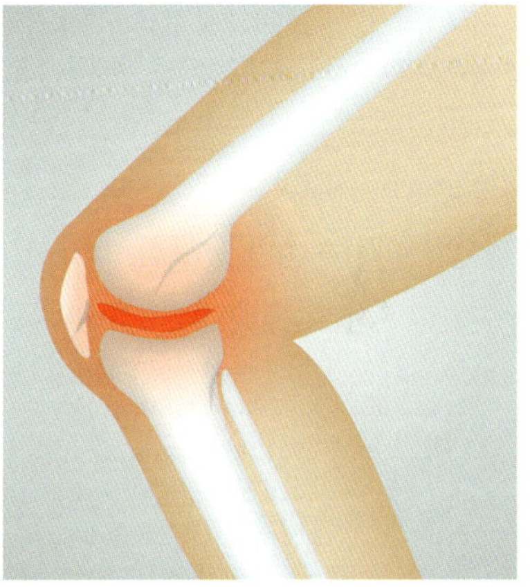

Quelle: Pixabay.com

Arthritis und Arthrose

Zum Bewegungsapparat wird der passive Stützapparat, wozu Knochen, Knorpel, Sehnen und Bänder gehören, sowie der aktive Bewegungsapparat, also die Muskulatur, gezählt. Bei Störungen und Krankheiten des Bewegungsapparates handelt es sich um akute oder chronisch entzündliche sowie degenerative Prozesse an diesen Strukturen, welche mit Schmerzen und Einschränkungen der Beweglichkeit einhergehen. Rheuma gilt dabei als Überbegriff diverser, meist multifaktoriell bedingter schmerzhafter Störungen des Bewegungsapparats. Man spricht von Krankheiten des rheumatischen Formenkreises, wobei hier auch Strukturen ausserhalb des Bewegungsapparats wie Haut, Speicheldrüsen, Augen und andere betroffen sein können.

Störungen des Bewegungsapparats können wie folgt unterschieden werden:

Entzündlich-rheumatische Erkrankungen	→	Rheumatoide Arthritis RA
Kollagenosen	→	Lupus erythematodes, Sjögren-Syndrom
Spondylarthriden	→	Morbus Bechterew, Psoriasis Arthritis
Degenerative-rheumatische Erkrankungen	→	Arthrose, Osteoporose
Nicht-entzündliche-rheumatische Erkrankungen	→	Fibromyalgie (Weichteilrheuma)
Stoffwechselstörungen mit rheumatischen Beschwerden	→	Gicht

Chronisch starke Verspannungen, Zerrungen, Krämpfe und Bandscheibenvorfälle können erste Signale eines gestörten Bewegungsapparats sein, welche meist mit einer Dysbalance des SBH einhergehen. Ein intakter Bewegungsapparat ist die Grundlage für aufrechte Haltung, Stabilität sowie Beweglichkeit und Flexibilität. Schmerzen verleihen dem Körper eine Ausdrucksform, die nicht überhört werden möchte. Werden die Symptome über längere Zeit nicht beachtet oder lediglich unterdrückt, so kann es zu Autoimmun- und Degenerationsprozessen kommen. Neben der klassisch medizinischen Behandlung mit Medikamenten zur Reduktion von Entzündungen und dem Immunsystem, sollte auch der Lebensstil, welcher meist wesentlich zu diesen Störungen beigetragen hat, beachtet werden. Dabei sollte neben Körpertherapien wie Physiotherapie auch die Ernährungstherapie und Lebensführung im Zentrum stehen.

Was den Bewegungsapparat längerfristig stört:

- Bewegungsmangel
- Fehl- und Überbelastung des Bewegungsapparats
- Fehlernährung, Unter- und Übergewicht sowie Mikronährstoffmängel
- diverse Medikamente wie Cortison
- Traumata physisch und psychisch
- Gewebsazidose (siehe Kapitel «Säure-Basenhaushalt»)
- stille und akute Entzündungen
- Belastung mit toxischen Metallen
- oxidativer Stress durch Rauchen, Implantate und andere Faktoren
- Mitochondriopathie

Aus Sicht der TEN

Meistens steht eine kalte Säftemischung im Vordergrund (Phlegmatismus), die sich in den Geweben absetzt und mit der Zeit Schärfen entstehen lässt, welche die Homöostase mit entzündlichen Reaktionen versucht in die Krisis zu bringen. Ist das Wärmeprinzip schwach, werden Kochung und Krisis unvollständig ablaufen und die Krankheit nimmt einen chronischen Verlauf. Die Schärfenbildung nimmt damit zu und verbraucht die physiologische Feuchtigkeit der betroffenen Gewebe, Degeneration macht sich breit. Schärfenbildungen können auch ohne vorangegangenen Phlegmatismus geschehen und zu entzündlichen und degenerativen Prozessen führen. Sehr oft sind sowohl gelb- wie auch schwarzgallige Schärfen beteiligt, welche sich gegenseitig abwechselnd triggern.

Ernährungsheilkundliche Massnahmen

- Antientzündliche Ernährung unter Berücksichtigung der Konstitution. Besonders triggernde Lektine der Nachtschattengewächse sowie Weizenlektine sollten möglichst konsequent gemieden werden.
- Einsatz natürlicher Antioxidantien als SPS aus Beeren, Roter Beete, Karotten, Hagebutte, Sanddorn, Kurkuma, Koriander, Ingwer, Chili, Cayennepfeffer, Nelken sowie mediterranen Kräuter.
- Besonderer Fokus auf die Abdeckung essenzieller Fettsäuren durch Pflanzenöle wie Hanföl und Leinöl sowie Fisch- oder Algenöl.
- Empfehlungen zur Unterstützung der 1. und 2. Kochung
- Teilfasten oder Vollfastenkuren, je nach Konstitution (nicht in Akutphasen)
- Alkohol und andere Genussmittel wie Zucker und Koffein über einen längeren Zeitraum meiden.
- Flüssigkeitsbedarf decken (30 ml Wasser pro Kg Körpergewicht)

Fasten und Bewegungsapparat

Einige Studien zeigen auf, dass Intervall- und Teilfasten bei Krankheiten des rheumatischen Formenkreises besonders gute Wirkungen erzielen können. Fasten hilft Schärfen auszuleiten und das Immunsystem wieder auszugleichen. Fastenphasen schaffen auch Raum für Selbstheilungsprozesse. Auch Vollfastenkuren können in Betracht gezogen werden. Sie benötigen jedoch zwingend genügend substanzielle Kochungskräfte, daher ist es empfehlenswert, sich fachkundig beraten und begleiten zu lassen. Bei einer konstitutionellen Aufbau- oder Entgiftungsschwäche ist diese durch phytotherapeutische und andere Aufbau- und Ausleitmassnahmen zu unterstützen. Nach der Fastenkur sollte die antientzündliche Ernährung weiterverfolgt und die Konstitution beachtet werden (siehe Kapitel «Fasten und Teilfasten»).

Allgemeine diätetische Massnahmen

Allgemein gelten die diätetischen Massnahmen unter «Rhythmus und Diätetik», insbesondere sollte folgender Aspekt beachtet werden: Jahreszeitlich aufkommende Schmerzen und Einschränkungen mit entsprechend wärmenden oder kühlenden Massnahmen wie Wickel, manuelle Therapien oder Wechselduschen therapieren.

Allgemeine Nahrungsergänzungen

- Zeolith-Pulver ultrafein bei Belastungen mit toxischen Metallen, wichtig gleichzeitig auf eine ausreichende Flüssigkeitszufuhr achten.
- Mischung aus organischen, basischen Mineralien: Magnesium, Kalium, Kalzium, Silicium
- Vitamin D_3 auf Ölbasis
- Antioxidantien Zink, Kupfer, Selen, Mangan, Vitamin C und E in Kombination mit SPS
- Vitamine B-Komplex v. a. bei erhöhten Homocysetein-Werten sowie Einnahme oraler Verhütungsmittel

25.1 Entzündliche Prozesse (Arthritis, Morbus Bechterew)

Aus Sicht der TEN handelt es sich bei entzündlichen Prozessen des Bewegungsapparats um eine Kakochymie, bei der gelbgallige Schärfen die Gelenke angreifen und deren Feuchtigkeit verbrauchen. Bei chronischem Verlauf entwickeln sich zusätzlich schwarzgallige Schärfen. Grundsätzlich handelt es sich um ein trockenes Geschehen. Der entzündliche Prozess ist zunächst als ein Kochungsgeschehen zu verstehen, das optimalerweise vollständig abläuft und es so zur Abheilung kommt. Im rezidivierenden Verlauf wird die vollständige Abheilung nicht erreicht und es kommt zur unvollständigen Krisis. Grundsätzlich sind mässig kühlende, befeuchtende sowie ausleitende Massnahmen sinnvoll, um die Heilung im angepassten Rahmen zu unterstützen. Hinsichtlich der Geschmackrichtungen sollte keine einzelne dominieren und sehr Scharfes und Bitteres vermieden werden.

Nahrungsergänzungen bei entzündlichen Prozessen

- Omega-3-Fettsäuren v. a. EPA
- Teufelskralle, Weihrauch, Curcumin
- Vitalpilze in Absprache mit einer Fachperson: *Shiitake* und *Reishi*

25.2 Degenerative Prozesse (Osteoporose, Arthrose)

Bei der Arthrose und Osteoporose handelt es sich gemäss TEN um einen degenerativen Prozess, bei dem sich sehr oft gelbgallige Schärfen durch insuffiziente Kochungsprozesse zu schwarzgalligen Schärfen wandeln. Ebenfalls kann es durch Nährstoffmangel oder Kälte-bedingte 3. Kochungsstörungen im Knochen zu Arthrose kommen. Im Endeffekt handelt es sich um ein kaltes und zunehmend trockenes Geschehen mit zum Teil lokaler Entzündungstendenz aufgrund unvollständiger Krisis. Degenerative Prozesse gehören typischerweise in die vierte, melancholisch geprägte Lebensphase. Arthrose und Osteoporose können auch als Folge einer langjährigen Stressbelastung und daraus resultierende Nieren- und Nebenniereschwäche auftreten. Die Nieren spielen aus zwei Gründen eine zentrale Rolle. Einerseits aktivieren sie mit Hilfe von Magnesium das calciumstoffwechelregulierende Vitamin D_3, andererseits sind sie für die Rückresorption von Mineralien aus dem Urin verantwortlich. Beides trägt zur Regulation des SBH bei. Zudem kommt es durch chronische Stressbelastung zur übermässigen Produktion von Osteoklasten-stimulierendem Cortisol in den Nebennieren.
Die Symptomatik kann sich bei kalter Witterung und mit zunehmendem Abbau auch nachts verstärken. Warm-feuchte und nährende Massnahmen wie lang gekochte Gerichte, nährende Knochen-Suppen und Eintöpfe sind daher zu bevorzugen. Ebenso sollten alle Geschmacksrichtungen berücksichtigt werden, vor allem das Süsse und Aromatische helfen im nährenden Aufbau. Ebenso muss der SBH reguliert und die Ausleitung von Schärfen unterstützt werden. (Siehe Kapitel «Säure-Basenhaushalt»)

Nahrungsergänzungen bei degenerativen Prozessen

- Vitamin D_3 in Kombination mit Vitamin K_2
- Basenmittel mit organischem Magnesium, Calcium, Silicium, Zink etc. ausserhalb von Mahlzeiten
- Glucosaminsulfat, Chondroitinsulfat in Kombination mit MSM und schwefelhaltige Aminosäuren (Cystein, Methionin) zur Unterstützung des Gewebeaufbaus zwischen den Mahlzeiten
- Phytoöstrogene (v. a. bei Osteoporose): Isoflavonoide aus Soja und Rotklee. Bei Isoflavon-Präparten die Jodversorgung überprüfen (Schilddrüsenfunktion)
- Schüsslersalze 1 (Calcium fluoratum), 2 (Calcium phosphoricum) und 11 (Silicea)
- Vitalpilze in Absprache mit einer Fachperson: *Maitake* und *Cordyceps*

Mineralwasser als relevante Calciumquelle bei Osteoporose wird kontrovers diskutiert. Wasser sollte dem Körper insbesondere als Transportmittel und Ausscheidemittel zugeführt werden. Insbesondere ist eine ausreichende Flüssigkeitszufuhr zur Elimination von Säuren via Urin von hoher Bedeutung. Einige Studien weisen darauf hin, dass die Bioverfügbarkeit von Calcium aus Mineralwasser relativ hoch ist. Wenn Mineralwasser bei vorliegender Osteoporose als Calciumquelle eingesetzt wird, sollte es ein gutes Verhältnis von basisch und sauer wirkenden Bestandteilen haben (tiefer Sulfat- und hoher Bicarbonatanteil). Dabei soll insbesondere auf Wasser ohne Kohlensäure geachtet werden.

Kräuterquark mit Hanföl

Zutaten:
wenn möglich in Bioqualität verwenden

1 EL **Hanföl**
250 g **Mager- oder Halbfettquark**
1 Handvoll **grüne Kräuter** nach Bedarf
(Petersilie, Majoran, Schnittlauf, Wildkräuter) fein gehackt
½ TL **Salz**
Wenig **Zitronenschale**

Zubereitung: Alle Zutaten mischen und ungefähr 10 Minuten vor Genuss ziehen lassen.

25.3 Gicht

Aus Sicht der TEN handelt es sich bei der Gicht um eine klassische Ausscheidungsstörung mit Vorliegen von gelbgalligen Schärfen. Je länger die Krankheit anhält, desto mehr kommt das melancholische Geschehen in den Vordergrund. Die Ursache der Stoffwechselerkrankung ist eine Störung im Purinstoffwechsel und dadurch eine Erhöhung der Harnsäurekonzentration im Blut. Männer mittleren Alters und Personen mit metabolischem Syndrom sind deutlich häufiger von Gicht betroffen, wobei auch die genetische Disposition eine grosse Rolle spielt. Generell sollte bei Übergewicht eine langsame Gewichtsregulation angestrebt werden unter Berücksichtigung der Empfehlungen bei entzündlichen Prozessen. Zusätzlich gilt bei Gicht folgendes zu beachten:

- purinreiche Lebensmittel vor allem rotes Fleisch und Fisch meiden
- hohe Mengen Fructose meiden
- harntreibende Tees einsetzen z. B. aus Brennnessel, Birkenblatt und Schachtelhalm
- hoher Alkoholkonsum v. a. Bier meiden
- Gichtmedikament «Allopurinol» kann zur Komplexbildung und somit Verlust von Kupfer führen. Daher bei Verdacht Kupferwerte überprüfen.

Weitere Empfehlungen siehe Kapitel «Metabolisches Syndrom».

Brennnesselpesto

Zutaten:
wenn möglich in Bioqualität verwenden

200 g **Brennnesselblätter** jung
4 EL **Olivenöl**
100 g **Pinienkerne/Kürbiskerne**
Salz nach Bedarf
1 **Knoblauchzehe** bei Bedarf

Zubereitung: Die Brennnesselblätter mit Wasser kurz waschen und mit der Salatschleuder trockenschleudern.
Die Blätter mit einem Wallholz oder Mörser zerstossen.
Die Pinienkerne hacken und mit den Gewürzen und dem Öl mit den Brennnesseln mischen. Oder alle Zutaten mit dem Mixer pürieren.
Vor dem Servieren bei Zimmertemperatur ziehen lassen, da sich dadurch der Geschmack verfeinert.
Kann mit Olivenöl überdeckt für 4 bis 5 Tage gut verschlossen im Kühlschrank aufbewahrt werden.

Literatur/Studien Erkrankungen des Bewegungsapparates

Arnett, T. (2003). Regulation of bone cell function by acid-base balance. Proceedings of the Nutrition Society, 62, 511-520. Doi:10.1079/PNS2003268

Akbar, U., Yang, M., Kurian, D., & Mohan, C. (2017). Omega-3 fatty acids in rheumatic diseases a critical review. Journal of Clinical Rheumatology, 23(6), 330–339. doi:10.1097/RHU.0000000000000563

Bannuru, R. R., et al. (2018). Efficacy of curcumin and Boswellia for knee osteoarthritis: Systematic review and meta-analysis. Seminars in Arthritis and Rheumatism, 48(3), 416–429. doi:10.1016/j.semarthrit.2018.03.001

Buclin, T., et al. (2001). Diet acids and alkalis influence calcium retention in bone. Osteoporosis International, 12(6), 493–499.doi:10.1007/s001980170095

Bustamante, M. F., et al. (2020). Design of an anti-inflammatory diet (ITIS diet) for patients with rheumatoid arthritis. Contemporary Clinical Trials Communications, 17(September 2019), 100524. doi:10.1016/j.conctc.2020.100524

Choi, H. K., Willett, W., & Curhan, G. (2010). Fructose-rich beverages and risk of gout in women. Jama, 304(20), 2270–2278. doi:10.1001/jama.2010.1638

Cordain, L., et al. (2000). Modulation of immune function by dietary lectins in rheumatoid arthritis. British Journal of Nutrition, 83(3), 207–217.doi:10.1017/S0007114500000271

Cui, Y., et al. (2022). Associations of dietary intakes of calcium, magnesium and soy isoflavones with osteoporotic fracture risk in postmenopausal

women: A prospective study. Journal of Nutritional Science, 11, 1–9. doi:10.1017/jns.2022.52

Erjavec, I., et al. (2016). Mushroom extracts decrease bone resorption and improve bone formation. International Journal of Medicinal Mushrooms, 18(7), 559–569. doi:10.1615/IntJMedMushrooms.v18.i7.10

Guerreiro, C. S., et al. (2018). Diet, microbiota, and gut permeability-the unknown triad in rheumatoid arthritis. Frontiers in Medicine, 5(DEC), 1–7.doi:10.3389/fmed.2018.00349

Harrison, S. R., et al. (2020). Vitamin D, Autoimmune Disease and Rheumatoid Arthritis. Calcified Tissue International, 106(1), 58–75.doi:10.1007/s00223-019-00577-2

Müller H, Wilhelmi de Toledo F, Resch KL. (2000). A systematic review of clinical studies on fasting and vegetarian diets in the treatment of rheumatoid arthritis. Scand. J. Rheumatol. ;30:1–10.

Nayebi, A., et al. (2022). Association between dietary inflammatory index scores and the increased disease activity of rheumatoid arthritis: a crosssectional study. Nutrition Journal, 21(1), 1–10. doi:10.1186/s12937-022-00805-w

Philippou, E., Petersson, S. D., Rodomar, C., & Nikiphorou, E. (2021). Rheumatoid arthritis and dietary interventions: Systematic review of clinical trials. Nutrition Reviews, 79(4), 410–428. doi:10.1093/nutrit/nuaa033

Schönenberger, K. a., et al. (2021). Effect of anti-inflammatory diets on pain in rheumatoid arthritis: A systematic review and meta-analysis. Nutrients, 13(12). doi:10.3390/nu13124221

Tajik, N., et al. (2020). Targeting zonulin and intestinal epithelial barrier function to prevent onset of arthritis. Nature Communications, 11(1), 1–14. doi:10.1038/s41467-020-15831-7

Vannucci, L., et al. (2018). Calcium Intake in bone health: A focus on calcium-rich mineral waters. Nutrients, 10(12), 1–12. doi:10.3390/nu10121930

26 HAUT-, HAAR- UND NAGELERKRANKUNGEN

Haut-, Haar und Nagelstörungen werden in diesem Kapitel zusammengefasst im Wissen, dass sie unterschiedliche Ursachen und Symptome aufweisen können. Allgemein lässt sich sagen, dass auch Haut-, Haar- und Nagelstörungen Folgen einer allgemeiner Kochungsschwäche, Entgiftungsstörung wie auch Resultat einer Säftefluss- und Spiritusverteilungsstörung sind.

Allgemeine Ursachen für Haut-, Haar- und Nagelstörungen:

- Mikronährstoffmängel durch Mangelversorgung oder 1. Kochungsschwäche
- Endotoxine durch Dysbiose mit möglicher Candida-Belastung (1. Kochungsschwäche)
- Entgiftungsstörungen und -schwächen (2. Kochungsschwäche)
- übermässiger oxidativer und entzündlicher Stress durch Exotoxine wie toxische Metalle, UV-Strahlung, Alkohol, Nikotin oder Medikamente
- Störung des Säure-Basengleichgewichts (3. Kochungsschwäche)
- Konstitutionell: Hormonell verstärkt z. B. Akne in der Jugend (Phlegma), Hauttrockenheit im Alter (Melanchole)

Da die Haut, Haare und Nägel vom Körper auch als Ausscheidungswege genutzt werden können, gilt es in der Therapie die primären Ausscheidungsorgane wie Darm, Leber, Niere und Lunge zu unterstützen. Übermässige Hautreaktionen können also als Ersatzausscheidungszeichen gedeutet werden. Auch eine Schwäche der Niere und Nebenniere kann sich im Sinne eines Substanzmangels im Haut-, Haar- und Nagelbild zeigen.
Da Haare und Nägel anders als die inneren Organe nicht überlebenswichtig sind, werden bei Mangelsituationen zunächst die inneren Organe versorgt. Wenn sich Störungen und Krankheiten akut zeigen, liegt daher in den meisten Fällen bereits seit längerer Zeit ein Nährstoffmangel oder eine Stoffwechselbelastung vor. In der Therapie sind darum bei Haar- und Nagelstörungen nicht sofortige Besserungen zu erwarten.
Ein Mensch verliert im Schnitt ungefähr 2 bis 10 g Hautschuppen pro Tag, das entspricht etwa 40 000 Hautzellen pro Minute. Es dauert ungefähr einen Monat bis die komplette Aussenhaut von ca. 2 m^2 erneuert wurde. Haare wachsen hingegen nur ungefähr ein Zentimeter pro Monat und um einen Nagel zu erneuern braucht es um die sechs bis neun Monate, da Nägel nur ca. zwei bis drei mm pro Monat wachsen. Haar- und Nagelregeneration beanspruchen also noch weit mehr Zeit als Hautregenerationen. Diese Zahlen verdeutlichen wie nährstoffintensiv der Wiederaufbau ist und dass sich Verbesserungen erst nach Monaten zeigen können.

Fokus Haut

Die Haut gehört mit ca. 1.6 – 2 m^2 nach der Lungen- (ca. 100 m^2) und Darmschleimhaut (ca. 300-400 m^2) zur grössten Kontaktfläche zur Aussenwelt. Genau genommen ist der Übergang von der äusserer Haut zu innerer Schleimhaut fliessend und somit spricht man bei der Haut inklusive Schleimhaut vom flächenmässig grössten menschlichen Organ. Die Haut übernimmt hier die immunologisch wichtige Aufgaben der Trennung zwischen Innen und Aussen. Besonders die Schleimhäute haben eine besonders hohe Zellteilungsrate und sind damit sehr anfällig bei Mikronährstoffdefiziten. So zeigen sich Hautstörungen auf den inneren Schleimhäuten meist lange bevor sie auf der äusseren Haut ersichtlich sind. Das Leaky Gut-Syndrom ist ein passendes Beispiel hierfür. Bei guter Versorgung kann sich die Schleimhaut jedoch auch besonders schnell wieder regenerieren, sodass sich die Hautverbesserung erst von innen und dann von aussen zeigen wird.

Aufgaben und Funktionen der Haut

Kommunikation	Mimik, Emotionen, Alter, Gesundheitszustand, Duftstoffe, Pheromone
Sensorik	Tastsinn, Rezeptoren für Schmerz, Thermik, Dehnung und Druck, Haarfolikelrezeptoren
Schutz	Fett- und Hornschicht, Melatonin, Schweiss, Säuremantel, Langehanszelle (immunologisch)
Innere Homöostase	Thermoregulation durch Schweiss, Haare, Fettschicht, Blutzirkulation, Wasserhaushalt durch Schweiss und Feuchtigkeit aus der Luft
Entgiftung	Fettlösliche Entgiftung durch Talg und wasserlösliche Entgiftung durch Schweiss
Vitamin D Produktion	Aus Cholesterin mit Hilfe von UV-B-Strahlung
Koordination	Hormon-, Nerven- und Immunsystem nehmen Signale der Haut auf und koordinieren Reaktionen im Körper.
Ernährung	Resorption von Fettlöslichem und Gasförmigem. Nicht nur Nährstoffe gelangen über die Haut und Schleimhaut in den Organismus, auch Umweltgifte gelangen so in den Körper.

Ein optimaler pH-Wert der Gesichts- und Körperhaut liegt zwischen 4.7-5.75 und ist durch die bakterielle Hautbesiedlung geprägt. Das heisst, der natürliche pH-Wert liegt bei einem guten Hautmikrobiom im leicht sauren Bereich. Wasser mit einen pH-Wert von ca. 7 stört die Haut weniger als die stark alkalische Seife mit einem pH-Wert von 9-11. Daher sollte besonders bei Hautstörungen auf übermässiges Duschen mit Seife verzichtet und pH-neutrale Seife verwendet werden. Auch regelmässige Desinfektion mit alkoholhaltigen Mitteln schädigt die Homöostase der Haut und führt zu Dünnhäutigkeit und Trockenheit. Bei Hautstörungen und Alterung können viele wichtige Aufgaben wie etwa die Vitamin D-Produktion nicht mehr in ausreichendem Masse erfüllt werden, daher gilt es dieses Organ zu schützen und regelmässig mit allen notwendigen Nährstoffen zu versorgen.

Haut, Haare und Nägel benötigen insbesondere:

- Antioxidantien als Zellschutz
- diverse Aminosäuren durch gute Proteinversorgung zur Kollagenbildung (setzt starke 1. Kochung aber auch 2. Kochung voraus)
- Mehrfachungesättigte, essenzielle Fettsäuren (Omega-3 und Omega-6) erhöhen die Zellflexibilität und Feuchtigkeit
- Vitamine der B Gruppe insbesondere Folsäure und Biotin zur Zellneubildung aber auch zur Reduktion von Homocystein als Störfaktor bei der Kollagenbildung
- diverse Spurenelemente als Cofaktoren von bindegewebsaufbauenden Enzymen v. a. Zink
- Cholesterin zur Stabilität der Zellmembranen und Vitamin D-Bildung

Kosmetika und Chemikalien

Allgemein ist bei allen Haut-, Haar- und Nagelstörungen abzuklären, welche Kosmetikprodukte verwendet werden. Nicht selten enthalten Kosmetikprodukte auch toxische Metalle und erdölbasierte Stoffe wie etwa Paraffin. Daher sollte auf die Verwendung von Naturkosmetika geachtete werden. Nagelbrüchigkeit kann auch durch Lösungsmittel, welche in Nagellack oder Nagelhärtern vorkommen ausgelöst oder verstärkt werden. Auch Chemikalien und Alkohol aus Reinigungsmittel greifen die Haut und Nägel an. Daher sollte der direkte Kontakt durch das Tragen von Handschuhen vermieden werden.

Hautstörungen und -erkrankungen	• rasche Hautalterung • stark fettige Haut • trockene Haut • Hautpilz (Candidose) • Leberflecken • Ekzeme, Neurodermitis • Talgüberproduktion und Akne • Autoimmunerkrankungen Lupus erythematodes, Psoriasis, Dermatomyositis, Lichen sclerosus, Sarkoidose, Vitiligo • Hauttumore gut- und bösartige • Die Haut reagiert zudem stark auf seelische Belastungen. Die meisten Hauterkrankungen verstärken sich daher bei Stressbelastungen.
Haarstörungen und -erkrankungen	• sprödes, trockenes Haar • schnell fettendes Haar • Haarausfall • sehr frühes Ergrauen (Oxidativer Stress) • Autoimmunerkrankungen wie Alopecia areata (Kreisrunder Haarausfall)

Nagelstörungen und -erkrankungen	• spröde, brüchige, rissige Nägel • Nagelrillen quer (Hinweis auf Zink, B1-Mangel, Nagelwurzelverletzung) • Nagelrillen längs (Hinweis auf Eisen- und B-Vitaminmangel. Darmstörungen) • weisse Flecken (Hinweis auf Zink, Selen und/oder Proteinmangel) • Tüpfelnägel, Ölflecken (Psoriasis) • Nagelpilz (Candida)

Merke: Haut-, Haar- und Nagelstörungen können sich aufgrund der engen Verbindung zum Magen-Darmsystem auch nach oraler Antibiotikaeinnahme zeigen. Daher gilt der Regulation des Darmmikrobioms und dem Erhalt der Darmschleimhaut besonders Beachtung zu schenken.

Ernährungsheilkundliche Massnahmen bei Haut-, Haar- und Nagelstörungen

- Antientzündliche Ernährung unter Berücksichtigung der Konstitution, insbesondere meiden von Kuhmilch bei Akne.
- Empfehlungen zur Unterstützung der 1. und 2. Kochung
- Mahlzeitenrhythmus mit 3-5 Stunden Pause zwischen den Mahlzeiten und 12 Stunden über Nacht einhalten evtl. Teilfasten.
- Flüssigkeitsbedarf decken (30 ml Wasser pro Kg Körpergewicht)
- Besonderer Fokus auf die Abdeckung essenzieller Fettsäuren durch Pflanzenöle wie Hanföl und Fisch- oder Algenöl.
- Biotin-reiche Lebensmittel wie Haselnuss, Sonnenblumenkerne, Walnuss, Eier, Hafer, Erbsen, Soja und Pilze
- Polyphenol-reiche Lebensmittel wie Beeren, Granatapfel, Grüntee und dunkelgrünes Gemüse sowie Wildkräuter
- Silicium-reiche Lebensmittel wie Hirse, Hafer, Braunhirse, Schachtelhalm und Brennnesselsamen
- Scharfe, reizende Gewürze reduzieren, dafür genügend Wärme durch gekochte Nahrung sowie milde Gewürze und Kräuter einbauen.
- Sanfte Zubereitungen damit genügend Wärme zugeführt wird, sehr heisse Zubereitungen wie Frittieren sollten vermieden werden.
- Fermentierte Lebensmittel zur Unterstützung des Mikrobioms regelmässig einsetzen, sofern keine Histaminose vorliegt.

Schwefel

Schwefelhaltige Lebensmittel sind aufgrund ihres Gehalts an schwefelhaltigen Aminosäuren (Methionin und Cystein) besonders zu beachten. Schwefelverbindungen unterstützen grundsätzlich jede Kochung und sind darum auch im Rahmen der 3.Kochung wichtig für die Bindegewebestrukturen der Haut, Haare und Nägel. Weiter sind Schwefelverbindungen elementar für die Ausscheidungsprozesse. Durch eine 2. Kochungsstörung kann der Schwefelstoffwechsel in der Leber zu Hitze und gelbgalligen Schärfen führen. Diese Schärfen vikariieren über die Haut und führen zu Hautentzündungen wie Ekzeme, Akne, Furunkel, Psoriasis oder Nagelerkrankungen. Die Individuelle Verträglichkeit von schwefelhaltigen Lebensmitteln gilt es daher zu beachten. Besonders reich an Schwefel sind Lauchgewächse wie Knoblauch, Zwiebel, Frühlingszwiebel, aber auch Fleisch, Lachs, Hühnerei, Paranuss, Walnuss und Soja.

Diätetische Massnahmen bei Haut-, Haar- und Nagelstörungen

Allgemein gelten die diätetischen Massnahmen unter «Rhythmus und Diätetik», insbesondere sollen folgende Aspekte beachtet werden:

- Ausgleich des Säure-Basenhaushalt durch Basen- und Salzbäder
- Infrarot-, Bio- und Dampfsauna sowie Wechselbäder und Trockenbürsten zur Verbesserung der Hautdurchblutung
- Kopfhautmassage zur besseren Blutzirkulation der Haarwurzeln
- Haare wenn möglich nicht föhnen, sondern lufttrocknen lassen.

Nahrungsergänzungen bei Haut-, Haar- und Nagelstörungen

- sekundäre Pflanzenstoffe als Antioxidantien zum Hautschutz vor allem Astaxanthin, Traubenkernextrakt (OPC), Grüntee-Extrakt (EGCG)
- essenzielle Aminosäuren Methionin (Cystein) und Lysin zum Aufbau von Bindegewebsstrukturen wie Kollagen und Elastin
- Omega-3-Fettsäuren EPA und DHA sowie Omega-6 in Form von Gamma-Linolensäure aus Nachtkerzen- und Borretschöl
- Vitamin B-Komplex und Biotin (Vitamin H)
- Zink-, Kupfer- und Eisenmangel ausgleichen
- Vitamin D vor allem bei Autoimmunerkrankungen wie Psoriasis
- Schüsslersalz Nr. 11 (Silicea) und organisches Silizium z. B. aus Bambus, Hirse, Ackerschachtelhalm
- Vitalpilze in Absprache mit einer Fachperson. *Agaricus Blazei Murrill (ABM):* Bei Psoriasis, Ekzeme, Hautalterung. *Polyporus*: regt Kopfhaarwachstum an. *Hericium:* Bei Neurodermitis, Schleimhautschwächen, Dünnhäutigkeit

Hafer-Hirse Plätzchen (Rezept für 4 Personen)

Zutaten:	200 g **Vollkorn Haferflocken** oder **Hirseflocken**
wenn möglich	3-4 **Eier** (je nach Grösse)
in Bioqualität verwenden	2 EL **Braunhirsemehl** oder anderes glutenfreies Mehl
	3 EL **Sonnenblumenkerne**
	2 TL **Hanfmehl** (Hanfproteinpulver) kann muss aber nicht
	1 mittelgrosse **Karotte** oder **Zucchetti** geraffelt
	1 TL **Brennnesselsamen**
Würzen mit:	Kurkuma, etwas schwarzer Pfeffer, Kräutersalz, Paprika, etwas Kreuzkümmel, evtl. Hefeflocken
Zubereitung:	Alles mischen und zu einem Teig rühren. Mit reichlich hochwertigem Kokosfett (oder geklärter Butter) in einer Bratpfanne sanft gold-hellbraun braten. Oder im Ofen bei 180 °C ca. 30 Minuten ausbacken.

Passender Dip: Schafmilchjoghurt mit kleingeschnittenen Kräutern z. B. Schnittlauch und Petersilie mischen, wenig Leinöl hinzugeben und kurz ziehen lassen.

Literatur/Studien Haut-/Haar- und Nagelstörungen

Adebamowo, C. A., et al. (2006). Milk consumption and acne in adolescent girls. Dermatology Online Journal, 12(4). doi:10.5070/d377b9s0z8

Adebamowo, C. A., et al. (2008). Milk consumption and acne in teenaged boys. J Am Acad Dermatol; 58(5): 787–793.doi:10.1016/j.jaad.2007.08.049.

Callaway, J., et al. (2005). Efficacy of dietary hempseed oil in patients with atopic dermatitis. Journal of Dermatological Treatment, 16(2), 87–94.doi:10.1080/09546630510035832

Eng, P. A., Mura, M., & Aarau, K. (2008). Neurodermitis – der Einfluss der Ernährung, Ernährung und Dermatologie, Schweizerische Zeitschrift für Ernährung. Vol. 3 S. 13–17.

Ganz, C. (2016). Ganzheitliche Behandlungsmöglichkeiten bei Haarausfall und Haarwachstumsstörungen. Schweizerische Zeitschrift Fur GanzheitsMedizin, 28(4), 213–217. doi:10.1159/000447547

Kühbacher, A., Burger-Kentischer, A., & Rupp, S. (2017). Interaction of candida species with the skin. Microorganisms, 5(2), 1–12. doi:10.3390/microorganisms5020032

O Connor K., Goldberg L. (2021). Diet and hair, Clin Dermatology. 39(5):809-818. doi: 10.1016/j.clindermatol.2021.05.008. Epub 2021 May 24.

Pérez-Sánchez, A. et al. (2018). Nutraceuticals for skin care: A comprehensive review of human clinical studies. Nutrients, 10(4), 1–22. doi:10.3390/nu10040403

Schurgast H., Zimmermann M. (2023). Burgerstein Handbuch Nährstoffe, 14. Auflage, TRIAS Verlag in Georg Thieme Verlag KG, Stuttgart. ISBN: 978-3-432-11588-7

Stauber, G., Patscheider R., (2008). Akne und Ernährung – besteht Evidenz für Zusammenhänge ?. Ernährung und Dermatologie, Schweizerische Zeitschrift für Ernährung. Vol. 3 S. 8-12

Wolf R., Matz H., Orion E.(2004). Acne and Diet, Clinics in Dermatology Volume 22, Issue 5, Pages 387-393

Zouboulis, C., et al. (2005). Controversies in Experimental Dermatology Section Editor : What is the pathogenesis of acne ? Experimental Dermatology

27 AUGENERKRANKUNGEN

Das Auge ist Teil des Sinnes- und Nervensystems und verfügt über einen komplexen Stoffwechsel. Es manifestiert Störungen des Körperstoffwechsels schnell und eindeutig, oft schon bevor man sie durch Laboruntersuchungen erfassen kann. Verfärbungen, Auf- und Einlagerungen, Substanzdefekte in Pupille, Iris und Sklera sind oft schon von blossem Auge zu sehen, die unter Benutzung von Lupe und Iridoskop zusätzlich verdeutlicht werden. Genauso gibt der Blick durchs Ophthalmoskop auf den Augenhintergrund Hinweise bzgl. Stoffwechselfunktionen, insbesondere auf den Zucker-, Eiweissstoffwechsel und den Zustand der Arteriengefässwände. Die TEN kennt mit der Augendiagnose (Irisdiagnose), die hier nicht behandelt wird, eine Diagnosemethode, die sehr präzise die Konstitution, die Kochungs- und Entgiftungskapazität eines Menschen erfasst und somit eine zuverlässige Aussage über dessen Stoffwechselleistung treffen kann. Das ist nur dadurch möglich, weil konstitutionelle Anlage und manifeste Störungen innerhalb der Säfteorganisation das Auge unmittelbar prägen. Das Auge spiegelt allerdings nicht nur den Stoffwechselaspekt des Menschen wider, sondern offenbart auch dessen Vitalität und Stimmungslage und zeigt somit seine innige Beziehung zu den Spiritūs und der Anima. Daher kommt die Aussage «durch die Augen sieht man in die Seele». Zusammenfassend steht das Auge in einem bemerkenswert starken Konsensus zu allen Funktionen des Menschen.

Folgende Augenstörungen und Krankheiten sind bekannt:

- wechselnde Sehschärfe
- rezidive Bindehautentzündungen
- trockene und tränende Augen
- Makuladegeneration = nachlassende Sehschärfe im Alter
- Grauer Star (Katarakt) = Linsentrübung
- Grüner Star (Glaukom) = erhöhter Augendruck, diesen regelmässig messen lassen
- Uveitis (Augengefässhautentzündung) im Rahmen einer Systemerkrankung wie Rheuma oder durch infektiöse Erreger wie Bakterien, Viren oder Parasiten z. B. bei Toxoplasmose, Syphilis, Borreliose oder Herpes.

Mögliche Risikofaktoren:

- familiäre Disposition
- hohes Alter
- Diabetes
- Übergewicht bis Adipositas
- Hypertonie und/oder Dyslipidämie

Was die Sehkraft längerfristig schwächen kann:

- hoher Alkohol-, Zucker- und Koffeinkonsum
- Bildschirmarbeit (Licht- und Strahlen-Belastung)
- chronische Stressbelastungen
- starkes Sonnenlicht (UV-Strahlenbelastung)
- Belastung mit toxischen Metallen durch Rauchen, metallische Zahnfüllungen etc.

Augenstörungen und -krankheiten sind häufig auf eine Überbelastung und/oder Mangelversorgung von Mikronährstoffen zurückzuführen. Es kann sinnvoll sein, Antioxidantien sowie das Homocystein zu messen und einen Schwermetallbelastungstest zu machen.

Ernährungsheilkundliche Massnahmen bei Augenerkrankungen

- besonders auf eine ausreichende Trinkmenge achten, zur Regulation der Augenfeuchtigkeit
- hochwertige Fette bzw. Öle einsetzen, da diese die Augenfeuchtigkeit stabilisieren und deren Funktion aufrechterhalten
- reichlich farbige Gemüse und Obst und somit SPS wie Zeaxanthin, Luthein, Beta-Carotin z. B. in Karotten, Süsskartoffeln, Kürbis, Mais, Tomaten, Mango, Aprikose, Heidel-/Preiselbeere, Holunder, schwarze Johannisbeere, Kurkuma, Spinat und Mangold

Diätetische Massnahmen bei Augenerkrankungen

Allgemein gelten die diätetischen Massnahmen unter «Rhythmus und Diätetik», insbesondere sollen folgende Aspekte beachtet werden:

- bei intensiver Sonnenlichteinstrahlung und starkem Wind eine schützende Brille tragen
- Bildschirmarbeit reduzieren und alle 30 Minuten in die Ferne schauen
- Augenfeuchtigkeit: Blinzeln nicht vergessen
- Augen-Muskeln lockern: Augen in alle Richtungen rollen, eine liegende Acht in die Luft zeichnen und der Figur mit den Augen folgen
- Durchblutung fördern: Mit den Fingern die Ränder der Augenhöhle massieren.

Nahrungsergänzungen bei Augenerkrankungen

- natürliche Antioxidantien (SPS): Traubenkernextrakt (OPC), Curcumin, Vitamin C, Vitamin E, Zink, Selen, Glutathion (v. a. bei Makuladegeneration)
- Vitamin-A-Vorstufe: Beta-Carotin in Kombination mit anderen Carotinoiden wie Zeaxanthin, Lutein oder Astaxanthin (UV-Strahlenschutz)
- Omega-3-Fettsäuren v. a. DHA aus Fisch- oder Algenöl
- Vitalpilze in Absprache mit einer Fachperson v. a. Auricularia zur Verbesserung der Mikronzirkulation

Karotten-Ingwer-Aufstrich mit Kurkuma

Zutaten:
wenn möglich in Bioqualität verwenden

140 g **Karotten**
80 g Saurer **Voll-** oder **Halbrahm**
70 g **Walnüsse**
2 El **Olivenöl**
½ **Knoblauchzehe**
1 Stk. (daumengross) **Ingwer**
½ TL **Kurkumapulver**
1 gestr TL **Kräutersalz**
wenig **Pfeffer** aus der Mühle
2 Prisen **Cayennepfeffer**

Zubereitung: Alle Zutaten in einem leistungsstarken Mixer pürieren. In ein Einmachglas füllen und kühl stellen. Dadurch wird die Konsistenz noch etwas fester. Hält sich im Kühlschrank ca. eine Woche.

Tipp: Passt als Aufstrich zu Crackern, Brot aber auch zu Gemüse oder Salat.

Literatur/Studien Augenerkrankungen

Bungau, S., et al. (2019). Health Benefits of Polyphenols and Carotenoids in Age-Related Eye Diseases. Oxidative Medicine and Cellular Longevity, 2019. doi:10.1155/2019/9783429

Carrie, I., Delage, M., & Barberger-gateau, P. (1990). Plasma Lutein and Zeaxanthin and Other Carotenoids as Modifiable Risk Factors for Age-Related Maculopathy and Cataract : The POLA Study AND, 2329–2335. doi:10.1167/iovs.05-1235

Deepalakshmi, K., & Mirunalini, S. (2008). Pleurotus ostreatus: an oyster mushroom with nutritional and medicinal properties. Westcott's Plant Disease Handbook, 5, 516–516. doi:10.1007/978-1-4020-4585-1_845

Lal, B., et al. (1999). Efficacy of curcumin in the management of chronic anterior uveitis. Phytotherapy Research, 13(4), 318–322. doi:10.1002/(SICI)1099-1573(199906)13:4<318::AID-PTR445>3.0.CO;2-7

Lawrenson, J. G., & Downie, L. E. (2019). Nutrition and Eye health. Nutrients, 11(9), 11–14. doi:10.3390/nu11092123

Li, J., Pora, B. L. R., Dong, K., & Hasjim, J. (2021). Health benefits of docosahexaenoic acid and its bioavailability: A review. Food Science and Nutrition, 9(9), 5229–5243. doi:10.1002/fsn3.2299

Moeller, S. M., et al. (2008). Associations between age-related nuclear cataract and lutein and zeaxanthin in the diet and serum in the carotenoids in the age-related eye disease study (CAREDS), an ancillary study of the Women's Health Initiative. Archives of Ophthalmology, 126(3), 354–364. doi:10.1001/archopht.126.3.354

Mun, J. G., et al. (2019). Choline and DHA in Maternal and Infant Nutrition : Synergistic Implications in Brain and Eye Health.

28 TUMORERKRANKUNGEN

Tumor- und Krebserkrankungen sind komplexe Krankheitsbilder, bei welchen sich jede Tumor- und Krebsart bezüglich Risikofaktoren, Ursachen und Verlauf mehr oder weniger stark unterscheidet. Im Folgenden werden Gemeinsamkeiten bei Tumor- und Krebsentstehung sowie Verhinderung aus ganzheitlicher Sicht dargestellt.

Von einem Tumor spricht man grundsätzlich, wenn sich Zellteilung (Proliferation) und Zelltod (Apoptose) nicht mehr die Waage halten und es zu einer übermässigen, unkontrollierten Zellproliferation kommt. Solange es sich um ein gutartiges (benignes) Geschwulst handelt, ist von einem Tumor die Rede. Erst bösartige (maligne) Tumore, werden als Krebs bezeichnet. Übermässige Zellteilung kann durch Fehler in der Genetik, welche vererbt werden oder durch beeinflussbare Umweltfaktoren entstehen. Nach heutigen Erkenntnissen spielen genetische Veranlagungen jedoch eine untergeordnete Rolle. Viel zentraler sind Umweltfaktoren, welche auf die Zelle und somit auch auf die Genetik einwirken. Dabei stehen sich Onkogene, welche Tumorwachstum fördern, und Tumorsupressorgene, welche Tumorwachstum unterdrückten, gegenüber. Durch Ernährungs- und Lifestyle-Faktoren kann die Aktivität dieser unterschiedlichen Gene beeinflusst werden.

Das Tumor- und Krebsgeschehen kann als Möglichkeit gesehen werden, die der Körper als letzte Strategie nutzt, um eine langanhaltende Dyskrasie auszugleichen. Man kann aus Sicht der TEN von einem schwarzgalligen Geschehen sprechen, welches meist in der letzten Lebensphase, der Melanchole auftritt. Die eigentliche Initiation des Tumor- und Krebsgeschehens beginnt jedoch meist schon in den frühen Lebensjahren. Wobei die Balance zwischen zellschützenden und zelltoxischen Substanzen, sowie die körpereigene Entgiftungskapazität entscheidend ist, ob es zu Entartung und Wucherung der Zellen kommt.

Das Krebsgeschehen kann in folgende vier Phase eingeteilt werden:

1. Phase: **Initiation**	**Genotoxische «Noxen» bzw. «Kanzerogene» beschädigen das Erbgut gesunder Zellen:** • Schadstoffe aus der Luft z. B. Abgase, Rauchen • Toxische Metalle in Wasser, Luft, Nahrung und Kosmetika oder Zahnfüllungen und Implantate • Krebserregende Nahrungsmittel • Strahlung (z. B. UV-Strahlen im Sonnenlicht, Handy- und Röntgenstrahlung) • Virale Infektionen etc.	Reversibel durch Entgiftung und Schutz vor Noxen durch körpereigene und zugeführte Antioxidantien. Besonders positiv auf die Entgiftung wirken Inhaltsstoffe aus Kreuzblütlern, Lauchgewächsen und Vitalpilzen, sowie Antioxidantien aus dunklen Beeren und Blattgemüse.

2. Phase: **Proliferation**	**Nicht-genotoxische «Promotoren» steigern die Wirkung von Karzinogenen, ohne selbst kanzerogen zu sein:** Östrogen (v. a. in synthetischer Form) und andere Substanzen können die initiierte Zelle zur Tumorbildung stimulieren. Es entstehen veränderte bis präneoplastische Zellen als Krebsvorstufen. Diese Phase kann bis zu 40 Jahre dauern.	In den frühen Phasen reversibel durch Blockade der Promotoren z. B. mit Curcumin, Traubenkern-extrakt (OPC), Grüntee-extrakt (EGCG), Genistein und Isoflavone (Soja).
3. Phase: **Progression/ Transformation**	**Mutation von Tumorsupressor-Genen zu «Onkogenen»:** Versagen der Reparaturme-chanismen bei fehlerhaften Zellteilung. Versagen des programmierten Zelltods, es entstehen «prämaligne Zellen» mit geschä-digter DNS, welche an Tochterzellen weiter-gegeben werden. Die Zellen verlieren all-mählich ihre ursprünglichen Eigenschaften. Man spricht von einem Krebsfrühstadium.	In der Progressionsphase können natürliche, selektive Zytostatika wie Salvestrole, Laetrile und hochdosierte Vitalpilze eingesetzt werden.*
4. Phase: **Expression**	**Intensives, unkontrolliertes Tumorwachs-tum:** Es entstehen grössere benigne (gut-artige) und maligne (bösartige) Tumore, das Zellwachstum wird sichtbar. Klinisch mani-fester Tumor erkennbar und Beschwerden spürbar. Achtung: Metastasierungsrisiko bei malignen Tumoren ohne Behandlung.	Behandlung erforderlich durch operative Entfernung sowie evtl. Bestrahlung, Che-motherapie, Antihormonthe-rapie oder Immuntherapie. Nebenwirkungen können mit Vitalpilzen und gezieltem Fasten reduziert werden.*

* hochdosierte Nahrungsergänzungen jeweils in Absprache mit einer Fachperson. Gewisse Pflanzeninhaltsstoffe können z. B. die Wirksamkeit von Chemotherapeutika fördern aber auch hemmen.

Lange bevor Krebs entsteht, besitzt die Zelle vielfältige Kontroll- und Schutzmechanismen, um durch Mutationen ausgelöste Fehlfunktionen rechtzeitig zu erkennen und zu beheben:

- Zellschützende Enzyme, welche beschädigte DNS reparieren und endogene und exogene Toxine entgiften. Voraussetzung für deren Funktion ist eine gute Mikronährstoff- und Proteinversorgung sowie ein idealer pH-Wert und eine physiologische Körpertemperatur.
- Immunsystem, welches entartete Zellen erkennt und zerstört. Voraussetzung dafür ist eine gute Versorgung mit diversen Vitaminen wie Vitamin D und C, aber auch Mineralien wie Zink und Selen für eine hohe Immunkompetenz.
- Freie Radikale, welche den kontrollierten Zelltod einleiten. Bei der oxidativen Energiegewinnung in den Mitochondrien entsteht bei physiologischen Bedingungen eine gewisse Menge an freien Radikalen, um den Zelltod einzuleiten, ohne die DNS zu beschädigen.

Zubereitungsarten bei Krebserkrankung

Ob roh oder gekocht, beides kann nicht generell empfohlen oder abgeraten werden. Im Anfangsstadium eines Tumors kann eine reine Rohkosternährung aufgrund des hohen Biophotonengehalts heilbringend wirken. Bei chronischen Zuständen und unter Chemotherapie und Bestrahlung hingegen sollten eher einfache, lang gekochte Mahlzeiten eingesetzt werden, um dem schwarzgalligen Geschehen entgegenzuwirken und die 1. Kochung zu entlastet. Je schwächer die Kochungs- und Spirituskräfte sind, desto mehr sollte auf sanfte und nährende sowie säftefördernde Zubereitungen gesetzt werden.

Diätetik bei Tumor- und Krebserkrankungen

Man geht davon aus, dass ca. 15 % aller Krebsfälle in Europa durch hinreichende körperliche Aktivität verhindert werden könnten. Wer regelmässig Sport treibt, lebt im Schnitt drei bis vier Jahre länger. Körperliche Aktivität wirkt entzündungs- sowie krebshemmend. Zudem wird das Immunsystem gestärkt und der oxidative Stress deutlich reduziert.

- **Regelmässige Bewegung im Alltag:** ca. 30min pro Tag.
- **Kraft- und Ausdauertraining:** Wenn Muskeln aktiviert werden, produzieren sie Myokine, welche das Tumorwachstum verlangsamen oder sogar unterdrücken können. Myokine werden ausgeschüttet, wenn man durch Ausdauer, insbesondere aber durch Krafttraining ordentlich ins Schwitzen kommt. Bei Personen, welche körperlich weniger fit sind, kann der Effekt bereits durch mehrere zügige und längere Spaziergänge pro Woche erreicht werden.
- **Stress vermeiden:** Negativ empfundener Stress kann langfristig das Immunsystem beeinträchtigen und somit das Krebsrisiko erhöhen.
- **Positive Lebenseinstellung:** Bereits eine positive Lebenseinstellung kann krebshemmend wirken. Dies zeigt sich unter anderem in Bezug auf die Telomerlänge. Telomere sind die Schutzkappen des Erbguts und stehen für das biologische Alter.
- **Schlafhygiene:** Ein Grossteil der zellulären Entgiftung vollzieht sich in der Nacht. Dies setzt eine ausreichend lange Schlafdauer und gute Schlafqualität voraus. Sämtliche Massnahmen, welche dies begünstigen, wirken somit auch krebshemmend.
- **Vollfasten und intermittierendes Fasten:** Durch regelmässige Essenspausen kann das Leben verlängert und Alterskrankheiten, zu welchen auch Krebs gehört, vorgebeugt werden. Ein regelmässiges intermittierendes Fasten wie 16:8 ist eine der einfachsten Varianten, dies umzusetzen (siehe Kapitel «Fasten und Teilfasten»).

Nahrungsergänzungen bei Tumor- und Krebserkrankungen

- Gute Vitamin D_3 Werte sind entscheidend für die Immunkompetenz und den Zellschutz. Blutwerte zweimal pro Jahr überprüfen lassen und mindestens von Oktober bis April ergänzen.
- Co-Faktoren von Entgiftungsenzymen v.a. Zink, Selen und Magnesium zuführen bzw. labordiagnostisch im Vollblut überprüfen lassen.

- Vitamin-B-Komplex, um die Entgiftung und DNS-Methylierung zu unterstützen.
- Basische Mineralien zum Ausgleich des sauren Milieus: Magnesium, Kalium, Kalzium ausserhalb der Mahlzeiten z. B. vor dem Schlafen gehen.
- Schwefelhaltige Aminosäuren, welche die Entgiftung unterstützen: Methionin, Cystein oder direkt liposomales Glutathion und Alpha-Liponsäure.
- Sämtliche Vitalpilze enthalten eine Vielzahl an bioaktiven Wirkstoffen, welche die Entstehung und das Wachstum von Krebs hemmen können. In Absprache mit einer Fachperson können folgende global krebshemmenden Vitalpilze präventiv sowie therapeutisch eingesetzt werden. *Reishi:* besonders bei Entgiftungs- und Immunschwächen sowie oxidativem Stress. *Cordyceps:* besonders bei Nebennieren- und Nierenschwäche sowie Mitochondriopathie (Cordyceps nicht bei hormonabhängigen Krebsarten). *Coriolus:* besonders bei hormonabhängigen und viralen Krebsarten wie bei positivem Pap-Wert.

Bei gleichzeitiger Chemotherapie können gewisse Mikronährstoffe und SPS fördernd aber auch störend wirken, daher Vitamine und Mineralien, wenn möglich, laboranalytisch untersuchen und bei Mangel in Absprache mit einer Fachperson in geeigneter Form und Dosierung gezielt ergänzen.

Brokkoli Fisch Curry (Rezept für 4 Personen)

Zutaten: wenn möglich in Bioqualität verwenden

2 Stk **Brokkoli** mittelgross
600 g **Lachs** oder **Kabeliau**
1 Stk. **rote Zwiebel** (gross)
1 **Knoblauchzehe**
1 Stk. **Ingwer** frisch (daumengross)
1 El **Curry-Paste** grün
3.5 dl **Wasser** evt. **Bouillon**
1.5 dl **Kokosmilch**
1 Handvoll **Korianderblätter**

Zubereitung: Den Brokkoli in Röschen zerteilen, Bouillon oder Salzwasser und Curry-Paste miteinander verrühren. Zwiebel, Knoblauch und Ingwer fein hacken und mit Ghee in einer tiefen Pfanne glasig andünsten.
Den Brokkoli zugeben, bissfest köcheln lassen.
Fisch in mundgerechte Stücke zerteilen, dazugeben und bei niedriger Hitze ziehen lassen, ohne zu kochen, bis der Fisch gar ist.
Mit der Kokosmilch und gehackten Korianderblättern abschmecken.
Dazu Basmatireis oder weissen Quinoa servieren.

Tipp: Das Curry kann auch mit Tofu zubereitet und mit Frühlingszwiebelringen serviert werden. Statt Curry-Paste können auch 2 EL einer Curry-Gewürzmischung in Ghee erwärmt verwendet werden.

Literatur/Studien Tumor- und Krebserkrankungen

Arab, L. (2010). Epidemiologic evidence on coffee and cancer. Nutrition and Cancer, 62(3), 271–83. doi:10.1080/01635580903407122

Burke, D. (2009). Salvestrole – Neue Möglichkeiten Salvestrole – Neue Möglichkeiten der Krebsbehandlung.

Chen, Y., et al. (2013). Amygdalin induces apoptosis in human cervical cancer cell line HeLa cells. Immunopharmacology and Immunotoxicology, 35(1), 43–51. doi:10.3109/08923973.2012.738688

Damodaran, D. et al. (2008). CancerLectinDB: A database of lectins relevant to cancer. Glycoconjugate Journal, 25(3), 191–198. doi:10.1007/s10719-007-9085-5

Daniel, M., & Tollefsbol, T. O. (2015). Epigenetic linkage of aging, cancer and nutrition. Journal of Experimental Biology, 218(1), 59–70. doi:10.1242/jeb.107110

Davis, C. D., & Milner, J. a. (2011). Nutrigenomics, vitamin D and cancer prevention. Journal of Nutrigenetics and Nutrigenomics, 4(1), 1–11. doi:10.1159/000324175

De Vogel, J., et al. (2005). Green vegetables, red meat and colon cancer: Chlorophyll prevents the cytotoxic and hyperproliferative effects of haem in rat colon. Carcinogenesis, 26(2), 387–393. doi:10.1093/carcin/bgh331

Estrada-Martínez, L. E., et al.(2017). Plant lectins as medical tools against digestive system cancers. International Journal of Molecular Sciences, 18(7). doi:10.3390/ijms18071403

Gröber, U., Holzhauer, P., & Adamietz, I. (2017). Krebs: Mikronährstoffe in der onkologischen Intervention. Zeitschrift Für Orthomolekulare Medizin, 15(02), 7–18. doi:10.1055/s-0043-113077

Kämmerer, U., & Johannes Klement, R. (2017). Möglichkeiten und Grenzen der ketogenen Ernährung in der Krebstherapie. Zeitschrift Für Orthomolekulare Medizin, 15(02), 20–24. doi:10.1055/s-0043-113016

Key, J., et al. (2006). Meta-analysis of studies of alcohol and breast cancer with consideration of the methodological issues. Cancer Causes and Control, 17(6), 759–770. doi:10.1007/s10552-006-0011-0

Klaus Ulrich Runow (2019). „Krebs ist eine Umweltkrankheit»- wie Entgiftung und Nährstofftherapie das Immunsystem stärken.

Klose, P. (2009). Prävention und Therapie von Krebs mit Medizinalpilzen. Forum Komplementäre Onkologie/Immunologie

Langbein, S., et al. (2006). Expression of transketolase TKTL1 predicts colon and urothelial cancer patient survival: Warburg effect reinterpreted. British Journal of Cancer, 94(4), 578–585. doi:10.1038/sj.bjc.6602962

Lutz, J.-M. (2015). Nationales Krebsprogramm für die Schweiz. Oncosuisse, 184. Retrieved from https://serval.unil.ch/resource/serval: BIB_96981CBB2319.P001/REF.pdf

Melnik, B. C. (2015). Milk—a nutrient system of mammalian evolution promoting mTORC1-dependent translation. International Journal of Molecular Sciences, 16(8), 17048–17087. doi:10.3390/ijms160817048

Meeran, S. M., Ahmed, A., & Tollefsbol, T. O. (2010). Epigenetic targets of bioactive dietary components for cancer prevention and therapy. Clinical Epigenetics, 1(3-4), 101–116. doi:10.1007/s13148-010-0011-5

Romagnolo, D. F., & Selmin, O. I. (2012). Flavonoids and cancer prevention: a review of the evidence. Journal of Nutrition in Gerontology and Geriatrics, 31(3), 206–38. doi:10.1080/21551197.2012.702534

Safdie, F. M., et al. (2009). Fasting and cancer treatment in humans: A case series report. Aging, 1(12), 988–1007. doi:10.18632/aging.100114

Sanders, K., et al. (2016). Natural Products for Cancer Prevention: Clinical Update 2016. Seminars in Oncology Nursing, 32(3), 215–240. doi:10.1016/j.soncn.2016.06.001

ANHANG

Link zur Lebensmitteltabelle

Diese via QR-Code abrufbare Lebensmitteltabelle zeigt in einer Übersicht die humoralen Qualitäten sowie die Blutgruppen-Verträglichkeiten diverser Lebensmittel auf (www. ten-institut.ch).

Lebensmittel-Listen zu Kapitel «Ernährung der vier Bluttypen»

Die Lebensmittel-Liste wurde aus dem Originalwerk «4 Blutgruppen 4 Strategien für ein gesundes Leben» (4. Auflage 2020) und der Applikation «Blood Type Diet®» von Dr. Peter D'Adamo zusammengeführt und in eine Übersicht gebracht, sodass Familien mit unterschiedlichen Blutgruppen auf einen Blick sehen, welche Lebensmittel für alle bekömmlich sind. Dem Autorenteam ist bewusst, dass eine Einteilung in lediglich vier Gruppen bzw. die Reduktion auf ein oder zwei genetische Merkmale der Individualität des einzelnen Menschen nicht gerecht wird. Dennoch können diese Listen eine Hilfestellung bei der Findung der eigenen individuell verträglichen Ernährung bieten.

Obst

Obst für alle Blutgruppen sehr bekömmlich oder neutral

Pflaume	sehr bekömmlich für alle BG	A, B, AB neutral
Feige	0, A, AB sehr bekömmlich	B neutral
Ananas	A, B, AB sehr bekömmlich	0 neutral
Preiselbeere	A, B, AB sehr bekömmlich	0 neutral
Kirsche	A, AB sehr bekömmlich	0, B neutral
Grapefruit	A, AB sehr bekömmlich	0, B neutral
Zitrone	A, AB sehr bekömmlich	0, B, neutral
Weintraube	B, AB sehr bekömmlich	0, A neutral
Kiwi	AB sehr bekömmlich	0, A, B neutral
Loganbeere	AB sehr bekömmlich	0, A, B neutral
Stachelbeere	AB sehr bekömmlich	0, A, B neutral
Aprikose	A sehr bekömmlich	0, B, AB neutral
Blaubeere	A sehr bekömmlich	0, B, AB neutral
Boysenbeere	A sehr bekömmlich	0, B, AB neutral
Maulbeere	0 sehr bekömmlich	A, B, AB neutral

Obst für alle Blutgruppen neutral

Apfel	Birne	Datteln	Himbeere	Holunderbeere
Johannisbeere	Kumquats	Limette	Nektarine	Pfirsich
Rosine	Wassermelone	Wintermelone		

Obst zu vermeiden für spezifische Blutgruppen

(alle nicht aufgeführten Obst wirken neutral oder sehr bekömmlich)

Alle: Kokosnuss, Rhabarber
0: Avocado, Orange, Mandarine, Honigmelone, Kochbanane, Erdbeere, Brombeere, Litchi
A: Orange, Mandarine, Honigmelone, Kochbanane, Banane, Mango, Papaya
B: Sternfrucht, Granatapfel, Kaktusfeige, Kakis
AB: Sternfrucht, Granatapfel, Kaktusfeige, Kakis, Orange, Banane, Guaven, Mango

Gemüse

Gemüse für alle Blutgruppen sehr bekömmlich oder neutral

Brokkoli	sehr bekömmlich für alle BG	
Pastinake	sehr bekömmlich für alle BG	
Löwenzahn	0, A, AB sehr bekömmlich	B neutral
Knoblauch	0, A, AB,	B neutral
Süsskartoffel	0, B, AB sehr bekömmlich	A neutral
Okra	0, A sehr bekömmlich	B, AB neutral
Grünkohl/Federkohl	0, A sehr bekömmlich	B, AB neutral
Spinat	0, A sehr bekömmlich	B, AB neutral
Römischer Salat (Lattich)	0, A sehr bekömmlich	B, AB neutral
Zwiebel	0, A sehr bekömmlich	B, AB neutral
Rote Beete	B, AB sehr bekömmlich	0, A neutral
Mangold/Krautstiel	0, A sehr bekömmlich	B, AB neutral
Chicorée	0, A sehr bekömmlich	B, AB neutral
Karotte	A, B sehr bekömmlich	0, AB neutral
Meerrettich	0 sehr bekömmlich	A, B, AB neutral
Algen	0 sehr bekömmlich	A, B, AB neutral
Rosenkohl	B sehr bekömmlich	0, A, AB neutral

Gemüse für alle Blutgruppen neutral

Bambussprossen	Brunnkresse	Champignon
Chinakohl	Endivie	Fenchel
Frühlingszwiebel	Gurke (0 eher zu vermeiden)	Kohlrabi
Lauch (0 eher zu vermeiden)	Pak Choi	Rucola
Schalotte	Spargel	Zucchini

Gemüse zu vermeiden für spezifische Blutgruppen

(alle nicht aufgeführten Gemüse wirken neutral oder sehr bekömmlich)

0: Alfalfa-Sprossen, Aloe Vera, Blumenkohl, Gurke, Kapern, Lauch, Pickels (in Essig eingelegtes Gemüse), Rotkohl, schwarze Olive, Shiitake-Pilz, Spirulina, Weisskohl, Yuka (Maniok)

A: Aubergine, Chilischote (Jalapeno), Kapern, Pickels (in Essig eingelegtes Gemüse), Paprika (alle Sorten), Rotkohl, Sauerkraut, Shiitake-Pilz, schwarze Olive, Tomate, Weisskohl, Yamswurzel, Yuka (Maniok)

B: Artischocke, Avocado, beide Oliven, Gartenkürbis, Mungbohnensprossen, Radieschen, Rettich, Tomate,

AB: Artischocke, Avocado, Chilischote (Jalapeno), Kapern, Mungbohnensprossen, Paprika (alle Sorten), Pickels (in Essig eingelegtes Gemüse), Radieschen, Rettich, Shiitake-Pilz, schwarze Olive, Yuka (Maniok)

Kräuter und Gewürze

Kräuter und Gewürze für alle Blutgruppen neutral oder bekömmlich und nicht bekömmlich

Ahornsirup	Holunder	Muskat (0 nicht)
Alfalfa Sprossen (0 nicht)	Honig	Nelke
Aloe (0, B, AB nicht)	Hopfen (B, AB nicht)	Oregano
Anis (AB nicht)	Huflattich (0, B, AB nicht)	Paprika
Baldrian	Ingwer	Petersilie
Basilikum	Johanniskraut (0 nicht)	Piment (Nelkenpfeffer)
Bergamotte	Kamille	Pfefferminz
Bohnenkraut	Kakao	Rosmarin
Bockshornklee (B, AB nicht)	Kardamom	Safran
Carob (Johannisbrotkernmehl)	Katzenminze (A nicht)	Salbei
Cayenne Pfeffer (A, AB nicht)	Kerbel	Sarsaparille
Chili (A, AB nicht)	Knoblauch	Schafgarbe
Curry	Koriander	Schnittlauch
Dill	Kreuzkümmel	Senfkörner
Dulse (Rotalge)	Kurkuma	Sennesblätter
Enzian (0, B, AB nicht)	Kümmel	Süssholzwurzel
Estragon	Lorbeerblatt	Sojasauce, Tamari (glutenfrei)
Fenchel	Löwenzahn	Sonnenhut (0 nicht)
Galgant	Majoran	Thymian
Gestenmalz (B, AB nicht)	Mariendistel	Vanille
Ginseng	Maulbeerblatt	Vogelmiere
Guarana (0, B, AB nicht)	Meerrettich	Weissdorn
Hagebutte	Melasse	Zimt (B nicht)
Helmkraut (B, AB nicht)	Minze	
Hirtentäschel (0, B, AB nicht)	Miso (B nicht)	

Kräuter und Gewürze für alle zu vermeiden bzw. nur in kleinen Mengen einsetzen:

Weinessig, Pfeffer schwarz

Nüsse und Samen

Nüsse für alle Blutgruppen sehr bekömmlich oder neutral:

Walnuss	0, AB sehr bekömmlich	A, B neutral
Marroni	AB sehr bekömmlich	0, A, B neutral
Mandel		für alle neutral
Pekannuss		für alle neutral
Macadamia		für alle neutral

	bekömmlich	zu vermeiden
0	Kürbiskerne, Walnuss	Cashew, Erdnuss, Mohn, Pistazie, Paranuss
A	Kürbiskerne, Erdnuss	Cashew, Pistazie, Paranuss
B	**keine** sehr bekömmlich nur neutral: Macadamia, Mandel, Maroni, Paranuss, Pekannuss, Walnuss	Cashew, Sesam, Erdnuss, Kürbiskerne, Pistazie, Pinienkerne, Sonnenblumenkerne, Haselnuss, Mohnsamen
AB	Erdnuss, Walnuss, Maroni	Sesam, Mohn, Kürbiskerne, Sonnenblumenkerne, Haselnuss

Hülsenfrüchte

Hülsenfrüchte für alle Blutgruppen sehr bekömmlich oder neutral:

Sojabohne	A, AB sehr bekömmlich	0, B neutral
Tempeh	A, AB sehr bekömmlich	0, B neutral
Grüne Bohne	A sehr bekömmlich	0, B, AB neutral
Cannellinibohne		für alle neutral
Grüne Erbse		für alle neutral

	bekömmlich	zu vermeiden
0	Adzukibohne, Augenbohne, Pintobohnen	Kidneybohne, Perlbohne, rote und grüne Linsen, Berglinsen
A	Adzukibohne, Augenbohne, Pintobohne, Sojabohne, Berglinsen, grüne und schwarze Bohne, rote und grüne Linsen	Kichererbse, Kidneybohne, Limabohne, Perlbohne, rote Bohne
B	Kidneybohne, Limabohne, Perlbohne	Adzukibohne, Augenbohne, Kichererbse, Pintobohne, rote und grüne Linsen, Berglinsen, schwarze Bohnen
AB	Pintobohne, Perlbohne, grüne Linsen, rote Bohne, Sojabohnen	Adzukibohne, Augenbohne, Kichererbse, Kidneybohne, Limabohne, schwarze Bohne

Fisch und Fleisch

Fisch und Fleisch für alle Blutgruppen sehr bekömmlich oder neutral:

Barramunda	A sehr bekömmlich	0, B, AB neutral
Hai		für alle neutral
Hecht	0, B, AB sehr bekömmlich	A neutral
Hechtbarsch	A, B, AB sehr bekömmlich	0 neutral
Flussbarsch	0, A sehr bekömmlich	B, AB neutral
Karpfen	A sehr bekömmlich	0, B, AB neutral
Kabeljau (Dorsch)	sehr bekömmlich für alle BG	
Lachs	0, A sehr bekömmlich	B, AB neutral
Lachsforelle	A, B, AB sehr bekömmlich	0 neutral
Makrele	sehr bekömmlich für alle BG	
Regenbogenforelle	0, A, AB sehr bekömmlich	B neutral
Roter Schnapper	0, A, AB sehr bekömmlich	B neutral
Rot/Goldbarsch	B, AB sehr bekömmlich	0, A neutral
Sardine	sehr bekömmlich für alle BG	
Schnappbarsch	0 sehr bekömmlich	A, B, AB neutral
Schwertfisch	0 sehr bekömmlich	A, B, AB neutral
Seebarsch		für alle neutral
Seeohr		für alle neutral
Seeteufel (Angler)	A, B, AB sehr bekömmlich	0 neutral
Stör	0, B, AB sehr bekömmlich	A neutral
Weissbarsch	0 sehr bekömmlich	A, B, AB neutral
Weisser Tuhnfisch	AB sehr bekömmlich	0, A, B neutral
Weissfisch, Felchen	0, A sehr bekömmlich	B, AB neutral
Zackenbarsch	A, B, AB sehr bekömmlich	0 neutral

	bekömmlich	zu vermeiden
0	**Sehr bekömmlich:** Hammel, Lamm, Büffel, Innereien, Kalb, Rind, Wild (Hirsch, Reh, Elch) **Neutral:** Bär, Huhn, Ente, Pferd, Strauss, Fasan, Kaninchen, Trute, Taube, Knochensuppe, Ziege	Gans, Schweinefleisch (Schinken, Speck etc.), Wachtel
A	keines sehr bekömmlich **Neutral:** Huhn, Strauss, Truthahn (Pute), Taube, Knochensuppe	alles ausser neutral wirkende Fleischarten

B	**Sehr bekömmlich:** Hammel, Kaninchen, Lamm, Reh, Ziege **Neutral:** Büffel, Rind, Kalb, Knochensuppe, Strauss, Fasan, Trute	Ente, Gans, Huhn, Rebhuhn, Schweinefleisch (Schinken, Speck etc.), Pferd, Wachtel
AB	**Sehr bekömmlich:** Truthahn **Neutral:** Hammel, Kaninchen, Lamm, Knochensuppe, Ziege	alles ausser Truthahn, Fasan und neutral wirkende Fleischarten

Milchprodukte

Milchprodukte für alle Blutgruppen sehr bekömmlich oder neutral:

Hafermilch	A, B, AB sehr bekömmlich	0 neutral
Hühner-Ei		für alle neutral
Mandelmilch		für alle neutral
Mozzarella	AB, B sehr bekömmlich	0, A neutral
Quinoamilch		für alle neutral
Reismilch	AB, B sehr bekömmlich	0, A neutral

	bekömmlich	zu vermeiden
0	keine. **Neutral:** Butter, Mozzarella, Schafskäse (Feta), Ziegenkäse, Sojamilch, Sojakäse, Farmerkäse	Vollmilch, fettarme Milch, Magermilch, Ziegenmilch, Buttermilch, Joghurt, Kefir, Hüttenkäse, Frischkäse, Weichkäse, Parmesan, Ricotta, Schmelzkäse, Speiseeis, Kokosmilch
A	Sojamilch, Sojakäse **Neutral:** Joghurt, Kefir, Mozzarella, Schafskäse (Feta), Ziegenkäse, Schmelzkäse, Ricotta, Ziegenmilch, Farmkäse	Vollmilch, Molke, Parmesan, Speiseeis, Kokosmilch
B	Joghurt, Kefir, Milch, Hüttenkäse, Mozzarella, Ricotta, Schafskäse (Feta), Ziegenkäse, Ziegenmilch, Farmerkäse	Blauschimmelkäse, Schmelzkäse, Speiseeis, Kokosmilch
AB	Joghurt, Kefir, Mozzarella, Hüttenkäse, Ricotta, saure Sahne, Schafskäse (Feta), Ziegenkäse, Ziegenmilch	Blauschimmelkäse, Brie, Butter, Buttermilch, Vollmilch, Parmesan, Camembert, Speiseeis, Kokosmilch

Stärkeprodukte

Stärkeprodukte für alle Blutgruppen sehr bekömmlich oder neutral:

Amaranth	A, AB sehr bekömmlich	0 neutral B eher meiden
Buchweizen	A sehr bekömmlich	0 neutral B, AB eher meiden
Dinkel/Urdinkel	B, AB, sehr bekömmlich	0, A neutral
Fonio-Hirse	B, AB sehr bekömmlich	0, A neutral
Gerste		A, B, AB neutral 0 eher meiden
Hafer	A, B, AB sehr bekömmlich	0 neutral
Hirse	B, AB sehr bekömmlich	0, A neutral
Quinoa		0, A, B, AB neutral
Reis (alle Arten)	AB sehr bekömmlich	0, A, B neutral
Roggen	AB sehr bekömmlich	0, A neutral B eher meiden
Süsskartoffel	0, B, AB sehr bekömmlich	A eher meiden

Stärkeprodukte für alle zu vermeiden:

Weizen, Vollkorn, Teff/Zwerghirse (0 neutral)

Getränke

Getränke für alle Blutgruppen sehr bekömmlich oder neutral:

Grüntee	für alle sehr bekömmlich	
Ingwertee	für alle sehr bekömmlich	
Mariendisteltee	A, B sehr bekömmlich	0, AB neutral
Pfefferminztee	0 sehr bekömmlich	A, B, AB neutral
Rooibostee		für alle neutral
Verveinetee		für alle neutral
Yerba Mate		für alle neutral
Schwarztee		B neutral, 0, A, AB eher meiden
Kaffee	A sehr bekömmlich*,	B neutral, 0, AB eher meiden
Orangensaft		B neutral, 0, A, AB eher meiden
Apfelsaft		für alle neutral
Traubensaft	B, AB sehr bekömmlich	0, A neutral
Zitronenwasser	A, AB sehr bekömmlich	0, B neutral
Kokosnusswasser		für alle neutral
Rotwein	A sehr bekömmlich	0, B, AB neutral
Weisswein		A, B, AB neutral, 0 eher meiden
Bier		B, AB neutral, 0, A eher meiden

* bei erhöhter Stressbelastung und Koffeinsensitivität eher einschränken.

Vitamintabelle zu Kapitel 8 «Mikronährstoffe»

Bezeichnung	Tagesbedarf Erwachsene	Stabilität + Besonderheiten	Funktion	Mangelsymptome	Quellen
A Retinol Vorstufe Carotinoide v. a. β-Carotin	Bedarf: Vit. A: 1 mg (3000 IE) β-Carotin: 6mg Therapie: 15–180 mg Carotinoide	Leichte Licht- und Wärme-empfindlichkeit, Vitamin A wirkt bei Überdosierungen toxisch (> 3 mg / Tag), höhere Mengen β-Carotin nur in Kombination mit anderen Carotinoiden. Erhöhter Bedarf bei Rauchern, viel Sonnenlicht, Stress, Alkoholkonsum.	Sehvorgänge, Antioxidans, Struktur und Funktion von Schleimhäuten, fördert Wachstum und Entwicklung diverser Gewebe inkl. Knochen.	Trockene, entzündete Augen und Schleimhäute, Infektanfälligkeit, spröde Nägel, Haare und Haut, Wachstumsstörungen bei Kindern, mentale Leistungsdefizite, schlechtes Sehen bei Nacht, Fruchtbarkeitsstörungen.	Leber, Eier, Milchprodukte. Als Carotinoide in allen orange-gelben und grünen Lebensmitteln v. a. Süsskartoffel, Karotte und Blattgemüse.
D_2 Ergocalciferol **D_3** Cholecalciferol	Bedarf D_3: 20 µg (800IE) Prävention: 1000-2000 IE Therapie: 2000-4000 IE	Cholecalciferol muss in der Leber umgewandelt und in den Nieren mit Hilfe von Magnesium zu Calcitriol aktiviert werden. Vitamin D kann bei längerfristiger Überdosierung toxisch wirken (Hyperkalzämie).	Regulation des Blutkalziumspiegels, des Insulinstoffwechsels (schützt beta-Zellen der Bauchspeicheldrüse), Immunregulation, antithrombotisch.	Knochenbrüchigkeit bis Osteoporose, Zahn-Nagelprobleme, Fertilitätsstörungen, Depressionen, Diabetes, Asthma. Im Extremfall Rachitis.	Pilze (D_2), Eigelb, Milchprodukte, fetter Fisch, Lebertran. Über die Ernährung können nur ca. 10 % des Bedarfs gedeckt werden. Eigenproduktion über die Haut mit Sonnenlicht oder Ergänzung im Winter ist wichtig.
E Tocopherol Es gibt verschiedene Formen	Bedarf: 12 mg (20 IE) Prävention: 100 mg (150IE) Therapie: 200- 800 mg (300–1200 IE)	Es gibt acht Formen,wobei Alpha-Tocopherol die aktivste ist. Die verschiedenen Tocopherole und -trienole wirken synergistisch. Je höher der Fettverzehr, desto höher liegt der Bedarf an Vitamin E. Raucher haben einen höheren Bedarf.	Antioxidans, wichtig für Hemmung der Oxidation von Fetten v.a. MUFS. Immunregulation, antithrombotisch.	Oxidative Stressbelastungen, Haarausfall, rheumatische Beschwerden, neurologische Störungen bis Alzheimer und Myopathien, Fertilitätsstörungen, hämolytische Anämie.	Oliven, Olivenöl, alle hochwertigen Pflanzenöle v.a. Weizenkeimöl, verschiedene Nüsse.
K_1 Phyllochinon **K_2** Menachinon-7 = natürliche Form	Bedarf K_2: 70 µg Prävention: 100 µg Therapie K_2: 100–1000 µg	Kaum Verarbeitungsverluste, nur UV-empfindlich. Vitamin K_1 hat eine ähnlich kurze Verweildauer im Körper wie Vitamin C. Vitamin K_2 hat eine deutlich längere Halbwertszeit.	Antioxidans, Blutgerinnung und Knochen- und Knorpel-Stoffwechsel, wirkt kortikoid-induzierter Osteoporose entgegen.	Blutungsstörungen, Osteoporose Arthrose	K_1 vor allem in grünem Gemüse wie Mangold,Spinat, Federkohl, Brokkoli,Rosenkohl. K_2 wird von Bakterien gebildet (Sauerkraut oder im Darm aus K_1), K_2 in Huhn, Leber, Eigelb, Hartkäse.

Bezeichnung	Tagesbedarf Erwachsene	Stabilität + Besonderheiten	Funktion	Mangelsymptome	Quellen
C Ascorbinsäure, E 300	Bedarf: 100–200 mg Prävention: 350–500 mg Therapie: 1000–3000 mg	30% Verarbeitungsverlust, ist sehr hitzeempfindlich und oxidiert rasch. Es wird kaum gespeichert, muss darum täglich zugeführt werden, ideal in Kombination mit SPS und anderen Antioxidantien.	Immunregulation, Kollagen- und Knorpelbildung, Antioxidans, beteiligt an der Neurotransmitter- und Hormonbildung, fördert Eisenaufnahme.	Chronische Erkrankungen und Entzündungen, Immunschwäche, Depression, Müdigkeit, Haut-, Haar- und Nagelstörungen, schlechte Wundheilung. Im Extremfall Skorbut.	Acerola-Kirsche, Sanddorn, Hagebutte, schwarze Johannisbeere, Kiwi, Erdbeere, Zitrusfrüchte, Paprika, Brokkoli.
B1 Thiamin	Bedarf: 1.0–1.3 mg Prävention: 10–50 mg Therapie: 50–600 mg	30-60% Verarbeitungsverlust durch Kochen, Einweichen, Schälen, Sulfiten-Zusätze. Der Körper hat nur eine sehr kleine Speicherkapazität (ca. 14 Tage), tägliche Zufuhr ist wichtig, wird von Darmbakterien gebildet.	Wichtig für den Energiestoffwechsel, das Nervensystem, den Zucker- und Proteinstoffwechsel, je höher die Energiebereitstellung aus KH desto höher der B1-Bedarf.	Mangel in Industrieländern selten, kann bei Alkoholabusus vorkommen. Müdigkeit, Depression, Konzentrationsstörungen, Zuckerstoffwechselstörungen, Inappetenz. Im Extremfall «Beriberi».	Vollgetreide v.a. Hafer, Hülsenfrüchte v.a. Erbsen und Mungbohnen, Fleisch v.a. Schwein, Nährhefe, Weizenkeime, Sonnenblumenkerne, Paranuss, Erdnuss, Pinienkerne.
B2 Riboflavin	Bedarf: 1.0 -1.3 mg Prävention: 5–20 mg Therapie: 50–200 mg	20% Verarbeitungsverluste, ist hitzestabil, aber sehr lichtempfindlich. An Aktivierung von B6 und B9 beteiligt. Wichtig für die Bildung von Niacin aus Tryptophan. Verlust erhöht durch orale Kontrazeptiva.	Beteiligt am Zucker-, Protein- und Fettstoffwechsel, wichtig für mitochondriale Energiegewinnung, Antioxidans durch Regeneration von Glutathion.	Müdigkeit, Blutarmut (trägt zum Eisenstoffwechsel bei), Kopfschmerzen, Sehstörungen (bis zu Katarakt), Mundwinkelrhagaden, Zahnfleischentzündungen, entzündliche Hautveränderungen.	Fleisch, Milchprodukte Hühnerei, Champignon, Nährhefe, Spinat, Brokkoli, Mandeln, Tempeh, Spirulina.
B3 Niacin	Bedarf: 13–16 mg Prävention: 20–50 mg Therapie: 200–1000 mg	15% Verarbeitungsverluste, ist hitzestabil wird beim Kochen ausgewaschen. Kommt als Nicotinamid (tierisch) und Nikotinsäure (pflanzlich) vor, kann mit Hilfe von B2 und B6 vom Körper aus Tryptophan gebildet werden.	An der Blutzucker- und Cholesterinspiegel-Regulierung beteiligt, Antioxidans durch Regeneration von Glutathion, wichtig im Energiestoffwechsel, Co-Faktor über 200 Enzyme.	Schuppige, gerötete Haut an Händen, Ellbogen und Füssen, Mundwinkelrhagaden, Infektanfälligkeit, Zucker- und Energiestoffwechselstörungen, im Extremfall «Pellagra» (Dermatitis, Diarrhoe, Demenz).	Innereien, Fleisch, Fisch, Hefe, Sonnenblumenkerne, Erdnuss, Avocado, Kürbiskerne, Champignon, Kaffee, Tryptophanreiche Lebensmittel z.B. Eier, Milch, Cashewkerne.
B5 Pantothensäure	Bedarf: 6 mg Prävention: 10–100 mg Therapie: 100–2000mg	Kommt in der Ernährung bereits in der gebundenen Wirkform «Coenzym A» (CoA) vor (Ausgangssubstrat für Citratzyklus). Erhöhter Bedarf bei Einnahme von oralen Kontrazeptiva.	Zentral für die Energiegewinnung, Steroidhormonbildung inkl. Vitamin D, für den Aufbau von Makronährstoffen, Melatonin, Q10, Gallensäure, Hämoglobin.	Müdigkeit, Muskelschmerzen, brennender Schmerz in den Füßen (Burning-Feet-Syndrom), Hautunreinheiten, Kopfschmerzen, Immunschwäche, Fertilitätsstörung, Leberverfettung.	Innereien, Eigelb, Fisch, Eier, Nährhefe, Champignon, Hülsenfrüchte wie Sojabohne, Kichererbse, Nüsse/Samen: Erdnuss, Sonnenblumenkerne, Vollgetreide z.B. Vollreis und Hafer.

B6 Pyridoxin	Bedarf: 1.5 mg Prävention: 10–50 mg Therapie: 50–300mg	Pflanzliche Quellen sind weniger lichtempfindlich als tierische. Muss im Körper mit Hilfe von Zink und B2 in die aktive Form Pyridoxal-5 -Phosphat (P5P) umgewandelt werden. Erhöhter Bedarf bei Einnahme von oralen Kontrazeptiva.	Bildung von Neurotransmitter, Hormone (Serotonin, Melatonin, GABA etc.), Carnitin, Hämoglobin, Regulation des Fett-und Zuckerstoffwechsels.	Fett- und Zuckerstoffwechselstörungen, Müdigkeit, Immunschwäche, Verhaltensauffälligkeiten, PMS, Dysmenorrhoe, Histaminunverträglichkeit, Schlafstörungen.	Fleisch, Fisch Bohnen vor allem Sojabohne, Linsen, Nährhefe, Weizenkeime, Kohl, Spinat, Paprika, Banane, Walnuss.
B9 Folat = natürliche Form Folsäure = synthetische Form	Bedarf: 0.3–0.4 mg Prävention: 0.4–0.8 mg Therapie: 0.8–2 mg	50% Verarbeitungsverluste, ist wasserlöslich und wärmeempfindlich. Folsäure muss mit Hilfe von B2 in die aktive Form Tetrahydrofolat und 5 Methyltetrahydrofolat (5MTHF) umgewandelt werden. B2-Mangel führt zu funktionellem Folat Mangel. Erhöhter Bedarf bei Einnahme von oralen Kontrazeptiva.	Beteiligt an der Zellteilung zentral für die Embryonalentwicklung und Blutbildung, reguliert den Homocystein Stoffwechsel bzw. Methylierung, Cofaktor der Serotonin- und Melatoninsynthese.	Gestörte Embryonalentwicklung (Spina Bifida), Blutarmut, Müdigkeit, Depression, Schleimhautstörungen, Zungenbrennen, Nervenschmerzen, Kribbeln bis zu Neuropathien, Muskelschmerzen, Zittern, Krämpfe, erhöhtes Homocystein bis Arteriosklerose.	Alle grünen Blattgemüse (lat. Folium = Blatt) und Kräuter wie Spinat, Brokkoli, Mangold etc., Weizenkeime, Nährhefe, Hühnerei (Eigelb).
B12 Cobalamin	Bedarf: 3 µg Prävention: 10–50 µg Therapie: 100–400 µg	10% Verarbeitungsverluste durch sehr langes Erhitzen oder Auswaschen. Cobalamin muss zu Methylcobalamin aktiviert werden. Für die Resorption im Darm ist der Intrinsic Factor aus dem Magen nötig. B12 hat die höchste Speicherbildung im Körper (Leber).	Reguliert den Homocystein Stoffwechsel bzw. Methylierung, wichtig für die Blutbildung, den Mitochondrienstoffwechsel, beteiligt an der Bildung von Nervenzellen und der Zellentwicklung allgemein.	Blutarmut, Müdigkeit, Konzentrations- und Schlafstörungen, Blutplättchenmangel, gerötete Zunge, Durchfall, Herzrhythmusstörungen, neurologische Störungen und Krankheiten, nitrosativer Stress, erhöhtes Homocystein bis Arteriosklerose.	V.a. tierische Lebensmittel: Fleisch, Innereien, Fisch, Hühnerei, Milchprodukte. Spuren in fermentierten Lebensmitteln. Chlorella-Algen nehmen bioverfügbares B12 aus der Umgebung auf und können es dem Menschen abgeben (3µg B12 in ca. 6g Chlorella).
Biotin Vitamin H	Bedarf: 30–60 µg Prävention: 100–300 µg Therapie: 2500 µg	Kaum Verarbeitungsverluste, leicht hitze- und lichtempfindlich. Kann in kleinen Mengen von Bakterien im Darm gebildet werden.	Cofaktor im Fett-, Protein- und Kohlenhydratstoffwechsel. Zentral für Gluconeogenese (Fasten), Cofaktor bei Eryhtrozytenbildung, wichtig zum Auf-und Abbau von Proteinstrukturen.	Mangel allgemein selten. Haut-, Haar- und Nagelstörungen wie verlangsamtes Wachstum oder vermehrter Haarausfall, brüchige Nägel, trockene, schuppige Haut, Dermatitis, Neuropathien, Blutarmut, Blutzuckerstörungen.	Eigelb, Innereien, Fleisch, Hülsenfrüchte, Erdnuss, Linsen, Sojabohne, Nährhefe, Haferflocken, Reiskleie, Champignon. Geringe Mengen werden von Darmbakterien gebildet.

Die 13 Vitamine Angaben sind nicht abschliessend

Quellen: Burgerstein Handbuch Nährstoffe14. Auflage, mikronaehrstoffcoach.com (Biogena)

Mineralientabelle zu Kapitel 8 «Mikronährstoffe»

Bezeichnung	Tagesbedraf Erwachsene	Funktion	Mangelsymptome	Quellen
Calcium (Ca)	1000 mg	Knochen- und Zahnaufbau, Nervenreizübertragung, Erregbarkeit der Muskeln, Neurotransmitterbildung (Dopamin), Blutgerinnung, reguliert Histaminausschüttung.	Osteoporose, Muskelkrämpfe in Ruhe und nachts, allgemein erhöhte Erregbarkeit der Nerven und Muskeln, Hyperaktivität, Allergien, Blutgerinnungsstörungen.	Hartkäse, Sesam, grüne Gemüse, Wildkräuter, Mineralwasser, Sardinen, weisse Bohnen. Merke: Vitamin D fördert, Oxalsäure hemmt die Aufnahme im Darm.
Natrium (Na)	1500–2000 mg Dies entspricht ca. 6g Kochsalz (Natriumchlorid)	Reizleitung von Nerven und Muskeln, Regulierung des Wasserhausalts und Säure-Basen-gleichgewicht, wichtig für Verdauungssäfte.	Mangel selten, tritt bei anhaltendem Durchfall, Erbrechen und Schwitzen auf. Symptome sind Durstgefühl, Austrocknung, Schwindel, Verwirrung.	Kochsalz als Stein- oder Meersalz, Hartkäse, Brot. Versteckt in Fertigprodukten, Gebäck und Wurstwaren.
Kalium (K)	4000 mg	Regulierung des Wasserhaushalts, Blutdrucks, Säure-Basen-gleichgewicht sowie Muskeln und Nervenfunktion, Darmtätigkeit.	Müdigkeit, Muskelschwäche- und Krämpfe, Verstopfung, Schwindel, Herzarrhythmien, Bluthochdruck, Stimmungsschwankungen.	Hülsenfrüchte, Gemüse, Kartoffel, Nüsse, Banane, Trockenobst, Kakao.
Magnesium (Mg)	350–400 mg	Nerven- und Muskelstoffwechsel, Knochen- und Zahngesundheit, Blutzuckerkontrolle, Darmtätigkeit, Herzkreislaufregulation, Cofaktor für über 300 Enzyme, wichtig für die mitochondriale Energiegewinnung, Säure-Basengleichgewicht.	Mangel relativ häufig: Muskelverspannungen, Krämpfe, Muskelzittern und -zucken, Müdigkeit, Reizbarkeit, Depression, Kopfschmerzen, Verstopfung, Schlafstörungen, Hypertonie, Herzarrhythmien.	Grüne Gemüse, Nüsse, Kürbiskerne, Sesam, Quinoa, Buchweizen, Soja, Mineralwasser, Kakao.

Phosphor (Ph)	700 mg	Aufbau von Knochen und Zähnen, Bestandteil aller Zellwände und DNS sowie ATP (Energiestoffwechsel), Regulation Körperwärme, Aktivierung von Hormonen, Säure-Basengleichgewicht.	Mangel relativ selten. Symptome sind Müdigkeit, Muskelschwäche, Störungen des Knochenstoffwechsels, Herzarrhythmien.	Milchprodukte v. a. Hartkäse, Getreide, Hülsenfrüchte, Kakao, als Konservierungsmittel und in Colagetränken.
Schwefel (S)	800–900 mg	Entgiftung, Knorpelbildung, Bestandteil von Enzymen und Hormonen.	Entgiftungsstörungen, Entzündungsbereitschaft, Wachstumsstörungen von Nägeln und Haaren.	Fleisch, Eier, Milchprodukte, Zwiebelgewächse, Senf.
Spurenelemente: Essenzielle und potentiell essenzielle				
Bor (B)	ca. 1–3 mg (keine offizielle Bedarfsempfehlung)	Cofaktor Steroidhormonbildung, Prostatagesundheit, hemmt Ausscheidung von Ca-, Mg-, P- und Vitamin D, reguliert dadurch und durch Östradiol-Erhöhung die Knochendichte.	Osteoporoserisiko, Arthroserisiko durch erhöhte Ca- und Mg-Verluste, reduzierter Steroidhormonspiegel, erhöhtes Prostatakrebsrisiko.	V. a. in pflanzlichen Lebensmitteln wie Soja, Pflaume, Rotwein, Rosine, Nüsse, Avocado, Kakao.
Chrom (Cr)	30–100 µg	Regulation des Blutzuckerstoffwechsels, beteiligt am Proteinstoffwechsel.	Zucker- und Fettstoffwechselstörungen, Neuropathien.	Bierhefe, Fleisch, Melasse, Weizenkeime, Vollkornprodukte, Kakao (Gehalt schwankt stark je nach Bodenbeschaffenheit).
Eisen (Fe)	10–15 mg	Sauerstoff- und CO_2-Transport im Blut (Zentralatom von Hämoglobin), Immunregulation, zentral für die mitochondriale Energiegewinnung, Hormonbildung (Thyroxin, Dopamin).	Mangel bei Frauen und vegetarisch/veganer Ernährung häufiger. Müdigkeit, Blutmangel, Hautblässe, brüchige Haare und Nägel, Störungen der motorischen und kognitiven Entwicklung.	Häm-Eisen: rotes Fleisch, Fisch, Leber, Miesmuschel, Austern, Sardinen, Huhn. Nicht-Häm-Eisen: Tofu, Haferflocken, Schwarzwurzel, getrocknete Aprikose, Melasse, Pfifferlinge, Braunhirse.

Bezeichnung	Tagesbedraf Erwachsene	Funktion	Mangelsymptome	Quellen
Jod (J)	150 µg	Bildung von Schilddrüsenhormonen, fetale Entwicklung v. a. Nervensystem, Protein-, Kohlenhydrat- und Fettstoffwechsel, Wärmeregulation, mitochondriale Atmungskette.	Schilddrüsenunterfunktion, kognitive Defizite, Wachstumsstörungen, trockene raue Haut und Haare, Zyklusstörungen, erhöhtes Brustkrebsrisiko, im Extremfall Struma (Kropf).	Algen, Meersalz, Meerfisch. Jodgehalt übriger Lebensmittel aufgrund jod-armer Böden in Alpenregionen eher tief.
Kupfer (Cu)	1–1.5 mg	Eisenstoffwechsel, Melaninproduktion, Quervernetzung Kollagen und Elastin in Bindegewebe und Knochen, Antioxidans (SOD), mitochondriale Atmungskette, Cofaktor der Diaminoxidase (Histamin-abbauendes Enzym).	Anämie (hypochrom), Müdigkeit, Schwäche, Pigmentstörungen im Alter, Osteoporose, Entzündungen, Störungen des Nervensystems, Infektanfälligkeit, Histaminose, Fertilitätsstörungen.	Kakao, Innereien wie Leber, Krustentiere, Austern, Hülsenfrüchte, Sesam, Cashewkerne.
Mangan (Mn)	2–5 mg	Antioxidans (SOD), Knochen- und Gelenkstoffwechsel, reguliert Blutgerinnung, Ammoniakentgiftung, reguliert Cholesterin und Blutzucker sowie Histaminabbau und Neurotransmitteraktivität.	Appetitlosigkeit, Wachstumsstörungen, Gerinnungsstörungen, Hyper-Cholesterin- und Glykämie, Sexual-Hormon-Störungen, Knochen- und Knorpelstörungen, Histaminose.	V. a. in pflanzlichen Lebensmitteln: Vollkorn-Getreide vor allem Hafer, Hülsenfrüchte, grünes Blattgemüse, Obst, Wurzeln, Knollen.
Molybdän (Mo)	50–100 µg	Antioxidans, Eisenstoffwechsel- und Blutbildung, am Abbau von Purinen, Harnsäure, Alkohol, Katecholaminen und schwefligen Aminosäuren beteiligt.	Mangel eher selten. Übelkeit, Kopfschmerzen, Tachykardie, Nachtblindheit, epileptische Anfälle, Gedächtnisstörungen, Entgiftungsstörung von Alkohol, Sulfidempfindlichkeit, tiefe Harnsäurespiegel im Blut.	Hülsenfrüchte, Weizenkeime, Kakao, Vollkorn-Getreide, Eier, Innereien, Milchprodukte, Rotkohl, Spinat.

Selen (Se)	30–70 µg	Antioxidans, antikanzerogen, zentral für die Aktivierung der Schilddrüsenhormone, Immunregulation, Leberentgiftung (GPX), Bindung und Ausscheidung toxischer Metalle.	Mangel eher selten Schilddrüsenerkrankungen, chronische Entzündungen, Allergieneigung, Chronic-Fatigue, Depression, Schwermetallbelastungen, gestörte Spermienbildung.	Paranuss, Hering, Sardinen, Weizenkeime, Soja, Eier. Selen allgemein in proteinreichen Lebensmitteln enthalten. Gehalt hängt vom Selengehalt der Böden ab.
Silizium (Si)	ca. 20–50 mg (keine offizielle Bedarfsempfehlung)	Grundlage für Kollagenbildung bzw. Bildung von Bindegewebe sowie Knorpel und Knochen, bildet Komplexe mit Aluminium.	Störungen des Haar- und Nagelwachstums, Bindegewebeschwäche, Akne, Netzhautdegeneration, Osteoporose, Aluminiumbelastung.	Hirse, Hafer, Bambussprossen, Gerste, Brennnesseln, Schachtelhalm (nur ca. 50 % Absorptionsrate).
Vanadium (Vn)	Ca. 2–20 µg (keine offizielle Bedarfsempfehlung)	Regulierung des Fett- und Blutzuckerstoffwechsels (Insulin-imitierende Wirkung), unterstützt Knochen- und Zahnmineralisierung.	Keine offiziellen Vanadium-Mangelstörungen. Evtl. Zucker- und Fettstoffwechselstörungen. Zu viel Vanadium kann SOD-Aktivität hemmen.	In Fetten und Pflanzenöle, Buchweizen und Gelatine, v. a. im Pilz Schopftintling *(Coprinus comatus)*.
Zink (Zn)	7–10 mg Erhöhter Bedarf: chronischer Stress, Leistungssport, Wunden, Leaky Gut	Über 150 Enzyme sind zinkabhängig, Wundheilung (Kollagensynthese), zentral für die Immunregulation, Antioxidans (SOD), Entgiftung z. B. von Alkohol und Ammoniak, wichtig für Insulinstoffwechsel, Cofaktor bei Neurotransmitterbildung z. B. Dopamin.	Chronische Entzündungen, Wundheilungsstörungen, Immunschwäche, Fertilitäts- und Blutzuckerstörungen, vermindertes Geschmacksempfinden, Appetitlosigkeit, Haarausfall, Akne, Durchfall, neuropsychologische Störungen, gestörte Spermienbildung.	V. a. tierische Quellen: rotes Fleisch, Austern, Pflanzliche Quellen: Kürbiskerne, weisse Bohnen, Hafer, Kakao (Merke: Antinährstoffe hemmen Zinkaufnahme).

Mengen- und Spurenelemente

Quelle: Burgerstein Handbuch Nährstoffe und Mikronaehrstoffcoach.com (Biogena)

Glossar

Begriff	Beschreibung
AA	Arachidonsäure, potenziell proentzündliche Omega-6-Fettsäure.
ADP	Adenosin Di-Phosphat, entsteht durch Dephosphorylierung von ATP bzw. bei Energieverbrauch.
ALA	Alpha-Linolensäure (essenzielle Omega-3-Fettsäure)
Anima	Unsterbliche Seele
AO	Antioxidantien
AP	Alkalische Phosphatase sind Enzyme, die Phophorsäureester hydrolisieren. Die AP kann Lebererkrankungen anzeigen.
assimilieren	Körperfremde Stoffe aufnehmen und in körpereigene Stoffe umwandeln.
Asthenie	Könnte auch als Hyposthenie beschrieben werden, Kraftlosigkeit.
ATP	Adenosin Tri-Phosphat ist ein zelluläres Energiemolekül.
Cholerismus	Dyskrasie bei der die Gelbgalle überwiegt.
Chylus	Verwertbarer Teil, der aus dem Nahrungsbrei geschieden und der 2. Kochung zugeführt wird.
Chylomikronen	Fett-Eiweissverbindungen, sog. Lipoproteine, welche Lipide und fettlösliche Vitamine vom Dünndarm übers Lymph- und Blutsystem zum Fettgewebe und zur Leber transportieren. Zusammensetzung: ca. 90% Triglyceride, 5% Phospholipide, 4% Cholesterin, 1% Eiweiss.
Chymus	Nahrungsbrei
Contraria contrariis	Ausdruck für die Therapieform «Gegensätzliches wird mit Gegensätzlichem geheilt».
Dekongestionieren	Massnahme zur Behebung eines Blutandranges.
Deplethorisieren	Massnahme zur Behebung einer venösen Blutstauung.
Detonisieren	Massnahme zur Verminderung der Spannkraft eines Gewebes und/oder des Gesamtorganismus.
DGLA	Di-Homo-Gamma-Linolensäure (antientzündliche Omega-6-Fettsäure), Derivat von GLA aus Borretsch-, Nachtkerzen- und Hanföl.
DHA	Docosahexaensäure (antientzündliche essenzielle Fettsäure)
Dysbiose	Bakterielle Fehlbesiedlung des Dickdarms.
Dyskrasie	Quantitatives Ungleichgewicht der vier Säfte.
EGCG	Epi-Gallo-Catechin-Gallat ist ein starkes Antioxidans. EGCG gehört zu den Polyphenolen und dort zur Untergruppe der Flavanole.
Endosymbiose	Endosymbiose ist ein Prozess, bei dem eine Zelle eine andere Zelle in sich aufnimmt und beide Zellen gemeinsam leben und voneinander profitieren.

Begriff	Beschreibung
Enterozyt	Darmschleimhautzelle in den resorptiv aktiven Darmabschnitten.
EPA	Eicosapentaensäure (antientzündliche essenzielle Fettsäure)
Epigenetik	Bereich der Biologie, die Faktoren untersucht, welche die Genaktivität jedoch nicht die Gene an sich verändert.
EUFS	Einfach ungesättigte Fettsäure (engl. MUFS «mono unsaturated fatty acid»)
FODMAP	Fermentierbare Oligo-, Di- und Monosaccharide sowie (A = and) Polyole (Zuckeralkohole z.B. Sorbit)
Genotyp Gene	Kombination von Erbanlagen (Genen), die ein bestimmtes Merkmal (Phänotyp) bestimmen.
GFS	Gesättigte Fettsäure (engl. SFA «saturated fatty acid»)
GGT	Gamma-Glutamyltransferase ist ein Enzym des Aminostoffwechsels und kann Lebererkrankungen anzeigen.
GI	Glykämischer Index
GL	Glykämische Last
GLS	Gamma-Linolensäure (engl. GLA «gamma-linoleic-acid»), eine antientzündliche Omega-6-Fettsäure.
GLUT	Glucose Transporter Protein in Zellmembranen
GOT	Glutamat-Oxalacetat-Transaminase, zeigt Lebererkrankungen an. GOT ist für Stoffwechselprozesse in der Leber zuständig.
GPT	Glutamat-Pyruvat-Transaminase, zeigt Lebererkrankungen an. GPT ist für Stoffwechselprozesse in der Leber zuständig.
GPX	Glutathion-Peroxidase, starkes von der Leber gebildetes antioxidatives und entgiftendes Enzym. Auf Selen und Vitamin B2 als Co-Faktoren angewiesen.
HDL	Lipoprotein, zuständig für den Abtransport von überschüssigem Cholesterin, wird meist als «gutes Cholesterin» bezeichnet (engl. «High Densitiy Lipoprotein»).
Homöostase	Gleichgewicht
humidum primigenium	Grundfeuchtigkeit
Hydrophob	Wasser abweisend/unlöslich
Hydrophil	Wasser liebend/löslich
Hypersthenie	Übersteigerte Vitalität, Kraft und/oder Tonus
IAP	Intestinale Alkalische Phosphatase
Interstitium	Zwischenzellraum auch Matrix genannt
Kakochymie	Qualitative Säftestörung, schärfenverunreinigte Säfte
Kochung	Allgemein die Kraft der Veränderung und Umwandlung. Wird auch Coctio, Pepsis, Reifung oder Gärung genannt.

Begriff	Beschreibung
1. Kochung	Der Kochungsschritt innerhalb der Säftebildung, der hauptsächlich im Magen und Duodenum stattfindet.
2. Kochung	Der Kochungsschritt innerhalb der Säftebildung, der hauptsächlich in der Leber stattfindet.
3. Kochung	Der Kochungsschritt innerhalb der Gewebebildung, der die Nährsäfte zu Gewebe umwandelt.
Kongestion	Arterieller Blutandrang in ein Organ.
Konsensus	Gleichsinnige Zusammenarbeit verschiedener Organe zur Aufrechterhaltung eines funktionellen Ablaufs.
Konstitution	Das grundlegende Reaktionsmuster eines Menschen, das sich aus dem Zusammenspiel der angeborenen und erworbenen Säftemischung entwickelt und ein Leben lang veränderlich ist.
Kristallosen	Neigung zur Kristallisation gelöster Salze durch Mangel an Feuchtigkeit.
Krisenlehre	Lehre der Unschädlichmachung und Eliminierung eines Krankheitsstoffes und/oder Lehre der Überwindung eines krankhaften Prozesses hin zur Gesundheit.
LA	Linolsäure, gehört zu den essenzielle Omega-6-Fettsäuren.
LDL	Lipoprotein, welche meist als «schlechtes Cholesterin» bezeichnet wird, wobei das Verhältnis zu HDL und sowie die LDL-Grösse und Oxidationsgrad eine zentrale Rolle spielt (engl. «Low Density Lipoprotein»).
Makronährstoffe	Kohlenhydrate, Eiweiss und Fette.
Materia peccans	Schädliche Substanz, auf welche der Körper reagiert.
MDT	Magen-Darmtrakt
Mikrobiom	Die Gesamtheit aller Mikroorganismen (Bakterien, Archaeen, Viren, Pilze und Protozoen), die einen Makroorganismus (Mensch, Tier, Pflanze) besiedeln.
Mikronährstoffe	Zu den Mikronährstoffen gehören etwa 45 Substanzen (Vitamine, Mineralien, Aminosäuren, Fettsäuren etc.), welche unentbehrlich sind für die Orchestrierung sämtlicher Stoffwechselabläufe.
Mikrosystem	Der Begriff Mikrosystem besagt, dass das System Mensch in seiner Gesamtheit in einem kleineren Bereich abgebildet ist. Es handelt sich hierbei nicht um ein physisch-organisches Abbild, sondern um ein qualitativ-informatives.
MKFS	Mittelkettige Fettsäuren mit 6-12 Kohlenstoffatomen (engl. «medium chain triglycerides» MCT).
Mucine	Synonym für Schleimstoffe. Mucine sind Glykoproteine.
MUFS	Mehrfach ungesättigte Fettsäure (engl. PUFA «poly unsaturated fatty acid")

Begriff	Beschreibung
Nutrisophie	Das umfassende Wissen der Ernährung, welche nicht nur sicht- und messbare Fakten berücksichtigt, sondern emotionale, soziale und spirituelle Aspekte miteinbezieht.
Nutrigenetik	Forschungsfeld, welches sich mit der Wechselwirkung von Ernährung und Genaktivität befasst (epigenetische Effekte der Ernährung). Ziel der Nutrigenetik ist es, personalisierte Ernährungsempfehlungen zur Prävention von Krankheiten geben zu können.
NAFL	Nicht alkoholische Fettleber (engl. «Non Alcoholic Fatty Liver Diesease»)
NAFLD	Nicht alkoholische Fettlebererkrankung (Teil des Metabolischen Syndroms)
NASH	Nicht alkoholische Steatohepatitis = Fetteinlagerung in der Leber mit Entzündungen
NSAR	Nicht steroidale Antirheumatika (engl. NSAID «nonsteroidal antiinflammatory drugs»)
Omnivoren	Allesesser, dazu zählen Fleisch, Fisch, Eier, Milchprodukte und pflanzliche Lebensmittel inklusive Pilze.
OPC	OPC steht für Oligomere Proanthocyanidine, auch als Proanthocyanidin-Komplexe oder Traubenkernextrakt bekannt. OPCs sind starke Antioxidantien und gehören zur Familie der Flavonoide.
RA	Rheumatoide Arthritis
ROS	Reaktive Sauerstoffspezies auch «Sauerstoffradikale» oder «freie Radikale» (engl. «Reactive Oxygen Species»), schädliche Sauerstoffverbindungen, welche zu oxidativem Stress führen.
Phänotyp	Das aus dem Genotyp und Umwelteinflüssen hervorgehende Erscheinungsbild eines Organismus.
Plethora vera	Blutstauung durch allgemein vermehrtes Blutvolumen.
Plethora regionalis	Passive Blutstauung in einem Körperteil durch Tonusmangel der Venen.
Polymorphismus	Eine Genvariation, welche keinen, einen schädlichen oder einen nützlichen Effekt haben kann. Sie werden auch als SNPs (engl. «Single-Nucleotide-Polymorphism») bezeichnet.
PPI	Protonenpumper Inhibitoren bzw. Protonenpumpenhemmer (Magen-Säureblocker)
Rohheiten	Stoffe, die unvollständig gekocht wurden und dadurch störend wirken.
SBH	Säure-Basenhaushalt
Schärfen	Pathologische Stoffe mit erhöhter Reizintensität.
Schärfenvikariation	Verlagerung von Schärfen auf andere Organe.
SIBO	Bakterielle Fehlbesiedelung des Dünndarms (engl. «Small Intestinal Bacterial Overgrowth»).

Begriff	Beschreibung
SOD	Superoxid-Dismutase, starkes von der Leber gebildetes antioxidatives und entgiftendes Enzym. Auf Zink, Kupfer und Mangan als Co-Faktoren angewiesen.
Spiritus	Belebende Kraft, das im Spannungsfeld zwischen Kosmos und Erde entsteht.
SPS	Sekundäre Pflanzenstoffe, auch Phytochemikalien oder Phytamine genannt.
Sthenie	Zustand erhöhter Vitalität.
Skrophulose	Pathologische Weiterentwicklung des Lymphatismus, bei der das übermässige Phlegma zusätzlich mit Schärfen verunreinigt ist.
SWAMI	Ein Softwareprogramm zur Berechnung individueller Ernährungsempfehlungen basierend auf serologischen und weiteren genetischen und epigenetischen Daten (engl. «Serotyping-With-Advanced-Modifying-Influences»).
TAG	Triacylglycerol kurz Triglycerid, früher «Neutralfett», ein Molekül aus Glycerin und drei Fettsäuren.
TFS	Transfettsäuren, stark proentzündliche Wirkung (engl. TFA «Trans-Fatty-Acid»).
VLDL	Transportprotein mit sehr hohem Fettanteil zum Transport von v.a. TAGs von der Leber zu Gewebszellen (engl. «Very Low Density Lipoprotein»).

Temperamente-Fragebogen

Kreuze an, was am ehesten zutrifft, entscheide spontan und intuitiv. Treffen deiner Meinung nach zwei Spalten zu, können beide angekreuzt werden.

Statur	Ich bin kräftig, kantig oder muskulös. Meine Statur entspricht am ehesten einer Sanduhr-(f) oder V-Form (m). ☐	Ich bin rundlich bis stämmig. Meine Statur entspricht am ehesten einer Birnen-Form. ☐	Ich bin kurvig, weich und habe eher schmale Schultern. Meine Statur entspricht am ehesten einer Birnen- bis Sanduhrform. ☐	Ich bin sehnig bis schlaksig. Meine Schultern und Hüfte sind schmal. ☐
Gewicht	Zu- und Abnahme fallen mir leicht. ☐	Zunahme fällt mir leicht, Abnahme fällt mir schwer. ☐	Zu- und Abnahme fallen mir leicht. ☐	Zunahme fällt mir schwer, Abnahme fällt mir leicht. ☐
Gangart	Mein Schritt ist kraftvoll, rasch und zielgerichtet. Ich trete hart auf. ☐	Mein Schritt ist gemütlich, schlendernd. Ich trete eher schwer auf. ☐	Mein Schritt ist leicht, rasch und tänzerisch. Ich trete locker auf. ☐	Mein Schritt ist bedächtig und eher zögerlich. Ich trete sanft auf. ☐
Blick	Mein Blick ist durchdringend, intensiv ☐	Mein Blick ist weich bis wässerig. ☐	Mein Blick ist offen und heiter. ☐	Mein Blick ist sorgenvoll bis trübe. ☐
Reaktion auf Stress	Ich reagiere angespannt, mit Ärger, Ungeduld langandauernd evtl. mit Frustration. ☐	Ich reagiere emotional bis weinerlich. Es kommt vor, dass ich mit Essen kompensiere. ☐	Äusserlich bleibe ich ruhig, innerlich bin ich angespannt. Meist versuche ich die Anspannung mit Humor zu übertönen. ☐	Ich reagiere nervös und ängstlich. Es kommt vor, dass ich mit Suchtmittel z.B. Tabak, Koffein kompensiere. ☐
Motivation	Anerkennung, Erfolg und gute Resultate motivieren mich. ☐	Harmonie, Sicherheit und sinnhafte Arbeit motivieren mich. ☐	Entdecken, geistige Freiheit und Kooperation motivieren mich. ☐	Ordnung und Struktur schaffen motivieren mich. ☐
Rolle in Gruppen	Ich übernehme gerne die Führung in der Gruppe. ☐	Ich geniesse das Zusammensein in der Gruppe. ☐	Ich unterhalte die Gruppe gerne. ☐	Ich beobachte in der Gruppe. ☐
Führungsstil	Ich bin visionär und führe gerne klar an. Ich sehe mich eher als dominant. ☐	Ich gehe mit gutem Beispiel voran und bin pragmatisch. Ich lege Wert auf Teamgeist. ☐	Ich bin abenteuerlich und schätze die Dinge dennoch realistisch ein. Ich stecke andere mit meiner Begeisterung an. ☐	Ich handle überlegt und lege Wert auf Wissen. Ich inspiriere andere. ☐
Was mich stört	Ich habe Mühe mit Kritik und dem Gefühl nicht ernst genommen zu werden. ☐	Ich habe Mühe mit Spott oder wenn ich aus einer Gruppe ausgeschlossen werde. ☐	Ich habe Mühe mit Routine oder Abhängigkeit. Ich lege mich nicht gerne fest. ☐	Ich habe Mühe mit zu viel Veränderung. ☐

Schwitzen	Ich schwitze eher stark und mit starkem Geruch. ☐	Oft habe ich kalten Schweiss, welcher wenig riecht. ☐	Ich schwitze mässig und mit wenig Geruch. ☐	Ich schwitze kaum und ohne/mit wenig Geruch. ☐
Schlafbedürfnis	Ich brauche eher wenig (ca. 5-6h) Schlaf. ☐	Ich brauche viel (> 8h) und tiefen, ungestörten Schlaf. ☐	Ich schlafe regelmässig ca. 7h. ☐	Meine Schlafdauer wechselt (5-10h) und mein Schlaf ist eher leicht. ☐
Selbstbewusstein	Ich stehe gerne im Mittelpunkt und lege mich schnell fest. ☐	Ich bin am Wohl anderer interessiert, integriere mich und bin bescheiden. ☐	Ich kann meine eigenen Stärken und Schwächen gut einschätzen. ☐	Ich bin eher unentschlossen, lege mich nicht gerne fest und habe oft Selbstzweifel. ☐
Stimme	Meine Stimme ist eher tief, lautstark, durchdringend. ☐	Meine Stimme ist eher monoton, sanft, gefühlvoll. ☐	Meine Stimme ist tief (m), hoch (f) lautstark bis melodisch. ☐	Meine Stimme ist hoch, klar, eher dünn bis rau. ☐
Mund	Ich habe schmale Lippen und einen eher breiten Mund. ☐	Ich habe einen Schmollmund und grosse Unterlippen. ☐	Mein Mund ist eher klein geformt, meist ein Lächeln. ☐	Ich habe schmale, feine Lippen und eher tiefe Mundwinkel. ☐
Haltung zur Ernährung	Für mich ist Essen eher ein Mittel zum Zweck. ☐	Essen ist mir sehr wichtig, ich nehme mir gerne Zeit dafür. ☐	Essen muss alle meine Sinne berühren. ☐	Essen ist mir nicht so wichtig, manchmal vergesse ich es sogar. ☐
Bevorzugte Thermik und Geschmäcke in der Ernährung	Ich mag kühl, feucht und süss, leicht bitter, sauer. ☐	Ich mag warm, trocken und scharf, bitter, herb. ☐	Ich mag lauwarm, eher trocken und alle Geschmäcker. ☐	Ich mag warm, ölig/ feucht und leicht scharf, süss, sauer, salzig. ☐
Appetit	Ich habe einen ausgeprägten Appetit und muss regelmässig essen, sonst kann ich wütend werden. ☐	Ich geniesse das Essen. Manchmal fällt es mir schwer mein Hunger-Sättigungs-Gefühl einzuschätzen. ☐	Ich habe einen guten Appetit, kann aber auch mal eine Mahlzeit ausfallen lassen. ☐	Ich esse unregelmässig, eher wenig und vergesse es manchmal. ☐
Durstgefühl	Ich habe ein starkes Durstgefühl und bevorzuge kühle Getränke. ☐	Ich habe ein schwaches Durstgefühl und bevorzuge warme Getränke. ☐	Ich habe ein mittelmässiges Durstgefühl und bevorzuge warme, aber auch kalte Getränke ☐	Ich habe ein mittelmässig bis schwaches Durstgefühl und bevorzuge warme Getränke. ☐
Verdauungsleistung	Ich habe eine gute, belastbare Verdauung. ☐	Ich habe eine träge Verdauung. ☐	Ich habe eine gute Verdauung, zu viele Reize können meine Verdauung kurzzeitig stören. ☐	Ich habe eine anspruchsvolle Verdauung und neige eher zu Verstopfung. ☐

Entscheidungsprozesse in Beziehungen	«Wird dieser Mensch mir helfen das zu erreichen, was ich erreichen will?» Ich entscheide schnell. Meine Meinung kann sich auch wieder ändern. ☐	«Fühle ich mich bei diesem Menschen geborgen, ist er im Umgang mit anderen freundlich und zuverlässig?» Ich entscheide langsam und bleibe bei meiner Entscheidung. ☐	«Kann ich diesen Menschen berühren und eine tiefe Verbindung aufbauen, mit ihm kommunizieren?» Ich entscheide schnell und bleibe bei meiner Entscheidung. ☐	«Mag ich diesen Menschen, fühle ich mich sicher bei ihm, spüre ich Anerkennung, hört er mir zu?» Ich wäge Resultate ab und entscheide langsam. ☐
Sexualität/ Libido	Mein sexuelles Verlangen ist mittelstark und beständig. ☐	Mein sexuelles Verlangen ist nicht so stark. ☐	Ich habe gerne häufig sexueller Austausch und bin experimentierfreudig. ☐	Mein sexuelles Verlangen schwankt. ☐
Umgang mit Konflikten	Ich stelle mich Konflikten und löse sie schnell. ☐	Ich gehe, wenn möglich, Konflikten aus dem Weg. ☐	Ich halte mich nicht lange mit Konflikten auf. ☐	Mich beschäftigen Konflikte sehr. ☐
Essverhalten bei Stress	Ich mag salzige, scharfe Speisen – Anregendes wie koffeinhaltige Getränke und/ oder hochprozentiger Alkohol. ☐	Ich bevorzuge süsse, feuchte Speisen – alles was beruhigend wirkt, eher kohlenhydratreich. ☐	Ich mag abwechselnd salzig-süsse Speisen und esse häufig zwischendurch (Snacken/Naschen). ☐	Essen widersteht mir, ich verliere den Appetit. ☐
Fettanlagerung bei Übergewicht	Ich sammle Fett am Körperstamm, Bauch, Nacken, Gesicht (Apfel-Form) an. ☐	Ich setze gleichmässig Fett an. Die Anlagerungen sind eher schwammig. ☐	Ich sammle Fett an der Hüfte, Becken (Birnen-Form) an. ☐	Ich sammle Fett am Körperstamm an. Die Extremitäten bleiben schlank. ☐
Gedächtnis	Ich habe ein gutes Langzeitgedächtnis und eine gute Auffassungsgabe. ☐	Ich habe ein gutes Langzeitgedächtnis und eine eher langsame Auffassungsgabe. ☐	Ich habe ein gutes Kurzzeitgedächtnis. Gelerntes vergesse ich schnell wieder. ☐	Ich habe ein gutes Lang-und Kurzzeitgedächtnis und eine mittlere Auffassungsgabe. ☐
Lieblingsausdrücke	«Soweit ich sehe...» «Ich möchte...» «Ich mache...» Planen – Handeln ☐	«Mich berührt...» «Ich wünsche...» «Ich glaube...» Glaube – Erfahrung ☐	«Es fühlt sich so an wie...» «Ich spüre dass...» «Soweit ich verstehe» Fühlen – Kommunikation ☐	«Ich stelle in Frage, dass...» «Hör mir zu...» «Ich weiss...» Wissen – Information ☐
Ausgeprägter/zugänglichster Sinn	Sehen – Auge ☐	Schmecken – Zunge ☐	Riechen – Nase ☐	Hören – Ohren ☐
Zeichen der Ausgeglichenheit	Ich bin mitreissend, visionär, intuitiv, entscheidungsfreudig. ☐	Ich bin einfühlsam, ein guter „Zuhörer/in", moralisch, umsorgend. ☐	Ich bin kreativ, spontan, begeisterungsfähig, verspielt. ☐	Ich bin verlässlich, geduldig, friedlich, konsequent. ☐

Suchtverhalten	«Workoholic» ☐	«Süsssucht» ☐	«Spiel- und/oder Sexsucht» ☐	Sportsucht v. a. Ausdauersport «Orthorexie-Tendenz» ☐
Zeichen der Unausgeglichenheit	Ich bin zornig, eifersüchtig, autoritär, ungeduldig. ☐	Ich bin verletzlich (weine eher schnell), launisch, schwer zu motivieren, beklage mich öfters. ☐	Ich habe Stimmungsschwankungen und bin zerstreut, weinerlich. ☐	Ich bin gereizt, ängstlich, nachtragend und verschliesse mich. ☐
Sport	Ich mag Ausdauer, etwas Kraftsport und Herausforderndes wie z. B. Extremsport. ☐	Ich mag so wenig Bewegung wie möglich und nur so viel wie nötig. ☐	Ich mag leichte Aktivitäten nach Lust und Laune z.B. Tanzen, Spielsport. ☐	Ich mag leichte bis intensive Ausdauer z. B. Walking, Wandern. ☐
Geld/Besitz	Ich gebe Geld zweckbestimmt aus. ☐	Ich hänge an Besitz und lege gerne Vorräte an. ☐	Ich hänge nicht an Besitz und teile gerne. ☐	Ich bin sparsam und investiere mit Bedacht. ☐
Sternzeichen	Widder, Löwe, Schütze ☐	Krebs, Skorpion, Fische ☐	Waage, Wassermann, Zwillinge ☐	Steinbock, Stier, Jungfrau ☐

Zähle die Anzahl Kreuze pro Spalte zusammen

☐	☐	☐	☐
Choleriker	**Phlegmatiker**	**Sanguiniker**	**Melancholiker**

Das Autorenteam

Sybille Binder
www.nhk.ch

Sybille Binder ist Ernährungsberaterin BSc BFH und Vitalstofftherapeutin. Nach der Erstausbildung zum Koch absolvierte sie die Ausbildung zur dipl. Ernährungsberaterin. Während dieser Zeit in ihrer klinischen Tätigkeit, hat sie sich durch Aus- und Weiterbildungen in die verschiedenen komplementären, östlichen und westlichen Ernährungsrichtungen vertieft. Zudem hat Sybille Binder während 20 Jahren das Institut NHK in Zürich geführt und an verschiedenen Schulen unterrichtet sowie Firmen und Institutionen in Ernährungsfragen begleitet. Inzwischen widmet sie sich wieder ganz der Ernährungsberatung in eigener Praxis, hält Vorträge und unterrichtet weiterhin an der NHK. Sybille Binder ist Familienfrau und Mutter zweier erwachsener Kinder.

Laura Koch
www.unnu.ch · www.5essenz.ch

Laura Koch ist seit ihrem Bachelor-Abschluss in Ernährung und Diätetik 2014 als Ernährungsberaterin, Dozentin und Kochkursleiterin sowie mit Fachvorträgen aktiv. Zwischen 2014 bis 2020 arbeitete sie am NHK Institut für integrative Naturheilkunde und brachte 2018 das Kochbuch «Essen, geniessen, gesund bleiben» heraus. Bis 2018 war sie zudem für das Gesundheitsförderungsprogramm „GORILLA“ der Schtifti Foundation in Zürich tätig und leitete das Küchenteam des Berner Diabetikerlagers von 2012 bis 2018. 2020 gründete Laura Koch ihre eigene Firma „UNIKUM NUTRITION“ und vertieft sich weiterhin in der individualisierten Ernährungstherapie, orthomolekularen Medizin, Mykotherapie und insbesondere im Bereich der Genetik und Epigenetik. Seit 2021 bietet sie zusammen mit ihrer Lebenspartnerin an ihrem Wohn- und Arbeitsort in Quinten am Walensee Retreats unter dem Namen «QuintEssenz» an.

Louis Hutter
www.tem-forum.org. · www.tnhk.ch

Louis Hutter ist eidgenössisch diplomierter Naturheilpraktiker mit eigener Praxis in St. Gallen, Schwerpunkt naturphilosophisch orientierte Heilsysteme. Er ist zudem Referent für Phytotherapie, Gemmotherapie, Traditionelle Europäische Naturheilkunde TEN und Traditionelle Chinesische Medizin TCM an verschiedenen Institutionen mit naturheilkundlichen Themengebieten. Er ist Mitbegründer des TEN online Institut: www.ten-institut.ch sowie der Firma Dryas: www.dryasphyto.com und Mitautor der Bücher „Gemmotherapie, Knospen in der Naturheilkunde“, „Gemmotherapie in der Kinderheilkunde“, AT Verlag. Sein Buch „Tee-Rezepte für die humoralmedizinische Praxis“ erschien 2020 beim Bacopa-Verlag. Ebenfalls ist er Präsident des TEM-Forum.

Fiorina Springhetti
www.springhetti.ch

Fiorina Springhetti war ursprünglich im Bereich der Kommunikation tätig. 2016 begann sie ihren Weg als ganzheitliche Ernährungsberaterin sowie freie Journalistin und Bloggerin im Bereich Ernährung für verschiedene Schweizer Elternmagazine und -portale. 2018 fing sie ihre Ausbildung zur eidgenössischen diplomierten Naturheilpraktikerin TEN am NHK Institut in Zürich an. Seit 2020 ist sie als Naturheilpraktikerin TEN mit eigener Praxis im Kanton Zug in den Bereichen Ernährung, manuelle Therapien, Phytotherapie und Kinderheilkunde tätig. Seit 2022 unterrichtet sie zudem als Dozentin im Lehrgang eidg. dipl. NaturheilpraktikerIn TEN an verschiedenen Schulen. Mit ihrer Familie, den zwei Kindern sowie Katz und Hund ist Fiorina Springhetti in der Zentralschweiz beheimatet.

Danksagung

Was lange währt wird häufig gut. Das hoffen wir auch für das vorliegende Buch, das nicht nur als Lehrbuch im Unterricht zum Einsatz kommen, sondern interessierten Laien lang gestellte Fragen beantworten soll.
Die Auseinandersetzung mit dem umfassenden und zunehmend emotionalen Thema Ernährung sowie das Verbinden der alten Lehre mit neusten wissenschaftlichen Erkenntnissen hat uns allen grosse Freude bereitet, war aber immer wieder eine Herausforderung bis hin zur Gratwanderung bei einigen Aussagen.
Dieses Buch ist keine Einzelleistung, sondern eine mehrjährige Auseinandersetzung mit einer Grundlage, die vor fast 10 Jahren entstanden ist. Als Autorenteam haben wir uns mit unseren individuellen Fähigkeiten und Fachkenntnissen in jedem einzelnen Kapitel stets unterstützt und hervorragend ergänzt. Unzählige Stunden haben wir uns über Grafiken ausgetauscht und über Textstellen gebrütet, haben Neues entstehen lassen und Bestehendes umgewandelt.
Wir danken all unseren Studierenden, KlientInnen und PatientInnen, die uns seit Jahren immer wieder mit ihren Fragen und Anregungen inspirieren. Wir danken unseren Familien und Freunden, die häufig auf uns verzichten mussten, da wir über lange Phasen fast jede freie Minute diesem Buch gewidmet haben.
Ein grosser Dank geht an Valerie Umbricht. Sie hat unsere Ideen für TEN ausgerichtete Darstellungen grafisch umgesetzt. Ein Dank auch an die verschiedenen Institutionen, welche uns ihre Grafiken für die Veröffentlichung zur Verfügung gestellt haben. So die Interessengemeinschaft Traditionelle Europäische Naturheilkunde (IG TEN), das Forschungsinstitut für biologischen Landbau (FiBL) sowie das IMD Labor in Berlin.
Danke an alle DozentInnen und das Leitungsteam der NHK (Institut für integrative Naturheilkunde) Zürich, wo wir an Unterrichtstagen im gegenseitigen Austausch immer wieder inspiriert werden, Neues aufzunehmen und Altes zu überdenken. Ein herzlicher Dank gilt allen Verantwortlichen des Bacopa-Verlages für die gute Zusammenarbeit.
Und schlussendlich danken wir uns gegenseitig. Die Zusammenarbeit war eine grosse Freude, die vielen Stunden der gemeinsamen Arbeit, bis ein Text für alle stimmig war, war geprägt von persönlichem Engagement, tiefsinnigen Gesprächen und viel Lachen. Dieses Buch hat uns alle bereichert und wir durften gegenseitig voneinander lernen. So wünschen wir allen ebenso viel Freude beim Lesen, Lernen und Erkunden der vorliegenden Kapitel.

Das Autorenteam Sybille, Laura, Louis und Fiorina

Weitere Bücher zum Thema TEN – Traditionelle Europäische Naturheilkunde

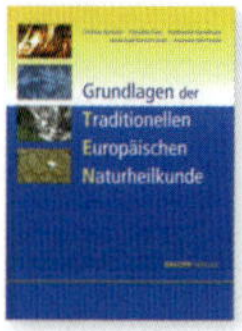

Christian Raimann, Chrischta Ganz, Friedemann Garvelmann,
Heide-Dore Bertschi-Stahl, Rosmarie Fehr-Streule

Grundlagen der Traditionellen Europäischen Naturheilkunde TEN

4. Auflage, 588 Seiten, vierfarbige Abb. und Fotos, mit Lesebändchen, geb.,
ISBN: 9783902735218; € 79,00

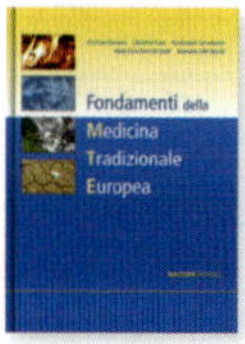

Christian Raimann, Chrischta Ganz, Friedemann Garvelmann,
Heide-Dore Bertschi-Stahl, Rosmarie Fehr-Streule

Fondamenti della Medicina Tradizionale Europea MTE

580 pagine circa, illustrazioni a colori, con segnalibro, rilegato
ISBN: 9783991140474; € 89,00 (Dieser Titel erscheint März/April 2024)

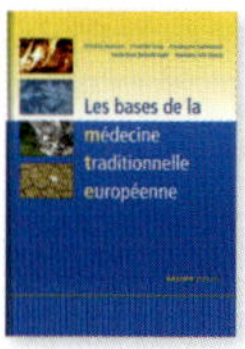

Christian Raimann, Chrischta Ganz, Friedemann Garvelmann,
Heide-Dore Bertschi-Stahl, Rosmarie Fehr-Streule

Les bases de la médecine traditionnelle européenne

580 pages, relie, ISBN: 9783991140481; € 89,00
(Dieser Titel erscheint März/April 2024)

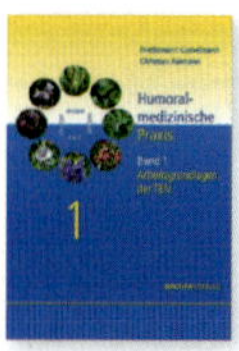

Friedemann Garvelmann, Christian Raimann

Humoralmedizinische Praxis. Band 1: Arbeitsgrundlagen der TEN

3. Auflage, 424 Seiten, 125 Farbabb. und 116 Tabellen,
mit Lesebändchen, geb., ISBN: 9783903071322; € 59,00

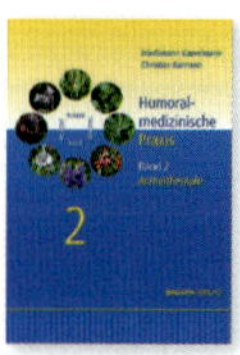

Friedemann Garvelmann, Christian Raimann

Humoralmedizinische Praxis. Band 2: Arzneitherapie

3. Auflage, 523 Seiten, 153 Farbabb. und 213 Tabellen,
mit Lesebändchen, geb., ISBN: 9783903071339; € 79,00

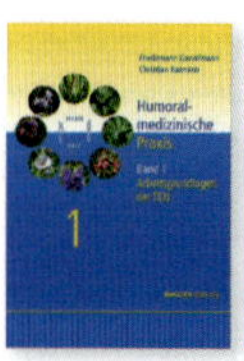

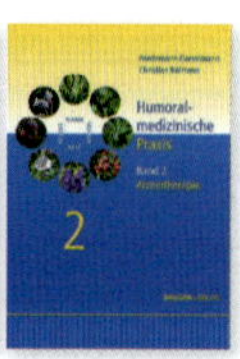

Friedemann Garvelmann, Christian Raimann

Humoralmedizinische Praxis. 2 Bände im Set.
Band 1: Arbeitsgrundlagen der TEN. Band 2: Arzneitherapie

3. Auflage, 944 Seiten, ca. 278 Farbabb. und ca. 329 Tabellen,
mit Lesebändchen, geb., ISBN: 9783902735768; € 110,00

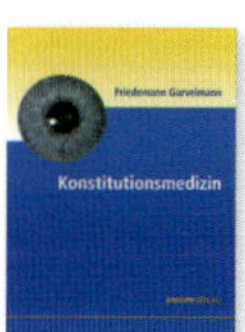

Friedemann Garvelmann

Konstitutionsmedizin

2. Auflage, 348 Seiten, ca. 160 Fotos und Abb., Lesebändchen, geb,.
ISBN: 9783903071469; € 89,00

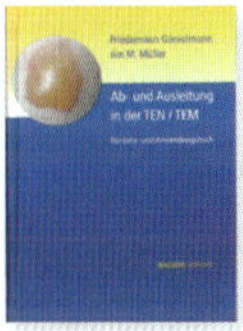

Friedemann Garvelmann, Jim M. Müller

Ab- und Ausleitung in der TEN/TEM. Ein Lehr- und Anwendungsbuch

192 Seiten, 97 Fotos und Abb., Lesebändchen, geb.,
ISBN: 9783991140153; € 44,80

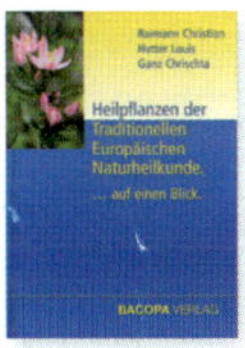

Christian Raimann, Louis Hutter, Chrischta Ganz

Heilpflanzen der Traditionellen Europäischen Naturheilkunde ...
auf einen Blick

416 Seiten, 170 Pflanzenabb., mit Lesebändchen, geb.,
ISBN: 9783991140023; € 79,00

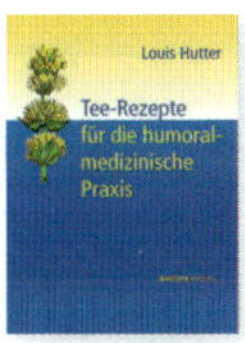

Louis Hutter

Tee-Rezepte für die humoralmedizinische Praxis

180 Seiten, 118 Abb., Lesebändchen, geb.,
ISBN: 9783903071490; € 44,80

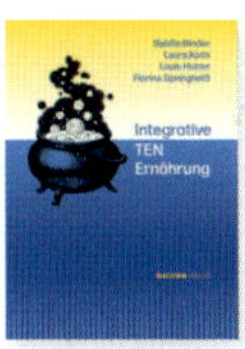

Sybille Binder, Laura Koch, Louis Hutter, Fiorina Springhetti

Integrative TEN Ernährung

440 Seiten, Abb., Tabellen und Grafiken, mit Lesebändchen, geb.,
ISBN: 9783991140115; € 69,00

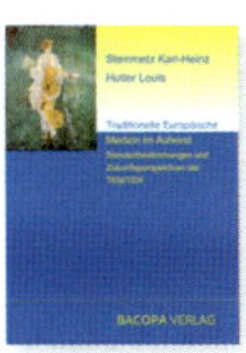

Karl-Heinz Steinmetz, Louis Hutter

Traditionelle Europäische Medizin im Aufwind.
Standortbestimmungen und Zukunftsperspektiven der TEM/TEN

252 Seiten, 63 Fotos, Grafiken, mit Lesebändchen, geb.,
ISBN: 9783991140443; € 49,80

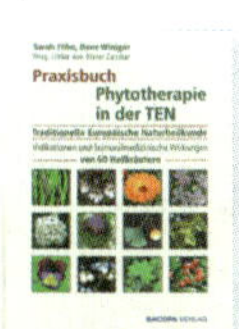

Ulrike von Blarer-Zalokar, Hrsg.

Praxisbuch Phytotherapie TEN.
Heilkräuter in der humoralpathologischen Anwendung

138 Seiten, 60 Abb., mit Lesebändchen, Flexopack,
ISBN: 9783903071292; € 24,00

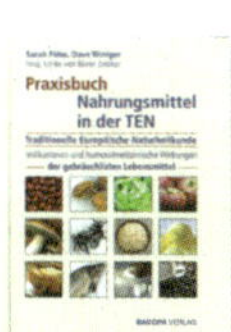

Ulrike von Blarer-Zalokar, Hrsg.

Praxisbuch Nahrungsmittel in der TEN
(Traditionelle Europäische Naturheilkunde) Indikationen
und humoralmedizinische Wirkungen der gebräuchlichsten Lebensmittel

348 Seiten, ca. 220 Abb., mit Lesebändchen, geb.,
ISBN: 9783903071353; € 49,00

Weiteres zum Thema TEN und TEM im **BACOPA** VERLAG

LEHR- UND LERNTAFELN

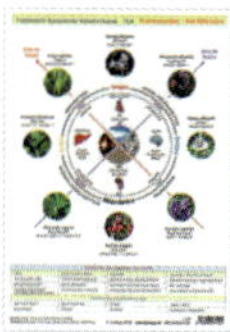

Friedemann Garvelmann, Christian Raimann, Erika Wirth

Wandtafel Traditionelle Europäische Naturheilkunde TEN Humoralmedizin – Vier-Säfte-Lehre.

2. Auflage, ca. 70 x 100 cm inkl. Postklemmschiene und zwei Hängern, ISBN: 9783903071384; € 20,00

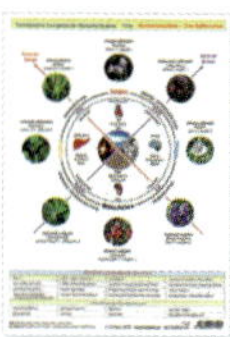

Friedemann Garvelmann, Christian Raimann, Erika Wirth

A4 Tafel Traditionelle Europäische Naturheilkunde TEN Humoralmedizin – Vier-Säfte-Lehre

3. Auflage, Lehrtafel A4, Vierfarbdruck, ISBN: 9783903071421; € 5,00

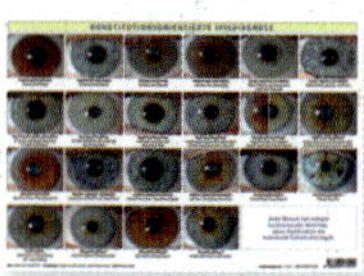

Friedemann Garvelmann

Wandtafel Konstitutionsorientierte Irisdiagnose

2. Auflage, ca. 70 x 100 cm inkl. Postklemmschiene und zwei Hängern, ISBN: 9783903071568; € 20,00

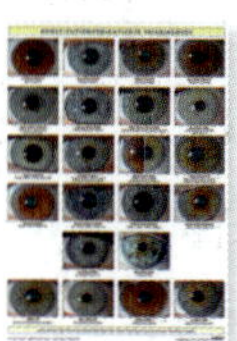

Friedemann Garvelmann

A4 Tafel Konstitutionsorientierte Irisdiagnose

Lehrtafel A4, Vierfarbdruck, ISBN: 9783903071544; € 5,00

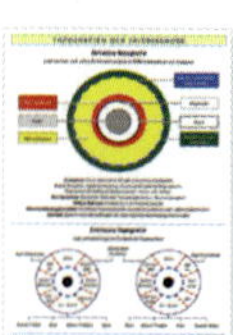

Friedemann Garvelmann

A4 Tafel Topografien der Irisdiagnose

Lehrtafel A4, Vierfarbdruck, ISBN: 9783903071551; € 5,00

Alle Titel sind direkt bestellbar beim BACOPA Verlag unter Tel: +43 (0)7251 22235 oder versand@bacopa.at. Portofreie Zusendung in Österreich und nach Deutschland.

BACOPA VERLAG

www.bacopa.at

- Schutzwall um die entarteten Zellen. Gesunde Zellen ummanteln den entarteten Zellhaufen und schützen so vor weiterer Wucherung oder Infiltration in benachbartes Gewebe.

Tumor- und Krebsgebilde haben verschiedene Strategien, um die körpereigenen Schutzmechanismen zu umgehen:

- «Hypoxie»: Die Fähigkeit ohne Sauerstoff zu überleben und auch bei Anwesenheit von Sauerstoff Energie aus der Vergärung von Zucker zu gewinnen und dadurch einen schützenden Säureschutzmantel aufzubauen (Warburg-Effekt).
- «Immune Escape»: Die Fähigkeit für das Immunsystem unsichtbar zu sein.
- «Angiogenese»: Die Fähigkeit eine eigene Blutversorgung aufzubauen und sich dadurch mit Nährstoffen für das schnelle Wachstum zu versorgen.
- «Metastasierung»: Die Fähigkeit sich im gesamten Körper zu verbreiten.

Erst wenn Schutz- und Reparaturmechanismen versagen oder von der mutierten Zelle umgangen worden sind entsteht Krebs. Dieser Prozess kann mehrere Jahrzehnte dauern.

Tumore und Krebs aus Sicht der TEN

Aus Sicht der TEN kann sich ein Tumor grundsätzlich bei allen Temperamenten entwickeln. Die Grundlage des Tumorgeschehens bedingt Kälte und eine Schwäche der Kochungs- und Spirituskräfte. Die *Materia peccans* kann durch Mangel der Selbstheilungskräfte nicht mehr erkannt und eliminiert werden und führt über eine unvollständige Pepsis folglich zur unvollständigen Krisis (siehe Kapitel «Salutogenese und Krisis»).
Erschöpfungszustände können die Tumorentstehung besonders fördern. So fehlen bei einer Nebennierenerschöpfung die Stresshormone als Insulin-Gegenspieler. Dies führt dazu, dass übermässig viel Zucker in die Zellen gelangt. Um an dieser Zuckerüberflutung nicht zu sterben, wird er von der Zelle zur schnellen, aber ineffizienten Energiegewinnung vergärt. Heute ist bekannt, dass viele, vor allem schnell und stark metastasierende Tumore durch eine Zuckervergärung entstehen und wachsen können. Das als «Warburg-Effekt» bekannte Phänomen zeigt auf, dass auch in Anwesenheit von Sauerstoff vermehrt Vergärungsprozesse ablaufen. Dies führt zu einer Säure-Akkumulation im Gewebe, welche zunächst stille Entzündungen (gelbgallige Schärfen) und im chronischen Verlauf Entartungen hervorbringt (schwarzgalliges Geschehen). Die entartete Zelle wiederum nutzt diesen Mechanismus, um sich durch die Säureummantelung vor Angriffen des Immunsystems zu schützen. Es ist eine Art Notfall-Überlebensstrategie, welche den Organismus jedoch auf lange Zeit zerstören kann.
Die Schärfenentwicklung entsteht dabei nicht nur endogen, es sind in der modernen Welt vor allem exogene Umwelttoxine, welche die 1. bis zur 3. Kochung stören. Der Tumor ist dann eine letzte Möglichkeit auf Drittkochungsebene zu kompensieren. Auch das Alter spielt eine Rolle, so geraten Menschen in der melancholischen, vierten Lebensphase eher in Kälte- und Schwäche- bis hin zu Erschöpfungszuständen, was die

Tumorentstehung begünstigt. Zudem ist die Leber als 2. Kochung mit zunehmendem Alter immer mehr mit endo- und exogenen Toxinen belastet und kann ihrer Entgiftungsfunktion nicht mehr in ausreichendem Masse nachkommen.
Im Kapitel «Salutogenese und Krisis» wird dargestellt, wie die Ernährung, weitere therapeutische Massnahmen und Ressourcen unterstützend eingesetzt werden können, um die Selbstheilungskräfte (vis mediacatrix naturae) zu stärken. Ziel ist es durch individuelle und konstitutionsangepasste Therapiemassnahmen die Kochungskräfte zu unterstützen und dadurch eine vollständige Krisis zu ermöglichen. Ein zentraler Faktor ist dabei die Versorgung mit natürlichen Schutzstoffen sowie die Zufuhr von Wärme und das Einhalten von Fastenphasen.

Tumor- und Krebsprävention

Internationale Quellen gehen davon aus, dass mindestens die Hälfte aller Tumorerkrankungen vermeidbar wären, da sie durch die Lebensführung und - umstände bedingt sind. Von zentraler Bedeutung ist daher das persönliche Verhalten, der Lebensstil und die Ernährung. Deshalb spielen beeinflussbare Risikofaktoren über das gesamte Leben hinweg eine Rolle bei der Krebsentstehung. Durch Anpassungen dieser Umweltfaktoren können Krebserkrankungen einerseits vorgebeugt (Primärprävention), aber auch Komplikationen und Rückfälle bei bestehenden Krebserkrankungen (Sekundärprävention) vermindert werden.

Grundsätzlich beeinflussbare Faktoren:

- Ernährung
- Rauchen
- Alkoholkonsum
- Strahlenexposition
- Schlafqualität
- Arbeits- und Wohnort
- Stressbelastung

Man geht heute davon aus, dass die Ernährung 30-40 % des Krebsrisikos ausmacht. Weitere 30-40 % entstehen in der Folge von Rauchen und weiteren Umwelttoxinen. Etwa 15 % sind durch virale Infektionen getriggert und nur ca. 5 % haben einen primär genetischen Ursprung. Besonders bei den häufigen Krebsarten wie Darm-, Prostata- und Brustkrebs ist der vorbeugende Effekt einer gesunden Ernährung und das Vermeiden von Übergewicht wissenschaftlich erwiesen.

Ernährungsfaktoren, welche sich besonders negativ auswirken

Übergewicht/Adipositas

Regelmässiges Nichtbeachten der Sättigung und fehlende Mahlzeitenpausen fördern die Entgleisung des Säure-Basenhaushaltes und führen zu einer allgemeinen Schwächung des Stoffwechsels und Immunsystems. Ein gesundes Körpergewicht, welches zur jeweiligen Konstitution passt, ist gesundheitsfördernd und senkt das Risiko vieler Erkrankungen, darunter auch Krebs. Bei Übergewicht produziert insbesondere das Bauchfett entzündliche Stoffe sowie die Hormone Leptin und Östrogen, welche als Krebspromotoren gelten.

Alkohol

Alkoholverzicht oder eine Einschränkung von alkoholischen Getränken reduziert das Krebsrisiko. Da biologischer Rotwein den sekundären Pflanzenstoff Resveratrol enthält, welcher krebshemmend wirkt, ist er insgesamt in Massen krebshemmend. Trotzdem sollen alkoholfreie Tage eingehalten werden, um die Entgiftungskapazität der Leber nicht zu strapazieren.

Industriell verarbeitete, gepökelte und geräucherte Fleisch- und Wurstwaren

Diese enthalten krebserregende Substanzen wie Nitrosamine, «Advanced Glycation Endproducts» (AGEs) und «Polyzyklische aromatische Kohlenwasserstoffe» (PAK).

Hocherhitzen

Beim Hocherhitzen und scharf Anbraten über 200 °C von proteinreichen Lebensmitteln wie es beim Grillen von Fleisch und Fisch geschehen kann, entstehen krebserregende Heterozyklische (aromatische) Amine (HAA) sowie PAK und AGEs.

Fastfood und Süssgetränke

Frittiertes und Backwaren, welche reich an Transfetten und Zucker sind, sowie Süssgetränke, die nebst Farbstoffen Unmengen an Zucker enthalten, sollten weitgehend vermieden werden. Sie belasten die Gesundheit und sind massgeblich mitverantwortlich bei der Entstehung von Krankheiten, darunter auch Krebs.

Angeschimmelte und verbrannte Lebensmittel

Angeschimmelte sowie verbrannte Lebensmittel sollten vermieden werden, da sie krebserregende Stoffe enthalten können. Auf korrekte Lagerung und Zubereitung von Lebensmitteln ist daher besonders zu achten.

Ranzige (oxidierte) Fette

Beispielsweise mehrmals zum Frittieren verwendetes Öl, heiss gepresste und zu lange oder falsch gelagerte Pflanzenöle meiden.

Künstliche Lebensmittelfarbstoffe

Insbesondere Gelb E102, Gelborange E110, Rot E120, E122, E124, Rosarot E127 und Rosa-orange E 160b sollten nicht verzehrt werden, da sie gesundheitsschädigende Wirkungen haben.

Mit Chlor desinfiziertes und verunreinigtes Trinkwasser meiden

Chlor wird häufig zur Trinkwasseraufbereitung genutzt, die Menge des dafür genutzten Chlors ist streng reguliert, um Gesundheitsrisiken einzuschränken. Dennoch kann Trinkwasser zu viel Chlor enthalten oder der Prozess nicht sachgemäss durchgeführt worden sein. Mit Chlor desinfiziertes und verunreinigtes Wasser kann gesundheitsschädigend sein.

Ernährungsheilkundliche Massnahmen bei Tumor und Krebs

Eine mediterrane, antientzündliche Low-Carb-Ernährung, die frische, biologische und naturbelassene Lebensmittel mit wenig tierischem Protein, viel Gemüse, Obst, Hülsenfrüchte, Nüsse und Samen sowie hochwertige Öle beinhaltet, hat einen vorbeugenden Effekt auf Krebserkrankungen. Eine solche Ernährung fördert zudem ein harmonisches Darmmilieu, welches statt kanzerogenen Metaboliten zellschützende Stoffe produziert und damit auch die Leber als 2. Kochung entlastet. Folgende Lebensmittel haben aufgrund ihrer sekundären Pflanzenstoffe, den Sirtuinaktivatoren und Aromatase-Hemmern sowie den generell gesundheitsfördernden Faktoren eine krebshemmende Wirkung und sind ernährungstherapeutisch zur Krebsvorsorge oder zur Ernährung bei einer bereits vorhandenen Krebserkrankung sehr zu empfehlen.

Gemüse	Kreuzblütler: Brokkoli, Rosenkohl, Blumenkohl, Romanesco, Radieschen, Kohlrabi, Federkohl, Rettich, Meerrettich, Senf, Kresse und Wiesenschaumkraut. Lauchgewächse: Knoblauch, Zwiebel (v. a. rote Zwiebel), Frühlingszwiebel, Lauch, Bärlauch und Schnittlauch. Essbare Vitalpilze: Maitake, Shiitake, Austernpilz, Champignon und Hericium. Chlorophyll- und Beta-Carotinreiche Gemüse: Süsskartoffel, Karotte, Kürbis, dunkelgrünes Blattgemüse und Algen.
Obst	Rote Trauben (mit Kernen), Beeren (Blaubeere, Brombeere, schwarze Johannisbeere, Aroniabeere, Preiselbeere, Erdbeere, Himbeere), Apfel und Birne (mit Schale, alte Sorten bevorzugen), Aprikose, Kirsche, Pflaume und Zitrusfrüchte. Diese können bei einer allgemeinen Kochungsschwäche als Frischsäfte eingesetzt werden. Obstsäfte sollten wegen des hohen Anteils an Fructose allgemein in kleinen Mengen eingesetzt werden.
Proteinquellen	Allgemein an die Konstitution angepasste pflanzliche Quellen bevorzugen v. a. Sojaprodukte in fermentierter Form (auch bei hormonsensitiven Tumoren). Rotes Fleisch eher meiden oder in Kombination mit grossen Mengen sekundären Pflanzenstoffen wie chlorophyllreiches Blattgemüse und Wildkräuter.
Nüsse, Samen und Öle	Diverse Nüsse und Samen, Olivenöl (nativ, extra vergine). Omega-3-reiche Öle wie Leinöl, Hanföl, Walnussöl sowie Algenöl.
Fermentierte Lebensmittel	Milchsauer vergorenes Gemüse, Sauermilch, Joghurt natur und Kombucha zur Unterstützung des Mikrobioms.
Kräuter und Gewürze	Kräuter und Gewürze wirken allgemein spiritusfördernd und haben durch ihre aromatische Vielfalt diverse positive Wirkungen. Kurkuma, Chili, Petersilie, Koriander, Rosmarin, Liebstöckel, Bärlauch, Schnittlauch sowie insbesondere die Wildkräuter sollten vielfach eingesetzt werden.
Getränke und Genussmittel	Ein bis zwei Kaffee schwarz ohne Zucker (je nach Verträglichkeit), Grün-, Schwarz- und weisser Tee, Matcha-Pulver als Tee, Yerba Mate. Kakao und ca. 20 g dunkle Schokolade (mind. 75 % Bio-Kakaoanteil).